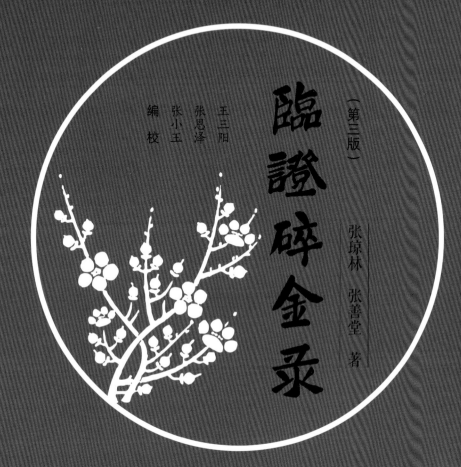

（第三版）

王三阳
张恩泽
张小玉
编校

临證碎金录

张琼林　张善堂　著

U0308387

全国百佳图书出版单位
中国中医药出版社
·北京·

图书在版编目（CIP）数据

临证碎金录 / 张琼林，张善堂著 . —3 版 . —北京：
中国中医药出版社，2022.9
ISBN 978-7-5132-7641-2

Ⅰ . ①临…　Ⅱ . ①张…　②张…　Ⅲ . ①中医临床—经验—
中国—现代　Ⅳ . ① R249.7

中国版本图书馆 CIP 数据核字（2022）第 090180 号

中国中医药出版社出版

北京经济技术开发区科创十三街 31 号院二区 8 号楼
邮政编码　100176
传真　010-64405721
保定市西城胶印有限公司印刷
各地新华书店经销

开本 710×1000　1/16　印张 38.75　彩插 1　字数 649 千字
2022 年 9 月第 3 版　2022 年 9 月第 1 次印刷
书号　ISBN 978 - 7 - 5132 - 7641 - 2

定价　148.00 元
网址　www.cptcm.com

服 务 热 线　010-64405510
购 书 热 线　010-89535836
维 权 打 假　010-64405753

微信服务号　zgzyycbs
微商城网址　https://kdt.im/LIdUGr
官 方 微 博　http://e.weibo.com/cptcm
天猫旗舰店网址　https://zgzyycbs.tmall.com

如有印装质量问题请与本社出版部联系（010-64405510）

张琼林（1930—），男，汉族，主任中医师，安徽省首届名老中医，第一批全国老中医药专家学术经验继承工作指导老师，中共党员，祖籍安徽六安。16岁师从皖西名医刘惠卿先生，成为刘氏中医嫡系传人。19世纪50年代毕业于第三届安徽中医进修班(安徽中医药大学前身)和卫生部中医教学研究班(南京中医学院)。曾任中华全国中医学会第二、三届理事及内科分会委员，安徽省中医学会副理事长及中医内科分会理事长，安徽省中医药高级

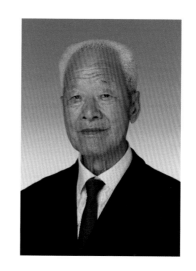

技术职称评委会委员，六安市中医学会理事长，中国中医药网专家团专家，《中医临床杂志》编委会副主任等。主编省内中医基础和临床教材七部，发表论文三十余篇，为六安市中医院及六安新华中医院重要创始人之一，现任安徽省六安新华中医院中医学术带头人和首席专家。医教生涯七十年，献身岐黄，矢志不渝。老骥伏枥，志在千里，年逾鲐背，著书临床，躬耕不辍，为中医药事业的传承、守正、创新作出贡献。

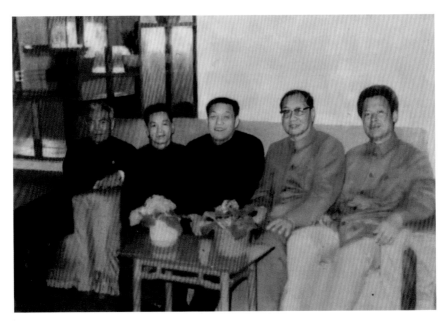

◆ 庐阳幸会左起：焦树德、路志正、董建华、朱良春、张琼林（1985 年）

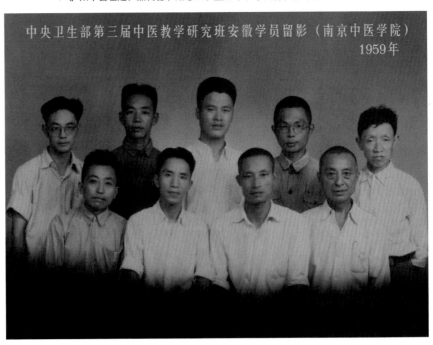

◆ 后排左起：王乐匋、王正雨、张琼林、吴素行、林耀东（安徽中医学院首任院长）
前排左起：刘锦轩、吴锦洪、杨以阶、毛子敬（1959 年）

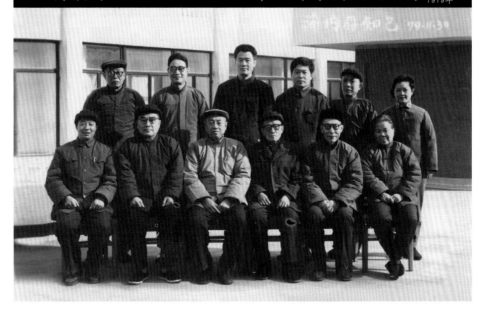

安徽省卫生厅社招500名中医评审委员会留影 1979年

◆ 后排左起：陆超贤、夏晋和、张琼林、戴真光、程亦成、张良玉
　前排左起：孟德海（中医处处长）、黄养田、王任之（卫生厅副厅长）、查少农、陈可望、朱希亨（1979年）

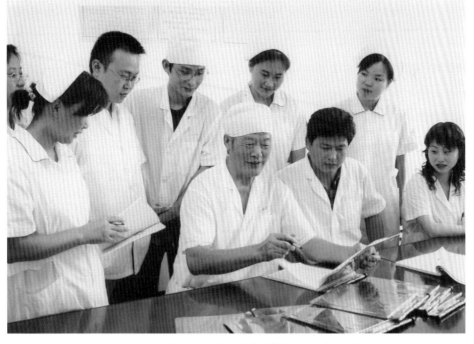

◆ 张琼林主任（前排右3）在临床带教（2003年4月）

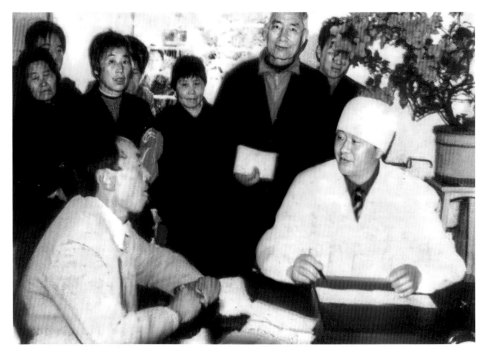

◆ 张善堂主任在门诊（2005 年 9 月）

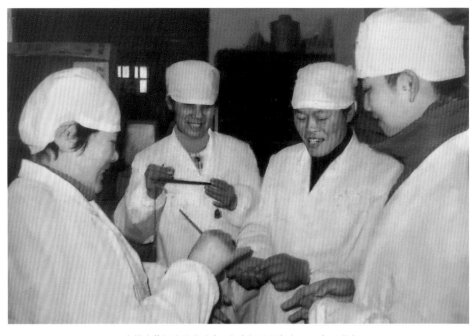

◆ 主管中药师张俊华（右 2）在切磋配方（2002 年 9 月）

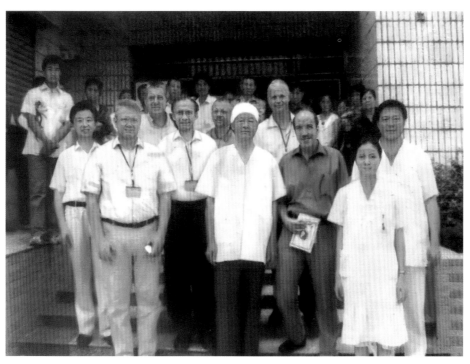

◆ 德国策勒市 AKH 医院米舍尔等专家一行在安徽省六安市金安区中医门诊部参观访问（2007 年 8 月 5 日）

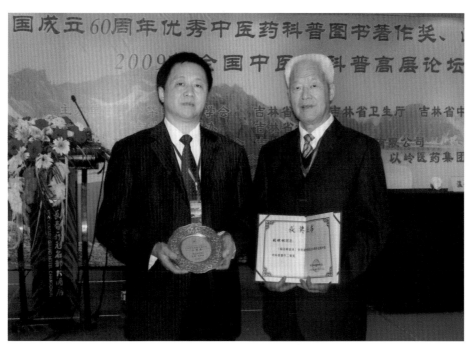

◆《临证碎金录》荣获"新中国成立 60 周年全国中医药科普著作"二等奖（2009 年，吉林·长春）

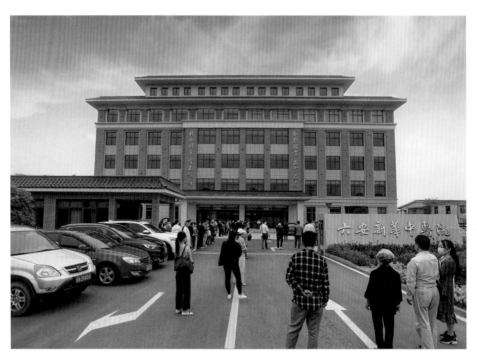

◆ 安徽省六安新华中医院（2021年5月）

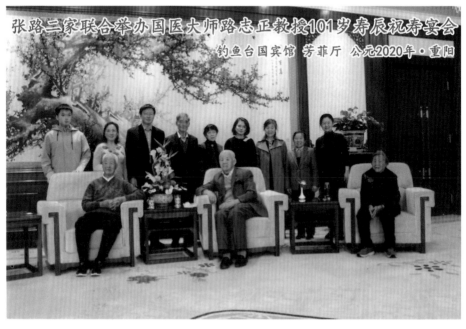

◆ 后排左起：张恩德、殷同勤、张善堂、路喜善、孙君、路昭仪、张俊华、崔应兰、张翠微
前排左起：张琼林、路志正、李永淑

琼林医家　惠存

中医教育工作者，是担负着
培育中医下一代的重任，其任
务是极其光荣的，望其勉之

董建华敬题
丙寅夏六月廿一日

◆ 中国中医研究院东直门医院　中国工程院院士　董建华教授题词

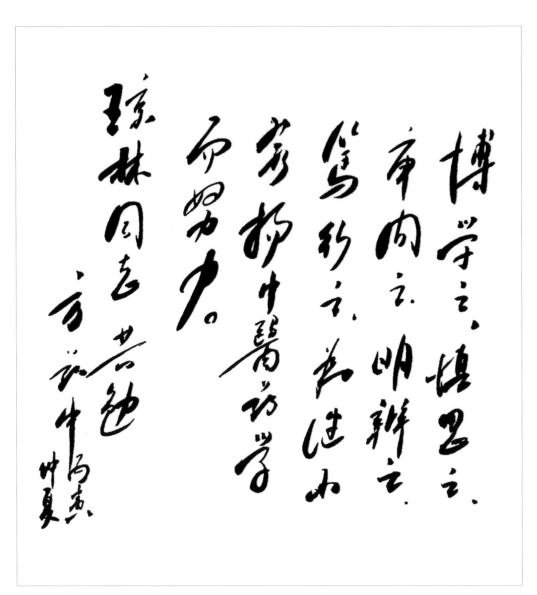

博学之，慎思之，审问之，明辨之，笃行之。在进如参柳中医药学而努力。

瑞林同志 方药中写于七九年中夏

◆ 中国中医研究院西苑医院　方药中教授题词

琼林同志　留念

中国医学的精华
在于临床，必须把病
治好，为人类造福

赵绍琴　敬题
86.6.水

◆ 北京中医学院　赵绍琴教授题词

张琼林教授鸿蒙席上席庆为医者每一病不穷究其固，药一方不洞悉五脏世一药界精通其惟庶几乎以自信而不枉杀人矣。

录自徐洄溪

路志正

甲午仲夏于北京

◆ 中国中医科学院广安门医院　国医大师　路志正教授题词

◆ 南通市良春中医药临床研究所　国医大师　朱良春主任题词

琼林之所著《临证碎金录》即将
付梓，爰赋七律二首庆贺之

（一）

遥忆鸠江五十年，　　进修学习首君贤。
聪明脑贤千循脉，　　崇拜心盘一缕烟。
相隔计程七百里，　　同窗望月六回圆。
今朝有幸读佳著，　　字字珠玑耀眼前。

（二）

今有奇葩占杏林，　　喷芳吐艳四时新。
传经辛苦婆心赤，　　论道精良炉火青。
妙手投方驱疾病，　　临床辩证救苍生。
华章永作丰碑颂，　　一片辉煌照晚晴。

一九五四年，我和张琼林之在芜湖（鸠江）省中医
进修班学习，历时六个月，张佳心安，距我（郎溪）
七百余华里。

郎溪　刘绍贵　拜贺

◆ 皖南名中医　刘绍贵主任题词

名無翼而長飛

道無根而永固

錄李世民大唐三藏聖教序句為

張瓊林主任臨證碑金錄三版發行誌賀

庚子夏五月 晴川錢眉

◆ 皖西书画院副院长　著名书法家　刘蔚山（晴川）题字

輕言宣至理
古意發高文

張瓊林主任「临证辟金录」第三版志庆
庚子夏月 王梓梧贺

◆ 中国徽派书画院院长　中国（澳门）致公协会秘书长　王梓梧题字

　　著名中医专家张琼林先生集50余年从事中医药临床工作经验撰成《临证碎金录》，由中国中医药出版社正式出版发行。在此，谨致衷心的祝贺和深深的敬意。该书的问世，不仅为我省中医药事业增添了光辉，也为中国医药学的继承和发展作出了新的贡献；不仅为后代医者提供了一本可读性、实用性、创建性极高的临床必读之书，也为从事中医药工作的广大读者树立了热爱中医、爱岗敬业、奉献忠贞、追求完美的光辉典范。

　　张琼林先生从事中医药临床、医疗、教学、科研工作50余年。半个多世纪来，张先生桃李遍江淮，医名播海内，医德可称风范，学问可通古今，悬壶济世，妙手回春。先生研读岐黄，精勤不倦；救死扶伤，乐此不疲。虽年逾古稀，仍老骥伏枥。遍览古典医籍，孜孜不倦；批阅学者论著，匠心独运。白天临床诊病，普济救人，至诚至精；夜晚整理医案，悟其所得，荟其精华。日积月累，终成巨篇——《临证碎金录》。

　　《临证碎金录》不仅是张琼林先生数十年来业医之心血与精华的结晶，也是张先生对中医药学忠诚与爱心的奉献。张先生出生于世家门第，自幼饱读诗书，因感于祖母年高多病，遍延名医救治，遂萌孝心，决心弃学进而专攻医学。自16岁正式拜名师学医之日起，尔后数十年来，既遍访四海名师，结交八方高明，又深入高等中医药学府，求知深造；既登堂执鞭，教书育人，又日夜临证，未尝一日懈怠；既历览古人医学著作，汲取精华为临床所用，又借鉴今人医学成果，博采众长，为病人解倒悬之苦。加之，张先生天资聪明，知识面宽广，临床经验丰富，又有笔走龙蛇之才，因而使所著之《临证碎金录》，如切如磋、如琢如磨，宛若瑰宝横空。

《临证碎金录》非碎金也，乃真宝藏也。

张琼林先生长于我 10 多岁，是我的良师，也是益友，他的道德和学问、他的人品和才气，使我由衷尊崇和敬佩；他的诚信和谦逊、他的奋发和拼搏，也令我十分感动和激奋。我自拜张琼林先生为师为友 20 余年，他不仅在我最困难的工作岁月给了我很多道义上的支持和帮助，同时，我也从他身上学到了很多做人、做事、为友、为官的知识和道理。藉《临证碎金录》出版之际，一并致以深深的谢意。

原安徽省卫生厅助理巡视员

原安徽省中医药管理局局长　邓大学

安徽省中医药现代化研究会理事长

2005 年 12 月于合肥

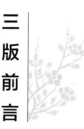

三版前言

　　《临证碎金录》于 2006 年出版发行，2008 年增订第二版发行，2019 年 10 月第 6 次印刷。2009 年荣获"新中国成立 60 周年全国中医药科普著作"二等奖，中国中医药出版社同期获得出版大奖。这些成就的取得，主要是得力于各学术团体和前辈专家的教诲、指导、勉励和支持，以及广大读者的惠爱和关切。增订三版之际，再次衷心感谢国医大师路志正教授、中华中医药学会温长路教授、安徽中医药大学汪涛教授、明光县中医院陈文忠主任惠予极高价值的书评。

　　在《中共中央国务院关于促进中医药传承创新发展的意见》下达之后，我国的中医药事业得到了日新月异的发展。新理论、新成果、新方法层出不穷，尤其在这次与新冠疫情的斗争中，中医药力挽狂澜，举世瞩目，充分地展示了其特色和优势。如此盛世宏景之下，《临证碎金录》第三版出版，更为意义重大。长春受奖期间，出版社领导亦鼓励我们："获奖之作，可以创新理论，充实内容，优先再版。"

　　十余年来，本书受到了来自全国各地基层中医读者的一再好评，有许多读者来函建议我们再增加一些有针对性的、要点明确的、实用性高的验方，便于临证裁用。因此，我将新的诊治心得、方药研究和尚未整理的陈稿旧案等，一并审慎地修整编辑，作为增补内容，开启了全面的三版修订工作。勘误纠偏，删繁就简，补遗更新，反复验证，力争做到"博约明察，通微易行"。

　　由于当下世界环境气候之变化，医学模式之改变，疾病类别之增异，以致"古方今病，不相能也"（张洁古）。中医临床医家，总觉得医方缺档，不敷裁用，或不恰实用。朱熹谓："宜于今者不必根于古，谐于俗者不必本于经。"因此，参古酌今，精心组合，加配方解方论，提炼辨证要点，辅以医论医话，本着宁缺毋滥的态度，增献方药评述 26 篇、专病论治 29 篇、诊余话医 7 篇、论著选录 2 篇、养生保健 5 篇，以及药对 15 个、疗养须知 1 则，是为引玉之砖、酿造之酵，供作临证裁制，参考应用，效果如何，欢迎及时反馈。

曾收到一位热心读者来函，以诗寓意，含蓄而真诚："'垂帘不卷留香久，古砚微凹聚墨多。'张老，您的这些验方好多都是知识产权和专利项目，有必要留一手，并加以保护和开发利用。已经有人将您的验方开发并制药出售，牟利丰厚。"回信道："身为医生，不是医商，承前启后，价值无限，是我之志。"著书立说的重要意义在于"功在当世之德，更在传世之文"，其核心精神是与广大基层中医人交流经验，传承精华，发扬国粹。因此，本书秉持朴实少文，简要实用，而非洋洋大观，哗文代医。以开放包容之心，弘扬岐黄之责，让涓涓细流汇入浩瀚医海，滋润杏林，垂惠后学，是为医之大德。因身处基层，学识有限，眼界不阔，书中难免管窥之见，谬误之处，敬希读者惠教是幸。

修订增补第三版期间，承蒙中国中医药出版社沈承玲主任、责任编辑王淑珍老师的精心指导；承蒙全国广大读者和中医保健专家、中医教育家提出中肯的意见和建议；修订后期，王三阳副主任、张恩泽医师、张小玉医师、张恩德同学（北京中医药大学在校生），在整理医案、打印誉写、审核校对等工作上给予了大力的支持和帮助。在此一并致以最诚挚的感谢！

张琼林　张善堂

2022 年元旦

《临证碎金录》是本着"继承发扬，存真求实"的精神，紧叩临证实践和诊疗心得而著述成篇。幸然出而合辙，得到了广大读者的关注、欢迎和赞许。其过誉、过奖的颂美之词甚多，本人愧不敢当。顷接浙江省永康市方姓读者来函道："《临证碎金录》，字字是真言。"得到如此评价，本人不胜欣慰，促我再版在即。

本书问世一年余，来电、来函、来访者络绎不绝。因书中载有卫生保健和一些常见慢性病的疗养须知，所以除了中医药业内人士外，还渗透到社会各阶层。尚有不少热爱中国医药学的革命老干部、文化界的老前辈，他们认为本书是具有时代气息，符合临床裁治的倾心之作，独具特色，并提出了许多宝贵的意见和建议，要求增补对糖尿病、慢性肾炎、肾功能衰竭、系统性红斑狼疮、类风湿性关节炎等的诊治方药。说实话，这些疾病在基层大都服用西药，看中医者，也不过只要求处理一些并发症而已。中西药并用，其疗效如何界定？本人以务本求实为立己之道，不便总结。至于对纯中医的看法和增订内容，近年来我们已做了一些绳愆纠误、补遗拾零、细致校勘等必要的工作。对于一些绝对否定和肯定的不适之词，已做修改。比如，面瘫一诊牵正饮，一诊就能牵正，不免使人误解，机动些改为"一诊之后其疗效大体为显效、基本治愈、痊愈"。子目错列，已做调整；方治不足，已做补充；剂量不准，已作说明；方歌脱药，已作填补；证以掩方，已被辑出（如硝菔通结汤等）。本着宁缺毋滥的原则，增补方剂14首、验案6则、医话7篇和若干饮料及药对。总之基始原作，难免存在一些问题，为了力臻完美，以扬国粹，再版修订，是为必要。拙作发行以来，从信息反馈中得知，国内诸多中医同道友好，对面瘫一诊牵正饮、化坚逐痹汤、化坚逐痹酒、六味玉屏风散、猪卵五味子汤、泽泻葛根汤、红藤六妙饮等方剂及治胃八法经验，进行了反复的临床验证，效果良好。弘扬国学，喜获共鸣。本人高兴之至，在此谨表敬意。

再版修订期间，承蒙责任编辑王淑珍先生精心指导，中国中医科学院广安门医院路志正教授、安徽中医学院（现安徽中医大学）汪涛教授惠予书评，皖南名中医刘绍贵主任为处方布以歌括，酷爱中国医药学的汪大力老师精心勘校，在此一并致以深深的感谢。

张琼林　张善堂

2008 年 5 月

　　中国医药学是研究"天人之际，健病之变"最为复杂的一门多元性学科，从理论到临床蕴含着极其丰富的悟性思维和朴素的辩证法思想。纵观医史，几千年来中医药在其科学而精深的理论指导下，百家争鸣，各领风骚，其学术思想如源头活水，华叶递荣，丰富多彩，突出了以临证实践作为其学术发展基点的特色。凡一个成功的治法，一则验方的形成，往往要经过几十年甚至几代人的临床探索和实践，才能得到认可和完美。开来必须继往，求实才能创新，故医者在继承和汲取各家学术经验的同时，应勤于临证，勇于实践，把前人的经验与自己的心得和感悟融为一体，再经临床熔炉的反复锤炼，继而有所创新，有所发展，把感性认识升华为自己的理性经验，这就是学术上的进步和飞跃。

　　因此说："临证是学术的基础，学术是临证的灵魂。"不重视临证，就不能求得自身学术水平的提高和发展。"读书而不临证，不可以为医；临证而不读书，亦不可以为医"（陆懋修）。医者在临证工作中不断发现问题，再带着问题读书，"进与病谋，退与心谋"，如章太炎先生所说："道不远人，以病者之身为宗师。""临证日多，自然得心应手，一旦豁然贯通，未有不名实并优者也。"（《中医必读》序）滴水沧海，杯土泰山，对一个成功的中医临床家而言，其完美的学术思想和经验体系的形成，无不依赖于平时一滴水、一杯土，日积月累的汇集和堆砌。

　　本人医教生涯 50 余年来，未曾间断临证，以此授徒带教，立己树人。张善堂医师为吾子吾徒，经口传心授，每有所悟。在长期的临证工作中，与吾精心采珍，医海拾贝，凡一证、一法、一方、一药、一个论点、一组数据，每有所得，辄以笔录，铢积寸累，集腋成裘，文成七年，稿凡三易，辑成此册。"碎金片玉，弥为可珍"，故名《临证碎金录》，其中含"金"量究竟有多少，尚待读者经过实践后再作评估。限于水平，虽勉力倾心，亦难免谬误，敬希学者同仁，惠于赐教甚幸。

张琼林

2005 年 11 月 5 日

总目录

第三篇
诊余话医

第五篇
养生保健

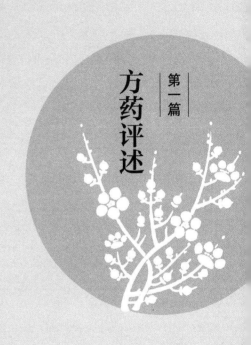

第一篇

方药评述

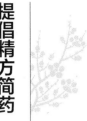

提倡精方简药

一、精方简药的意义

临证处方，药之多少，量之轻重，历来各有不同并有所争议。不过也体现了医家的风格不同，不同的师承，各尽其妙，各显其能，理应不能强求一致。但是正确的立方遣药，总得要有较强的针对性，突出君臣佐使，主辅得体，药精量足，是为至要。成无己发挥经旨，创"大、小、缓、急、奇、偶、复"七方，示人以规矩。根据长期临床疗效的观察和历史性处方用药演绎变化过程，可以测知"七方"的产生，先由"奇、偶、复"的小方，而后逐渐形成大方（过去的"大方脉"是医家自炫之称，而不是大方）。在长期的应用过程中，不断发现大方药杂性乱，蠲疾不力，很难击中要害，又渐渐回归于由1～8味药组成之"奇、偶、复"方，单捷制胜，力专任宏，直捣病所，愈疾为快。"制剂独味为上，二味次之，多味为下"（《褚氏遗书》）。张介宾说："既得其要，便用一二味即可拔之；即或深固，则五六味、七八味亦已多矣！"褚氏的要求未免太苛刻了，张氏之言较为切合实际。根据统计，汉《伤寒论》总计113方，八味药以内的方组占94.69%；晋《肘后方》总计1680方，八味药以内的方组占98.04%；宋《本事方》总计347方，八味药以内的方组占72.33%；近代《医学衷中参西录》总计180方，八味药以内的方组占86.11%（表1-1）。《太平惠民和剂局方》载方实际数字769首，药物组成也是以3～10味居多。通过上述数据对比，可见精方简药的重要意义。由十几味或几十味药组成的泛泛大方，除用于膏丸制剂，慢图缓取，扶正康复外，一般不列为常规药方。经方之祖《金匮要略》的鳖甲煎丸（23 味药），时方之父《温病条辨》的专翁大生膏（21 味药），足以佐证。截至当前，对中药方剂的实验研究，选题立方，大都采取 4～5 味药，组成一方，以便于观察疗效，得出结论。

表 1-1　四家医籍用药味数比较表

书名＼药味	1－2	3－4	5－6	7－8	9－10	11－12	13－14	15－16	17－18	19－20	21－22	23－24	＞30	合计	八味以内（%）
汉《伤寒论》	18	43	25	21	4	1	1	0	0	0	0	0	0	113	94.69%
晋《肘后方》	1250	284	87	26	17	8	6	2	0	0	0	0	0	1680	98.04%
宋《本事方》	76	75	55	45	38	31	19	1	2	2	1	1	1	347	72.33%
近代《医学衷中参西录》	29	41	35	50	18	6	0	1	0	0	0	0	0	180	86.11%

二、单捷制胜的效应

药贵精专，法重配伍。戴思恭说："药在乎明道，不在乎多言；苟明其道，虽一言一方，亦可类推。"古往今来，每见出自"大医"之手的由十几味或几十味药组成的大方（大包）治不好的病，常被方组精捷，能击中要害的一味或四五味药组成的奇方、偶方一服即应。分析经方的组成原则，就是本着精专量足，以少胜多的制方形式组方（表 1-1）。整个《金匮要略》载方 262 首，1～3 味药组方就有 133 个，占 50.76%。从历代医籍上可以看到，用单捷之剂，起死回生的病例很多。唐太宗患气虚下痢，百药难效，张宝藏进方，用牛奶煮荜茇服之愈。孙思邈考证，该方是来自"波斯及大秦国的一张补方"（《传信方》），以后危亦林收入他的《世医得效方》中，名牛乳汤。走方医的黛蛤散治愈嫔御阁妃（宋徽宗的爱妃）"咳嗽吐痰，面浮如盘"的顽咳，使太医李防御保命得官（《医说》）。王定国患头风积年不愈，去都梁城内请名医杨介治之，服丸立瘥。事后才知道是一味白芷，以蜜作丸，后世称作都梁丸（《百一选方》）。大文豪欧阳修患泻痢不止，久治无效，其妻处于无奈，从铃医处购药，服之果验。欧公出于好奇，再三叩传，方知用一味车前子炒焦研粉，米饮汤送下，谓曰："此方利水道而不动气道，则清浊分而泻痢止矣！"（《苏沈良方》）。李时珍自患骨蒸发热，在用大复方难以奏效的情况下，拟重用一味黄芩服之立退，其方名一味清金散（《本草纲目》）。英国军医阿莱甫"屡屡呕吐，绝食久矣……（将）为不起之人"（是否为神经性呕吐）。在服用诸多西药罔效，一筹莫展的情况下，东洋军医用小半夏加茯苓汤（半夏、生姜、茯苓），"一二服后，奇效突显，数日后回复原有之健康"（《医学衷中参西录》）。恽铁樵先生自秘不传的一则验方，治小儿高热惊厥，功胜牛黄清心丸，一岁服一粒，故方名一粒金丹。尔后才知道，仅用一味金线重楼（白蚤休）作丸如小樱桃大，金箔为衣。此例胜多，举不胜举。刘完素说："方不对证非方也，药不蠲疾非药也。"医家临证，必须抓住主症，突出重点，不支不蔓地精练组方，不让一味药在处方中成为充数之竽，并做到量足力专，每能以少胜多，事半功倍。

三、大方的形成及弊端

奈何当前大方泛滥，剂重惊人，有的组方多达 20 ～ 50 味，更有甚者竟多达 100 余味！据实验分析揭示，一个由 4 ～ 5 味药组成的复方，可能含有 300 ～ 500 种化学成分。组方药味多了，确能影响疗效。当前有的处方黄芪竟逐步增至每日 150 ～ 200g，这还不算多，竟有某处方 24 小时内柴胡用到 250g，生半夏用到 120g，等等，确是"步步高"式的不效递增，肆意扩大。由于这种见证"堆药"式的处方，性味互制或互为抵消，不仅减低或丧失药物的固有功效，而且能造成"药伤"之患（药源性疾病）。"系统论"的不相容原理指出："一个系统的复杂性增大时……精确能力必将减少，在达到一定阈值以上时，复杂性和精确性将互相排斥。"所以，临证立方遣药，必须掌握一定的精确性，在专不在多。再者，若煎药不得法，惯用煎药容器又不大，则药多水少，有效成分不能完全析出，无法达到真正的水溶饱和量，等于无效。正如上文提到的"某处方"：柴胡 250g/d，《中国药典》（2015 版）规定剂量 3 ～ 10g/d，高出规定剂量 24 倍；生半夏 120g/d，《中国药典》规定剂量 3 ～ 9g/d，高出规定剂量 12.3 倍；金银花 180g/d，《中国药典》规定剂量 6 ～ 15g/d，高出规定剂量 11 倍。该处方共计 22 味药，饮片总重量 1690g（未计入大枣、蜂蜜的重量，

845g×2剂，1日2剂），折3市斤半（1750g），一大袋子的饮片，日常家用炊具器皿都难以盛下，除非用大锅之类。依照处方所嘱，每剂（845g）加水2000mL，浸泡1小时就行煎煮，连饮片都浸润不透，岂能煎取药汁600mL？就算煎出600mL，有效成分又能析出多少？未能药尽其用，还造成极大的浪费，其预期效果如何保证？还曾见一处方，全方108味药，单剂共2395g，水煎服，1日1剂，堪称"牛药"，人可服之？如此这般，医生的形象也随之大打折叩，在群众中形成"某大包"的诨号之称。此为病家之贬斥，医者之羞愧，颇为难堪！更为可怕的是，这样超剂量、超常规的处方用药，风险极大！因为药多性乱，剂量违规，方证虽准，难保十全，万一失策，极易导致医疗纠纷，甚则"医闹"，告上法庭，一切以法律、法规、规范化标准为评判依据，医者肯定败诉，民事赔偿无底，严重的还要承担刑事责任，医誉大损，自毁前途，咎由自取！徐大椿的自律箴言——"谨慎真诚"，可以借鉴，共勉之。

本人推崇精方简药，并不等于否定大方。《素问·至真要大论》："治有缓急，方有大小。"对于兼证较多，病情复杂的疾病，用些"君一臣二佐三"之类的大方，亦未尝不可，但总得有个尺度。

四、纠正大方的方法

究其故，形成大方的主要原因不外以下四点：①医者辨证不明，胸无定见；②药师把关不严，饮片伪劣；③未能做到合理炮制，有药无效；④利益驱动，处方提成。针对上述存在的问题，采取相应的得力措施，可以纠正大方。

（本文曾发表于《中医杂志》，1981年2月，第3期；《中国中医药报》，2019年2月28日，第4版）

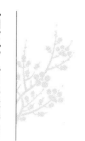

"医者，艺也"。临证正确的立方遣药，能体现医家诊疗工作的技艺水平。诸如：药之精选、量之轻重、配伍之合拍和效能之专注等，都应周密考虑。做到有方有药，方证相合，才能应手取效。医者司命，不可不知。然而据观察，目前临床有些情况却不是这样，处方用药存在着"三失"之弊，应予纠正。

一、克服"三失"

失之于多：以问诊"堆药式"处方，常以十几味，几十味组成之大方，可谓医门八法，法法具备；四气五味，味味都有；乱箭齐发，以图幸中。是为"鸟枪技术"，终致有药无方，何病能中？如是者，犯了"治病不知约方之律……医之罪也"。(《医门法律》)

失之于泛：用药浮泛重叠，没有要领。一言清热，则三黄、石膏、知母、麦冬、连翘，齐头并进；一言滋补，则参、苓、术、草、胶、燕、茸、杞，成套搬来。这种"大拼盘"式处方，屡见不鲜。"多"与"泛"实际上是因果关系，医者临证，胸无定见，处方用药必然易疏难精、易取难舍、易多难少，而宁多勿少，形成泛泛大方。

失之于费："多"与"泛"，不仅造成了极大的浪费，更有甚者，由于处方没有针对性或者针对性不强，大大影响了中医药固有的临床疗效，久之则产生了对中医事业的自我怀疑而信心不足，谈起自己的专业即"自惭

"自卑"，非矢志于国医者，则改弦易辙，弃中就西，而形成"漫学屠龙"。这是当前中医阵地缩小，中医队伍改行或半改行状态的原因之一。以上"三失"，应当克服。

二、实行"三改"

改"多、泛、费"，为"少、准、省"。"少"是手段，"准"是关键，"少"是学术水平的体现，"准"是临床疗效的保证。医者只有辨证明确，抓住要领，突出一个"准"字，处方用药才能改多为少，更泛为精，严谨简捷，应手取效。正如徐培元在《药准》中说："知其要者，多亦不杂；不知其要者，少亦不专。"因此，立法之要，法随证立；拟方之要，方应法定；遣药之要，药随方拟。兼参"主辅佐使，七情和合"，立方遣药之道毕矣。

三、拟用"五巧"

1. 巧变药用剂量

药用剂量之轻重，直接关系到处方的布局和方组的疗效。经常听说，有的人喜欢用轻，有些人喜欢用重，这种说法欠妥。吴又可说："证有迟速轻重不等，药有多寡缓急之分。"轻和重要遵循疾病和方组的治疗、主辅需要，而不是由喜恶来决定，否则就失去了治疗的意义。据观察，我国南方医家用药剂量较轻，北方较重。轻的如麻黄仅敢用 3 分（1g，而《国家药典》用 9g），桂枝用 5 分（1.5g）。曾有一名医，医案将要出版，他的学生才发现老师生前葶苈子只敢用 14 粒（还要用放大镜来检），未免少得太过分了。对这些喜用轻剂的医家，问其故？便答之曰："轻可去实。"这种说法是有一定局限性的。比如"上焦如羽，非轻不举"，一般指发汗解表而言，不能说所有的疾病都可以用"轻可去实"来解决，所以说不具备普遍意义。

展阅古医籍，重剂者首见《圣惠方》，生铁落用到 20 余斤（10kg），一次煎成，不拘时服。其次是江笔花石膏用到 14 斤（7kg）（《笔花医镜》）。张锡纯说，他曾见一医家治阳毒"大黄十斤，煮汤十碗，放量饮之，数日饮尽，霍然而愈"（《医学衷中参西录》）。喻嘉言治朱孔阳的痢疾，大黄也用到四两（120g）；陆仲安治胡适的糖尿病，黄芪用到 14 两

（420g），党参用到 6 两（180g）……。重剂也有重剂的作用，精方重剂，力专任宏，往往能"去邪气于正气未败之先，以免姑息养病而贻患也"（刘鹤一）。临证每见病重药轻，杯水车薪，延误"战机"；病轻药重，药过病所，伤及真元，皆不可取。经常还见到一种处方格式，令人费解，即 4 味药 ×10g×3 行，12 味药，剂量平均摊。如此制方，未能做到知己知彼、主辅结合，功力不专，自然中病不准，用之也就不能发挥其应有的效能！

总之用药剂量之巧，应守"三因制宜"的法则，根据患者个体情况、病邪轻重、标本缓急、病程始末、季节时令以及药物的特殊性能等，来把握剂量，当轻就轻，当重就重，慎重处方，以补偏救弊，各适其宜。如此才合乎辨证论治的客观规律。日本医学评论家杜边熙氏说："汉方之秘，不可告人者，即在剂量。"诚然，举例如下。

（1）桑叶：小剂量（10g）发汗，大剂量（20 ～ 30g）止汗。

（2）枳实：小剂量（10g）降气，大剂量（20g）升气。

（3）鹿茸：小剂量有增强心肌收缩作用，大剂量反而抑制心肌的收缩。

（4）黄精：升高血压剂量要大（稳压汤用到 30 ～ 40g）。

（5）玉竹：强心剂量要小（10 ～ 20g），过大反而引起期外收缩。

（6）川芎：小剂量（5 ～ 8g）有散瘀止血作用；大剂量（15 ～ 20g）作用相反，可使子宫平滑肌麻痹，停止收缩。

（7）黄芪：利尿作用15g左右；10g以下无利尿作用，30g反而使尿量减少；补益作用20 ～ 40g，但只限于配对复方（当归补血汤、玉屏风散之类）；其他处方 12 ～ 15g 足够。

（8）桂枝：3 ～ 5g 有补血作用（升高血色素），10g 有通阳化饮作用（常配茯苓），15g 以上有温经通络作用（常配制川乌）。

（9）益母草：用作养血，6g 左右（童子益母草最好）；用作止血，10g 左右；用作活血，15g 左右；用作抗肾炎、利尿、降压、消肿、消除蛋白尿，鲜品180 ～ 240g，干品50 ～ 120g。

（10）三七粉：小剂量（3 ～ 5g）止血（云南白药），中剂量（8 ～ 10g）活血（三七片），大剂量（10 ～ 15g）破血（扩张血管而影响凝血）。

（11）鸡血藤：用作补血，10g 左右；用作活血，15g 左右；用作化瘀、定痛、通经、达痹，30g 左右。

（12）附片：用作温补行经，6g 左右；用作温阳涤饮，12g 左右；用作祛寒定痛，15g 左右（南方有一名医用作回阳救逆 100 ~ 200g，1 日量，非一般剂量，不可轻试）。

（13）大黄：健胃助纳 5g，凉血止血 10g，清热通便 12 ~ 15g，逐痰降火 15 ~ 20 或 30g。

（14）石菖蒲：量轻（6 ~ 8g）宁心通脉（养心），量大（12g 以上）反导心气（伤正）。

用药剂量之技巧，范围甚广，还要根据药物本身固有的性能来决定。一般花叶类剂量要轻，介石类剂量要重；芳香类剂量要轻，木实类剂量要重。上述是根据实验提示、临床观察和心得所及，仅举数例，以示一斑。

2. 巧选药效多兼

临证处方，还得注意到适应某些特殊疾病的治疗需要，尽量精选一药多用的药物，针对主症，且顾兼证比较复杂的证候群，也就是说尽一药而取多效之法。如此命药，事半功倍，收到一举数得之效。举例如下。

（1）决明子：清肝明目，泻火通便。主治老年便秘，如果又伴高脂血症、高血压病、冠心病、早期动脉硬化等病症，应当首选，可以单味代茶，长年饮用。

（2）益母草：近代发现有利尿、降压、消除尿蛋白的作用。肾病综合征、肾病高血压、高血压肾病之浮肿、蛋白尿等用之最为恰当。

（3）黑芝麻：补益肝肾，润肺明目，纳气定喘，滑肠通便。为老年病的慢性支气管炎（老慢支）、肺心病、糖尿病、高脂血、高血糖、便秘等身患数疾老人的佳肴良药（富含亚麻油酸，维生素 E）。

（4）何首乌：补肾养血，安神通便。对于以上心血管疾病伴失眠便燥者，注意选用。

（5）黄精、白及：大补肺阴，生肌止血，安中和胃，抗痨扶正，是肺结核患者标本兼顾的良药。尤其适用于伴有慢性胃炎或久服抗结核（抗痨）药而引起药物性胃炎的患者。

（6）平地木：强壮，抗结核，止咳化痰，宁嗽定喘。也是肺结核患者标本兼顾之良药。更适用于久用抗结核药而致肝功能损害者（民间常把紫金牛作为肺结核患者的专用保健药）。

（7）桑寄生：补肾、安胎、降压。用于妊高征之浮肿，产前子痫，最为理想。据实验研究，桑寄生具有降压、降脂、扩张血管、利尿的作用。对于治疗高血压、冠心病、高脂血症、脑血栓、脑梗死应当首选。

（8）车前子：利尿通淋，化痰止嗽，为水气凌心犯肺（肺心病心衰）、心包积液、渗出性胸膜炎等，下药上用的多功能药物（按《笔花医镜》的用药式则为葶苈子之"裨将"，故常与葶苈子配对）。

（9）佛耳草：和中、止咳、化痰、平喘、降压，本品疗嗽不分寒热虚实。用于老慢支、慢性胃炎、高血压等多病缠身的老年病患者最为适合。又名田艾，是治疗蚕豆黄（溶血性黄疸）的常用药。

（10）黛蛤散：价廉、功著、效广。为多种呼吸系统疾病、痰浓带血、咳喘不宁的佳品。

药效多兼的药物，在临床工作中应当注意不断地发现、发展、推广应用。如能再结合"药对"形式的小方组处方，即可做到"精方简药"。

3. 巧拟化裁成方

"病无常形，医无常方，药无常品，在善学善用耳"（《药鉴·跋》）。病变无常，方难执一，善于化裁古方，以切合时用，灵活加减，能扩展成许多类方，所以医家临证运用成方，应根据治疗需要，知常达变，才能变化裕如，应用自得。固守成方不变或滥改滥削有失方义者，均非可取。《寓意草》的评述家胡卣臣先生说："成诠可袭，活法难通。"只要能懂得孙思邈的组方之道——"反、激、逆、从"之妙，化裁成方，自然成竹在胸。

（1）一方多用

高明的临床医家，在运用成方的过程中，往往用一法以尽多法之妙，用一方以变多方之巧。朱丹溪著《格致余论》仅用一个四物汤应变加减，治疗诸病。薛己的《内科摘要》全书就突出二个方子，即补中益气汤和六味地黄丸。方隅著《医林绳墨》，通篇仅围绕一个二陈汤出入化裁。

二陈汤

加沙参、麦冬，治中焦停湿兼肺阴不足者。（名参麦二陈汤）

加木香、砂仁，治痰湿内阻、气滞脘痞者。（名香砂二陈汤）

加吴茱萸、黄连，治湿滞中焦、肝胃不和者。（名左金二陈汤）

加炒苍术、厚朴，治湿困脾阳、呕逆苔腻者。（名平胃二陈汤，又名陈平汤）

加天麻、白术，治痰浊上涌、耳鸣眩晕者。（名麻术二陈汤）

加紫菀、款冬花，治中有痰饮、喘咳难平者。（名款菀二陈汤）

加枳壳、桔梗，治湿滞中焦、胸闷食少者。（名枳桔二陈汤）

加白芥子、杏仁泥，治内有宿痰、外感风寒者。（名六安煎）

加枳实，竹茹，治痰热上扰、虚烦不寐者。（名温胆汤）

加枳实、胆南星，治痰涎壅盛、胸痞咳逆者。（名导痰汤）

加当归、熟地，治阴血内虚、水泛成痰、咳嗽气急者。（名金水六君煎）

加白术、五味子，治五脏受湿、咳痰身重者。（见《济生方》）

加神曲、山楂、厚朴、苍术、桑枝，治伤寒夹食、发热恶寒者。（名消导二陈汤，见《通俗伤寒论》）

桂枝茯苓丸

加红藤、败酱草、薏米等，治急、慢性盆腔炎。

加红藤、败酱草、莪术等，治盆腔炎性包块。

加丹参、益母草、水蛭胶囊（见"方药评述·专用胶囊"）等，治盆腔淤血症。

加失笑散、白芥子、海藻、水蛭胶囊等，治盆腔粘连症。

加土鳖虫、射干、楮实子等，治子宫肌瘤（血止期，作丸服）。

加泽泻、瞿麦、水蛭胶囊等，治输卵管积水及盆腔囊性占位。

加炮山甲、冬葵子、楮实子等，治前列腺肥大症（丸剂）。

加石韦、虎杖、乌药等，治前列腺炎。

加莪术、海藻等，治陈旧性宫外孕。

（2）多方联用

临证每见病情严重复杂或兼症过多的疾病，围绕主症主方，往往把几个方子联合在一起使用，组成功效协同、作用较广的"大阵"，以荡逐病邪或大补气血。余师愚的清瘟败毒饮、吴鞠通的专翕大生膏，可谓典型代表。譬如固本丸是四君子汤、六君子汤、玉屏风散加胎盘、补骨脂混合组成。本人常将百合知母汤、甘麦大枣汤、芍药甘草汤、磁朱丸四个方子联合应用，用来治疗癔症性抽搐，加石菖蒲、郁金还能解决幻视幻听等症状。金铃子散、失笑散、芍药甘草汤、肝气散（原名青囊丸，见《串雅内编》，即香附 12～15g、台乌药 12g）联合运用，名八味拈痛汤，治各类痛证，如肠粘连、痛经、胃肠痉挛性疼痛、肿瘤疼痛等，少数病例，用此药还可以停用派替啶。

不仅处方是这样，用药也可以参考。笔者常将珍珠母、生铁落、代赭石联合运用，其镇摄宁心之功显著提高；煅龙牡、鹿角霜、乌贼骨联合运用，其收摄下元、敛经止崩作用更强；金荞麦、鱼腥草、羊奶参（即四叶参）联合运用，治疗顽固性肺部感染或肺脓肿、脓胸等，收效更快。必须指出："重复用药，药乃有力。"这是《千金要方》处理特殊病种，联合重复用药制方的独特格律，与盲目"重叠堆药式"处方有所不同。

（3）简化成方

对有些药味过多的古方、验方，应当分析优选，简化升华，简化后并不影响疗效，有的还能提高疗效，古今中外不乏其例，对于节约药材（经济）具有重要意义。英国以前有位老太太家藏一张处方，有 30 多味草药组成，治疗心源性水肿有特效，有位医家用 10 年功夫（1865～1875）的时间，从中筛选出洋地黄 1 味，此后，关于洋地黄的研究不断，至今尚未结束。苏合香丸由 15 味药组成，以后筛选为 6 味药，制成冠心苏合丸，再筛选成 2 味药，名苏冰滴丸。乌梅丸原由 10 味药组成，吾师刘惠卿先生优选压缩成乌梅、川椒 2 味，名椒梅汤（乌梅 30g、川椒 10g），胆道蛔虫证服之效捷。艾附暖宫丸由 10 味药组成，近贤蒲辅周先生以香附、艾叶 2 味作丸，功效不减。有人根据"欲升先降"的道理，把补中益气汤中陈皮换枳壳治疗胃下垂，使疗效提高了一步，之后干脆用黄芪 40g、枳壳 15～20g，2 味组成，名小补中益气汤，同样能起到补气举陷之功效。《医门补要》云："法在乎活，方在乎纯。"诚然。

4. 巧使专方专药

徐灵胎说："一病必有一主方，一方必有一主药。"临证医家既要熟谙辨证论治，又要掌握专方专药（即专病专方、专病专药），二者不可偏废，才不失博采众方之训。《太平惠民和剂局方》虽然收录很杂，然而对于保留和推荐专病专方起了很大作用，如至宝丹、苏合丸、逍遥散等均出自

《太平惠民和剂局方》。专病专方的运用，有借鉴古人之方，有自我建立之方。譬如本人在临证中常遇到一些无证可辨或辨证指征不太明显者，就立即拟用专病专方。例如：红藤六妙饮治疗附件炎、化坚逐瘀酒治疗腰椎间盘突出症、复方山鸡粉治疗小儿厌食症、平麦逍遥散用作肝病及肝功能损伤恢复期的善后康复调理剂、艾附暖宫丸加胎盘治疗子宫小于正常的不孕症等，都属于专病专方。至于专病专药，则应用范围更广，比如雷丸逐钩虫、槟榔打绦虫、羊蹄治癣、漏芦通乳、射干开咽、菖蒲宣窍及大蒜溶液治疗百日咳等等，皆属于专病专药类。应用专病专药，不能太滥，有人说："我最喜欢用某药。"我认为这种说法欠于客观，应根据治疗疾病的需要来决定。否则就变成"张熟地""陈柴胡""王红花""罗茯苓"了。可见医家的绰号是有来历的。

5. 巧用药对组方

根据药物的"辅、反、成、制"之理，组成针对性较强、两味一对的小方组，具有一定的易用性，能令人顺势就熟地根据主症、主病的治疗需要，随时加入处方中，旨在协同而增加功效，制约以防其偏胜，可以加速处方速度，提高临床疗效，为临床医家惯用的手段。这种处方形式，称作"药对"或"对药"（三味者叫作"角药配伍形式"）。药对最早出自《黄帝内经》，乌贼骨配茜草根（名四乌鲗骨一藘茹丸）、半夏配秫米（名复杯汤）等，至今尚在应用。张仲景更是运用药对的大师。他在《伤寒杂病论》中常将桂枝与麻黄、麻黄与杏仁、杏仁与厚朴、厚朴与半夏、半夏与茯苓、茯苓与桂枝等等配对应用，演变成许多名方。至于药对的专著，如《雷公药对》《徐之才药对》等，原本已亡佚，可惜。近世名医秦伯未先生非常重视药对的应用，他在《谦斋医学讲稿》中制药对81则，组合之巧，可法可师。施今墨先生以大方派著称，但很重视精练单捷的药对组合。《施今墨对药》的著成，垂惠后世，开导末学，扩大了药对的应用范围。

医家掌握药对不在多，而在精。无论是学习前人或自己组合的药对，必须按照传统的法度和现代的认识来配伍处方。细致地分析研究是否符合逻辑推理，对预计疗效要有所评估，运用谙熟，自然熟能生巧，巧能应变，随手拈来，头头是道。这便是应用药对之巧。下文所列药对，可作参考。

附:"药对"精选

一、相须配对

山萸肉—女贞子（均 12 ～ 15g）：补益肝肾，养血敛阴，有明显的升高白细胞的作用，常加入补中益气汤服之。（原中国中医研究院中药研究所）

丹参（15 ～ 30g）**—川芎**（12 ～ 15g）：辛通活血，行气止痛。为"心梗""脑梗"、颅脑外伤及其后遗症、突发性耳聋、椎动脉型颈椎病等常用药对。（自拟方）

骨碎补（15 ～ 25g）**—川芎**（12 ～ 15g）：补肾活血，行气通窍。常用于突发性耳聋及其他耳鸣、耳聋。（自拟方）

土茯苓（20 ～ 30g）**—生槐米**（20 ～ 30g）：除湿败毒，凉血祛风。常用于血热型牛皮癣、湿疹样皮炎、过敏性皮炎等。加甘草名赵氏土槐饮。（赵炳南）

生槐米—连翘（均 15 ～ 20g）：清热解毒，凉血止血。二味药均富含"芦丁"（维生素 P），有增强毛细血管韧性的作用。常用于血小板减少、过敏性紫癜。（自拟方）

白僵蚕（15 ～ 20g）**—蝉衣**（12 ～ 15g）：息风镇静，解毒散结，具有辛凉泄热（抗过敏）作用。此药对在杨栗山的《伤寒温疫条辨》有名的杨氏十五方中，方方均有，其中升降散可为代表。为外感热病、口眼㖞斜、肤热风疹、血燥瘾疹等皮肤病常用的药对。陆九芝批评其以僵蚕、蝉衣"不担重任"之品塞入"经方"中，"贪天之功，作为己有"（《世补斋医书》），这是不公允的。本人认为杨氏论著毕竟对温热病学的发展有所贡献，杨氏十五方也确有可取之处。

平地木（20 ～ 30g）**—楮实子**（15 ～ 20g）：活血软坚，通络消积。常用于慢性肝炎、早期肝硬化、肝脾肿大或肝病肝区胀痛有瘀者。楮实子

除有补肾填精作用以外，其另一功效——消坚化结，有类似水红花子的作用。（自拟方）

葶苈子—车前子（均 15 ～ 20g）：泻肺平喘，祛痰行水。常用于肺气肿、肺水肿、肺淤血、肺心病、肺心病心衰、胸腔积液等咳逆倚息之重症。（自拟方）

葶苈子（15 ～ 30g）**—白芥子**（12 ～ 15g）：泻肺行水，逐痰化结。常用于各类胸腔积液。重症加金沸草，成为三味组方。（自拟方）

葶苈子（15 ～ 30g）**—制附片**（12 ～ 15g）：泻肺行水，温阳化饮。取其强心利尿作用，广泛用于慢性充血性心力衰竭之轻症。（自拟方）

葶苈子（15 ～ 30g）**—北五加皮**（5 ～ 12g）：用于慢性充血性心力衰竭之重症患者。北五加皮为萝藦科杠柳根皮，强心作用，超过附片。但北五加皮气辛味辣，有碍胃之弊，服后有胃肠反应，故剂量应由轻到中、由中到重，处方应注明另包，倘有反应，可以减量或去掉。（自拟方）

百合（30g）**—知母**（15 ～ 20g）：养阴除烦，安神缓急。常用于脏躁证，如神经症、癔症、更年期症候群等（张仲景）。

火麻仁（杵 20 ～ 30g）**—白苏子**（杵 15 ～ 20g）：润肺降气，利肠通便。常用于孕妇及老人，津伤便结者。（许叔微）

娑罗子（杵 12 ～ 15g）**—夏枯草**（15 ～ 20g）：疏肝解郁，化结软坚。常用于妇人经前综合征之虚烦易怒、乳胀结块者。（自拟方）

娑罗子（杵 12 ～ 15g）**—玫瑰花**（10 ～ 12g）：疏理肝气，活血散结。常用于妇人经前乳胀，小叶增生之轻症。（朱小南）

娑罗子（杵 12 ～ 15g）**—王不留行子**（杵 12 ～ 15g）：疏肝化结，活血消坚。常用于妇人经前两乳胀痛，手不可近，结节成块，小叶增生之重症，如伴乳腺纤维瘤者再加蓬莪术 15g。（自拟方）

娑罗子（杵 12 ～ 15g）**—鹿角片**（先煎 12 ～ 15g）：疏肝化结，温阳调冲。常用于子宫内膜增厚、子宫肌瘤、子宫肌腺症之两乳胀痛、经前经后绵绵难止者。（自拟方）

按：娑罗子（天师栗），性味甘温，入肝胃二经。甘能缓痛，温能行滞，有较好的"疏肝理气，宽中止痛"作用，过去为肝胃气痛（慢性胃炎、胃神经痛）牵及胸、膺（乳房）、肋、胁的常用药，近世中医妇科辟为妇科乳疾专用配方。该药曾一度市场脱销，现有供应，应予启用。

乌贼骨（20～25g）—白及片（15～20g）：生肌敛疡，制酸止痛。具有较好的保护胃黏膜作用。常用于慢性糜烂性胃炎和溃疡病之嘈、灼、痛症状明显者。（自拟方）

乌贼骨（15～25g）—茜草根（12～15g）：收摄下元，固冲止崩。常用于功能性子宫出血。（《素问·腹中论》）

生薏米（20～30g）—白芥子（10～15g）：淡渗化结，软坚消积。常用于疣状胃炎。（自拟方）

白及片（15～25g）—赤石脂（12～15g）：敛疡固脱，收摄止血。常用于上消化道出血。（自拟方）

连根蒲公英（20～30g）—郁金（12～15g）：苦辛利胆，行气解郁。常用于慢性胃炎，厌食油荤者。（自拟方）

郁金（12～15g）—白蔻（5～8g）：化湿和胃，宽中行气。是胃病痛在右上腹，牵及膂背者的引经药对。（自拟方）

败酱草—红藤（均20～30g）：活血清热，除秽浣带。常用于女性生殖系统炎症，慢性盆腔炎、宫颈炎、附件炎等。带下夹血，月经过多者，减轻红藤剂量。此为治疗阑尾炎药对的"移植"。

淫羊藿（20～30g）—骨碎补（15～20g）：补肝肾，壮筋骨。为治疗衰老性腰膝酸软、迈步不力之妙剂。（自拟方）

骨碎补（15～20g）—补骨脂（12～15g）：补肾壮腰，续骨强筋。为老人腰膝关节退行性病变专用药对。（自拟方）

潼蒺藜—何首乌（均15～20g）：补肾益精，养血填髓。为男子精子偏少，活力欠佳或畸形、残缺之常用药对。（自拟方）

葎草（鲜品，带花者佳，100～200g，切碎后下）—黄芩（15～20g）：同类相须，清金除蒸，养阴泄热。二味煎服能退难退的结核潮热。（自拟方）

黄精（20g）—苍术（12g）：安中和胃，健脾益气。用于治疗慢性糜烂性胃炎、萎缩性胃炎、增生、肠化、低级别上皮内瘤变等，黎明饥嘈（心难过），似痛非痛，似饿非饿，难以形容，而苦忧悲者适用。（方药中）

苏梗（12g）—金沸草（15g）：两味辛而微温，不伤脾阳，不碍胃阴，相使配对，互为增效，能通脾胃之气，能降冲逆之犯，为脾胃常用药对。举凡见呕吐、嗳逆、反酸、吞吐涎沫者必用之。（刘惠卿）

赤芍（15g）—郁金（15g）：退疸圣药，用于肝损害，重度黄疸、皮肤瘙痒抓之出血者。（解放军医院）

当归（15g）—香附（20g）：名小温经汤，治疗月经推后、宫寒不孕、子宫发育不良。（蒲辅周）

香附（20g）—艾叶（20g）：名小艾附暖宫丸，治疗少腹冰冷，宫寒痛经，子宫发育欠佳。（蒲辅周）

香附（12～15g）—台乌药（12g）：原名青囊丸，又名肝气散，温中散寒，行气止痛，恩师刘惠卿先生常备，作为家中使用和对外施医的专方。（《串雅内编》）

黄芪（40g）—枳壳（12g）：名小补中益气汤，用于补中益气汤证，怕喝中药的轻证患者。蒲老："欲升先降，升之有力。"东垣先生制补中益气汤用陈皮防滞，余用枳壳易之（枳壳有收缩内脏平滑肌的作用），非常理想。（蒲辅周）

二、相使配对

连根蒲公英（20～30g）—射干（12～15g）：清热败毒，利咽化结。常用于食管炎、胃咽相关综合征。（自拟方）

青黛（20g）—煅蛤粉（80g）：清金化痰，止血宁嗽。名黛蛤散，须研极细粉3～5g冲服，常用于痰浊黄黏或痰中带血的呼吸道疾病。是价廉效著之剂，医家不可不备。（张杲《医说》）

潼蒺藜（15～20g）—香附子（12～15g）：补肾温宫，填冲兴阳。为女子子宫发育小于正常、雌激素水平低下、卵泡发育迟滞、月经错后、宫寒不孕等常用配方。（自拟方）

黄精（20～30g）—当归（10～12g）：名黄精丹，具有补脑益智作用。常用于小儿先天弱智，成人轻型疲劳综合征及脑外伤后遗症之头昏、头晕、气虚、善忘，自诉脑力不足者。（《清内廷法制丸散膏丹各药配方》）

泽泻（15～30g）—柴胡（10～12g）：沉降与开达相结合，异类相使，举上达下，无水不行。常用于各类水肿。（徐春圃）

枇杷叶（15～20g）—冬桑叶（10～15g）：清肝肺之余热，止阴虚之痨嗽。（松江名医陆士谔，从喻氏清燥救肺汤中升华辑出。）

生地榆（15～30g）—炒苍术（10～12g）：主治湿困中焦，下痢赤白。

（张洁古）

炒苍术（10～12g）—玄参（15～20g）：燥润相兼，刚柔相济。有较好的降糖、止渴作用。是糖尿病著名的药对。（施今墨）

当归（15～20g）—制附片（10～12g）：温宫散寒，活血定痛。名小温经汤，常用于虚寒痛经。（《袖珍方》）

当归（12～15g）—大蜈蚣（1条，打碎）：加入其他方组中，用于治疗阳痿不举或举而不坚。

黄芪（15～20g）—滑石（10～12g）：益气渗湿，保元止泻。名保元化滞汤，原方加白糖。常用于小儿气虚型泄泻。（王清任）

怀山药（15～20g）—车前子（10～12g）：健脾调中，渗湿止泻。常用于小儿脾阴不足，水泻难止，名滋阴清燥汤。（张锡纯）

葛根—桑寄生（均25～30g）：据现代药理实验观察，具有扩张血管、降压、降脂、降糖作用。改善心脑血液循环，为心绞痛、心律失常、脑血栓等常用药对。（中药西用）

葛根—泽泻（均20～30g）：扩管利尿，定眩止呕。常用于内耳眩晕（梅尼埃病）。

泽泻（300g）—何首乌（100g）：祛湿化滞，消浊减肥（降低血脂）。研粗末，15～20g煮水代茶，可以控制脂肪肝。但何首乌有毒，易引发肝损，临床应用务必注意。

生麦芽（20～30g）—木蝴蝶（10～12g）：疏肝行气，和胃化滞。常用于慢性胃炎，左上腹作胀、嗳吁频作者。（自拟方）

莪术（12～15g）—柴胡（10～12g）：疏肝行滞，和胃止痛。常用于慢性胃炎，左上腹硬痛牵及后背者。（自拟方）

射干—威灵仙（各12g）：开郁散结，化坚除梗。常用于梅核气（由咽后壁淋巴滤泡增生引起的咽感异常）。

射干（12g）—牛蒡子（10g）：宣肺解毒，疏风清热。常用于外感咳嗽，咽喉烦痒者。

射干—橘红（均12g）：开咽利膈，行气化痰。常用于痰湿咳嗽，咽喉烦痒者。

射干（12g）—麻黄（8～10g）：宣开肺窍，温散伏寒。常用于寒伏顽咳，咽喉烦痒者。

射干—蝉衣（均12g）：疏风散结，清泄开音。常用于咳频声哑，咽喉烦痒者。（自拟方）

按：咽喉烦痒（喉头声带过敏反应），痒即诱发阵咳而剧，持续不止，烦扰不宁，为外感或内伤咳嗽常见之证。病家往往咬定为主症，要求消除咽痒，咳嗽可止。医家必须抓住主症，拟定主方，再结合辨证选用以上药对，一般可以缓解症状，有助于治疗。如不应，还可以令病人用食指尖由轻→中→重地用力叩压天突穴，或趁热频呷（少饮缓咽）鸡蛋润喉茶，可以缓解。

黛蛤散（30g）—浙贝母（12g）：青黛含靛玉红，抗癌消炎；浙贝母消痰软坚，清热散邪；二药同伍，有咸寒软坚，消瘰散结之效。凡遇点块如瘰、结节成癖之症，如乳腺增生伴纤维瘤、腋窝淋巴结硬肿、扁桃体肿大、咽后壁淋巴滤泡增生、颌下颈部淋巴结炎等属于良性者，均可用之。加玄参、金果榄作丸常服，其效胜于消瘰丸（见《医学心悟》）。（自拟方）

仙鹤草（30g）—地锦草（20g）：用于湿热之邪下注于肠道（慢性肠炎、菌痢等），便尾夹脓血和黄白黏液，伴肛坠后重者。（自拟方）

仙鹤草（30g）—铁苋菜（30g）：治泄泻之症，急性期，暴泻如注，状若鹜泻者。泄泻一症，名目繁多，如暴泻、注泻、鹜泻（水中夹粪）、飧泻（消化不良）、肝脾泻、五更泻、痛泻、休息痢等等。（自拟方）

仙鹤草（30g）—炒黑姜（12g）：治泄泻之症，中寒腹冷，下利溏薄者。（自拟方）

仙鹤草（30g）—炒枳壳（12g～15g）：治泄泻之症，气隐肛坠，滑脱不收者。（自拟方）

仙鹤草（30g）—益智仁（12g）：气血双补，同温脾肾。用于泄泻诸证后期，腹中清冷，完谷不化者，常用作康复治疗。（自拟方）

按：中国科学院学部委员、药学大师叶橘泉先生著《现代实用中药》除参考大量国内有关论著外，还搜集国际有关资料，例如与日本相关的资料就达27种之多，其中最重要的是日野五七郎、一色直太郎合著的《和汉药物学》。叶先生悟出，日本人发现益智仁缩尿、涩肠、止泻的功效，主要是在于调整和治疗小肠绒毛上皮吸收养分的生理功能，印证了《素问·灵兰秘典论》所云："小肠者，受盛之官，化物出焉。"如此解释，多么直观。

三、寒热配对

连根蒲公英（20～30g）—**川椒**（5～8g）：寒热并用，苦辛和降，苦不碍脾，燥不伤胃。广泛用于慢性胃炎，舌苔无明显变化者。（黄秉良）

连根蒲公英（20～30g）—**制乳香**（10～12g）：黄秉良（谢观学生）说："新病在经，久病入络。我常用此方加入治疗溃疡病脘中灼痛诸药无效者，每能促使溃疡愈合而痛止。"

连根蒲公英（20～30g）—**炒苍术**（12～15g）：苦降辛开，除湿安胃。常用于慢性胃炎，吐唾清水，舌苔白滑者。（自拟方）

连根蒲公英（20～30g）—**甘松**（8～12g）：苦辛开郁，醒脾止痛。常用于慢性胃炎，脘痞而痛，食少纳呆者。（自拟方）

连根蒲公英（20～30g）—**藿香叶**（12～15g）：苦辛芳化，逐秽安中。常用于慢性胃炎，腹胀泄泻，舌苔白腻者。（自拟方）

注：以上四组药对，均适用于Hp（＋）患者，但蒲公英最好勿久煎。据报道，蒲公英抗溃疡作用的有效成分在根中，故连根用，须切碎。

苏叶（8g）—**黄连**（4g）：苦辛和降，开郁平呕，轻扬止吐。适用于外感热病，呕逆不止，服诸重镇之品不效者。沸水冲浸，再沸即可，待温后，频频呷之，其呕即止。名连苏麻沸饮。薛己首创，颇受温病学家吴又可、王孟英、叶天士、薛生白所重视。

地龙干（20～25g）—**麻黄**（8～12g）：辛咸宣化，舒畅气道，止咳平喘，其力雄倍。常用于支气管哮喘、喘息性支气管炎。（全国老慢支座谈会秘书处）

南沙参（15～20g）—**麻黄**（5～8g）：一清一宣，一润一燥，治伏风痰热逗留，肺气宣降失令，痰伏咳顽者。（丁甘仁之子丁济万方）

地骨皮（15～20g）—**徐长卿**（12～15g）：清泄肺热，凉血败毒，祛风止痒，有较好的抗变态反应作用。广泛用于过敏性皮肤病和血热型牛皮癣。（沪上验方）

大青叶（15～20g）—**羌活**（8～12g）：苦辛清化，祛风透表，具有较好的抗病毒作用，用于流感之重症。（沪上验方）

茵陈（15～30g）—**藿香叶**（12～15g）：茵陈苦寒清热利胆，得藿香芳化辛通之佐，其效更捷。所以说藿香是茵陈的增效剂。治疗黄疸型肝

炎，不仅效著，且能阻截迁延之患。（南通肝病专家朱子清方）

虎杖（15～30g）—**制川乌**（5～6g）：寒温并用，辛通达痹。适用一切痹证。（沪上名医刘鹤一方）

台乌药—冬葵子（均12g）：滑利行滞，顺气通淋。二味合而为佐，加入诸般淋证（急、慢性尿路感染，前列腺炎，乳糜尿等）的处方中是最为理想的增效剂。（自拟方）

小结

学习他人的药对可以从医籍中选优辑出，并要反复验证于临床，体会其精妙之处，再为固定。自己创立的药对，则应在实践中反复锤炼，在临床中验证其疗效的可重复性。药对的发现，可以随着临证工作的进展，渊源不竭，但要求宁精勿滥。

　　尝谓："千方易得，一效难求。"一则验方的组成，首先必须突出一个"准"字，抓住一个"效"字，不准不能蠲疾扶正，不效徒属纸上谈兵，只有疗效才是硬道理。效验之方的产生是来自实践，在长期临证过程中，根据治疗需要，不拘一格，博采众方，借鉴传统，锐意创新。以稳准制胜，偏胜取效的法度，先构成一个方组的框架，再精心调整主辅组合，确定剂量，然后反复用于临床，验之再验，不断修订，尔后成方。下列验方，内服方剂80首、外用方剂18首、专用胶囊8则、佐治饮料24则、药膳食疗4篇，其形成过程，皆是如此。陈实功说："方不在多，心契则灵。"（《外科正宗》）医家应当经方时方兼用，验方单方并行，必须做到"三因制宜"，而不在乎多与少。有的医家自谓能掌握处方百至数百首，未免失之于泛滥不专，只不过应付坐而论道，自炫广博而已。然而实实在在的、真正能治病的心契灵验之方，一般也不过几十个、十几个、几个甚至一个。曾有位老医，绰号"陈二陈"，他一生对二陈汤的运用，可谓得心应手，出神入化。常以此方为主变化出入，演绎命方，来治疗多种内科杂证，收效颇著，成为一代名医。由此可见，"一法之中，八法备焉；一方之中，百方备焉"。

一、内服方剂

大黄韭龙汤

功效：泻火逐痰，活血通窍。

主治：狂证（精神分裂症及亢奋型失眠）。

方药：生大黄 20～60g（切碎），活地龙 70 条（大小均可，洗净切段），韭菜汁 1 酒杯（冲服）。

煎法：先将地龙放入瓦罐中，文火炖 1 小时，得汁 300～400mL，冲入大黄中稍搅拌，浸 1 小时后，再煮至将沸而未沸时，旋即离火。

服法：待药液温热，倒入韭菜汁顿服，必致畅泻，否则递增大黄剂量。连服 1～3 剂，渐见精神疲软，待狂证控制后，再服他药。

按：急性精神分裂症，以及本病服用大量抗精神病类、镇静类药物治疗而依然狂躁难制者，现代医学处理不外乎拟用电休克或胰岛素休克（现在已基本不用了）。中医的应急措施常选用吐法、下法及放血疗法，以速降痰火，控制躁狂。攻下派大师张子和善用吐下法来治疗此病，可以效法。根据李其禄大夫统计，在《子和医集》中收载了 140 多个病例，应用吐下法治疗的多达 111 例，占 79% 以上，收效良好。然而探吐及放血疗法均非"王道"，风险较大，只有攻下是为安全效速。董氏大黄韭龙汤是 20 世纪 70 年代安徽省卫生厅发掘民间专病专方并上报卫生部（现卫生健康委员会）的家传验方。大黄逐痰降火，地龙降泄镇静，韭汁辛通宣窍，配伍精巧，契合病机，必须放量投服，务使充分致泻，方可转躁为静。吐下法为什么能治精神分裂症？中医学认为，吐出痰涎或通腑攻下，能釜底抽薪，降逐痰火，而狂躁自平。"现代医科界自发现胃肠分泌胃肠肽类激素以来，已有'颅脑'和'胃肠脑'的两脑之说。通过吐、下对胃肠的'撞击'，所突发的'巨变'，使机体作出应激反应，从而调整了胃肠肽的分泌作用"（《值得探索的吐下疗法》）。继而恢复其大脑（君主之官）的动态平衡，而产生疗效。

甘缓潜宁汤

功效：潜宁缓急，养心安神。

主治：脏躁（更年期综合征、神经症、忧郁症、自主神经功能紊乱、癔症、失眠等）。

方药：生铁落 50g，珍珠母 30g，灵磁石 30g（上 3 味先煎半小时），炙甘草 8g，小麦 30g，大枣 4 枚，百合 20g，知母 20g，生地 20g，柏子仁 15g，石菖蒲 10g，远志 8g。

歌诀：潜宁甘缓镇心神，先煎铁落磁石珍；

　　　　再入麦枣甘知百，菖蒲生地志柏仁。

按："肝苦急，急食甘以缓之"《沈氏尊生书》。应用甘麦大枣汤重加紫石英先解决"肝苦急"，取其镇肝以助甘缓作用，却提高了本方的疗效。实话实说，几十年来凡是有关甘麦大枣汤治疗"脏躁"证的报道，均非单纯甘麦大枣，皆是加味组方。笔者取其意，以生铁落饮（《素问》）加珍珠母、灵磁石，三味药联合应用，意在加强辛凉潜降、镇肝宁心的功效，比较之其作用胜于单味潜镇药。肝急既缓，神能入舍，甘缓和中、养心安神的甘麦大枣汤，更能发挥其应有的作用。再以百合知母汤、百合地黄汤四方并为一方，协同组合，相得益彰，并借助石菖蒲、远志开心气、通心窍，利导引经，再结合心理良性诱导，诸多"百合病"（广义）症状（精神病、神志病）均能得到控制。本方是由四个经方组成，随证加减，除舌大苔腻、痰浊内壅等这种非常典型的温胆汤证外，一般均能应用。

《黄帝内经》十三方之一的生铁落饮（煅铁时打落下的铁皮），是古代用于治疗癫、狂、痫、癔、梦魇、夜游等神志病的专病专方，出自《素问·病能论》。生铁落性寒而重沉，有坠热开结之功，既能平肝木之邪，又能舒肝木之郁。然而，如今其已被忘却，现代常以龙、牡、赭、磁之类取而代之，实为可惜。

八味定痫丸

功效：辛开逐痰，息风定痫。

主治：小儿（或成人）癫痫。

方药：广郁金 80g，净白矾 30g，胆南星 60g，姜半夏 60g，石菖蒲

60g，远志 50g，僵蚕 60g，天麻 60g。

制法：共研极细粉，用鲜竹沥 8 份、姜汁 2 份，水泛为丸（或加蜜作丸）如绿豆大，辰砂为衣。

服法：10 岁以内小儿，每服 20 ～ 30 粒，10 岁以外者可每服 30 ～ 40 粒。

歌诀：金南蒲夏净白矾，麻志僵蚕作粉研。

辰砂为衣绿豆许，竹姜二汁泛成丸。

按： 癫痫之为病，不外痰浊夹肝风上蒙清窍。常规治法，首先必须镇肝、涤痰、息风、宣窍，病情得到遏制后，选用此丸缓取慢图，以减轻症状，控制复发，较为适合。本方为四川民间验方，以白金丸为主，辅以他药，药无虚设，配伍有道。本人又加白僵蚕、明天麻一组药对，以佐息风解痉之功，益臻完善。据临床实践观察，本病除少数病例表现气虚夹瘀之证外，大多数患者只具有发病症状，而无证可辨。因此，本方亦随之成为验之再验的专病专方了。已服用抗癫痫西药者，在中药治疗介入后，可尝试递减缓停西药，以观察反应和疗效，但绝对不能陡然停服西药，这样会导致癫痫大发作。方中白矾含铝，故不宜长服。

头风石楠叶汤

功效：祛风散邪，通络定痛。

主治：偏正头风（血管神经性头痛、眶上神经痛）。

方药：石楠叶 20g，川芎 12 ～ 15g，山羊角薄片 25g（先煎），白芷 12g，天麻 12g，炒白芍 20 ～ 30g，甘草 8g。

加减：

1. 前额痛者，加葛根 25g、升麻 8g。

2. 偏头痛者，加柴胡 12g、刺蒺藜 15g。

3. 枕后痛者，加桂枝 10g、羌活 12g。

4. 颠顶痛者，加藁本 12g、细辛 8g。

5. 全头痛者，加蔓荆子 12g、僵蚕 20g。

6. 眶上神经痛者，加决明子 20g、杭菊花 15g。

7. 血压偏高者，改山羊角 30g（先煎），加苦丁茶 15g。

8. 血压偏低者，去山羊角，加炙黄芪 20g、制黄精 20g。

9. 痛甚即吐者，加代赭石 30g（先煎）、姜半夏 15g。

10. 痛剧如啄如锥者，加大蜈蚣 1 条，或蝎蜈胶囊（见"方药评述·专用胶囊"）2 粒，1 日 3 次。

歌诀： 头风痛彻寐不安，芎芷石楠麻芍甘；

啄痛加入蚣一条，增药随证再互参。

按： 以石楠叶为君组方治疗头风者，首推《现代实用中药》，原方由石楠叶、川芎、白芷、天麻、女贞子 5 味药组成，用以治"女子神经性偏头痛"。本人应用时去女贞子加芍药甘草汤，名头风石楠叶汤，从而扩大了应用范围。石楠为蔷薇科灌木（或次乔木），原生深山，现园林、护道广为栽培，其叶性味辛、苦、平，有祛风、散邪、补肾、镇痛功效。甄权谓之："能添肾气……逐诸风。"李时珍称之为"风药"，并说："古方治风痹肾虚要药，今人绝不知用，识者亦少……浸酒饮，治头风。"可见李氏还做了一番"圣药钩沉"的启用工作。吴仪洛说："祛风通利，是其所长；补肾之说，未可信也。"所以叶橘泉先生综诸家之言，独取其祛风、散邪、止痛作用，制方列为"君"药。至于陶弘景说，"女子不可久服，令思男"，又把这味类似淫羊藿温补肾阳功效，具有"性兴奋作用"的药物，专辟为女子所用，但未能得到黄宫绣、汪切庵、吴仪洛等诸位本草学家所认可，有待研究。

以上姑且不论，本人关于石楠叶的临证配方心得是：取其祛风定痛的作用，常与川芎相使而伍，治疗头风抽痛；取其温补肾阳之功，常与淫羊藿相使配对，治疗老妪腰膝酸痛，而不限于诸家本草所记载的与"五加皮为使"。本方治疗三叉神经痛、鼻源性头痛疗效较差或无效。对于长期自服西比林、卡马西平等已成依赖性的顽固性重症神经性头痛患者，除汤剂中常加山羊角尖片以及加服蝎蜈胶囊外，尚需配合阿是穴刺血和定痛四生散外敷。并须做到禁烟酒、戒郁怒、勿疲惫、慎起居，方可奏效。

复方都梁丸

功效： 祛风散邪，活血止痛。

主治： 偏正头风（为血管神经性头痛、眶上神经痛的巩固剂）。

方药： 香白芷 200g，川芎 80g，天麻 60g，僵蚕 30g，土鳖虫 50g，细辛 30g。

制法：炼蜜丸如绿豆大。

服法：每服 10g（约 40～50 粒），1 日 2～3 次，饭后服。

歌诀：都梁丸本杨介方，天麻芎芷细虫僵；

蜜丸制剂绿豆许，栾茶送下效彰彰。

按：都梁丸为宋代名医杨介制方，仅白芷 1 味作丸服之，治疗头痛效著。叶天士说："新病在经，久病入络。"因此，再加入一派辛通活血之剂，以散积结，而通郁滞，其效更佳。赵学敏称石楠叶为"栾茶"，并说："饮之能蠲百疾"（《本草纲目拾遗》）。服此丸先 20 天用石楠叶 30g（1 日量）煮汤送下，以增丸效，之后即用沸水送下。本人常用此丸作神经性头痛的巩固剂，再结合调情志、和喜怒，收效较好。通过追踪观察，确能减轻症状，延长复发时间，一部分患者还能得到根治。最近发现有少数敏感体质的患者，服后有不适感，可能是僵蚕之故，可减轻剂量或去之。

加味魏氏补脑汤

功效：补肾生精，填髓健脑。

主治：脑衰（颅脑外伤或手术后、用脑过度疲劳综合征、衰老早至等诸多原因引起的脑力不足者）。

方药：制黄精 30g，肥玉竹 30g，决明子 12g，川芎 8g，当归 15g，甘枸杞 20g，制何首乌 15g，刺五加皮 15g。

歌诀：诸类原因致脑衰，黄精玉竹主君裁；

归芎杞乌决明子，南五加皮增效来。

按：黄精、玉竹，自古被佛道二家视为强身滋补、延年益寿的"至宝灵丹"。浙江名老中医魏长春先生早年制补脑汤，以黄精、玉竹为君，取其补中益气、柔润入肾、滋填精髓、充髓养脑的专项功效；辅以决明子、川芎，清润辛透，解壅腻滞塞之弊，引药力直达巅顶。如此，体现了前辈组方求静中寓动的"激""反"之妙。在长期应用中，我们又加当归，实际上已成为复方九转黄精丹。再根据"助气固精、保镇丹田"的作用，加甘枸杞、何首乌、刺五加皮，则方中又含有二精丸（黄精、枸杞，出自《圣济总录》）的有效成分，使生精补脑的作用更加专注。"肾藏精，精生髓，髓养骨，髓聚为脑"。补肾生精，精足髓充，能源济济而脑海健壮，清灵自灵。诸如头昏目眩、神颓智弱、失眠健忘、腰酸膝软等"髓海空虚，脑力不足"之症，可以得到缓解、控制或痊愈。虽无保身长全之功，却有延缓衰老之效。本方亦可用于"脑呆"早期及小儿"五迟""五软"等。根据情况，也可作膏剂、丸剂服用。舌腻脘痞、腹胀便溏者，慎服或忌服。

通络清脑汤

功效：活血通脉，豁痰宣窍。

主治：风中经络（腔隙性脑梗死、脑梗死后遗症）。

方药：丹参 20～30g，川芎 10～15g，葛根 30g，桑寄生 30g，广郁金 15g，石菖蒲 10g，赤芍 15g，地龙干 20g，青木香 10g，路路通 4 个（打碎）。

歌诀：桑丹芎葛清脑汤，郁金菖蒲赤地香；

　　　路路通能开脉道，风中经络一服良。

按：本方为五组对药，十味组成。丹参、川芎活血行气，葛根、桑寄生开扩脉道，郁金、石菖蒲豁痰宣窍，赤芍、地龙通脉除栓，青木香、路路通宣达行滞。五组药对各有专功，合为专方而互以为用，共奏通络宣窍、豁痰定眩之效。为诸多脑病后遗症常用之方，亦可用于椎动脉型颈椎病，重症可配服水蛭胶囊。

面瘫一诊牵正饮

功效：解毒祛风，活络牵正。

主治：口眼㖞斜（周围性面神经瘫痪发病之初者）。

方药：金银花 25g，连翘 15g，葛根 20g，羌活 10g，僵蚕 20g，蝉衣 15g，赤芍 15g，防风 10g，野菊花 15g，甘草 8g，川桂枝 6g。

煎法：温水浸泡 1 夜（夏天 2 小时），再煮沸，旋即离火，待温得汁 750mL；二煎如法，但沸后需用文火再煮 5 分钟。

服法：每服 250mL，1 日 3 次，饭后服，2 日 1 剂。

歌诀：面瘫初起用银花，翘葛羌蝉赤芍加；

　　　野菊防桂僵蚕草，能矫口眼正㖞斜。

按：本病起于脉络空虚，风邪时毒，乘虚袭入"阳明经"，以致经气阻滞，经筋失养，纵缓不收，发为㖞斜。治当解毒祛风，活络牵正。本方为五组药对集合成方，即金银花配连翘、葛根配羌活、僵蚕配蝉衣，赤芍配防风、野菊花配甘草。其中葛根配羌活，辛温升散，解肌祛风，作为反佐，且能引导诸药直达阳明经脉（面部）。据报道，葛根能调节平滑肌的舒张和收缩功能。僵蚕配蝉衣，相须配对，清热疏风，解毒散结（具有抗过敏作用），为升降散中著名的药对，加桂枝调和营卫。五组"对药"分则各有专效，合则协同为用。对本病初发（1～7天），往往一诊（6剂）之后，其疗效显效、基本治愈或痊愈，优于其他传统方剂，神奇之功，令人欣慰，故而得名（请与"专病论治·口眼㖞斜"互参）。重症可配服蝎蜈胶囊。病程迁延至2～3个月者，此方无效，当另立治法。（注：有个别患者服药3～4天后病情反剧，嘱其坚持服之，疗效可期。也有部分老人和体弱者，疗效不佳。）

五味藿胆丸

功效：苦辛通窍，清泄风热。

主治：鼻渊（急、慢性单纯性鼻炎，慢性肥厚性鼻炎、慢性副鼻窦炎、上颌窦炎、筛窦炎及部分慢性萎缩性鼻炎）。

方药：藿香叶（当年新品）250g，龙胆草150g，香白芷60g，辛夷花60g，猪胆16～20个。

制法：取猪胆汁拌药，密盖1夜，令其浸透，晒干，研极细粉，炼蜜为丸，如绿豆大。

服法：每服50～60粒（10g左右，小儿酌减），1日3次，饭后服。

歌诀：金鉴奇方藿胆丸，苦辛通窍治鼻渊；

再加龙胆香白芷，配入辛夷效更全。

按：《医宗金鉴》有一则名方治疗鼻渊，名奇授藿胆丸，仅藿香叶、猪胆汁2味组成。当前或因药不精选，制不如法，故市售改名为清肝保脑丸，藿胆丸的成药，既不能清肝，又不能保脑，用之收效甚微。

本病由于"胆热移于脑"而成鼻渊，"渊"乃病情深笃之意，医家棘手之患，非一般方药轻举奏效。本人经多年探索，在原方上加龙胆草、香白芷、辛夷花，名五味藿胆丸。方中藿香叶、龙胆草、猪胆汁，苦辛疏泄，据现代药理研究，具有广谱抗菌作用，对于鼻炎呈高敏感状态；白芷一味作丸为单捷力专的名方——都梁丸（《百一选方》），具有辛行温通上达之力，祛风定痛之功；辛夷花疏风通窍，能抗过敏。五味相使而伍，相辅相成，如能精选药材，按法修制，再求得患者密切配合，严忌辛辣椒酒，燥烈之品，则康复有望。先服清空膏、白虎汤、苍耳子散等组合成方，疏风泄热，辛透宣窍，待症状缓解后，再服此方巩固，确有良效。本方用之对于"鼻窍病"所引起的头痛、头昏、头晕、脑鸣有特殊功效。需要注意的是，藿香必须选用当年新叶，用梗、根者无效。

泽泻葛根汤

功效：健脾化饮，镇逆平眩。

主治：痰湿眩晕（耳源性眩晕——梅尼埃病）。

方药：泽泻 30g，葛根 30g，炒白术 15g，磁石 30g（先煎），生半夏15g（加生姜 4 片先煎），川芎 12g，石菖蒲 10g，川牛膝 10g。

歌诀：眩晕湿痰蒙上清，菖蒲白术配葛根；

川芎牛膝建泽泻，磁石先煎半夏生。

按：张仲景根据《黄帝内经》十三方中的泽泻饮去鹿衔草，即成为《金匮要略》的泽泻汤，仅以泽泻为君，白术为臣，二味相伍，功能健脾燥湿、降浊利水，主治水饮之邪上乘清阳之位，而见"苦眩冒"的头晕目眩症状。因方简效著，本人业医之初，即以此方治疗内耳眩晕，每每奏效。为了做到"少花钱，治好病"，很少用半夏白术天麻汤之类。尔后加葛根以升清阳，扩宽脉道；磁石、半夏以降浊阴，平逆缓冲；石菖蒲、川芎辛宣透达，利窍通络；川牛膝活血行滞，导邪下行。观察之疗效大为提高，往往 3 剂而愈，故定名为"晕可平"。后来为了避免与厌烦的"广告词"重名，故改为泽泻葛根汤。近年来以此方加减化裁，治疗突发性耳聋、脑震荡后遗症等引起的眩晕，亦有良效。

葛根宣痹汤

功效：辛开豁痰，活血宣痹。

主治：胸痹心痛（冠心病、心绞痛）。

方药：葛根 30g，桑寄生 30g，全瓜蒌 20g，薤白头 15g，桂枝 10g，丹参 25g，川芎 12g，郁金 15g，炒白芍 25g，白酒 10mL（冲）。

歌诀：而今胸痹属冠心，葛薤瓜蒌桑寄生；

丹桂芎金白芍配，再冲白酒十毫升。

按： 本病多因痰瘀互结，脉络痹滞，胸中营运之气壅塞不畅，脉道阻遏，心脏失养，发为绞痛。非辛开豁痰不能行其滞，非活血通痹不能定其痛。本方仿瓜蒌薤白桂枝法，加葛根、桑寄生扩宽脉道，以利涤栓除滞；加丹参、川芎活血行气；加郁金、白芍开结定痛；加白酒轻扬宣达，以行药势，而痹开痛止。重症亦可配服蝎蜈胶囊或水蛭胶囊。尝谓"痛证多实""邪不去而痛不止"，虽体虚之人，亦可服用此方暂时应急，待病势缓解后，再以徐图缓消之剂巩固之。

八味苓桂术甘汤

功效： 温阳化饮，利水强心。

主治： 支饮（肺源性心脏病伴心衰及其他充血性心力衰竭）。

方药： 茯苓30g，桂枝12g，炒白术15g，炙甘草6g，制附片10～15g，北五加皮8～10～12g（另包），葶苈子15～25g，丹参15～20g。

歌诀： 支饮射肺又凌心，温阳利水病方平；

桂苓术甘参附葶，北五加皮方效灵。

按： 慢性支气管炎按三焦辨证，其发展趋势是由肺（慢性支气管炎）及脾（肺气肿）传肾（肺心病）。病在上焦（肺）治之较易，传及中焦（脾）治之较难，罹入下焦（肾）治之更难。由于肾阳虚不能温化，脾气虚旋运无权，以致水饮上逆，凌心犯肺，气、水、瘀三邪互结，形成"水在心"的"支饮"之证。按照《金匮要略》，其治法是："心下有水饮，胸胁支满，目眩，苓桂术甘汤主之。"这一名方是为"温药和之"（治疗痰饮病之大法）而设的。然则单以"和之"，除对于"短气有微饮"的部分轻型病例有效外，其他留饮，未必胜任。魏荔彤说："言和之，则不专事温补，即有行消之品，亦概其例义于温药之中，方谓之和之。"（《金匮要略方论本义》）此确为经验之谈。

本人以苓桂术甘汤为基本方，加入活血逐水、涤痰降气的"行消之品"即为此义。附片配北五加皮，大温心肾之阳，阳能化气，气能行水，水饮一除，阳光自现；丹参配葶苈子，活血逐饮，能消除肺淤血和肺水肿，有力地减轻和改善心脏的负荷，可以很快缓解由缺氧而引起的"目眩"（肺心脑病症状）。经方加味，功力相济，心衰能很快得到控制。

五加皮有南北之分，南五加皮属五加科，色黄白，有类似人参的"适应原样"作用；北五加皮属萝藦科，色枯黄，有毒毛旋花子苷样的强心作用，因气味恶香，故通称为香加皮。据调查，当前药房所售五加皮，均为香加皮，有毒，服后有胃肠反应的副作用，但确有强心之效。应用时，当精审剂量，把握分寸，配方应另包，便于病家识别。偶有反应，可以减量或捡去。

益肺截敏汤

功效：培土生金，固表止嚏。

主治：鼻鼽（过敏性鼻炎）。

方药：黄芪 30g，炒白术 15g，防风 10g，淫羊藿 20g，白芷 12g，炒苍耳子 12g，辛夷花 12g，乌梅 20g，蝉衣 15g，僵蚕 20g，徐长卿 15g，薄荷 10g，桔梗 12g，甘草 8g。

助治：另配鼻炎散 5g，外用，详见"方药评述·外用方剂"。

注：此病属现代耳鼻喉科的缠绵难治之疾。根据病情一般服用10～30剂之后，病情基本能达到缓解和控制。后续再及时启用以下巩固治疗方案，方能获得全功。

1. 煮散剂：黄芪 300g，炒白术 150g，防风 100g，人参 120g，淫羊藿 200g，白芷 120g，炒苍耳子 120g，辛夷花 120g，乌梅 200g，蝉衣 150g，僵蚕 200g，徐长卿 150g，薄荷 100g，桔梗 120g，甘草 80g。打粗末，混匀，每日取 30g 粗末（八岁以下小儿减半），温水浸泡一夜（夏天两小时），大火煮沸后，小火再煮 5 分钟，取汁 500mL，2 次分服，饭后服，小儿可适量加蜜。

2. 胎盘胶囊（见"方药评述·专用胶囊"），每次 4 粒，1 天 2 次（八岁以下小儿减半），用煮散剂药汤送下。

3. 鸡胚（毛蛋）2 枚（小儿减半），每 5～7 天食用一次。

4. 鼻腔保健按摩（见"方药评述·外治辑要"）。

5. 呼吸体操（见"养生保健·动静乐寿·简易晨练体操"）。

6. 三伏贴。

按：鼻鼽相当于过敏性鼻炎，又叫变态反应性鼻炎。多由于患者对某些过敏原的敏感性增高，导致鼻黏膜充血水肿、黏液腺增生等异常反应的出现，从而引起鼻痒喷嚏、涕清如水等过敏证候，少数病人与喘、嗽、泄泻并发。有常年性发作和季节性复发两类。通过现代检测方法，有的能找到过敏原，有的则找不到过敏原，找到与否，治之方法同样。抗过敏治疗、激素类吸入剂或喷剂治疗，大多扬汤止沸，停药则发，迁延难愈。久而久之，部分病人出现了真正的鼻炎症状，渐渐发展为慢性鼻炎、副鼻窦炎、上颌窦炎等病，由功能性疾病，转变为器质性病变。就诊中医者，大部分是西医同志引荐。

《黄帝内经素问》中就有"鼻鼽"之说，《河间六书》指出："鼽者，鼻出清涕也。"本病主要是由于脾肺气虚，腠理不密，外卫不固，邪正相搏于鼻窍，以致寒邪留滞，水津凝泣而发。治当扶正驱邪，表里兼顾，是为大法。20世纪30年代，沪上名医张赞臣先生将玉屏风散与苍耳子散二方合并化裁拟方，用之应手取效。有相关短文发表于当时中央国医馆主办的《医界春秋》。本人以此方为基础加淫羊藿，温补肾阳，"子能令母实"，增强"补土生金"之效。取杨栗山先生所创的"蝉衣配僵蚕"（有较好的免疫调节作用）治疗外感时病的著名药对（"杨氏十五方"，见《伤寒瘟疫条辨》）和施今墨先生的过敏煎（乌梅、防风……），其中值得一提的是徐长卿，又名土细辛，性温味辛，祛风止痒其"宣、通、利、透"作用胜于细辛，且平稳缓释，药效多兼，具有抗菌、抗炎、抗变态反应的作用。鼻为肺窍，甘桔汤引经中和为佐。五方合一，治疗本病，疗效甚佳。

治非常之病，用非常之法；治复杂之病，用复杂之方。本方近期疗效非常满意，但难得远期疗效。所以善后巩固方法，方药必须随时跟上。季节性病发者，可在复发前期一月左右，提前服药，往往能以截治，或起到减轻症状，缩短病程的作用。

白前三拗汤（又名顽咳饮）

功效：宣肺开郁，温金宁嗽。

主治：顽咳（久咳不已，无器质性病变者）。

方药：炙麻黄10～12g，杏仁泥15g，炙甘草8g，白前12g，射干12g，桔梗10g，陈皮12g，苏子15g，紫菀15～20g，枇杷叶20g。

加减：

1. 舌质红而口干者，加南沙参 20g、麦冬 20g。

2. 舌质淡而畏寒者，加炙款冬花 15g、白芥子 10g。

3. 苔白滑而背冷者，加干姜 5g、细辛 5g、南五味子 5g（"要温肺，姜细味"，宣、散、温、敛，宁嗽如神）。

4. 便溏纳呆者，加诃子肉 12g、炒薏米 30g。

5. 便燥难行者，加火麻仁 30g，睡前饮麻油 1 匙，生蜜水送下。

6. 咽源性顽咳者，加牛蒡子 12g、木蝴蝶 10g。

歌诀：顽咳白前三拗汤，杏干桔草炙麻黄；

陈苏枇菀成汤后，再议温寒加减方；

热入麦沙寒冬芥，苔滑背冷味辛姜；

便溏纳滞加诃米，便燥双麻蜜下良。

按：久咳不已，百药无效，谓之顽咳。临证并不少见。多为起病之初治不如法，收敛镇咳过早，外邪郁闭肺系，不得宣泄，以致清肃不利，而顽咳不止。本病特点为干咳无痰（或少痰）、气道烦痒，且无器质性改变。邪不去则咳不止，不论病程久暂，治之必须宣肺开郁、温金宁嗽。据此治法和治则，遂以三拗汤、射干麻黄汤、局方华盖散、程氏止嗽散四方化裁组合，拟订白前三拗汤，此法、此方治此病，可谓独具一格。服后能使肺窍得开，伏邪外泄，清肃复常，顽咳乃止，所以又叫顽咳饮。如按"久咳多虚，宜补宜敛"的常规论治，多为罔效。不过在咳嗽渐平时，补气益肾，敛肺宁嗽法亦可酌情用之。

六味玉屏风散

功效：补肾益气，健脾培元。

主治：肺、脾、肾三脏气虚，易于外感者（非特异性免疫功能低下症）。

方药：黄芪 200g，炒白术 100g，防风 40g，人参 60g，淫羊藿 60g，甘草 40g。

加减：

1. 阴虚者，西洋参易人参，加麦冬 60g。

2. 多汗者，加山萸肉 50g、制黄精 80g。

3. 咳嗽者，加党参 60g、平地木 60g。

4.鼻塞者，加炒苍耳子 50g、辛夷花 40g。

5.便秘者，加淡苁蓉 60g、火麻仁 60g。

6.便溏者，加益智仁 60g、莲子肉 60g。

7.重症者，可配服胎盘胶囊（见"方药评述·专用胶囊"）。

制法：上方打为粗末，作煮散剂；或加黄精、大枣各 100g，常规熬膏。

服法：作煮散剂，每用 25g，得汁 400mL，1 日 2 次分服（饭后服）；作膏剂，得成品 2000 ～ 3000mL，冷藏备用，每服 2 ～ 3 汤匙，1 日 2 ～ 3 次，沸水冲服（饭后服）。

歌诀：参羊甘草玉屏风，散煎常服能守中；

　　　三脏俱虚功能弱，加减临证再辨通。

按：《理虚元鉴》："治虚有三本，肺、脾、肾是也。肺为五脏之天，脾为百骸之母，肾为性命之根。"故治肺、治肾、治脾，治虚之道毕矣。本方基本概括了肺、脾、肾三脏"子母兼顾"的"三本"之治。据现代药理实验观察，玉屏风散具有提高人体体液免疫和细胞免疫的双重作用，并能诱发和促进人体干扰素的生成。方中加入人参、淫羊藿、甘草，温固肾阳，大补肺气，诚是一则增强和调节人体非特异性免疫功能的专方。其功效与丙种球蛋白、干扰素比较之，有久暂之别、远近之分。用药如用兵，譬如自己国家培养建立的正规国防军与外国派入暂驻的增援部队，二者的作用是两回事。本人常用此方配合胎盘胶囊与桂附地黄丸等交替服用，作为停用以上两种生物制剂的替代药物。常用作慢性支气管炎、支气管哮喘、肺源性心脏病、过敏性鼻炎、顽固性荨麻疹等疾病缓解期的巩固剂，以及慢性喘息性周期性支气管炎的"截治"剂，老少咸宜，具有较好的疗效。尤其对于预防感冒，功效独特。

补肾固本丸

功效：补肾纳气，温肺定喘。

主治：肺、脾、肾三脏阳虚，喘咳痰黏者（患慢性气管炎、肺气肿、肺心病，抗病力低下者）。

方药：补骨脂 80g，钟乳石 80g，胎盘 50g，北五味子 40g，党参 60g，炒白术 50g，茯苓 60g，甘草 40g，陈皮 50g，半夏 50g。

制法：炼蜜为丸，如绿豆大。

服法：每服 10g，1 日 3 次，饭后服。

歌诀：补肾固本能定喘，陈夏六君加胎盘；

　　　钟乳补骨五味子，健脾纳气亦化痰。

按：前方以肺、脾、肾三脏气虚为主证，本方以肺、脾、肾三脏阳虚为主证。气虚为阳虚之初，阳虚为气虚之渐，故拟益火生土、培土生金、补肾纳气之剂，适用于慢性气管炎、肺气肿的缓解休止期（症见动则气喘，咳痰白黏，时觉后背冰冷，常易感冒），若与六味玉屏风散合用，则疗效更佳（两方每 7 天交替服之，14 天为 1 个疗程，停 3 ～ 4 天再服）。本方遵循"虚者补其母"的原则，补肾阳，温脾阳，益肺气；肺气足（抗病力增强），则不易新感客邪（控制了继发感染），而咳喘能平（稳定了肺气肿），清肃复常（保护了代偿功能）。这是中医药治本之策的特色。不过，以"补肾"来发挥"纳气"作用，建立远期疗效，需要一个漫长的过程。这种扶正固本疗法，实际上是调节和提高了人体自身免疫力，保护了心肺代偿功能，通过截治方式，争取逆转病势。拟用本方落实此项治疗措施，尚需配合生活调摄，特殊护理，呼吸体操（见"养生保健·动静乐寿·简易晨练体操"），坚持服药，方能获效。

河车扶羸丸

功效：益气健脾，培元扶羸。

主治：痨瘵（肺结核久羁不愈，由痨成瘵，形若尪羸，极度虚弱者）。

方药：制黄精 120g，白及片 80g，川百部 60g，黛蛤散 60g，野党参 60g，云茯苓 60g，炒白术 60g，粉甘草 30g，怀山药 60g，自制胎盘 2 具（约 100g）。

制法：药选精良，碾极细粉，水蜜作丸，如绿豆大。

服法：每服 10g，1 日 3 次，饭后服。

歌诀：痨瘵沉疴治最难，今有河车扶羸丸；

　　　参苓术草精及部，黛蛤山药制胎盘。

按：凡病邪迁延难愈，耗伤气血，以致形瘦骨立，体若尪羸者，治之必先培补后天之本。"脾为百骸之母"，调理脾胃，旺盛中宫枢运之机，真元之气化生有源，可以达到扶颓振衰的预期效果。这种治法对于久痨成癌（恶病质样）之例尤为重要。"虚者补其母"（《难经·六十九难》），"培土生金"是慢性呼吸系统疾病扶正康复的重要治疗措施。本方以四君子汤为基础，选用黄精、白及一组药对，取其扶正抗结核、标本兼顾的双重功效，为君；百部配黛蛤散，咸寒柔润，清金宁肺（钙质之剂，有利于病灶钙化），为佐；胎盘为血肉有情之品，具有大补气血、返本还元之功；诸药共建益气健脾、培元扶羸之效。特殊重症，亦可加国产西洋参60g。咳嗽吐痰者可用紫金牛（平地木）或胡颓子叶40g（肾阳虚者可用淫羊藿40g）切碎煮汤送丸，但必须间断服用，不宜连续久服。

八味枳术散

功效：开胃醒脾，促纳助运。

主治：食欲不振，不思饮食。

方药：炒枳壳150g，炒白术200g，木香100g，白豆蔻50g，生麦芽300g，生鸡内金200g，炒山药250g，生大黄30g。

制法：共研粗末，作煮散剂。

服法：取25g，用温水浸一夜，大火煮沸后，小火再煮5分钟，得汁400mL，一次200mL，每日2次。

按：不食之症，发自脾胃，为内、外、妇、儿各科常见之疾。往往因此病方药少效而迟迟不能出院。虽为小恙，但常接医院会诊邀请单。

《景岳全书·杂症谟·脾胃》："人以水谷为本，故脾胃为养生之本，惟东垣独知其义。"一旦胃不受纳，脾失运化，则口淡乏味，食纳不香，甚至食欲全无，导致气弱体虚，难以康复。张仲景制枳术汤（《金匮要略》），易水学派创始人张洁古，将此方的应用心得传之他的学生李东垣，东垣先生加神曲、麦芽，创曲糵枳术丸（《内外伤辨惑论》）。张路玉用枳术汤加橘皮、半夏，名橘夏枳术丸（《张氏医通》）。张景岳用枳术汤加木香、砂仁，名香砂枳术散（丸），是健脾助纳的通方，至今仍普遍应用于临床。本人基于此方，结合诸家制方之经验，加生麦芽、生鸡内金，疏化理中（含生物激酶和胃蛋白酶）。怀山药大养脾阴，是张锡纯先生治此类疾病的首选药物（见《医学衷中参西录》篇首·资生汤）。白蔻配生大黄，苦辛和顺，是助纳进食最为理想的药对（为20世纪30年代有名的豆蔻大黄汤）。治疗不食之症，如果按文献或报刊所述，常有列出许多证型，辨证论治，洋洋大观，莫衷一是。先贤岳美中先生曾说："辨证论治，最忌海阔天空，不着边际，要落实到一病一药上。"他于1985年提出"辨证与辨病相结合，辨证论治与专方专药相结合"这一重要观点，本人非常赞同。本方或汤、或丸、或煮散均可，消补兼施，中正平和，是调补中元、复生生之气的专病专方，用之多效，不必拘泥于辨证。

本病属于康复治疗范围，应疗养结合，是为必要：

1. 早晨起床之前，揉运胃部，下床后如厕、饮水、跑步（散步、慢步、慢跑，酌情20～30分钟）。

2. 早餐须纯素饮食，玉米糊（含锌）加馒头，适当吃点醪糟腐乳（富含酵素、维生素B12和菌体蛋白），能激发胃气，并减少消化负担。

3. 中午吃软饭或面食，适当吃点雪里蕻烧肉，本菜富含乳酸钙、谷氨酸钙和谷氨酸钠，是醒脾开胃的佳肴。

4. 晚餐吃青、白萝卜汤挂面，加适量荤汤亦可。

5. 不吃零食和败胃之品（油炸、烧烤、膨化食品等）。

6. 调情志，和喜怒。食疗、体疗加"心疗"则"金口顿开"，康复有期。

增效半夏厚朴汤

功效：开郁降气，清肺散结。

主治：梅核气（咽感异常、慢性咽炎、胃咽相关综合征、自主神经功能紊乱）。

方药：厚朴12g，半夏12～15g，苏梗12g，茯苓30g，桔梗10g，玄参20g，射干12g，紫背天葵20g，黛蛤散30g，威灵仙12g，生姜4片。

加减：

1. 咽喉干痛、口干便燥者，去厚朴、茯苓，加黄芩15g、麦冬30g、牛蒡子12g。

2. 乳蛾增生、呕嗳声哑者，去厚朴、茯苓，加南沙参15g、北沙参15g、玉蝴蝶10g、蝉衣15g。

3. 淋巴滤泡漫布、痰凝难咯者，去厚朴、茯苓，加浙贝母12g、王不留行子15g。

4.嗳气频频、胸痛食少者，加金沸草 12g、生麦芽 30g。

歌诀：增效半夏厚朴汤，苏苓桔玄共煎尝；

　　　佐以射黛姜葵子，再加灵仙引经强；

　　　随证加减灵变通，开豁清散效彰彰。

按：《金匮要略·妇人杂病脉证并治》："妇人咽中如有炙脔，半夏厚朴汤主之。"冠之"妇人"，其实男性患者亦是常见，多因七情内伤而诱发。也可见于反流性食管炎、食管裂孔疝、贲门炎、贲门溃疡、胃炎等经治缓解后留下的后遗症。自觉咽喉中如有"卤牛肉"一团堵之难除，吞吐不移，或有或无，或思凝则见，或思移则止，如梅核梗堵之状，故称之为"梅核气"。西医以前称之为"歇斯底里球"，后更名为"癔症球"，相关症状称为"癔球症"。若患病久之，则由量变到质变，演变成慢性咽炎、咽峡炎、扁桃体炎（乳蛾），是临床上常见的棘手小病。耳鼻咽喉科多用黛力新、安定、多塞平、谷维素、金嗓子喉宝等药治之，并推荐看中医。但本人业医以来，单用"半夏厚朴汤"五味药治疗此病，往往少效或无效。无奈之下，悟出此方，随症加减，治愈者众。方组用药，性味布局，一目了然，毋用多赘。然方中伍以"威灵仙"一味，乍看着实令人愕异。上海龙华医院胡建华主任曾说："威灵仙既然能化鱼骨鲠咽，就能溶炙脔之堵，我治斯疾，必用之。"本人仿效制方，用作引经导药，甚为满意。

必须注意的是，本病多为情志之疾，与"脏躁证""百合病"相类似或相关联（见本篇"甘缓潜宁汤"），故药疗、体疗、食疗、心疗，四疗搭配，是为必要。煎剂得效后可以改为散煎剂常服，以善后康复。

平冲降逆汤

功效：降逆平冲，制酸解郁。

主治：嘈杂吞酸（反流性食管炎）。

方药：代赭石 30g，煅瓦楞 30g，乌贼骨 30g，生半夏 12～15g，白及片 20g（前五味药加生姜 20g 先煎 20 分钟，离火后再加入其他药，浸泡 1 小时后再煎），陈皮 12g，茯苓 30g，蒲公英 30g，金沸草 12g，苏梗 12g。

加减：

1.舌苔白腻、口干而不欲饮者，原方不动。

2.舌质偏红、苔薄而根厚腻、口干而欲饮者，加鲜竹茹一团（如鸭蛋大）。

歌诀：嘈杂反酸食管炎，楞赭及乌生夏先；

降逆再加蒲沸草，陈苓苏梗一同煎。

按： 嘈杂反酸，吐唾涎沫，是反流性食管炎的主要症状。随着物质文化生活的提高，酒食之家比比皆是，如此难症也天天皆诊。症见嗳哕反酸上泛之苦，患者常以手演示代诉，下自贲门，上及咽门，气逆阵发，如刺、如挂、如灼、如辣，或吞咽迟滞，或胸中隐痛。有些患者自服奥美拉唑、雷尼替丁等达数年之久，不能稍停，为了不愿终身服药和恐惧恶变而转诊中医。接诊此病一定要先议养、后议疗，否则效逊。医家必须郑重而严肃地指出，若不戒烟禁酒，不忌食辛辣焦燥、火锅烧烤、冷饮快餐，服药无效。征得病人同意，做到医患合作，服用此方5～10天后酌情递减西药，缓抽慢停（也许期间病情会有几次反复），终能治愈。

方意明朗，毋庸赘述。如伴食管胃咽相关症（梅核气）者，睡前吞六神丸10粒；胸骨后痛，终日不止或胸痛彻背者，一日三餐之间或睡前吞咽白药粥（淀粉冲成稠糊状，用云南白药胶囊两粒，取粉拌糊，慢慢吞咽之）一汤匙，服后1～2小时内勿喝水，另再配合肺俞—胆俞之间拔火罐、内关—间使压豆疗法；当酸涎泛逆、胸中辣痛之时，随饮温开水冲刷之（如身躺者，应立即坐起），以保护食道，有利康复。本方亦可用于术后倾倒综合征。

溃疡散

功效：和中敛疡，制酸止痛。

主治：胃脘痛，嘈杂吞酸（胃及十二指肠溃疡，胃酸过多等）。

方药：乌贼骨80g（去壳微炒），鸡蛋壳80g（洗净微炒），浙贝母50g，白及片80g，甘草40g，枯矾10g。

制法：研极细粉，过100目箩，捻之如扑面之粉。

服法：每服3～5g，1日3次，饭前半小时用沸水冲服。

歌诀：胃脘嘈杂酸水出，乌及甘贝蛋壳入；

枯矾小量同研粉，生肌疗疡胃泰和。

按： 本方又名复方乌贝散，其功效可以概括为：制酸和中，生肌敛疡，开结散郁，降泄止痛，且能止血而效速。以上药理众所周知，毋庸多述，惟枯矾1味，用量虽轻，而愈合溃疡之力最强，早有报道，不可忽视。现代科研发现铝对人体有害，待症状缓解后，枯矾可酌情去之。本方参考诸多验方组合而成，含植物纤维较少，是一剂疗效显著，副作用少（仅便秘），便于服用的抗溃疡验方。但要求选材精良，碾制细腻，坚持服用，方能保持疗效。对于烟酒兼嗜、不避七情者，服此方无效。

椒附建中汤

功效：逐寒行滞，温中舒脾。

主治：阴寒胃痛（虚寒型慢性胃炎、萎缩性胃炎、胃肠神经官能症、胃及十二指肠溃疡之重症）。

方药：红参10～20g，炒白术15g，干姜10g，炙甘草6g，制附片10～20g，川椒5～8g。

加减：

1. 胃及十二指肠溃疡者，加海螵蛸20g（先煎）、白及20g（先煎）。

2. 萎缩性胃炎者，加乌梅15g、制黄精20g。

3. 痛甚者，加白芍25g、香附15g。

4. 胀甚者，加木香8g、砂仁5g。

5. 呕吐涎沫者，加炒吴茱萸5～8g、姜半夏12g。

6. 湿浊内盛，舌苔白如积粉者，加苍术12～15g、藿香叶12g。

7. 便溏泄者，加益智仁12g、赤石脂15g。

歌诀：附子理中加川椒。

按：本方为附子理中汤加蜀椒，6味药组成。概括了参附汤、术附汤、理中汤、附子理中汤、大建中汤、四逆汤、甘草干姜汤七个方子，其功效可谓心、脾、肾三阳同温，寒、湿、积三邪并逐，尽一法而得多方之妙。专为阴寒内盛，脾阳衰微，畏寒肢厥，腹痛肠鸣的脾胃自病之危候而设，能达到逐寒行滞、温中回阳、拯危救逆之效。本方的主脉——沉细微或数或缓；主舌——舌淡蓝或大，苔灰润，或白滑，或白腻如积粉。多见于溃疡病、慢性萎缩性胃炎之后期、胃肠神经官能症等。本方虽为重阴痼寒、凝聚作痛而立，然则椒、附、姜均为辛温燥烈之品，故剂量宜由轻到重斟酌增减为妥，待寒去阳复之际，再根据舌苔变化，更用它法。

养阴护胃汤

功效：生津润燥，养阴护胃。

主治：阴虚胃病（虚热型，慢性萎缩性胃炎、增生、肠化，低级别上皮内瘤变，赖药成瘾者）。

方药：

1. 生黄芪 30g，西洋参 10g，麦冬 20g（打碎），北五味 8g，炙甘草 8g，乌贼骨 30g，白及 15g，炒白芍 25g，生地 20g，玉竹 15g，炒苍术 12g。8 剂。

2. 生石膏 30g，肥知母 20g，炒苍术 12g，乌贼骨 30g，白及 15g、麦冬 20g（打碎），北沙参 20g，蒲公英 25g，炒白芍 25g，木蝴蝶 10g，制黄精 20g，炙甘草 8g，新鲜铁棍山药 50g 切丁为引。8 剂。

服法：2 日 1 剂，6 次分服，1、2 方 4 天轮替，连服 8 天后停 3 天再服。

歌诀：脾胃阴伤很难医，苍术白虎乌及宜；

　　　　麦芍沙草木蝴蝶，黄蒲助阵可称奇。

方解：大凡难顽之证，久治不愈者，一方难任，故启用一法两方交替，攻守双兼，尽其药效，比较理想。一方益气养阴，扶正祛邪；二方祛邪养正，舒肝和胃；两方交替服用，比较合拍。一方取《千金要方》的生脉保元汤加乌及散配苍术，率统诸药养肝护胃；二方为玉女煎加味，是针对阳明气火有余，少阴津精不足，发为气阴两伤型的萎缩性胃炎的通方。按组方的规格要求，两方都必应使用鲜石斛这一专病专药，奈何药贵缺档，故代之以玉竹。而二方为何又以黄精易玉竹呢？20 世纪 80 年代，四川名医方药中先生（中国中医科学院西苑医院教授）在一次学术报告中提出，黄精安中和胃，益气健脾，其有效成分可能存在于煎出的胶质黏液中，有较好的保护和修复胃黏膜，建立胃的屏障作用，凡遇脘中似痛非痛，似嘈非嘈，嘈杂难受的症状，我常用之，有良效。本人反复尝试，黄精与少量的苍术配对，可防其滋腻滞中，疗效更佳。

按：叶天士曰："太阴湿土，得阳始运；阳明阳土，得阴自安。以脾喜刚躁，胃喜柔润也。"一般慢性萎缩性胃炎最后转归大都是脾阳虚型和胃阴虚型这两种证型。脾阳虚型以温中驱寒、宣畅气机之法调理之，缓解或向愈较快。胃阴虚型，口干欲饮、多饮、或喜冷饮，津精枯涸，舌质红绛，或鲜红少苔，或光红无苔，为难起之顽疾（要排除萎缩性舌炎、糖尿病、干燥综合征等）。患者忧眉不展，来诊之际，常急着掀衣裸胃，指着道"心难过"，其或阵发隐隐，或终日不止，似痛非痛，似胀非胀，似嘈非嘈；或饥则发，食则止；或饥饱如是，嗳呃太息，莫可名状，终日不宁。长年服用奥美拉唑、雷贝拉唑和中药单方，几乎天天吃药。春花秋月，伴忧度日。凡接诊此类疾病，必须顽疾顽治，多法齐上，单凭服药也许少效或无效！处理方法如下。

1. 停药观察。嘱患者停服一切药物（降压、降糖药等必须长期连续服用的除外）和保健品，一周后晨间不洗漱，空腹再诊，四诊详察，方能看见病证的真相。

2. 心理诱导。患者一见病理报告，即丧魂失魄，忧郁难释，对此，要耐心细致地开展语言引导，巧妙地运用心理暗示，消除患者的恐癌思想。

3. 加强辅治。针灸、火罐、推拿、药熨、食疗、体疗一齐上，即所谓的鸡尾酒疗法和整体自治疗法。

4. 截断"精神交互"。积极使用日本·森田正马氏疗法，改变患者的精神状态和生活环境，深入山乡，农家游乐，休闲度假，排遣心中忧患、焦虑的不良情绪，以截断"精神交互"的恶性连锁反应。

5. 防止药伤。对长期服用且已经成瘾的药物，要缓慢递减直至停药，既防止药伤加病，又控制戒断反应，这点至关重要。

注：此型胃病，是天天都能见到的"难症"，治之非易。常有服以奥美拉唑、雷贝拉唑为首并加其他中西药物，几乎天天用药长达十几年的患者，故写和治均为难题。为了能够详细描述相关信息和内容，因此本篇罗列赘长，望读者们予以理解。

复方白药糊

功效：敛疡止溃，制酸止痛。

主治：吐酸嘈杂症（反流性食管炎、霉菌性食管炎、食管裂孔疝、食管损伤、食道溃疡、贲门炎、贲门溃疡、胃炎等）。

方药：云南白药胶囊 2 粒，儿茶（极细粉）4g，白及（极细粉）7g。

服法：用藕粉作糊，略稠，倒入药粉，再加云南白药粉，搅拌均匀，缓慢吞咽，服后不可喝水进食，清水漱口后立即平卧入睡，每晚睡前一次。单独服用，15 天为 1 疗程。

按：本方必须在排除食管恶性病变之后方能启用。一般作为辅助治疗用药，配合中药内服，亦可单独作为康复巩固用药。以前只取云南白药一味，近年学习北京中医药大学王庆国教授制方加入儿茶和白及，敛疡收湿，平溃制酸，既有内治之功，又有外图之效，具有较好的保护和修复黏膜上皮的作用，比单一使用云南白药效力倍增。尤其对于长期服用"拉唑类"药物，形成药物依赖的难症病例，用药敏感，效果良好。

本病的症状，可见自贲门上至咽门，如压如灼，或胀或痛，牵及胸膺后背；或呃逆嗳气，嗳腐吞酸；或咽堵如"炙脔"。治此难症，最好配合针刺火罐，以期增效。火罐取穴：华佗夹脊穴，第 2 胸椎～第 10 胸椎两侧，依次向下拔之，形成深度瘀血，4 ～ 5 天 1 次。针刺穴位：①双内关 ++，双公孙 +++；②双间使 ++，双足三里 +++；两组穴位，交替使用。戒烟，禁酒，忌食烧烤、辛辣、甜咸、油炸、煎炕、热烫之品，就餐时细嚼慢咽，进餐时间不低于 20 分钟，切忌饭后立即喝汤饮水。

苓桂升陷汤

功能：温化逐饮，健脾升陷。

主治：胃下垂停饮者（伴胃液潴留）。

方药：茯苓 30g，桂枝 10 ～ 15g，炒白术 15 ～ 20g，炙甘草 6g，升麻 8g，柴胡 8g。

加减：

1. 虚寒甚者，加干姜 10g、制附片 10 ～ 20g。

2. 湿浊甚者，加藿香叶 12g、白豆蔻 5g。

歌诀：苓桂术甘加升柴。

按：胃下垂患者，令其站立，做收腹、吸气、突然松腹的活动，可听到腹中水声汨汨，行动时自觉脘腹如水囊，荡漾有声者，水饮不去，清气难升。先服此方，待水饮消除后再服补中益气之剂，方有升提举陷之效。服药期间忌食甜、咸、腊之品。

枳术升陷汤

功效：健脾行滞，理气举陷。

主治：胃下垂气滞者（伴胃肠胀气）。

方药：炒枳壳 15～20g，炒白术 12～15g，升麻 8g，柴胡 8g。

加减：

1. 胀甚者，加莱菔子 15～20g、砂仁 5g。

2. 便秘者，加火麻仁 30g、元明粉 10～15g（冲）。

歌诀：枳术汤加升柴。

按：胃下垂患者，脘腹作胀，饭后更胀，叩之如鼓，频频嗳气，痞滞不除，清气难升，先服此方，待气行胀平后，再服补中益气之剂，方有举陷升提之效。

开络涤饮煎

功效：苦辛开络，健脾涤饮。

主治：悬饮（渗出性胸膜炎、胸腔积液难消者）。

方药：生香附 15g，旋覆花 12～15g，广陈皮 12g，生半夏 15g，云茯苓 30g，生薏米 30g，葶苈子 15～20g，白芥子 12g，生黄芩 15g，紫丹参 20g，生姜 3 片，大枣 4 枚。

注意：倒取药汁时，必须用纱布过滤。

歌诀：胸液难消胸膜炎，半夏薏香生药先；

　　　　陈旋苓芥葶苈子，姜枣丹参芩共煎。

按：结核性胸膜炎、胸腔积液属"悬饮"之类。主方为十枣汤，因药力猛峻，副作用大，长期以来医家不敢轻用，病家亦难接受，是为弊端。本人仿《温病条辨》"苦辛淡合芳香开络法"，取香附旋覆花汤加减之，拟订开络涤饮煎。重症可配服香戟胶囊（见"方药评述·专用胶囊"），同样具有破癖逐饮、消坚行水的作用，服药全过程很少出现胃肠道不良反应。使病人的水饮不知不觉地消于无形之中，且能控制渗出。

方中香附生用是保全其辛燥化湿、行气开结的固有疗效，用以加大推动旋覆花消痰、下气、通络、行水的力度。旋覆花、葶苈子、香戟胶囊等均为性猛耗气、味恶伤正之品，遵循"衰其大半而止"（《素问·六元正经大论》）的准则，当胸腔积液显著消退后，应酌情减量，或用旋覆花的全草——金沸草，加大剂量，比较稳妥。临证接诊此病，一般已是用过大量抗结核药或胸穿抽液过的经治病例。其一，胸腔积液不多，但难以消除者；其二，胸腔积液泛滥，每抽每渗者；其三，少量胸腔积液或包裹性积液，久久不能吸收者。一般服 10～20 剂，每见奇功。不过包裹性积液，非常顽固，必须配服水蛭胶囊（见"方药评述·专用胶囊"），方见消水散结之功。

润肠通便散

功效： 开肺行滞，润肠通便。

主治： 便秘（习惯性便秘、慢性结肠炎便秘等）。

方药： 火麻仁 150g，决明子 150g，莱菔子（微炒）80g，苏子 50g，杏仁 50g，桃仁 50g，郁李仁 50g，当归 50g，元明粉 60g。

加减： 慢性结肠炎，大便呈粒状，外附黄白色黏冻，便尾常带黄白色黏液，微感后重肛坠者，加生槐米 100g、虎杖 60g。

制法： 打粗末作煮散剂。

服法： 每用 15～20g 煮水，1 日 2 次分服，头次少服些，二次多服些，随大便通顺情况，增减其剂量，以最小通便剂量为常服剂量，下午晚间服之为宜。一旦大便通畅可以酌情停服，但仍须坚持按时如厕，形成排便习惯，不通再服，服停交替，最后停药。也可能有多次反复，最后获得成功。

歌诀： 通便润肠疗效高，四仁三子当归硝；

若逢慢性结肠炎，槐米生同虎杖熬。

按： 便秘患者，以女性为多。由于承担传统的家务劳动，起床后带孩子、打扫卫生、做早餐……忘了排便，久之而形成便秘（曾见一老妪竟十几天没有便意）。有些患者采取非处方药姑息之，肠清茶、排毒养颜胶囊等，常服不辍，形成依赖性和耐药性而转看中医。此等小恙，实属顽疾，首先要排除痔疮等肛肠疾病和其他器质性疾病之后，才能应用本方。因久攻之后，肠道津枯液涸，"无水舟停"，又加久病伤气，肺气不能下达，大肠传导失司，故拟用开肺行气，润肠输导之品，组方常服，并常吃些苋菜、菠菜、蕹菜、香蕉、红薯等有利通便的食品，结合揉腹通便疗法，治疗中或治愈后都要坚持定时如厕（最好安排在每天晨起后），无便意者，也要象征性蹲厕，以建立中枢对排便行为持久的良性条件反射，大多疗效较好。

硝菔通结汤

功效：导滞通腑，行气舒肠。

主治：关格（肠梗阻）。

方药：莱菔子（文火微炒，切勿炒焦，打碎）40～60g，玄明粉12～20g。

煎法：先用冷水煮莱菔子，沸后小火再煮15分钟。

服法：煮毕，趁热冲入玄明粉搅匀顿服。

按："大小便秘，名曰关格"（《医贯》）。相当于肠梗阻、尿毒症之类的重症。古代医家谓："真关格者，无药可医，不得尽期而死。"可见此类重症，自古难医。临证每见部分小儿、老人或体虚不能手术、拒于手术的肠梗阻患者，要求拟用中医中药保守治疗。因为此病为外科急腹症，接诊此病应当首先向病人及其家属说明清楚治疗及预后情况，再拟用本方，观察治疗。

莱菔子"味辛、甘、平，性温而锐"，脂质滋柔，气味辛烈，能开、能降、能润、能导、能泄，功能"行气化痞，攻肠胃积滞"（具有增强肠道节律性收缩的功能）。有用单味莱菔子治疗各类便秘的报道。其功能胜于承气汤中之枳、朴，而无枳、朴力猛伤正之弊。与咸寒滑利，真正走而不守的芒硝相伍，相使成方，相当合拍。润导兼行，相得益彰，故下气通腑，力专效宏。应用时视年龄之大小、正气之盛衰、病情之轻重调整剂量，不必另加它药。重症可配合丁桂暖脐散（见"方药评述·外用方剂"）贴脐（当然麝香最好，但药价高昂）、太乙药袋（见"方药评述·外用方剂"）熨腹、针刺双足三里或双上巨虚（用平补平泻法）作为助治，更为稳妥。张锡纯先生制此方，顾及患者体虚只敢用莱菔（萝卜）切片煮汤，至虚者还加入人参，突破了参菔同用的禁忌，本人总觉得不太适合。"邪去则正安，不补亦补。"故不必多虑。不过一旦便通后，必须继续服药，更以香砂枳术汤加莱菔子、杏仁泥、火麻仁等（若便通不畅，仍须加玄明粉）以开肺下气，滑利润肠，善后康复。

本方仅应用于粘连性肠梗阻、动力性肠梗阻、蛔虫或粪便形成的堵塞性肠梗阻。对于腹疝、肠扭转、肠套叠、肿瘤等无效。

粘连松解汤

功效： 行气活血，软坚散结。

主治： 腹痛（肠粘连）。

方药： 炒白芍 30g，莱菔子（微炒，打碎）15g，台乌药 10g，延胡索 15g，姜厚朴 12g，海藻 15g，昆布 15g，桃仁泥 15g，土鳖虫 12g，炒防风 12g。

加减：

1. 寒痛者（舌淡苔薄、腹部冷痛），加香附 15g、炒干姜 10g。

2. 热痛者（舌红苔黄、腹部热痛），加虎杖 15g、红藤 20g。

3. 肠鸣辘辘者，加生牡蛎 30g（先煎）、生薏米 30g。

4. 瘕聚起复者（应当先驱虫），加生牡蛎 30g（先煎）、蓬莪术 15g。

5. 大便秘结者，加火麻仁（打碎）30g、玄明粉 15g（冲）。

6. 大便溏稀者，去桃仁泥，加赤石脂 20g、诃子肉 12g。

7. 重症者，每晚睡前口服强骨丸（见"方药评述·内服方剂"）1～2 粒，淡红糖水送下（有助于松解粘连）。

歌诀： 粘连松解缓痛方，旨在活血解结良；

　　　　芍菔乌胡朴藻布，防风桃鳖共成章。

按： 此方是根据天津南开医院肠粘连缓解汤变化复制而成，更名为粘连松解汤。该病一般为术创留瘀、结节成积所致。血瘀则气滞（腹痛），气滞则血瘀（粘连），互为影响，是为内因；饥饱劳郁，寒温失调是为外因。病情复杂，病程较长，最后形成虚中夹实的证候转归，先由"身心疾病"而转为"心身疾病"。王好古曰："诸痛为实，痛随利减。"故行气活血，软坚散结是为大法。此病门诊多见，治亦非易。必要时亦可配合暖脐、温熨、针灸、拔罐，辅以外治，温经宣导，并注意适寒温、慎饮食、调情志一般可以缓解症状止疼痛。最后用桂枝茯苓丸料加土鳖虫、莪术、香附、当归、干姜等活血温化之剂作丸常服，以理善后。

肝脾双调饮

功效： 平肝健脾，行气止痛。

主治： 痛泻（肠易激综合征，变应性结肠痉挛）。

方药：炒白芍30g，炒白术12g，炒苍术12g，陈皮12g，炒防风12g，仙鹤草30g，炒干姜10g，乌梅20g，制香附12g，木香10g，炙甘草8g。

加减：

1. 便干而硬者，去炒苍术，改乌梅15g、炒干姜5g，加去壳火麻仁20g、杏仁泥15g。

2. 便频溏而稀者，加赤石脂20g、肉豆蔻15g、益智仁12g。

3. 矢气频频者，加台乌药12g、炒麦芽30g。

4. 肠鸣如雷者，加生牡蛎30g、木瓜20g。

5. 后坠如脱者，加炒枳壳15g、升麻10g。

6. 腹部清冷者，加炒吴茱萸10g，改制香附20g。

歌诀：痛泻首选痛泻方，芍术陈皮炒干姜；

　　　梅附仙鹤炙甘草，再加行气云木香。

按：腹痛即泻，泻后即止，反复无常，是为痛泻。西医以前称之为"结肠过敏综合征"，即"肠易激综合征"或"神经性腹泻"。当前由于人民群众的生活超越小康，饮宴为常，酒食不节，加之生活节奏变快，工作竞争激烈，压力过大，喜怒忧恐，情志无常，以致本病成为常见病、多发病。本来为功能性病变，却由于小病自医，乱服药物，或过度治疗，迁延日久，转变为器质性病变，诸多治法无效，又再转诊中医。

肝木脾土，五行转运，肝气化风，横逆乘脾，发为痛泻。治之以和调肝脾，固肠止泻，是为正治。《景岳全书·新方八阵·和略》："和方之制，和其不和者也。凡病兼虚者，补而和之；兼滞者，行而和之；兼寒者，温而和之；兼热者，凉而和之。和之为义广矣。"本病发为肝脾不和，肝风乘脾，下行作泻。张氏启用"痛泻药方"恰到好处。恩师刘惠卿："肝木生风，风邪下乘于肠，风性善行而数变，以致泪泪肠鸣，痛泻交加，是为不见血的肠风。"余颇感此言之妙恰。本方白芍以平肝木，二术以运脾土，陈皮理气行中，防风散肝舒脾，以药测证，面面俱到，可谓"经方"，而临证用之或许难保疗效。

国医大师裘沛然："医有一定之理，但无一定之法。"常法非法，常方非方。临证拟方，布局命药，必须在辨证论治的基础上，灵活组建，精练有序。本方加仙鹤草，是胃肠之疾，标本双调之品；炒干姜列为温佐。乌梅酸敛止泻，现代研究发现具有较好的抗过敏功效，施今墨创过敏煎（亦称脱敏煎），乌梅列为君位。惟防风虽非君药，用于外，搜风逐痹，用于内，微炒勿焦，具有舒挛、止痛、解痉、行滞的作用，是治疗胃肠绞痛的必用之品。但有些医家，喜用防风炭，除泄泻带血者外，临证应用均有损药效。本方用于门诊，应急治疗，往往4～8剂立愈。实为观察所见，非是自炫，但难保不再复发。故对初诊患者，须另取本方8～10剂打粗末作散煎剂，待汤剂服完停4～6天后，继服之。每日取25～30g作常规煎法，2次分服，15天为1疗程，停4天后再服，交替循环。如此巩固之，往往可以杜止复发。何以见得？是从多数患者以后再诊他疾时，问诊先前病史所得悉。

初诊先驱虫，列入常规。并嘱患者：慎寒暑，节（洁）饮食，调情志，常锻炼，注意避免诱发因素，有利康复。

二妙槐花饮

功效：清热解毒，护肠敛疡。

主治：泻痢（慢性肠炎－湿热郁毒型，慢性溃疡性结肠炎－湿热积毒型，慢性结肠炎、结肠溃疡，慢性直肠炎、直肠溃疡，肛管炎、肛窦炎、内痔）。

方药：川黄柏15g，炒苍术15g，槐花米（微炒）20g，地锦草20g，白头翁（正品）15g，红藤20g，炒白芍30g，木香10g，甘草8g。

加减：

1. 大便结溏相兼者，改炒苍术10g，加火麻仁（去壳打碎）25g、杏仁泥15g。

2. 大便稀溏频频者，加炒白术15g、炒干姜10g、赤石脂20g、炒石榴皮12g。

3. 便尾夹血者，改炒苍术10g，加炒地榆30g、仙鹤草20g、赤石脂20g。

4. 虚坠努责者，加炒枳壳12g、升麻12g。

5. 腹痛肠鸣者，加延胡索12g、木瓜20g、炒防风12g。

6. 溃疡漫发者，加海螵蛸30g、白及20g、赤石脂20g。

7. 舌苔白滑厚腻者，加藿香叶（后下）12g、白豆蔻（后下）5g。

8.舌红少苔者，改炒苍术 10g，加麦冬 30g、北沙参 20。

注意：本方不推荐机器代煎，常规自行煎服，最为理想。

歌诀：槐花饮是泻痢方，苍柏红锦芍药尝；

　　　白头翁领木香草，固肠敛溃效彰彰。

按： 自抗生素等抗菌西药问世以来，中医接诊泻痢之疾的病例逐渐减少。分析来诊患者病情，其大部分都是得病之后，治之不力、不彻底，或失治、误治、乱治、过度治疗，加之社会应酬，烟酒双兼，饮食不节（洁），最后导致肠功能紊乱，菌群失调，或发或止，迁延难愈，成为"休息痢"，罹于难症。此病若要细化辨证论治，则大有文章可做。而总体概括之，其证型多见于"湿热郁毒型"和"脾肾阳虚型"，即二妙槐花饮（本方）证和新加附子理中丸证。在对炎性肠病（IBD）的临证治疗中，上述两方的应用，对溃疡性结肠炎（UC）和未定型结肠炎（IC）效果较好。

朱丹溪制二妙丸，黄柏、苍术，等量成方，本人认为可谓"经方发挥"，自称为"妙"，名不虚言。苦辛相兼，清化相得，能愈在内之疾，能疗在外之患，凡湿邪下注，积毒难解之疾，均可用之，故本方列之为君。至于槐花米，常见炮制方法有炒黄、炒焦、炒黑等，而临证医家也多依照此使用，却殊不知这种类型的炮制方式会严重破坏槐米的有效成分。药学大家叶橘泉先生提倡槐米生用或小火稍炒至微嫩黄，恰到好处。白头翁以前伪品较多，故提出"正品"二字。槐米、白头翁、地锦草三味，都是清毒、止痢、护肠的要药，列入臣位。白芍、木香、甘草，舒挛行气，缓急止痛，是为佐使。诸药合用，共建泄热解毒、调肠止痢之效。

由于当前人民生活优裕，环境卫生条件较以往有了质的飞跃，致使许多医家和患者逐渐忽视了"驱虫打虫"的重要性，殊不知在食品、饮水、空气、尘埃等生活物品和环境中，寄生虫卵依旧存在。所以，在诊治肠道疾病的过程中，首先的、关键的步骤就是驱虫打虫。中药使君子、鹤虱、雷丸、榧子等用之不便，最好选用西药中的广谱驱虫药（当心阿米巴病和滴虫性肠炎），相比之下更为安全高效。驱虫之后，再服中药。重症患者可以在内服汤药的基础上，配合中药保留灌肠，每天 1 次；大肠俞、八髎穴火罐，4 天 1 次，15 天为 1 疗程。此外，还需要参照慢性结肠炎疗养须知（见"专病论治·疗养须知"）调养。对于特殊难愈的病患，可服用二妙槐花丸（见下文"二妙槐花丸"）作为善后康复治疗。

二妙槐花丸

功效：清热化毒，护肠敛疡。

主治：泻痢（慢性肠炎 – 湿热郁毒型，慢性溃疡性结肠炎 – 湿热积毒型，慢性结肠炎、结肠溃疡，慢性直肠炎、直肠溃疡，肛管炎、肛窦炎、内痔）。

方药：黄柏 60g，炒苍术 60g，槐花米（略炒微黄）80g，黄连 40g，地锦草 50g，白头翁（正品）60g，海螵蛸 50g，白及 50g，炒白芍 80g，木香 40g，甘草 30g。

制法：共碾极细粉，过 100 目箩，水蜜作丸，如绿豆大，干燥或防蝇晒。

服法：每服 4g ～ 6g ～ 10g，渐进递增，1 日 2 次，饭后温水送服。

歌诀：连柏苍槐二妙丸，锦翁及芍是亚军；

　　　　甘草木香和诸药，直达肠道泻痢停。

按：作丸剂最好选用地下根茎、肉质块根、花、种、蕊、实等植物纤维相对较少的的药材饮片，这样不仅有利于吸收，而且不易伤及脾胃。或者运用现代先进的浓缩提取技术制作成"浓缩丸"，服用方便，疗效亦好（成本过高，很难推广）。素来治疗胃肠之疾，汤剂最佳，丸剂次之，膏剂不宜。目前"谈糖色变"者多，而作丸剂须用蜂蜜，蜜糖甜味，多有恶之，难于接受。若不得已启用丸剂，则应当改革，拟用叠丸机水泛为丸（水丸、水糊丸），颇为适用。

新加附子理中丸

功效：补肾健脾，温中祛寒。

主治：脾肾阳虚，洞泄清冷（慢性肠炎、溃疡性结肠炎、肠易激综合征、肠功能紊乱等属于本证型者）。

方药：人参 60g，炒白术 75g，干姜 50g，炙甘草 40g，制附子 60g，益智仁 75g，赤石脂 100g，补骨脂 60g，肉豆蔻 60g。

加减：

1. 腹痛虚努者，加炒白芍 125g、制香附 60g。

2. 腹胀矢气者，加木香50g、砂仁25g。

3. 溏泄难敛者，加石榴皮60g、罂粟壳15g。

4. 后坠滑脱者，加乌梅100g、炒枳壳75g。

制法：精选优质饮片，干燥后碾极细粉，过100目箩，炼蜜为丸，如绿豆大，干燥后（或暴日防蝇晒干），冰箱冷藏。

服法：饭后1小时温水送服，每服10～12g，1日2次，最好由4g～8g～10g递增缓服。

增效：艾条温和隔姜灸，取神阙、命门、关元三穴。每天1次，连10天，以后复隔3～4天灸1次。

按：理中丸出自《伤寒论》，是治疗脾胃虚寒证的主方。《阎氏小儿方论》认为，寒为阴邪，非补虚不去，非温寒不除。《太平惠民太平惠民和剂局方》以原方加附子大温心肾之阳，以振脾阳，名附子理中丸，疗效得到了进一步提高。

久病必虚，虚必及肾。"肾为胃之关"，肾阳不足，命门火衰，不能为中宫蒸腐水谷，发为泻利，甚则难止。本方中，益智仁配补骨脂，相辅相成，互为增效，上能补中，下能固肠，有脾胃双调之功；肉豆蔻配赤石脂，收摄下元，祛邪护肠。整方入汤、丸、散剂均可，已成为脾肾寒泻的专病专方。暴泻暴痢，病邪初犯，尚未入里传变，临床上往往一拨即应，常可以速战速决。而久泻久利，是为难症（尤其是慢性溃疡性结肠炎），多由于生活不慎，寒热不匀，酒食不节（洁），情志不稳，加之不引以为重，逞能自医，乱投方药，姑息治疗，最后陷入脾肾阳虚的泥潭中，发为肾泻，其疗程缠长，亦难于根治。

华元化："针有一月之功，灸有终身之效。"（《内照法》）。说明在传统的瘢痕灸治疗方法中，局部皮肤的灼热轻创刺激，对所在穴位有缓释慢给的正良性、持久性、温和性刺激作用。所以对于重症患者，在征得同意之后，配合足三里瘢痕灸（用麦粒大艾炷，取双穴，各灸三壮，10～15天1次，灸3～5次），效果极佳。本人业医以来，常用之。古语有云："若要身体（胃肠）安，三里常不干"。早在20世纪30年代，日本的原志免太郎就通过实验发现，足三里瘢痕灸有提高人体非特异性免疫功能的作用（《中国针灸治疗学》）。

临床上，凡久病缠绵者，多病情繁杂冗乱。治疗此类病症时，务须在辨证得当、明确病因的基础上，果断拟用本方及针灸增效方案，可起到立竿见影的疗效。

化脂复肝汤

功效：化脂消滞，活血保肝。

主治：肥气、肝癖（脂肪性肝病）。

方药：泽泻30g，生南山楂20g，茵陈蒿20g，虎杖20g，决明子20g，茯苓20g，猪苓15g，炒苍术15g，桂枝12g。

按：脂肪性肝病是以肝细胞脂肪过度贮积和脂肪变性为特征的临床病理综合征。根据病因，本病主要分为酒精性脂肪肝病和非酒精性脂肪肝病两大类。常发于40岁左右的人群中，男性多见。曾接治一位老板，因生意火爆，来不及吃饭，一天喝21瓶啤酒，所以又称"啤酒肝"。由于生活优裕，许多人贪吃懒动，此病的发病率也随之升高。如今，常见14～16岁的男孩患得此病，令人吃惊。迁延日久，则伴发高血压、高血脂、痛风、糖尿病等疾病。这些文明病统称为"代谢综合征"。

《难经·五十六难》有云："肝之积，名曰肥气。"本病由于脾运不健，湿浊内停而躯脂肥腴，大腹便便，属于"五积"中的"肥气"。命名和病因病机非常吻合。治之必须利湿泄浊，消积化滞。国医大师颜德馨先生常用茵陈五苓散治之。本人用此方则以泽泻为君再配合山楂、虎杖、决明子等诸多降脂药组方，能减少、减轻胆固醇和甘油三酯在肝脏的沉积；泽泻和茵陈能护肝降脂，此法早有报道。茯苓健脾渗湿，桂枝配茯苓，是张仲景创立的药对，功能活血消坚，散结除癥。湿邪致病，非燥不起，非温不除，非辛不通，非利不散，苍术首选。据临证观察，此证便溏稀或泄泻者并不少见，这是好事，也是坏事，能泄浊却又伤正，可酌情减轻虎杖和决明子的剂量。服用20～30剂后，根据脉、舌、证的状态，再拟泽泻500g、生南山楂150g、生北山楂150g、决明子100g，打粗末，每日取25g作煮散剂500mL，2次分服，以缓图慢给。作巩固剂，用之多效，三个月或半年后复查。

清代名医陆九芝称本病为"逸病"，是过度安逸享乐、昼夜颠倒、"以妄为常"（暴富综合征）的酒食之家，所特有的"肌肉饥饿症"，又称"运动不足症"。《素问·至真要大论》指出："逸者行之。"治疗此疾，必须配合体疗，节食、健身、跑步、爬山等。还要常吟笔者自创的"康体二十九字诀"，以自我监督——"能坐勿卧，能站勿坐，能走不站，能快不慢；管住嘴，迈开腿，时时不忘，永不舍。"

现在有些人用不吃晚饭的方法治脂肪肝，这种不科学的节食方法是错误的，久之会导致营养不良和胃病。日常三餐必不可少，可以菜饭和豆制品搭配，做到多清淡少重口、多素食少荤肉、多蛋白（动、植物蛋白均衡）少淀脂（淀粉和油脂），吃七成饱为宜。

二金化石丸

功效：疏肝利胆，消坚溶石。

主治：肝胆结石（适用于肝内胆管结石、胆囊泥沙样结石不愿手术者及重症胆囊壁胆固醇结晶预防成石者）。

方药：郁金400g，生鸡内金250g（充分洗刷泥垢），生大黄80g，土鳖虫60g，木香50g。

制法：共碾细粉过100目箩，水蜜泛为丸，如绿豆大。

服法：每服10～12g，建议由5g～8g～10g～12g，逐层递进增量，1日2次，用四川大金钱草30g（即过路黄）煮水送下。

歌诀：名方化石用二金，先汤后丸效铮铮；

木香土元生大黄，金钱煮水一服清。

按：二金散用于溶石化石，是最早的通用方，以前多用于石淋，现改革加味，用于肝胆结石，效果良好。尝谓"汤者荡也，散者散也"，丸缓留中，缓释慢给，易于吸收，故改散为丸。郁金功能解郁行气、保肝利胆、溶坚化石，是治疗血瘀成积、气滞成瘕、结节成癖的通用药。鸡内金，《医学衷中参西录》言："鸡之脾胃也，其中原含有稀盐酸，故其味酸而性微温，中有瓷、石、铜、铁皆能消化，其善化瘀积可知。"二药相伍，互为增效。佐以土鳖虫活血消癥，生大黄通逐瘀垢，木香行气导药。本方除溶石外，还有大黄䗪虫丸、化癥回春丹之类的功效。用于肝胆系结石不愿手术或无法手术者的保守治疗，疗效较为满意。

由于现代医疗技术飞跃式发展，此类疾病手术者众，就诊于中医者甚少，故此方已列为备用存档，打入"冷宫"。但尚有些特殊病例必须启用。比如门诊每天都能见到的胆胃综合征者、肝胆疾病有脾胃症状者、胃病长期服用拉唑类药物迁延不愈者，以及历经检查，最后查出肝内毛细胆管结石，无法手术者等等，拟用此方，随症（证）加减，改丸为汤，一服即应。但尚有不少病例，愈后又发！再诊之时，拟此丸常服巩固，控制复发，也可以带病延年。

此类疾病须做到疗养结合，戒烟酒，节饮食（不吃或少吃油腻煎炸之品），常捶背，自备气罐、火罐，每 4～5 天，背部腧穴拔火罐 2～4 处，有利康复。

茵陈三黄汤

功效：清热败毒，活血退黄。

主治：黄疸热重于湿者（各型肝炎、急性胆囊炎等）。

方药：茵陈蒿 30g，过路黄 30g，田基黄 20g，生大黄 12～15g（后下），虎杖 15～20g，蒲公英 25g，板蓝根 20g，藿香叶（当年产者效佳）15g（后下）。

加减：黄疸深重，皮肤瘙痒者，加赤芍 20g、广郁金 15g、刺蒺藜 12g。

歌诀：湿热黄疸分重轻，三黄藿杖板蒲陈；

　　　黄深瘙痒加赤芍，蒺藜郁金效更神。

按：此方为茵陈蒿汤之变法，以虎杖易栀子，是为至妙。其活血通腑，清热败毒之功为栀子所不及，可谓一药多效的肝病良药。茵陈蒿得田基黄、过路黄之佐，相使为用，利湿消疸之效更加专峻；蒲公英、板蓝根清热败毒；藿香叶芳化宣行，以防上述诸品寒凝留滞之弊，所以说藿香是茵陈三黄汤的增效剂。诸药相合，使疫毒瘀热之邪，分解于中焦；借大黄通腑泄热之力，排逐于下焦。有形之邪出于谷道，无形之湿利于水道，取其前后分消之意，从而退黄降酶作用较快。

茵藿平胃散

功效：燥湿泄浊，芳化退黄。

主治：黄疸湿重于热者（各型肝炎、胆囊炎等）。

方药：茵陈蒿 30g，藿香叶 12～15g（后下），炒苍术 12～15g，陈皮 12g，姜厚朴 12g，甘草 5g。

加减：黄疸深重，皮肤瘙痒者，加广郁金 15～20g、过路黄 30g、刺蒺藜 12g。

歌诀：平胃散加茵陈、藿香叶。

按：雷少逸创茵陈平胃散治湿郁发黄有著效（《时病论》）。余加藿香叶（当年产者为佳），名茵藿平胃散。较之疗效提高了一步。黄疸湿重于热者，按传统治法，用茵陈五苓散，所谓"治黄不利水，非其治也"。使湿浊病邪从小便分利而出，达到退黄目的。本人以为，湿性黏腻重着，非燥不动，非化不起，非宣不散，非利不除。加藿香叶增强辛散、芳化、泄浊作用，使湿浊疫毒之邪宣化于中焦，再分利于下焦，疗效更佳。本方用于治疗肝炎之初，仅黄疸明显，其他无证可辨者；对于慢性乙肝，酒食之家，肥腴之体（油腻人），湿浊内盛，舌大苔白，肝功能持续损害，迁延逾年者，亦可用之。随证应变，均有较好的降酶、退黄作用。

平麦逍遥散

功效：疏肝健脾，扶正复元。

主治：为各类肝炎恢复期的巩固剂。

方药：柴胡 80g，当归 80g，炒白术 100g，炒白芍 100g，茯苓 100g，甘草 30g，生麦芽 100g，平地木 100g。

制法：打粗末，做煮散剂。

服法：每次 25g，水煎 1 次，1 日 2 次分服（不服第二煎）。

歌诀：逍遥散去薄荷、生姜，加生麦芽、平地木。

按：逍遥散治疗慢性肝炎、早期肝硬化，日本汉方医殊为赏用，且早有报道。本方去薄荷、生姜，加生麦芽、平地木，二味相伍，功能疏达和中、活血柔肝，以增强其疏肝解郁、健脾养血之功效。因此，在治肝病方面，生麦芽和平地木确是逍遥散的增效剂。本人常以此方与朱氏复肝散胶囊交替服用之法，来治疗早期肝硬化，或用作肝硬化（失代偿期）门脉高压，腹水消退后的维持剂，或单独服用，尤其作为各类肝炎恢复期的巩固康复剂，效果甚好，故乐于荐用。

化石散

功效：消坚化石，活血通淋。

主治：石淋（泌尿系结石）。

方药：海金沙 100g，生鸡内金 100g，真琥珀 100g，海浮石 50g，木香 30g，硼砂 10g。

制法：研极细粉，干燥贮存。

服法：每服 3～5g，每日 3 次，用连钱草 50g 煮水送下。

歌诀：松庭秘笈授张君，琥珀浮石合二金；

硼砂木香同研粉，连钱煮水化石淋。

按：此方为六安（沪籍）名医史松庭先生家藏之方，以前均自制备药，秘而不宣，谢世前授予余。方中海金砂、海浮石为常用之溶石剂；生鸡内金，张锡纯谓其"不但能消脾胃之积，无论脏腑何处有积，鸡内金皆能消之"，甚则"瓷、石、铜、铁皆能消化"，已为当代临床医家治疗肝脾大、内脏结石常用之品；琥珀功能活血散瘀、利水通淋，导药力直达尿系；硼砂虽有小毒（《四川中药志》），但用量很轻，功能调节尿液酸碱度，使之成为碱性，以利于溶石；木香则行气助溶。本方具有溶坚排石、利尿通淋的综合作用。本人拟用连钱草煮汤送下，以加强推排之力。肾与输尿管结石（不大于 1cm）用总攻强排法（见"专病论治·石淋"）未见排石者，往往运用此方缓溶徐导而见排石。本方亦可用于碎石后残留结石未能排尽者。

益气通淋汤

功效：健脾益气，利水通淋。

主治：劳淋（慢性肾盂肾炎）。

方药：黄芪 15～25g，炒白术 15g，茯苓 30g，川续断 12g，桑寄生 20g，车前子 15g，川木通 6g，柴胡 12g，北五味子 8g。

歌诀：慢性肾盂芪术苓，续断车前桑寄生；

木通柴胡五味子，健脾益气亦通淋。

按：本方出自《中医内科学》（北京中医学院 1971 年 4 月，内部教材），最适用于女子慢性肾盂肾炎，遇劳即发，迁延难愈者。症见浮肿（上午脸肿、下午腿肿、走路手肿）、腰膝酸痛、尿滞而频、神疲肢冷、乏力便溏等，属脾肾气虚之证候。肿甚加苏叶，寒甚加附片，有利于化气行水。本方不仅为治疗劳淋标本兼施的较好方剂，亦可与五皮饮、四苓散、防己黄芪汤、木香调胃散（《竹林寺女科》）等方，融合化裁，随证加减，广泛用于绝育后浮肿、更年期浮肿、子宫全切后浮肿、内分泌失调浮肿、特发性浮肿等病症，有一定的临床疗效，故为之荐。

膏淋分清饮

功效：分清去浊，滑利通淋。

主治：膏淋（乳糜尿）。

方药：射干 15 ～ 20g，泽泻 30g，草薢 15g，车前子 15g，石打穿 20g，半边莲 25g，半枝莲 20g，石韦 30g，冬葵子 12g，台乌药 10g，川牛膝 10g。

加减：

1. 夹凝块、尿滞者，加益母草 20 ～ 30g，配服蝌蚪胶囊 2 粒（见"方药评述·专用胶囊"），1 日 3 次。

2. 乳糜血尿者，加生茜草 15g、红苍术 12g。

3. 气虚不摄者，去半边莲、半枝莲，加黄芪 25g、炒白术 12g。

4. 湿热下注者，加苦参 15 ～ 20g、炒苍术 12g。

歌诀：膏淋分清用二莲，射乌草泽葵车前；

　　　二石牛膝通溺道，分清别浊此方先。

按：射干又名乌扇，功能降火、解毒、散结、消痰，是上焦药。用于治疗乳糜尿，据报道是一医家在治疗扁桃体炎的过程中偶尔发现，重复之，果验。《本草经疏》言其功效："苦能下泄，故善降；兼辛，故善散。"大鳖甲煎丸用之，取其"消痰、破癥结"的作用。本病为湿浊滞留下焦，以致尿如膏脂，清浊不分，故宣泄散结、消痰破癥可作先导，取射干为君；再合大阵淡渗涤浊之品的泽泻、车前子、草薢、石韦等导其败精浊腐，浊去溺自清；半枝莲、半边莲、石打穿为民间治疗斯症的验方，能活血行滞、通络涤浊；冬葵子、台乌药滑利水道，行气开闭，借川牛膝之导药下行，推浊生新；诸药合奏分清去浊、滑利通淋之效。本人治乳糜尿，把握"通、固、涩"三步。主张先"通"，要通得干脆利索，除虚实夹杂等特殊情况外，很少通涩兼用；待浊邪清除，尿液转清，乳糜尿测定为弱阳性或阴性时，再"固"，以健脾益气、兼摄肾纳之剂治之（益智仁、怀山药等）；最后"涩"，拟用益气敛精、收摄下元之剂（芡实、石莲子、山萸肉等）巩固之。服药期间，限食荤腥油腻之品，一般服用 8～16 剂可能获效。曾收治一吴姓老妪，年 62 岁，患乳糜尿 25 年，手术治疗已 2 年，依然无效，处方 8 剂，仅服 4 剂获效。但也有少数病例，不管如何辨治，服药几十剂无效，手术也无效。

补肾生精汤

功效：补益肾气，生精填髓。

主治：男性不育症（精子数量不够、活动力差、部分死精或畸形等，无精、死精者无效）。

方药：制黄精 25g，潼蒺藜 20g，制何首乌 15g，甘枸杞 15g，菟丝子 15g，覆盆子 15g，楮实子 15g，淡苁蓉 12g，生地黄 20g，鹿角片 12g，当归 12g。

助治：配胎盘胶囊 16 粒（分 4 次服）。

歌诀：不育男子乃精差，补肾生精效果佳；

　　　蒺藜黄精乌四子，苁蓉生地鹿角加；

　　　当归再配胎盘粉，肾气充盈必有娃。

按：《素问·上古天真论》曰："丈夫……二八，肾气盛，天癸至，精气溢泻，阴阳和，故能有子。"说明男性到 16 岁左右，先天的肾气已基本发育成长到自然的充实阶段，于是"天癸至"，标志着来源于先天肾气的"天癸"已发挥其应有的生理功能，所以"阴阳和，故能有子"。因此，男性不育症，在排除其他特殊疾病外，多责之于"肾气不足"。此类患者大多没有"肾气不足"的特征性证候表现，但一经查出精子数量不够、活动力差等，一般都要围绕"补益肾气，生精填髓"的治则来立方遣药。

本方以九转黄精丹、五子衍宗丸等为基础，结合国内男科专家治验综合组成。方中用潼蒺藜配何首乌，这一组药对起了重要作用。明·嘉靖帝早年无子，服用以何首乌为主的七宝美髯丹而得子，令何首乌一药名声大振。《本草汇言》谓潼蒺藜"补肾固精，强阳有子"。以潼蒺藜为主，加鱼鳔胶，仅两味药组成的聚精丸，主治"男子精薄无嗣"（《证治准绳》），后世本草学家评之为"大有殊功"。相传，唐玄宗有个女儿，名永乐公主，年已十六还是一个矮小的黄毛丫头，经水未至。逢及安史之乱，永乐公主在乱军中与皇家失散，被贴身奶娘带到陕西沙苑一带，民传用沙蒺藜泡茶时饮，不久果然茁壮成长，月事时行。以后将此方带回宫中，广为流传。这就是潼蒺藜又名沙苑蒺藜、沙苑子的由来。本人揣测潼蒺藜与川续断均含有维生素E样的作用，但又不同于维生素E。潼蒺藜性甘温，然"不烈不燥，乃和平柔润之剂"（《本草汇言》）。虽说"和平柔润"，但还是有少数病人服后出现阳强、遗精现象，对此，可以停停再服或作丸常服，以缓取之。并嘱其节欲以保精，常吃些毛鸡蛋、韭菜、河虾、牡蛎、葵花子、核桃仁、落花生等含锌食物，有利于生精。

清暑调元生脉饮

功效：益气养阴，清金退热。

主治：疰夏（能冬不能夏）。

方药：生黄芪30g，麦冬20g，西洋参10g，北五味子8g，生地黄20g，玉竹15g，知母15g，青蒿20g，白扁豆15g，藿香叶12g（后下），炙甘草8g。

加减：

1. 烦渴舌红者，加生石膏30g、石斛15g。

2. 低热舌红者，去黄芪，改青蒿30g，加白薇15g、碧玉散30g。

3. 自汗多汗者，加山萸肉15g、浮小麦30g。

4. 疲惫身软者，加仙鹤草20g、炒白术12g。

5. 血压偏低者，加制黄精20g、升麻10g。

6. 血压偏高者，去黄芪，加石决明20g、桑寄生20g。

7. 食少纳呆者，去黄芪、生地，加生麦芽20g(打碎)、生谷芽20g(打碎)、生大黄3g。

8. 大便溏稀者，去知母、生地，加炒葛根20g、炒白术15g。

9. 大便干结者，加去壳火麻仁20g（杵）、炒莱菔子15g。

10. 失眠寐浅者，加柏子仁15g、炒枣仁15g、朱茯神20g。

佐治饮料：鲜鸭跖草250g、鲜西瓜翠衣120g。切碎，沸水下药，再沸离火，时时代茶（切勿用热水瓶盛装）。

歌诀：清暑调元生脉饮，参麦五味与黄芪；

地黄玉竹配知母，青蒿扁豆草藿宜；

顺势而治疰夏病，益养扶正功效奇。

方解：法随证立，方随法拟，此方药用一派益气养阴、清金除热之品，组成大阵。加鲜藿香应时反佐，不再赘述。关于佐治饮料，两位温病大师的名方——吴鞠通的清络饮和王孟英的清暑益气汤，方中均用鲜竹叶（本人用鲜鸭跖草代之，功力倍增）和鲜西瓜翠衣。因鲜品生物活性较强，甘寒养阴，清热解暑的作用倍于干品。然大师在组方中将两位鲜品列为佐使之位，实在有些"屈驾"。恩师刘惠卿先生，过去凡遇穷苦之人患斯疾，嘱其采集以上两味鲜品代茶饮之，常有治愈者。本人治此病，也始终作为饮料常服，使"清暑退热，调元生脉"之功颇为理想。

按：《素问·刺志论》："气盛身寒，得之伤寒；气虚身热，得之伤暑。"禀赋元阴不足之体，往往"能冬不能夏"。每到"端午"之后，渐见食少神怠，乏力肢软，嗜卧懒动，口渴烦闷，低热多汗（或少汗），寐浅心悸，舌质偏红，脉细软或虚豁，应做检查，均为正常。成人患之名"疰夏"（轻者，俗名"瘦夏"）；小儿患之叫作小儿暑热症或小儿夏季热。迁延日久，虚弱羸瘦，体重减轻，名曰"暑瘵"。秋凉之后，渐渐向愈。属于阴虚型亚健康症之类，过去称为"体温调节中枢失控的变应性疾病"。本人业医之初，辨证不明，犯了教条主义，凡诊斯疾就用《内外伤辨惑论》中的清暑益气汤，往往取效不佳或无效。薛立斋说："至若清暑益气汤，内有泽泻、神曲、苍术、黄柏之类，必果湿热壅滞，方可用之，否则反损其阴，用当审察。"以后仿吴鞠通、王孟英、叶天士、薛雪之作，参考《幼幼集成》制立此方，验之临床，多有奇效。

补中调元生脉膏

功效：益气扶中，脾肾双调。

主治：疰夏（能冬不能夏，冬日进补方）。

方药：炙黄芪320g，炒白术160g，生晒参160g，云茯苓160g，白扁豆160g，制黄精160g，仙鹤草160g，麦冬160g，生地黄160g，山萸肉160g，枸杞子160g，全当归120g，北五味子120g，炒枳壳120g，炙甘草96g。

制法：共打碎，温水泡一夜（水要淹到药渣一半），大火炖开后，小火再炖30分钟，取头汁，随即加水再炖二汁。头、二汁混匀后，小火浓缩成3000mL药液（约6盐水瓶），加生槐花蜜适量收膏（不爱吃甜食或血糖偏高者用蜜糊收膏，即用藕粉适量，做稀糊，加生蜜搅匀倒入药液中，取服时稍见浓度）。冰箱密封冷藏，10 天后再煮沸 1 次。

服法：每次 50mL，1 日 2 次，沸水冲服，服 10 天暂停。

助治：麦味地黄丸（浓缩丸），1 次 8 粒，1 日 2 次。服 4 天后，再服膏剂。两方交替，服完结束。每年"小雪"以后启用，3～5 年为 1 疗程。

歌诀：补中调元生脉膏，芪术参苓扁豆草；

麦味地黄枸萸肉，枳归仙鹤黄精襄；

气阴亏虚疰夏病，冬日进补是此方。

按：《素问·四季调神大论》曰："春夏养阳，秋冬养阴，以从其根。"张景岳说："善补阳者，必于阴中求阳，则阳得阴助，而生化无穷；善补阴者，必于阳中求阴，则阴得阳升，而泉源不竭。"（《景岳全书·新方八阵·补略》）大凡禀赋气阴不足，"子盗母气"，金水既济失调的体质，每到烈日当空，酷暑如焚的盛夏季节，易患"疰夏"（变应性低热）。拟用加减调元生脉饮，因时顺势治愈后，约其冬日进补。拟用"子母双调"下摄肾真之法，膏剂常服，培元扶正，增强机体的特异性免疫功能，起到截断或控制病势连续发展的"抗复发"效果。此为"治未病""缓则治本"，是中国医药学预防、康复理念上的一大特色。

黄芪白及汤

功效：益气敛阴，补肾宁络。

主治：阴斑（血小板减少症）。

方药：炙黄芪 25g，白及片 20g，人参 12g，枸杞子 25g，潼蒺藜 12g，连翘 15g，生槐米 15g，仙鹤草 20g，甘草 6g，黛蛤散 20g，大枣 4 枚。

歌诀：小板减少属阴斑，白及参芪枸杞甘；

槐米沙翘仙鹤草，黛蛤大枣同煎餐。

按：本方以黄芪、白及、人参三味为君，益气养阴，扶正复元；枸杞子、潼蒺藜补肾填髓，养血和营，位居臣药；连翘、生槐米、仙鹤草三味，有凉血止血，润肤敛表之功，为佐药；甘草、大枣，调和药性，联合效能为使，同奏益气敛阴、补肾宁络之效。血小板减少症属"阴斑"之类，然则气阴两伤，热扰血动是常见病机。谨守病机，确立治法，拟用补气以复元，生精以养血，凉血以宁络，是为大法。按现代医学观点，本方可以算是该病免疫调节综合疗法的代表方之一。连翘与槐米，据现代药理分析，均含有丰富的维生素 P（芦丁），具有增强毛细血管韧性的特殊作用，是一组相须为用、效能专一的精妙药对。本方用于各类血小板减少症，随证加减，疗效明显。除个别病例外，大都在递减停用激素过程中，未见反跳。

健中止血汤

功效：温中健脾，收摄止血。

主治：呕血便血（上消化道出血）。

方药：黄芪 30g，炒白术 15g，海螵蛸 20g，白及片 20g，炒地榆 30g，生大黄 5g，赤石脂 15g，甘草 8g，灶心土 1 捧，炮姜 10g（拍碎）。

煎法：先将灶心土、炮姜煮水，再以此水泡药、煎药。

歌诀：温中摄血术姜芪，蛸及榆黄草脂宜；

再入灶心土一把，涩肠固下是良机。

按： 大凡呕血便血之证，多因脾胃气虚，中元不摄，而致血溃于内，甚则血脱而厥（失血性休克）。治之急需健脾益气，助摄固脱，方中黄芪、白术专任此功；加乌及散和地榆配生大黄两组药对，能够迅速地收涩止血（应对消化道出血的速效药对），借助益气固摄之力，止血之效更捷；赤石脂配灶心土（无灶心土，可加大赤石脂剂量），相须为用，加强涩肠、固下、温中止血之效。炮姜为佐，旨在辛化防滞，芪、术得此效力倍增。本方治上消化道出血，往往 3 剂而止，但像食管、胃底静脉曲张等特殊重症例外。

凉血止衄汤

功效：清热凉血，润燥止衄。

主治：鼻衄（用于病因不明，反复不止，长年不愈且已排除其他血液、器质性病变的患者）。

方药：水牛角片 20～30g（先煎），生地黄 20～30g，黑栀子 15g（打碎），知母 20g，生大黄 8g，怀牛膝 10g。

注意：小儿剂量酌减。

歌诀：治疗鼻衄用生地，知母牛角军栀齐；

　　　　牛膝同入效果好，禁食椒酒燥辣辛。

按：一般鼻衄，是为小恙，稍治而愈。临证每见几岁、十几岁儿童或成人患者，一触即衄、一病即衄（俗称"沙鼻子"），甚则造成贫血。五官科多次检查（－），反复不已，达几年或十几年不愈者，最后皆就诊于中医，本病亦是中医治疗的强项。此证除阴虚血燥外，一般无证可辨，治之均以凉血止衄之剂，并结合红黑散（见"方药评述·外用方剂"）外吹应急。待血止后，再服用断根独圣散（见下文"独圣散"），如能征得医患密切配合，禁食椒、酒、辛、辣、炕、炸、烤等"上火"动血之品（尤其是葱和韭菜），避免曝晒，据临床观察，不少患儿，果能根治。有些经治愈的患儿至今已成人就业，又带其他鼻衄患儿来诊。即使不能根治者，亦有减轻出血量和减少复发次数的远期疗效。

独圣散

功效：凉血止衄，生肌敛疡。

主治：鼻衄（病因不明，反复不止，长年不愈之根治方）。

方药：白及（净）。

制法：研极细粉。

服法：每服5g，小儿酌减，加鲜旱莲汁20mL，沸水冲服，1日2～3次。

按：考之医籍，用一味药研粉冲服，名独圣散者，有荆芥穗（《本事方》原名愈风散）、山楂肉（《达生篇》）、马粪（《温病条辨》）等等。我乡老中医林子书先生，得走方医之传，用白及1味，研极细粉，加童便沸水冲服，名"鼻衄断根独圣散"，授予余。临证几十年来，每遇是证，先服凉血止衄汤，待血止之后继服本方，用之多验。然童便、粪清、人中黄、海底石（泡在茅坑里的石头）之类，已渐不用。本人以鲜旱莲汁代之，其效果更佳。

八味拈痛汤

功效：活血行气，解痉止痛。

主治：痛证（一切器质性或非器质性病变的痛证，如痛经、粘连性腹痛、盆腔淤血粘连症、胃肠神经痛、结肠痉挛、碎石后肾绞痛、癌痛等）。

方药：炒白芍 30～50g，炙甘草 8g，川楝子 10g，延胡索 20g，五灵脂 15g，生蒲黄 12g，制香附 12g，台乌药 12g。

歌诀：拈痛原来古四方，重叠组合效更良；

芍药甘草金铃子，肝气失笑共成方。

按：本方由芍药甘草汤、金铃子散、失笑散、青囊丸（又名肝气散）四方组合而成。顽痛之疾，必须重叠组方，相辅协同，才能达到解痉镇痛的目的。方义明朗，无须多述，运用之妙，存乎一心。尚需参照脏腑辨证，精审寒热虚实，随证加减之。比如，肿瘤疼痛可加乳香、没药、罂粟壳；粘连性腹痛可合粘连松解汤（见"方药评述·内服方剂"）；盆腔淤血症可合桂枝茯苓丸。临证医家，应遵循药尽其效。本人应用生蒲黄、旋覆花、车前子、黛蛤散类从来不用包煎，否则将大大地影响药物有效成分的煎出。不过在倒取药液时，必须用纱布过滤，以防花粉等服后引起药物性胃炎。本人业医以来，就发生过两起蒲黄过敏者，胃肠反应达 3 个月之久，不可不慎。

化坚逐痹汤

功效：温经活血，化坚逐痹。

主治：痹证（举凡骨关节增生、退变、狭窄、突出和风湿痹痛，如肩关节周围炎、神经根型颈椎病及肩颈综合征、腰臀肌筋膜炎、腰背肌纤维组织炎、腰椎退行性病变、腰椎间盘突出症及其手术后遗症、梨状肌综合征、滑膜炎、膝骨性关节炎、部分风湿、类风湿性关节炎等）。

方药：威灵仙 20g，炒白芍 30g，制川乌 12g，虎杖 15g，鸡血藤 30g，接骨木 30g，豨莶草 20g，桂枝 12g，麻黄 8g，青木香 10g，土鳖虫 10g，甘草 8g。

加减：

1. 寒痹者，加制草乌 10g。

2. 热痹者，去鸡血藤，改制川乌 10g、虎杖 20g，加大红藤 30g。

3. 颈椎病（神经根型）者，加葛根 30g、片姜黄 12g。

4. 腰椎退行性病变者，加骨碎补 15g、补骨脂 12g。

5. 腰椎间盘突出症及其手术后遗症者，加红花 12g、川芎 12g、骨碎补 15g。

6. 重症腰扭伤者，睡前配服强骨丸（见"方药评述·内服方剂"）2粒。

7. 关节僵肿者，加白芥子 15g、僵蚕 20g。

8. 关节囊积液者，加益母草 20g、白芥子 15g，配服水蛭胶囊（见"方药评述·专用胶囊"）2粒（1日3次）。

9. 膝骨性关节炎者，加川牛膝 12g、粉防己 12g。

10. 血压高者，去麻黄。

禁忌：

1. 慢性胃炎、溃疡病者慎服。

2. 月经期停服。

3. 孕妇忌服。

歌诀：痹证三气留经间，乌芍虎麻鸡草填；

　　　扦荃桂虫青香解，君药当选威灵仙。

按：关于青木香含马兜铃酸，服之易导致肾损害的报道，主要是随意加大剂量，剂量过大（60～120～200g），超出人体耐受极限所致。而本方中青木香用 10g，且短暂服用，是比较安全的，慎重起见，亦可删去。

化坚逐痹酒

功效：活血消坚，通络逐痹。

主治：痹证（同上）。

方药：威灵仙 40g，制川乌 15g，制草乌 15g，虎杖 30g，制乳香 10g，制没药 10g，骨碎补 20g，生麻黄 15g，土鳖虫 20g，蜈蚣 5条，青木香 15g。

加减：

1. 上半身痹者，加片姜黄 15g、羌活 20g。

2. 腰背部痹者，加桂枝 15g、狗脊 20g。

3. 下半身痹者，加川牛膝 15g、粉防己 20g。

4. 麻木甚者，加蕲蛇 20g、川芎 15g。

5. 关节囊积液者，加水蛭 20g。

6. 血压高者，桂枝易麻黄。

制法：全部打碎装入玻璃瓶中，浸粮食白酒 2000mL，药沉下占 1/4，酒占 3/4，每日摇晃 1 次，7 日后即可服用，每服 1 小酒杯（约 20 ~ 25mL），1 日 3 次，饭后服。

禁忌：

1. 高血压、心脏病者慎服。

2. 慢性胃炎、溃疡病者慎服。

3. 月经期停服。

4. 孕妇忌服。

歌诀：化坚逐痹川草乌，乳没虫麻青骨虎；

蜈仙加入通经脉，风痹增生此方主。

按：该病系风、寒、湿、瘀、痰久凝不化，阻遏经气及脉、肉、筋、骨、关节所致，气血困滞不展而致酸、麻、僵、痛，缠绵难愈。非重剂辛通攻逐，不能蠲邪。本方以威灵仙配麻黄，辛达透骨，荡痹力倍；制川乌配虎杖，寒不滞邪，温不伤阴，活血定痛之功益彰。两组药对配伍相使相制以增强乳香、没药、土鳖虫、蜈蚣诸品的消瘀通络之效。青木香专行脉中之气，以推进药力；引经药骨碎补，"功专入肾补骨……肾补骨坚，破瘀生新，而病即除"（《本草求真》），为骨伤科近贤之经验用药。诸药相合，能使气达、血行、脉通、坚软、痹开而痛止。

（原文曾发表于《中国中医药报》，1991-06-24。）

强骨丸

功效：消坚散结，续骨定痛。

主治：痹证（风湿、类风湿性关节炎及其关节僵肿变形，肌筋膜炎，肌纤维组织炎，各类骨关节退行性病变，肩周炎，滑膜炎，网球肘，急性腰扭伤，腰椎间盘突出症及其手术后遗症，肋软骨炎，骨折外伤血肿疼痛，慢性骨髓炎之死骨形成，胸膜粘连症，关节粘连症，盆腔瘀血症，盆腔粘连症，子宫腺肌症，膜样性痛经，前列腺炎之精索、会阴、睾丸坠痛，重症肌无力，再生障碍性贫血等）。

方药：制马钱子 1000g，全蝎 110g，地龙干 110g，土鳖虫 110g。

制法：先将马钱子砂炒至有爆裂声，表面膨起，压之即碎，呈棕黄或枣红色，再与他药混匀，研极细粉，炼蜜作丸，如梧桐子大或小豌豆大，晒干后每丸约 0.3g，含净马钱子约 0.2g。

服法：

按《中国药典》规定，制马钱子常规内服剂量，1 日 0.3 ～ 0.6g。

1. 配合其他药服用，每晚睡前服 2 粒。

2. 如单独服用，中午、晚饭后各服 2 粒。

3. 再生障碍性贫血，每晚睡前服 1 粒。

4. 老人和体弱者，首次服 1 粒，酌情递增至 2 粒。

5. 青壮年可递增至 3 粒（为极量）。

6. 服药有反应者（见下），可停停再服。

7. 须用淡红糖水送下。

反应：按上述剂量服用，一般无不良反应，少数病例有反应者，如晨间感到头晕、足软等现象，要立即减量或停药。

禁忌：

1. 高血压病慎服。

2. 慢性胃炎、胃溃疡病忌服。

3. 孕妇忌服。

按：马钱子制剂方名很多，如小金丹、九转回生丹、龙马自来丹（马钱子、地龙干）、上海风痛片（马钱子、麻黄）、筋骨止痛丸（制马钱子，炼蜜作丸，血竭粉为衣）等。强骨丸是根据国医大师颜德馨教授处方并参考前贤多家制方经验组成。剂量比例：制马钱子占 3 份、其他 3 味占 1 份，即 3 : 1。张锡纯谓马钱子："其开通经络、透达关节之力，远胜于它药也。"正是由于马钱子具有如此卓越的疗效，所以运用于临床千年不衰。

本品有大毒（《本草纲目》言"味苦无毒"）。马钱子、钩吻、鹤顶红，俗称"三大毒药"。南唐后主李煜被俘后怀旧思国，作《虞美人》："春花秋月何时了，往事知多少……"引来杀身之祸，被"牵机药"毒死。据说李煜被毒死之惨状，"头足相就，如牵机状"，即如古代织布牵纱的搬机状。"牵机药"就是马钱子。"马钱子毒狐狸，马前吃之马后死"。可见其毒之强烈。然则"毒药猛剂，善起沉疴"，实为攻克顽疾，起颓振衰，剂轻效捷之剂。不能虑其有毒，而不敢应用，实为可惜。但用时必须识别药毒，化毒为药，"化腐朽为神奇，变鸩毒为金丹"，来拯救疾苦。只要修制规范、剂量精确、识证准确，并详嘱服后偶见的不适反应和处理措施，照服无妨。马钱子在本方中是君药，其功效突出了一个"化"字，其他三味取其一个"通"字，一化一通，互以为用，力专任宏，功力峻捷。对于某些关节僵、肿、硬、痛、麻木不仁，蒂结深固，肢体如残之痼疾，非此不能攻坚化结，消肿止痛。马钱子制剂微量常服，还有强壮保健的作用。

安徽省省立医院中医主任吴香山老先生，常备此丸治疗诸多骨伤科疾病，又称此丸名宝寿丸、万寿丸，他认为每天晚间服1丸，可保健康长寿，并自我实行之，年将90方逝。"文革"期间，批判"长寿"是宿命论，于是改名为筋骨止痛丸。据药理实验研究表明，马钱子与麝香、延胡索同用，可以增毒；与赤芍、甘草同用可以减毒。轻微中毒现象，可以停药后多饮开水，或喝些绿豆汤、甘草汤即可；中毒较重者，可按照士的宁（马钱子碱）中毒处理。本品毒性有蓄积性，如果单独服用，须10～15天后，停4～6天再服。本方宜用丸剂，缓图慢给，不宜入散剂或煎剂。

舒肝松络饮

功效：舒肝松挛，通络和荣。

主治：腿风（不安腿综合征）。

方药：柴胡15g，炒白芍30g，煅龙骨30g（先煎），煅牡蛎30g（先煎），桂枝12g，地龙25g，木瓜20g，接骨木25g，生薏米40g，川芎12g，伸筋草15g，怀牛膝12g，炙甘草10g。

加减：

1. 下肢不温者，去地龙，加制川乌6g、制草乌6g、淫羊藿20g。

2. 下肢灼热者，去桂枝，加豨莶草20g、红藤25g。

3. 血压偏高者，去川芎、桂枝，加山羊角25g（先煎）、石决明25g（先煎）。

4. 血压偏低者，去煅龙骨、煅牡蛎、地龙干，加黄芪30g、升麻10g。

5. 贫血者，去接骨木，加鸡血藤15g、全当归12g。

6. 抽挛难伸者，配服蝎蜈胶囊（见"方药评述·专用胶囊"），1次2粒，1日2次，随汤药同服。

服法：一般首诊12剂，2日1剂，4次分服，下午4点服1日量的1/3，睡前1小时服2/3；再诊，以本方打粗末，作散煎剂巩固根治之。

歌诀：怪病顽疾有异方，柴芍龙牡桂地藏；

木接薏芎伸膝草，舒肝松络效力彰。

按：不安腿综合征，中医称之为"腿风"，现代医学认为本病不是一种独立的病变，而是一般内科杂病中的一组症状。主要是局部血液循环不畅，肌肉挛急不安所致，是妊娠、重度缺铁性贫血、肾衰、糖尿病、酒精性神经炎、肌肉神经炎等常伴有症状，正常人不易见到。中医接诊此病，大部分是西医推荐。中医认为，腰为肾之府，膝为筋之府，一般膝下之病，多从肝论治。肝属木，在体为筋，木生风，肝风下乘，荣卫不和，发为斯疾。肝属厥阴，故夜间发病。常见下肢及腨肚，似痛非痛，如胀如木，或抽、或跳、或挛，如切如扭，如虫行蚁爬，莫可名状，苦楚不安，严重时必须下床踱步，少时即缓，不得安宁，导致失眠忧虑，故西医称之为"不安腿综合征"，非常切题。虽非大病，却是严重地影响了生活质量。治当舒肝松挛，通络和荣，拟桂枝加龙骨牡蛎汤为框架，根据木喜条达，宜疏、散、通、和为法，组合诸多功效相应的药物，如地龙、薏米、接骨木、木瓜、伸筋草等，其中尤以木瓜、伸筋草的松挛缓肌作用最为突出。以法组方，毋用赘述。临证施治，处理此类"不三不四"的怪顽之疾，一般初诊总是拟用"投石问路"的侦察治疗方法。关键是二诊，根据主诉，修订方药，最后拟煮散剂巩固，再避免诱发因素，可以治愈。

加味调元生脉饮

功效：益气养阴，强筋壮骨。

主治：痿证（低钾综合征）。

方药：炙黄芪30g，太子参25g，麦冬20g，北五味子8g，炙甘草10g，生白芍25g，川木瓜20g，乌梅肉15g，肥玉竹15g，生地30g，制黄精25g，煅龙骨30g（先煎），煅牡蛎30g（先煎）。

煎法：常规浓煎头、二汁，共得药液1500mL，每服250mL，1日3次，2日1剂。

注意：在服用期间，氯化钾不能陡停，只能递减酌停，也许有几次反复，但坚持服药，疗效可期。

歌诀：加味调元是古方，古为今用效佳良；
　　　参芪麦味芍瓜草，龙牡竹梅地制黄。

按：生脉保元汤加炙甘草名调元生脉饮（《幼幼集成》），本方大补气阴，适应证广，为临床医家所称道。然低钾综合征，气阴两伤、肝肾俱损之证，临床最为多见。加生白芍、川木瓜、乌梅肉，酸味叠用，取其加强酸甘化阴之效、益增涵木养肝之功；生地、黄精、玉竹，滋肾补精，复元壮骨；煅龙骨、煅牡蛎，镇摄固脱，益气敛阴。乙癸同源，肝肾两顾，体现了本方的综合功效——益气养阴，强筋壮骨，荣卫兼行，起废振衰。斯证斯方，可谓合拍。低钾综合征是临证棘手之病，有的病人必须长年服用氯化钾，形成"停钾即瘫"的局面，服用本方能以递减而停钾。治疗后期，酌情与补中益气汤交替服用，体现了"治痿独取阳明"的传统治法思想，有利于善后康复。正常人本不应低钾，低钾大概是因为患者自身对钾离子代谢的调节功能失常所致，是个体差异。或许在这一生化环节中缺乏某种"酶"的作用，此方可能正好具有这种特殊功能而奏效。此为根据实际疗效揣测想象而已，其究竟，尚待研究。

清化泄浊汤

功效：清热泄浊，活血止痛。

主治：热脚气（痛风、下肢淋巴管炎、丝虫热）。

方药：土茯苓30g，虎杖20g，黄柏15g，炒苍术12g，红藤20g，豨莶草20g，薏苡仁30g，炒白芍25g，川牛膝12g，甘草8g。

歌诀：痰湿蕴结热脚气，土茯虎柏苍藤齐；
　　　　佐之豨薏芍膝草，清化泄浊效可期。

按：本病患者多为酒食之辈，痰浊内生，躯脂满积，是中年油腻男的专属富贵病（女性亦有，相对较少）。治之当以除湿泄浊、清热化湿为法。方中，土茯苓、虎杖根为君；黄柏、苍术清热燥湿为臣；佐以豨莶草、薏苡仁、炒白芍，以祛风、化湿、清热、止痛；川牛膝活血祛瘀，导药下行，直达病所。在痛风急性发作期，"红肿热痛"不可忍耐之际，往往一服即应。

值得一提的是，本方所用豨莶草，在古时曾一度被视为"圣药贡品"，奉于帝王家太医院储备使用。该药善治疮痈，能愈风痹。明·陈实功制方七星剑汤（《外科正宗》），能治疗疮走黄（憎热呕呃，烦躁不安，神志昏愦，疔毒走入血分之险证，西医称之败血症、脓毒血症），方中就用到豨莶草。现代中医药学家，叶橘泉先生（中国科学院学部委员）在20世

60年代来黄山考察时说："豨莶草治疗痛风有著效，不可忽视。本人启用已久。"

痛风是脂肪肝、高血压等现代文明病的"姊妹病"。食疗体疗之法，大同小异。要常做血、尿检查，谨防"痛风性肾病"。另经临床应用验证，本方对于"丹毒流注"之疾（下肢淋巴管炎、丝虫热之类疾病）亦有很好的疗效。

四妙败毒饮

功效：透骨败毒，消肿敛疡。

主治：附骨疽（骨髓炎）。

方药：蛇葡萄根40g（先煎），红藤30g，虎杖20g，白蚤休15g，黄柏12g，炒苍术12g，生薏米30g，甘草8g。

加减：

1. 急性期寒战高热者，去二妙汤，加野菊花15g、金银花25g、紫背天葵20g、香白芷10g。

2. 慢性期硬肿疼痛者，加皂角刺15g，睡前吞服强骨丸2粒。

3. 死骨未尽者，加骨碎补15g，睡前吞服强骨丸2粒。

4. 久病体虚者，睡前配服加味补血汤（炙黄芪30g、当归15g、人参12g、大枣4枚）。

歌诀：肿毒骨疽病莫愁，藤杖蛇葡白蚤休；

薏草柏苍齐八味，败毒消肿效良优；

热寒增减宜参酌，久病眠前补血投。

按：附骨疽属于骨髓炎之类，由于早期失治，或用抗生素不规范，而产生耐药性，加之失于调摄，正气日衰，每每形成死骨叠生，久溃不敛。急性发作时，红肿硬痛，脓水浸渗；手术之后则久久不敛，抗生素又失去了抗菌作用，以传统方服之，大都疗效甚微。急则思变，根据临证实践，创制本方，具有透骨败毒、消肿敛疡之功。方中蛇葡萄根，重用为君，功能清热败毒、散瘀破结，辅以红藤、虎杖、白蚤休为臣，四味联合应用，形成功力雄健的大阵。具有较强而稳固的广谱抗菌作用，从疗效观察，对抗生素产生耐药性之后服用本方仍可呈高敏感效应状态。四妙汤（二妙汤加薏米、甘草）之功，在于清热、燥湿、淡渗、泄毒，湿去毒除，脓水渐竭，溃疡可敛。一般连服 10 ～ 20 剂，加之局部清创，注意营养和休息而渐愈。本门诊有少数患者，每数月或数年发作时，不加诊治，便持方捡药，如此维持，带病延年，而寿逾花甲。

疏肝软坚汤

功效：疏肝解郁，软坚化结。

主治：乳癖（乳腺增生症）、乳病（男性乳房异常发育症）。

方药：鹿角片 12 ～ 15g，柴胡 15g，炒白芍 30g，炒枳壳 12g，制香附 12 ～ 15g，川芎 12g，娑罗子 15g，玫瑰花 10g，青皮 10g，王不留行子 12g，露蜂房 10g，炙甘草 8g。

加减：

1. 重度结节者，加楮实子 15g、黛蛤散 30g。

2. 胀痛加重者，加莪术 15g、延胡索 15g。

3. 月经先期者，减轻鹿角片、香附剂量，加生地黄 30g、黄芩 15g。

4. 月经后期者，加艾叶 15g，改香附 20g。

5. 面见黑鼾者，加薏米 30g、滑石 20g。

歌诀：乳癖缘为乳腺增，鹿角一味是为君；

柴胡疏肝散全用，增入娑玫蜂王青。

按：乳癖相当于乳腺囊性（小叶）增生之类的病变，据统计，在适龄的女性当中，其患病率高达 60% ～ 80%。以前中医妇科常按"经前乳胀"来辨治。本病每见行经之前 7 ～ 10 天，两乳胀痛，或可扪及结节，痛甚则手不可近，通常经后可渐渐消退。病情严重者则缠绵难止，前后相接，或经绝之年，依然带病。多为肝气郁结，冲任失调（内分泌失调），积久不化，结节成癖。论其治法，无外乎疏肝解郁、软坚散结，佐以调理冲任、温通开泄之剂，首选是逍遥散、柴胡疏肝散等方出入增损，随证化裁。每于经净后 4 ～ 5 天服之，逐月调节，可以缓解和治愈。虽言乳癖之疾好发于 30 岁之后，然花季少女患之亦多，健壮男子亦常见之（男子患病谓之"乳病"，要细察"蜘蛛痣"，做肝脏、内分泌方面等检查），本人常用加减柴胡疏肝散，"靶点"较准，方专效捷。本方以鹿角片为君药，即温通善行、软坚散结，又调节冲任之脉，使之阴阳平衡，气血疏畅，药效双兼。鹿角片用于治疗乳腺小叶增生症的案例早有报道，其富含雄性激素，是治疗妇人乳腺疾病之要药。以之为君，统领佐使和化之剂，斯疾斯方，其疗效不言而喻。方中娑罗子配玫瑰花，是上海朱氏妇科三代人（朱南山、朱小南、朱南孙）治疗斯疾的常用药对，不可忽视。服药过程中，忌忧郁，制暴怒，多欢乐，勿挤压。病发迁延者，可服疏肝软坚丸巩固之。

疏肝软坚丸

功效：疏肝解郁，软坚散结。

主治：乳癖。

方药：鹿角片45g，柴胡36g，炒枳壳36g，炒白芍75g，川芎30g，娑罗子45g，玫瑰花30g，露蜂房36g，王不留行子36g，青皮30g，黛蛤散70g，甘草30g。

制法：共碾细粉，过100目箩，水蜜作丸如绿豆大，制成干燥，密封储存。

服法：从3g～6g～10g递进增量服用，随餐或饭后服，每日2次。

按：乳癖之症，服用"疏肝软坚汤"，逐月调治，大部分患者可以缓解和治愈。尚有部分特殊病例，由于以前滥治、乱治、误治，起效轻慢，迁延难愈；甚至不在经期，也感乳胀硬痛，牵及胸膺胁腋，常伴嗳气、呃逆、食少、背痛等症；或天癸已绝，年逾花甲仍带病度日。对于上述病例，可以启用丸剂，慢给缓图，与汤剂交替服之。亦可单服，或与煮散剂交替，停治斟酌，可以向愈。但要常看乳腺专科门诊，谨防"恶变"。

编外之语：为了确保临床疗效，顾护后天之本（脾胃），本人自"文革"之后，除浓缩地黄丸类中成药制剂之外，其他丸剂类中成药很少采用或不用。究其原因，难以明说。比如以前医家在治疗乳腺类疾病时，也常启用丸剂，在主方中必加炒麦芽、路路通、皂角刺、夏枯草等，用于搜行、穿达、化坚、开癖。殊不知诸药富含植物纤维，有效成分较稀少，必须服用量大。用于煎剂可以，用于丸剂则往往伤中伐脾，有损运化，破坏胃的保护屏障（胃壁黏膜层），形成药物性胃炎。一病未愈，又加一病！"病伤尤可治，药伤最难医"（《藤氏谈医》）。医家不可不慎。本方拟用王不留行子（尝谓"鹿角尖，王不留，妇人吃了乳常流"），配合黛蛤散，通化、软坚、开郁、散结，一方多效，十分合拍。黛蛤散是清热化痰、止血宁嗽的专病专方，人人皆知。然其另一功效"消坚散结"，往往超过程钟龄的消瘰丸，知之人少。黛蛤散与浙贝母配对，还能用于慢性扁桃体炎、扁桃体肿大、慢性咽喉炎、咽后壁淋巴滤泡增生、颈部淋巴结炎、颌下淋巴结炎、腋窝淋巴结炎及诸多增生结节等。

红藤六妙饮

功效：燥湿清热，涤浊浣带。

主治：湿热带下（急、慢性盆腔炎，阴道炎，宫颈炎，宫颈糜烂，子宫内膜炎，附件炎，盆腔炎性包块等）。

方药：黄柏 12～15g，炒苍术 12～15g，红藤 30g，败酱草 30g，生薏米 50g，甘草 8g。

加减：

1. 腰痛甚者，加川牛膝 12g、粉防己 12g。

2. 腹痛甚者，加炒白芍 20g、柴胡 12g。

3. 腹胀甚者，加制香附 15g、台乌药 12g。

4. 带下夹血者，减轻红藤剂量，加红鸡冠花 15g、红苍术（蓼科拳参）12g。

5. 带下臭秽者，加土茯苓 30g、蔸头回 15g。

6. 尿频灼者，加石韦 30g、冬葵子 12g。

7. 盆腔囊性占位者，加桂枝 10g、茯苓 30g。

8. 炎性包块者，加莪术 15g、瞿麦 20g。

9. 早期癌变者，加白花蛇舌草 30g、白英 30g。

10. 霉菌和滴虫感染者，当配合外用药为主，亦可用鲜羊蹄根全草或桃树叶，切碎煮水，坐浴外洗。

歌诀：红败二妙薏苡草，清燥浣带疗效高；

骨盆腔内诸炎症，加减变通一服消。

按：上述常见的妇科病证，多为湿、热、瘀三邪久留下焦，蕴结胞宫，以致带下如脓，秽浊气垢，腹、腰、尻、肛牵连坠痛，同房之后，其痛更甚或带下夹血，难言之隐，苦楚不堪。本方以丹溪二妙之法，加红藤、败酱一组药对，清热泄毒，活血排脓，共建燥湿清热、涤邪浣带之功。方中重用一味药效多兼，而且又是专病专药的生薏米，其淡渗利湿的作用远非泽泻、车前子、草薢等传统用药所能代替。近世妇科名耆朱南山系——朱小南、朱南孙、朱荣达氏殊为赏用。本方组合简练，药无虚设，随证加药，其疗效较傅青主的易黄汤（《傅青主女科》）、陆九芝的止带汤（《世补斋不谢方》）更胜一筹。尊重实效，非为自矜。

（原文曾发表于《中国中医药报》，1991-06-24。）

塞流止崩汤

功效：益气固摄，塞流止崩。

主治：血崩（功能性子宫出血等）。

方药：炙黄芪 30g，人参 12g，炒白术 15g，升麻 8g，煅龙骨 20g（先煎），鹿角霜 20g（先煎），乌贼骨 20g（先煎），炒地榆 30g，茜草根 15g，红苍术 12g，炒蒲黄 12g。

歌诀：益气疗崩塞断流，芪参术麻鹿龙优；

茜榆乌贼蒲黄炒，止血功能应不愁。

按：脾能统血摄血，而使血循常道，不致崩溃。举凡失血脱血之危候，急以补脾益气，恢复和加强其统摄之功，每能获效。大振脾元，益气举陷法，塞流澄源，标本同治，不仅能起到"立止血"的作用，而且还有"利血生"的功效。赵氏《医贯》："有形之血不能速生，无形之气所当急固，无形生有形也。"这便是芪、术相伍的立意所在。基于此法，再纳诸多固摄止血之品，有如虎生翼之效。"血滑脱，宜酸涩收之"（《类证治裁》）。方中 3 味骨甲类药物联合应用，可谓气力精全，性味雄健，固涩力宏的方组（肖山《竹林寺女科》最擅用此法）。红苍术为蓼科拳参，我省著名中医妇科专家徐志华先生治血崩常用之，现在本品已制成"止血净 1 号"（《中药志》第三版），也是他的经验用药，加入本方，有速效止血之功。对于气散血脱，危急重症者，佐以独参汤"过口"（喝药后徐徐服之），收效更捷。

代抵当汤

功效：活血软坚，化瘕止痛。

主治：瘕积（陈旧性宫外孕）。

方药：生南山楂 50g，全当归 20g，赤砂糖一撮（冲），黄酒一酒杯

（冲）。

按：《皇汉医学》汤本求真氏创鳖甲汤，又名代抵当汤，以一味虎杖代替水蛭、虻虫，鳖甲代替大黄（实际是虎杖的效果），只此二味，煎汤频服治疗血臌。制方之意，是顾及抵当汤、丸，攻破急剧，伤及荣血。本人亦感悟其理，忆自业医之初，用此方曾出现鼻衄、牙宣、发斑等副作用，以后亦很少用之。偶读《达生篇》，见其用一味山楂研粉冲服，名独圣散，治疗儿枕痛，受到启迪，即重用南山楂，加当归、赤糖、黄酒组合成方，亦名代抵当汤，功能活血消坚、行气散结。张锡纯谓山楂："化瘀血而不伤新血，开郁气而不伤正气。"所以本方最适用于脱血之后，新血未生，蓄血成癥，虚中夹实、病情复杂的陈旧性宫外孕（下腹部可触及如银杏、鸽卵状包块，推之不移）。或许有人认为，价廉物贱之品，岂能治病？其实不然，正如许叔微说："至贱之中，乃有殊常之效。"洵非虚语。

加味当归生姜羊肉汤

功效：温补肾阳，驱寒养血。

主治：命门火衰，心阳不展（能夏不能冬）。

方药：全当归 60g，鹿角片 40g，仙茅 15g ～ 20g 或 30g，羊肉 750g（1.5 市斤）、老生姜 150g（3 两，拍碎），2 剂。

加减：

1. 重症者，加制附子 40g、桂枝 30g。

2. 低血压者，加黄芪 50g、制黄精 30g。

3. 轻度贫血者，加童子益母草 40g、鸡血藤 30g。

4. 常易感冒者，加黄芪 50g、炒白术 30g。

5. 自汗多汗者，加黄芪 50g、山萸肉 30g。

6. 大便溏稀者，加炒白术 50g、益智仁 30g。

7. 腰膝酸软者，加淫羊藿 50g、骨碎补 30g。

8. 宫寒不孕者，加制香附 40g、艾叶 30g。

9. 不思男者，加石楠叶 40g、沙苑子 30g。

煎法：常规炖汤法，砂锅慢炖为佳。

服法：去药渣，吃肉喝汤，每晚 1 顿，7 晚吃完；单吃、加煮面条或添加各种调料均可。

助治：桂附地黄丸（浓缩丸），1次8粒，1日2次，7天；每晚艾条温和灸关元、命门10～20分钟，连10晚，以后间隔2～3天1次。

疗程：汤剂、丸剂7天交替，1个月服完。

歌诀：加味归姜羊肉汤，鹿角仙茅调羹尝；

　　　　阳虚重症加附桂，益火之源效力彰。

按：人之形神素质，禀于先天，养于后天。有的人"能夏不能冬"。夏天较为舒适，但仍怕冷，不能待空调、垫席子、吹电扇、吃冷饮、脱袜子、穿裙子、穿单衣，甚至因怕冷而穿夹衣、背心，曾见有少数病人穿小棉袄，尚不觉热。"中秋"以后即吃火锅，冬天状若"冰人"。虽裘衣风帽，也不敢出门。大多是50岁以上的女性患者（男性偶见），有一定的遗传现象。据观察，当下发病年龄段有所提前，20～30多岁的少妇亦常见之。患者多为盛夏来诊，为了应急，常用当归四逆汤加些益气温经、养血和营之品以济燃眉，为治标之策。约其到"大雪"时分再诊，拟用此方冬日进补，以治其本。

当归生姜羊肉汤是仲景先师发挥经旨创立的经方药膳。《素问·阴阳应象大论》："形不足者，温之以气；精不足者，补之以味。"当归养血和营，羊肉温补肝肾（传统法要求黑色羊羯肉为佳，不吃羊肉者，牛肉代替亦可但效逊，东北地区用鹿肉是为上品），生姜辛通防滞，共建养血和营、温中散寒之效。此方原为"寒疝腹痛"而设，随证（症）加药，用于妇人冬日进补，扶正培元，最为理想。与桂附地黄丸七天交替之，中缓防燥，互为增效，非常合拍。"七节之傍，中有小心"（《素问·刺禁论》），温灸命门、关元，君相之火兼顾，能源不竭，阳气乃复。

本病属于阳虚型的亚健康症之类，看中医者，多数是由西医同志推荐。有的病人自服龟龄集、定坤丹、阿胶浆已久，杂药滥服，甚至药伤成疾。本着"治病必求其本"的原则，药膳加丸、灸，冬日进补，康复治疗，虽无回天再造之功，但有扶正培元之效。根据情况，3～5年为一大疗程。

促排卵汤

功效：益肾养肝，滋填冲任。

主治：不孕症（行经基本正常，而内分泌较差，卵泡发育欠佳，排卵功能不良者；亦可用于子宫发育不良，略小于正常者）。

方药：潼蒺藜20g、制香附15g、女贞子15g、淫羊藿15g、菟丝子12g、枸杞子15g、当归12g、炒白芍15g，生地黄25g，川续断15g，益母草15g，山萸肉12g。

助治：胎盘胶囊（见"方药评述·专用胶囊"）12粒，分4次服。

歌诀：不孕女子肾阴亏，四子淫羊芍附归；

　　　　益母山萸续断地，方成再入紫河车。

注："四子"为沙苑子（潼蒺藜）、女贞子、菟丝子、枸杞子。

按：《素问·上古天真论》曰："女子……二七，而天癸至，任脉通，太冲脉盛，月事以时下，故有子。"肾气包括肾阳和肾阴两个方面的生理功能。"天癸"是来自肾阴所化，肾阴不足，天癸的生理功能必然受到影响，分泌不足也能导致两性的精、卵细胞成长发育不良，成熟迟滞而不能结胎妊孕。"乙癸同源"，国内专家认为，滋填肝肾之阴，调补冲任之脉，有助于促进卵泡的生成、发育、成熟和正常地排出。《石室秘录》："肾水亏者，子宫燥涸，禾苗无雨露之濡，亦成萎亏（即不能结胎成孕）。"古人论述不孕之理，亦是如此。故以上法组方，再略加补阳活血之品，以"阳中求阴"，其效更佳。常于经净后第三天服用，或作丸常服，并时常安排其夫另居保精，坚持数月观察之，待时机成熟之后，选择排卵期（两次月经之间）同房，事前应安排沐浴游园、赏花观景、倾听优美乐曲等，尽情欢悦嬉戏，每能成功，而喜得贵子（优生优育）。

加味艾附暖宫丸

功效：温补肝肾，暖宫调经。

主治：发育不良，宫寒不孕（子宫发育不良，略小或小于正常；月经错后，长期不孕）。

方药：潼蒺藜80g，自制胎盘2具（约100g），艾叶70g，当归70g，制香附150g，川续断40g，山萸肉50g，炒白芍50g，川芎50g，黄芪50g，生地黄30g，肉桂15g。

制法：炼蜜作丸或醋糊为丸如绿豆大。

服法：每服10g，1日2～3次，食远服。

歌诀：发育不良需温宫，艾附当归芪芍芎；

川断胎盘潼蒺藜，黄芪地桂效专宏。

按：子宫发育小于正常者，临证最为常见。未婚之前月事错后或闭经，已婚之后长期不孕或痛经，一般多见经水错后量少、色淡、期短、带下清稀、少腹不温等阳虚宫寒之症。初诊可用促排卵汤（见前文）据证加减，汤剂常服，调节数月后改用此丸慢取缓图。"女子以肝为先天"，温补肝肾之阳，滋填冲任之阴，再结合太乙药袋（见"方药评述·外用方剂"）温熨关元、命门，常吃毛鸡蛋、鳅、鳝、坚果等，助以食疗，其效可期。需要注意的是，本方对始基子宫、幼稚子宫、子宫内膜结核者无效。

定坤安胎汤

功效：益气补肾，强任安胎。

主治：胎漏、滑胎（先兆流产、习惯性流产）。

方药：黄芪30g，炒白术20g，人参12g，菟丝子15g，桑寄生15g，川续断15g，川杜仲15g，当归15g，阿胶20g（烊冲），炙甘草8g。

加减：先兆流产者，加苎麻根20g、艾叶15g。

服法：2日1剂，6次分服。

疗程：受孕以后，5天1剂（隔3天服1剂）；服满1个月后，改7天1剂（隔5天服1剂），服满4个月后停。

歌诀：胎元本是脾肾根，参术芪归菟寄生；

杜断胶草同煎服，留住宝贝乐长春。

按：所言小产与滑胎者，有故而流谓之小产，无故而殒（每到2～3月即流），谓之滑胎，即习惯性流产。

《素问·六节藏象论》曰："肾者，主蛰，封藏之本，精之处也。"女子以血为本，以肝为先天，气血同源，肝肾同根。冲为血海，任主胞胎，肾主蛰藏。肾为系胎之本，脾为养胎之源，本病因脾肾不足，胎元难固，故以黄芪、白术、人参，益气健脾为先导，配合诸多补肾养肝、固冲生血之品，定其坤之本，安其胎之元，逐月慢给，长效便捷而毓麟无恙，可以足月顺娩。本方出自20世纪80年代《健康报》的小品，立法精准，配伍有道，可谓集唐宋以下诸多补肾安胎方药之大成，历经锤炼成方。根据运用观察，其比张仲景的胶艾汤、孙思邈的保生丸、赵献可的六味汤、张锡纯的寿胎丸、罗元恺的补肾固冲丸等疗效更进一步。诚是专病专治之通方，不需要辨证论治。至于傅青主的保产无忧散和保产神效方，由于本人业医之初，迷信诸多医籍常见的"神效""特效""奇效""即愈"等无稽夸耀之词，用之多不能兑现，所以建议慎用、少用或不用。

本病为常见的妇产科病，现代医学处理此病大多拟用黄体酮和绒毛膜促性腺激素等性激素类药物保胎维持，姑息等待，别无良法。临证常见有每孕每落达 3 ~ 7 次之多者。若要解决"滑胎"之殇，除孕后服药保胎之外，孕前孕后的身心调理也必不可少。堕胎小产之后，当"复旧"康复之际，务必避孕 3 ~ 6 个月（或 1 年），在此期间要做到少房事、调元气、和喜怒、禁烟酒、健身保健，待适当时再准备"种子"。孕前 1 ~ 3 月，女方常服用泰山磐石散料加杜仲、桑寄生作丸（须配服叶酸），男方常服五子衍宗丸料加沙苑子、鹿角片作丸，一旦"紫燕入怀"，立即果断隔房分居，并及时启服本方保胎。同时要谨防和避免滑流因素，尽量不走楼梯和乘车外出，衣、食、住、行，谨举慎为。孕二月后进行胎教，赏花观景，听曲谈笑（推荐春江花月夜、彩云追月等古典优美乐曲），畅舒情志，平复因滑胎所致"忧思焦恐"的忐忑之心，喜待稳抱贵子。

猪卵五味子汤

功效：补肾益气，培元固本。

主治：小儿寒哮（用作小儿慢性喘息性支气管炎或支气管哮喘休止期的巩固剂）。

方药：猪卵 1 对（切片，干品用 20g，与兽医联系，最好选用第一胎的小雄猪睾丸，勿见水，切片干燥备用），淫羊藿 30g，北五味子 8g（打碎）。此为 12 岁左右的儿童剂量，10 岁以内者，可以酌减。

煎法：浓煎头、二汁，共得药 600mL，每服 100mL，1 日 3 次，饭后服，2 日 1 剂，加蜜亦可。

按：猪卵出自《神农本草经》，性味甘温，功能壮元阳、补精髓、固肾纳气。治疗慢性单纯性支气管炎、慢性喘息性支气管炎，曾有报道。亦是皖西山区广为流传的单验方。其治疗对象是小儿寒吼（寒哮），并有不少成功病例。本人开发此方，又辅以淫羊藿，取其温肾平喘、祛痰止咳之效；北五味子有补肾纳气之功；三味药，组成一个价廉效著、易于服用的儿科培元扶正专用方。对于发病有一定周期性的患儿，必须在发病期前月余服之；周期不明显，常易感冒，着冷即发者在缓解期服之。皆连服 6 剂（12 天）后，每周再服 1 剂，连服 4～6 周。发作期采取其他应急措施，缓解期常服用本方，随着小儿青春期前期内环境（先天肾气）的不断改变，往往可以获得根治。

清暑保幼汤

功效：健脾益气，养阴退热。

主治：小儿暑热症。

方药：太子参 10g，麦冬 12g，嫩青蒿 15g，生扁豆 10g（打碎），川贝母 6g（打碎），枇杷叶 10g，甘草 3g，卷心竹叶 20 批（鲜品后下）。

加减：

1. 气分热甚，烦渴引饮者，加知母 10g、石膏 20g。

2. 热伤肝阴，瘛疭时发者，加白蚤休 10g、天竺黄 8g、鲜竹沥 20mL（冲）。

3. 便秘者，加火麻仁 15g（打碎）、杏仁泥 10g。

4. 便溏者，加炒薏米 15g、车前子 10g。

歌诀：清暑保幼太子参，蒿麦贝草竹叶青；

　　　扁豆再合枇杷入，热平渴止功效精。

按：小儿暑热症，多因先天禀赋不足或父母不知养夏之道，饮食不当，伤及脾元所致。时值盛夏，"金水受伤，稚阳阴微，已失天和"（《幼幼集成》）。阴伤热郁，久羁难退。安徽省芜湖市名医，小儿科专家李少伯先生，拟用健脾益气、养阴退热之法，制订此方。功能清金开郁，甘寒泄热，清补并行，标本兼顾，用之多验。连服 6～15 剂之后，待体温下降至 37℃上下，可改用调元生脉饮加味巩固之。其治疗全过程均须配合饮用鸭跖草茶。

复方山鸡粉

功效：振中醒脾，开胃进食。

主治：小儿厌食症。

方药：怀山药 150g、生鸡内金 60g（洗净）、白豆蔻 20g、生大黄 10g。

制法：共研极细粉，过100目箩，密藏备用。

服法：3～5岁儿童，每服3～5g，用新鲜生麦芽30g（打碎），温水浸泡1小时后，再煮沸，旋即离火，取汁冲服（搅匀后再煮沸如糊状更佳），1日3次，食远服（即饭前或饭后2小时服之）。

歌诀：山鸡粉出资生汤，白蔻芳香配大黄；

开胃醒脾能助纳，厌食儿瘦一服良。

按： 此方根据《医学衷中参西录》篇首的资生汤，从中筛选出怀山药、鸡内金两味。怀山药性味甘平，大养脾胃之阴，张锡纯谓其为"肺、脾、肾三补之品"，脾为后天之本，能资生一身，与鸡内金相伍，制资生汤。主治"劳瘵羸弱，饮食减少"。小儿厌食羸弱，虽非痨瘵之剧，亦有致疳之虞。本方以怀山药为君，鸡内金为臣，佐以白豆蔻、大黄，苦辛和中；四味成方，取其养阴运脾、消食助纳之效。根据药理实验研究，生麦芽（最好从饴糖坊特购之，药房之品皆陈的、炒的，无效）富含许多有助于消化的、生物活性较强的酶，微煎取汁送药，二者相辅相成，相得益彰。厌食儿童只要限制零食，耐心调理，坚持服用，确有良效。古有肥儿丸之名，今有健儿粉之实，实非自炫。

健脾敛肠粉

功效：健脾益气，敛肠固脱。

主治：小儿顽固性泄泻（慢性菌痢、肠炎、菌群失调、肠功能紊乱等久泻不止者）。

方药：怀山药50g（洗净），生薏米30g（淘净晒干），石榴皮15g（选质优者），罂粟壳10g（枯黄壳厚者）。

制法：微火共炒至焦黄色，共研极细粉，过100目箩，密藏备用（最好现配现用，以防久藏变质）。

服法：1周岁以内每服2g，1周岁以外每服3～4g，沸水冲匀，再搅匀煮沸如糊状服之，1日3次，加糖亦可。

歌诀：顽泄健脾须敛肠，罂榴药薏共成方；

净干微火同炒研，沸水冲调再煮尝。

按： 小儿泻痢既久，大多为滥用、重用各类抗生素，肠中菌群失调所致。微生态内环境受到破坏，肠功能紊乱而泄泻不止，最为多见，最后出现一派脾虚气陷、滑脱不敛的证候。这类儿科疾病，临床最为多见，治疗却很难见效，为医家棘手之症。

如果以"纸上谈兵"的方式来论证议方，真是方多效广，可应手而愈。只是中药汤剂气怪、味劣、量多，婴儿难以服下，医者多"望药兴叹"。尝谓："药能下咽，疴疾方除。"本方煮成之后，酷似"焦米糊"（略有苦涩，可加糖调味），具有亦药亦食的特点，患儿易于接受，且服后能敛肠止泄，迅速建立肠黏膜的保护屏障，改善吸收功能，有助于益生菌株生长。并注意适寒温，节饮食（乳母应予低脂肪食谱，常吃大蒜），稚幼之质，恢复甚快。为此不少患儿家长建议申请专利，本人认为，医乃仁术，济世为先，医家与药商毕竟有所区别。至于议药论方，性味配伍，朗若列眉，毋用多述。不过每味药之剂量推敲，斟酌再三，勿动为妙。

疏泄利胆汤

功能：疏泄利胆，化湿和中。

主治：新生儿黄疸。

方药：茵陈 15g，赤芍 8g，郁金 5g，生麦芽 15g，藿香叶 5g（后下），甘草 3g。

歌诀：芍茵藿郁治儿黄，麦草合成疏利方；

若是先天胆道塞，只宜手术不宜汤。

按：未满 1 个月的新生儿黄疸，一般无证可辨，此方也就成为专病专方的通方了。此方药力平稳，没有恶味，加蜜调和利于喂服，且疗效显著。

清咽消瘰丸

功效：清热散结，软坚消瘰。

主治：小儿乳蛾（慢性扁桃体炎、扁桃体肥大、颈淋巴结炎，以及成人慢性咽炎、咽淋巴滤泡增生等）。

方药：玄参 80g，麦冬 60g，桔梗 40g，甘草 30g，浙贝母 60g，黛蛤散 80g，射干 60g，紫背天葵 60g，僵蚕 60g。

制法：炼蜜丸，如绿豆大。

服法：8 岁儿童每服 30 粒，8～12 岁每服 40 粒，12～16 岁每服 50

粒；1 日 3 次。

歌诀：清咽消瘰麦玄参，桔草天葵浙贝寻；

射干僵蚕黛蛤散，软坚散结蜜丸吞。

按：本方以玄麦甘桔茶（《疡医大全》）和程氏消瘰丸（《医学心悟》）两方为基础，加射干、天葵子等组合成方。其综合功效为：宣达利咽，养阴润肺，清热散结，化痰软坚。通常所谓"单核曰瘰，窜珠曰疬"。扁桃体肥大属于在内之瘰，只是发病的部位不同，其病因大同小异，皆由痰热凝聚所致，治法大体相同。方中程氏消瘰丸以黛蛤散易牡蛎，取其一方多效，功力更强。本方除对小儿慢性扁桃体炎、扁桃体肥大，因故不愿手术者服之，可控制复发外，对于颈淋巴结炎亦可用之。但必须忌食辛、辣、炸、烤等上火之品。

化浊保容汤

功效：化湿涤垢，清热泄毒。

主治：痤疮（粉刺、青春痘、脂溢化脓性毛囊炎）。

方药：泽泻 30g，生薏米 30g，土茯苓 25g，生槐米 15g，金银花 20g，野菊花 15g，白芷 10g，徐长卿 12g，白蚤休 15g，刺蒺藜 20g，桔梗 10g，甘草 8g。

歌诀：痤疮缘由湿毒生，薏泽土槐是为君；

二花长卿蚤白芷，桔刺甘草作引经。

按：痤疮，中医病名"粉刺"，俗称青春痘、酒刺、太太疹、面油风。通常青年男女（男性多发），面部略显稀疏小痘，正是青春年华，花荣英姿的外貌，不必治疗！如果漫发密布，顶白痛痒者，必须治之。

《医宗金鉴·外科心法要诀·肺风粉刺》云："此证由肺经血热而成。每发于面鼻，起碎疙瘩，形如黍屑，色赤肿痛，破出白粉汁，日久皆成白屑，形如黍米白屑。"由于当前人民生活富有，衣食丰余，部分青少年贪食少动，天天鱼肉烧烤，恣食甘肥佳肴，成为青年油腻人，湿从内生，积而成邪。加之先天元阴不足，相火亢盛，湿邪夹热化火，上灼肺阴成疾。治之必先化湿涤浊，继以清热泄毒，故以泽泻、薏米除湿泄浊为君；土茯苓、生槐花，二药成对，名土槐饮，专以清热化毒，凉血祛湿，是赵炳南先生的得意方，以此药对亦君亦臣，统领诸多功能相似之品为伍，助阵增效。因面颊属肺，经方甘草桔梗汤屈座为引经之剂，导诸药直达面部。非特殊情况一般不需加减，守方服之，每每或效，已成为本院协定处方。重症久治不愈，簇发漫布，波及颈项胸脊，结节成脓，痞瘟如瘤，有损原貌者，必须配合特殊疗法，即"自血疗法"，详见"诊余话医·医贵多技"。

面容美貌就是名片，人生至关重要，本病虽为区区小恙，也是易治、易愈、易发之疾，故必须注意生活宜忌，否则留下黯斑沉着，变成花脸，终生遗憾。

宜忌如下：

1. 出门必备帽伞，避免烈日曝晒和高温炙烤。

2. 不能面镜修饰，挤、捏、抠、挠，不可用碱性肥皂或洗衣粉洗脸，建议用酸性皂（硫黄皂）或弱酸性的氨基酸洗面奶洗之。

3. 严禁食用童子鸡、青草鹅、母鸡汤、禽类之皮和海鲜。

4. 禁食辣椒、胡椒、牛肉、羊肉、狗肉、火锅以及所有炸炒煎炕之品。

5. 忌食火腿、香肠、咸鸡、咸肉、咸鱼等腌腊制品，因其含有过氧脂质，长期大量摄入会加速细胞衰老，使色素沉着，留下黑黯瘢痕。

6. 宜吃嫩丝瓜、嫩冬瓜、绿豆芽、黄豆芽及各种水果。

7. 宜取用荷花瓣、嫩桑叶、野菊花全草、鲜浮萍草（红色的最佳）、千里光、侧柏叶等鲜品，杵烂，开水下锅，稍沸离火，冷却洗脸。

荆防蝉衣饮

功效：疏风解毒，和营止痒。

主治：风疹（过敏性皮炎、接触性皮炎、药物性皮炎、湿疹样皮炎、昆虫性皮炎、玫瑰糠疹、急性荨麻疹）。

方药：荆芥12g，防风12g，蝉衣15g，炒僵蚕20g（打碎），徐长卿12g，生槐米15g，红浮萍20g，大青叶15g，薄荷10g，甘草8g。

加减：

1. 血热红斑痒甚者，加生地30g、紫草12g、刺吉利15g。

2. 皮损渗出痛痒者，加生薏米30g、豨莶草20g、炒苍术10g。

3. 面目风肿、痞瘟痛痒者，加秦艽12g、羌活10g、炒苍耳子10g。

4. 带状疱疹，痛痒渗液者，加柴胡12g、龙胆草15g、白蚤休15g。

5. 玫瑰糠疹，搔之脱皮灼热者，加地肤子 15g、白鲜皮 12g。

煎法：荆芥、蝉衣、红浮萍、薄荷 4 味药另包，放入锅中备用。其他饮片用温水浸泡 1 夜（夏天 2 小时），大火炖开以后，小火再煮 15～20 分钟，将药液冲入前 4 味药中，略搅拌后盖严，随即将头汁药渣加冷水煮二汁，大火沸腾后小火煮 15 分钟，将药液倒入头汁中略搅拌，混匀后再煮沸旋即关火（原先另包的 4 味药保留在其中），共得药液约 1200mL，密封储存；2 日 1 剂，4 次分服，温热慢饮。

建议：举凡后下之药，如藿香叶、白豆蔻、砂仁、菊花、薄荷、钩藤等，依上述方法煎煮，可保效确，操作简便，病家易于掌握，比常规后下煎法更优，可以最大程度保留原药的药效。

歌诀：荆防疏达蝉衣饮，青翘槐米徐长卿；

　　　　薄荷甘草和诸药，勿忘要药红浮萍。

按：基层中医，一般都是全科医生，以一科为主，旁及他科。正如大医扁鹊，"过邯郸，闻贵妇人，即为带下医；过雒阳，闻周人爱老人，即为耳目痹医；来入咸阳，闻秦人爱小儿，即为小儿医，随俗为变"（《史记·扁鹊仓公列传》）。一般外邪袭表发为瘾疹风斑，瘙痒心烦，为皮肤科的小恙，以一方为准，出入增损，应手取效。本方由传统专病专方的麻黄蝉衣饮化裁组成，因当前全球气候变暖，为防温烈太过，伤阴夺液，故以荆芥易麻黄，其辛散透过之力略弱一筹。赵炳南和朱仁康两位当代中医外科、皮肤科大师，课徒传道时常说，凡治此类之疾，必须首先拟用辛开透邪，疏风护卫之剂，再投清热解毒，凉营止痒之品，可以速战速决，缩短病程。所以将荆芥、防风列为君药。蝉衣配僵蚕，据现代实验研究发现有较好的脱敏作用，温病大家杨栗山先生的杨氏十五方，方方均有（见《伤寒瘟疫条辨》），可见我国早在二百多年，就已经发现其所具有的特殊功效。生槐米凉血祛风；徐长卿辛散排毒；红浮萍是治疗本病的专病专药，组方虽未列为君药，但有君药之功。赵炳南先生仿《医宗金鉴》创"一味浮萍丸"，广为应用。本方已沿用几十年，已成为本院协定方。

润肤止痒汤

功效：凉血祛风，润肤止痒。

主治：瘙痒证（老年性皮肤瘙痒症、湿疹样皮炎等）。

方药：生地 30g，当归 12g，赤芍 15g，菝葜 30g，土茯苓 30g，紫草 15g，乌梅 20g，地骨皮 15g，徐长卿 15g，刺蒺藜 15g。

加减：

1. 皮肤焮红，血热甚者，加生槐米 20～30g、连翘 15g。

2. 泛痒走窜，风邪甚者，加红浮萍 20g、白鲜皮 15g。

3. 肤燥便结，燥热甚者，加火麻仁 30g、天门冬 20g。

歌诀：血虚燥热内风生，外发肌肤痒不停；

　　　归地芍葜乌骨紫，长卿蒺藜土茯苓。

按：瘙痒症多因血虚生燥，燥极化热，血热而生风，是为风从内生而外发肌表，玄府密滞，欲透不达，故发生瘙痒之顽症。老年性皮肤瘙痒症，更为难治。孙思邈在《千金方》中指出，"痒症不一，血虚皮肤瘙痒者"，宜选用四物汤加味。陈自明在《妇人大全良方》中言："医风先医血，血行风自灭。"治疗此病，法当养营凉血，方可达到润肤止痒的目的。本方的组成以四物汤为主体，赤芍易白芍，取其活血凉血之功，去川芎之辛动助燥，合土菝紫梅汤加地骨皮、徐长卿，共建清毒凉血、养营祛风、达邪止痒之效，一般服用 10～20 剂即愈。患者必须严格忌食辛辣动风之品（参照银屑病疗养须知，见"专病论治·疗养须知"）。

白疕一号

功效：清热凉血，祛风止痒。

主治：银屑病（血热型）。

方药：土茯苓 30g，菝葜 30g，紫草 15g，乌梅 15g，生槐米 30g，甘草 8g、地骨皮 15g，徐长卿 15g，刺蒺藜 15g，生地 30g，红花 10g，川蜈蚣 1 条。

煎法：浓煎头、二汁，得药约 1500mL。

服法：每服 250mL，1 日 3 次，饭后服，2 日 1 剂。

加减：

1. 血热甚者，加水牛角 30g、丹皮 12g。

2. 白屑厚者，加生牡蛎 40g、白鲜皮 15g。

歌诀：土苓葜紫草梅槐，卿蒺骨红蚣地偕；

　　　血热丹皮牛角配，白鲜生蛎屑厚来。

按：本方以土菝紫梅汤（四川名方）和赵氏土槐饮（中医皮肤病专家赵炳南方）两方为主体，加入其他活血、凉血、消坚、搜风、止痒之品组合而成。方中地骨皮与徐长卿一组药对，功在引导诸药深入血分，借徐长卿之辛行透托之力，搜风达邪，外出肌表，发挥较强的脱屑止痒作用。生槐米，苦微寒，是大肠经之专药。《药品化义》言槐米"此凉血之功能独在大肠也，大肠与肺为表里，能疏皮肤风热，是泄肺金之气也"。可见生槐米另一特殊作用为疏风凉血、清泄肺金，有利皮毛之效。本方治疗牛皮癣，病程越短，疗效愈佳。本人曾治一汪姓患者，发病仅 20 天，服药 6 剂，一诊痊愈。经观察凡发病 1 年以上，头上漫布如秃者，疗效较差，一般服用 30 剂，可达预期效果，如不效者，不必再服，再服亦无效。本病为易复发病种，复发后服之，依然有效，但疗程较长。

白疕二号

功效：活血润肤，消坚散邪。

主治：银屑病（血燥型）。

方药：生牡蛎 30g（先煎），煅牡蛎 30g（先煎），乌梅肉 30g（打碎），夏枯草 20g，莪术 15g，红花 10g。

煎法：浓煎头、二汁，得药约 1500mL。

服法：每服 250mL，1 日 3 次，饭后服，2 日 1 剂。

歌诀：血燥银屑二号方，煅生牡蛎乌梅良；

　　　红花莪术夏枯草，解郁消坚肤泰康。

按：本人从事中医内科工作，然皮肤之顽症，牛皮癣患者亦常登门求医，但医治每遭失败，对此病已无施治信心。偶遇患者杜某，由沪地就诊归来，持方予我，说："我的牛皮癣，屡治无效，苦楚不堪，几欲自杀，服此方 40 余剂愈。"随试之，果如其言。剖析方义，无非具有消坚散结、润肤散邪的作用。从方组排列和用药剂量来看，牡蛎为君（主），乌梅为臣（辅）。乌梅在白疕一、二号方中皆是要药，取其养阴生津、润肤止痒的特殊功效。据现代药理实验证实，乌梅有较强的抗过敏作用，对于血热风燥所致的皮肤瘙痒症、荨麻疹、瘾疹、风疹、头癣，用之均效。本方合赵氏土槐饮（土茯苓、生槐米、甘草），常用于血燥型牛皮癣的治疗及牛皮癣愈后的巩固调理。

斑秃生发汤

功效：活血利窍，滋阴生发。

主治：斑秃。

方药：生地 25g，当归 12g，赤芍 15g，川芎 10g，红花 12g，桃仁 15g，女贞子 15g，旱莲草 15g，刺蒺藜 15g，潼蒺藜 15g，制何首乌 20g，老生姜 1 小块，青葱管 20 寸（冲）。

加减：瘙痒脱屑者，加蝉衣 15g、僵蚕 20g。

禁忌：孕妇忌服，经期停服。

歌诀：斑秃脱发有损容，四物桃红二至同；

潼刺蒺藜何首乌，老姜一块加青葱。

按：斑秃俗称"吃毛风""鬼剃头"。患者常不知不觉（或觉略痒）地发现头发先由一小块渐成大片地脱落。多发生于气血方刚的青壮年群体中。"发为血之余"，肾主发，本病成因多为脉络瘀滞，肾阴不足，玄府（毛窍）疏泄不利，风邪外客，肤发失养，不荣则萎，从而形成局限性枯脱。初期治疗当以活血利窍、滋阴生发之剂为主，配合外擦生发水（见"方药评述·外用方剂"），助以食疗（无条件查微量元素者，可每周吃 3 次玉米餐，2 次猪肝海带虾皮汤），调畅情志（消除忧虑，保证睡眠）。通常服用本方 20～30 剂渐愈。至于病程久延，2～3 年不愈，眉发尽脱，头皮光亮者，当以滋补肝肾、养血生发为治，不是本方主治范围。

赵氏祛湿健发汤

功效：补脾祛湿，滋阴健发。

主治：脂溢性脱发。

方药：炒白术 12g，猪苓 12g，茯苓 25g，泽泻 25g，萆薢 15g，车前子 15g，赤石脂 15g，白鲜皮 15g，桑椹子 15g，夜交藤 15g，干地黄 15g，川芎 10g。

歌诀：祛湿健发四苓散，芎脂鲜桑生地干；

交藤萆薢车前子，药疗节食当合参。

按：脂溢性脱发，俗谓"油头风"，是门诊常见的顽疾。多因先天禀赋遗传和后天饮食失节所致。头皮油腻壅积而痒，天天洗头为快，严重地影响了患者的身心健康。以前本人治疗此病难得一效，自愧乏术，从而博采广征，就教于前贤。中医皮肤科泰斗赵炳南先生认为，"阴虚湿盛为本病之根源"，健脾祛湿、滋阴补肾为治疗本病之大法。故本方以四苓散（据现代实验观察，具有明显的降低血脂作用）为基础，旨在健脾除湿。加白鲜皮、赤石脂，疏风止痒，收敛玄府，"减少油脂分泌"；桑椹子、首乌藤、干地黄，滋阴补肾，生发有源；萆薢、车前子，泄浊化滞，下行排湿；川芎则载药上行；"诸药协同，使之湿从下走，阴血上充"（《赵炳南临床经验集》），可期脱止发生。并注意控制食用肥甘油腻之品，勿用碱性洗发剂。服用本方一般可以控制病情，但很难根治。

二、外用方剂

定痛四生散

功效：祛风定痛。

主治：偏正头风（血管神经性头痛）。

方药：生川乌 50g，生草乌 50g，生南星 50g，生半夏 50g，川芎 50g，白芷 50g，樟脑 15g。

制法：研极细粉，密装备用。

用法：每用适量，加麦面少量作黏合剂，与香葱同捣为饼，约 1×（3～4cm）大小，贴痛处，发际中痛，可剪去头发；前头痛，贴额前 3 穴（双太阳、印堂），晚贴早去，密藏，还可再贴 1 次。

按：此方肇始于《金匮要略》的头风摩散，仅附子 1 味加盐同擦痛处，治疗头风。后《普济本事方》许叔微加生南星名二生散；《和济局方》又添生川乌、木香名三生饮，改为内服之剂。为了安全，后世医家加以修订，名为四生散，又改内服为外用。为了增强搜风定痛作用，我们又加川芎、白芷、樟脑名定痛四生散，其止痛之效，更加迅捷。《梅花草堂笔记》对这种外贴法，称之为"偏头痛特效如神方"，并生动地描述其疗效，"一夕醒来，如挂钩之鱼，忽得解脱之妙"。但有剧毒，严禁入口。

鼻炎散

功效：清热涤涕，辛行通窍。

主治：鼻渊（慢性单纯性鼻炎、慢性肥厚性鼻炎、慢性副鼻窦炎、过敏性鼻炎、鼻息肉等）。

方药：当年鹅不食草100g（洗净），辛夷花20g，白芷10g，冰片5g。

制法：共研极细粉，密封备用。

用法：每用少量吹（吸）入鼻中，或用麻油调成稀糊状，滴鼻，每日1～2次。

反应：用药之初，除喷嚏、泪涕俱出外，余无不良反应，但徐徐用之，几天后即能适应。

按：李时珍说："鹅不食草，上达头脑，而治顶痛目病，通鼻气而落息肉。"据现代实验报道，本品具有抗菌、抗炎、抗诱发、抗癌、抗变态反应多种功效。民间多以鲜品捻成小团塞鼻，用于截疟疾、退目翳、通鼻窍、治头痛。《万病验方大全》《验方新编》广为美荐。本草世家评述："该药又名草灵丹，然力小而锐……生捣更神。"并提出要坚持应用，外用塞鼻，鲜品较佳。

红黑散

功效：止衄。

主治：鼻衄、牙宣（鼻出血、牙龈出血）。

方药：炒蒲黄50g（炒至微黑，未成炭），生蒲黄50g，血竭20g。

制法：研极细粉。

用法：外吹鼻孔中，令病人配合，吸吹并行，再用鲜荷叶或鲜艾叶捻成团塞之；牙龈出血涂之。

按：此方为安庆名老中医赵松年先生之家传鼻衄外吹特效方。并试用于血友病、血小板减少症等鼻衄、牙宣亦有效。鼻衄之病，常出血溃崩，十分可怕。我每次应邀病房会诊，获得成功者，均得力于此方外吹。尔后查阅医籍，方知此方出自危亦林之作《世医得效方》。

止嗽定喘散

功效：温肺化痰，止咳平喘。

主治：外感咳嗽（急慢性气管炎、喘息性支气管炎、支气管哮喘及顽咳久嗽）。

方药：甘遂 20g，延胡索 20g，细辛 20g，干姜 20g，白芥子 20g，洋金花 20g，樟脑 10g，异丙嗪 40 片。

制法：共研细粉，密藏备用。

用法：用黄豆大一团，放在应贴的穴位上，再用胶布固定，发痒时可 1～2 天换药 1 次，从第一胸椎下凹陷中依次贴到第七胸椎之下，每次只贴 1 穴（如加贴膀胱经第一侧线的俞穴，就成为平行三穴，效果更佳），2～3 天 1 次；顽咳重症先拔火罐后贴之，疗效更好。

禁忌：高热痰咳及孕妇胎咳忌用。

按：1971 年周总理组织召开全国攻克老年慢性气管炎会议，大会秘书处整理许多内服外用验方草药，推广应用。此方为其中之一，取材于《张氏医通》之方加曼陀罗花，功在化痰止嗽、解痉平喘，掺入异丙嗪以抗敏、镇静、安眠，借樟脑之辛达渗透之力引诸药深入肺系，透皮吸入，发挥效能。确有温暖肺俞、祛寒宁嗽之功，镇静安慰之效。不失为咳嗽外治比较理想的一则裨方。对于上述诸证，脊背冰冷，着寒即咳的患者及小儿寒咳、寒哮，尤为适宜。

大蒜口罩

功效：避秽杀菌，抗痨防疫。

主治：肺结核（肺结核活动期、浸润型、空洞型，并可作预防流感、流脑等）。

方药：大蒜瓣（紫皮为佳）。

制法：大蒜去皮捣烂如泥状，薄薄摊在布层少的卫生口罩内，再覆盖 1～2 层纱布，以防刺激皮肤。

用法：上、下午各戴 2～3 小时，用后洗去，再戴再换。

按：此方出自浙江防痨医界。本人接治肺结核，尤其是活动期，除令病人每天常吃大蒜（生吃、半生半熟吃、腌吃、酱吃均可，但不能熟吃）

外必用此方，作为辅治，有利于灭菌防尘。2003 年春，预防"非典"，我门诊部全体工作人员都戴大蒜口罩。

通关开闭散

功效：通关开闭。

主治：癃闭（尿潴留、前列腺肥大、尿滞尿闭、肝硬化腹水等）。

方药：甘遂适量，樟脑（或冰片）少许。

制法：研极细粉，密装备用。

用法：加少许麦面作黏合剂，与香葱同捣为糊，调药敷中极穴约 5cm×1cm 面积，1 小时后去之，不效再敷，或加热敷。

按：《汤液本草》言："甘遂可以通水，而其气直透达所结处。"提示其力猛性烈，开闭通水之功，可以通达病所。借樟脑之辛透窜注之力，通过透皮吸入方式，靶点准确，功能专注，而起到开闭通关、行气排尿作用。如用于肝硬化腹水，可填脐中，以胶布固定，外加热敷。

芥硫浴足散

功效：引热下行，导龙入海。

主治：上焦邪热化火，血菀于上（眼科、耳鼻喉科、口腔科各种急性或慢性炎症，高血压、颅内压高、青光眼、鼻衄、咯血、神经性头痛、急性支气管炎等）。

方药：白芥子 100g，硫黄 30g。

制法：研末密装备用。

用法：每用 10～20g 加白酒半酒杯，热水冲入浴足，水温略高为好；每次 15～20 分钟，不热再加开水，晚间浴之。

按：白芥子辛散窜透之力，内走筋骨之间，外达皮里膜外，常用于刺激皮肤，作引赤剂、发泡剂。加热后与硫黄互为作用，使足跗焮红充血，温热透骨，通过经穴的感传作用，患者可顿觉症状减轻，周身舒适。这种"病在上治其下"的诱导疗法，俄罗斯称之为反射疗法，是为上述各症最为理想、价廉有效的辅助外治法。

扭伤散

功效：活血消肿，散瘀定痛。

主治：扭伤（软组织损伤）。

方药：生栀子 150g，生大黄 100g，土鳖虫 50g，香白芷 50g，樟脑 10g。

制法：共研细粉，密装备用。

用法：加麦面少量作黏合剂，用米醋调匀，冷敷痛处；24 小时之后可改用热敷。

按：必须在排除骨折后才可应用。

皲裂散

功效：生肌止痒，愈合皲裂。

主治：手脚皲裂（手脚霉菌患者，每到冬日皲裂不愈）。

方药：白及片 50g，生大黄 20g，青黛 8g，枯矾 6g，冰片 3g。

制法：共研极细粉，密装备用。

用法：每晚先用温开水（有条件用鲜羊蹄根砸碎，稍煮取水）加少量米醋，浴洗后拭干，稍晾至干透，用猪油调擦（现调现擦），再戴以薄尼龙手套（袜子）就寝。

按：凡鹅掌风患者，每到冬季，双手皲裂，纵横交错，血红可怕（民间称"笑裂"），痛痒不堪。虽为基层门诊小恙，却属大医难治之顽疾。用此方后，勿令再沾肥皂或皂粉，并加以精心保护，很快愈合，但该病难以根绝。

丁桂暖脐散

功效：暖腹行气，缓痛止泻。

主治：泄泻（急、慢性肠炎）。

方药：丁香 30g，肉桂 30g，白胡椒 30g，樟脑 5g。

制法：共研细粉，密装备用。

用法：每用少许填脐，外用胶布固定，加以热熨。

反应：皮肤过敏者可随时揭去。

禁忌：菌痢慎用，孕妇忌用。

按：通过外敷透皮吸入的给药方式，应用于临床，外治大师吴尚先指出，"必得气味俱厚，药性走窜，或力猛有毒之品，可以通经走络、开窍透骨"。本方组成，正是体现了这个特点。对于腹痛如绞、痞满气滞、肠鸣辘辘、窜动不安等症，外贴加热，发挥其温通逐寒、解痉缓痛的功效。能调节肠胃功能的动力，使之恢复弛张有度的动态平衡，患者顿时感到腹部温和舒适。本方对于暴泻如注或久泻滑脱者，长幼皆宜，且最适用于小儿。但药性易挥发，门诊配方，宜少不宜多。

止汗散

功效：止汗、涩精。

主治：盗汗、遗精。

方药：五倍子 40g，煅龙骨 20g，辰砂 5g，樟脑 2g。

制法：研细粉，密装备用。

用法：用自己口津，调如糊填脐中，再用胶布固定。

按：此为一则外用收敛止涩之剂。用自己唾液调药，吾师刘惠卿先生解释道："金津玉液乃真元之气所化，取之调药贴脐，是以真元还其真元之意"。

发泡散

功效：温肺祛寒。

主治：为治疗慢性支气管炎、支气管哮喘的发泡剂，常用作未发前截断治疗。

方药：斑蝥 5 个，白芥子 5g。

制法：共研细粉，密装备用。

用法：见"方药评述·外治辑要·夹脊发泡疗法"。

按：发泡疗法，又名"天灸"，有强壮作用（提高人体非特异性免疫功能）。取材甚多，如大蒜、石龙芮、毛茛（老虎脚底板）均可用之。但以发泡散，方便效著。发泡后轻轻拭去药粉，用无菌敷料保护，勿令泡破，使泡浆自行吸收，其效更佳。

儿宝

功效：拔毒凉肌，清金退热。

主治：小儿一切外感发热不退及无名高热。

方药：生栀子20g，桃仁10g，杏仁10g，樟脑3g。

制法：共研极细粉，密装备用。

用法：加面粉少许作黏合剂，用鸭蛋清调为饼，敷双手掌后腕横纹处，24小时换之。

反应：局部蓝色，为药染之色，不久即退。

按：本方来历，无从稽考。有民间妇孺口传者，或见于诸多验方小册，方组大同小异，无非是一组宣达清肺、泄毒凉肌的外治方剂。20世纪40年代，上海范再生药厂，将此方制成成品，密包精装，称为"儿宝"，风行一时。自谓敷于手三阴经之要穴（太渊、大陵、神门）之处，通过透皮吸入，藉经脉运行，能退心肺三焦之邪热，"截惊风之未发"。敷后留有蓝痕，正是拔毒外出之象。此皆炫耀之词，以上姑且不论，对于小儿高热，拟用清热泄毒之品，循经敷药，是稳而效裨之法，余每用之，获效。

斑秃生发水

功效：疏通玄府，促进生发。

主治：斑秃。

方药：骨碎补15g，闹羊花12g，朝天小辣椒10个，斑蝥3个，樟脑3g。

制法：布包砸碎，装瓶中加75%酒精（或高度粮食白酒）250mL，密装不时摇晃，5天后用。

用法：用纱布蘸适量，稍用力擦脱发处。

按：凡斑秃（鬼剃头）患者，除内服方药外，配合此方外擦，有利于新发再生。脂溢性脱发，用之无效。

溃疡性结肠炎灌肠方

功效：活血涤热，生肌敛疡。

主治：慢性溃疡性结肠炎。

方药：白及片25g，生槐米20g，白头翁根20g，生地榆25g，生甘草15g，锡类散6支（冲）。

制法：温水浸1夜，常规煎取头、二汁，计得药液500mL。

用法：每用150mL加锡类散2支，将温度调节到37℃左右，摇匀后作保留灌肠，每晚1次，15天为1个疗程，停3～4天，再灌，并参考疗养须知（见"专病论治·疗养须知·慢性结肠炎"）安排生活。

苦柏灌肠方

功效：清化排毒，消炎平溃。

主治：泻痢（直肠炎、直肠溃疡，肛管炎、肛窦炎、内痔、肛门湿疹）。

方药：苦参20g，黄柏20g，白及30g，海螵蛸30g。

制法：温水浸泡一夜，大火煮开，换小火慢煮20分钟，倒取头汁，再加冷水如前法煮取二汁，两次药汁混匀，用小火浓缩至300mL，冰箱密封冷藏。

用法：每用20～30或50mL，加冰片0.1g，重症加锡类散2g，混合均匀，加温至37℃～40℃，保留灌肠，每日1次，15天为1疗程。采用常规灌肠法，取左侧卧位，使用传统灌肠器或简易灌肠器均可，以患者使用的便捷性和适应性为准。灌肠后转平卧位并略抬高臀部，休息10～30分钟，推荐保留2小时，若无排泄感，任药液经肠道自然吸收为佳。

按：苦参和黄柏是清热解毒、燥湿止痢的常用药对，用于治疗肠风下血之症效佳。然苦参功效虽广，但其味极其苦涩，超过"三黄"和龙胆，多数病人，难以接受，本人很少用之。若拟苦参单用或做复方外用，则较好接受，解毒修溃，凉血止痢，对肠风脏毒、后重下血等症疗效较好，可为常用。

该方原来自安徽中医药大学附院肛肠痔瘘科，仅苦参、黄柏、白及三味，本人在临证应用中，再加海螵蛸，取乌及散之方意，生肌止溃敛疡之功更胜一筹。本方药简效专，疗程较短，往往使用15天后症状趋于稳定向愈，值得推而广之，是基层医疗机构对此类病症最适宜的治疗方案。有患者总觉尾椎之上，肛门之内，似痛非痛，似坠非坠，如麻如刺，如辣如痒，牵及会阴，站立行走不舒，躺下平卧则适。或发或止，或轻或重，莫可名状，迁延难愈。肛肠科诊之，指诊（－），拟用痔疮膏栓外用和高锰酸钾水溶液坐浴，初始有效，再用无效。此类患者应用此方效著，免得荐医上级。

此类疾患，最忌烟酒辛辣、烧烤火锅之品。司机和长期久坐伏案工作的人要按时做工间操，或者遵循"四五一五"工作法，每工作 45 分钟，站立、活动 15 分钟。平日在睡前或起床时，常做提肛运动，每天 1～2 组，每组 30～50 次。因前列腺炎亦有上述症状，故男性患者还要检查前列腺，排除问题后再就诊肛肠科。

肛门湿疹冷浴方

功效：燥湿清热，祛风止痒。

主治：肛门湿疹。

方药：苦参 50g，土茯苓 30g，野菊花 20g，甘草 15g，紫草 20g。

制法：温水浸 1 夜，常规煎煮头、二汁，计得药液 1000mL。

用法：先用温水洗涤患处后，用此汤冷凉（绝对不可热浴）坐浴或湿敷，每次 10～15 分钟，每日 2～3 次。单用或配合其他药物外擦，并注意忌食椒酒辛辣之品及海鲜。

太乙药袋

功效：温经散寒，活血化瘀，祛风通络，消炎止痛。

主治：胃痛、腹痛、腰腿痛、月经痛、关节痛及一切外伤性疼痛等各种痛症。

方药：硫黄 500g，川芎 200g，生南星 200g，白芷 100g，石菖蒲 150g。

制法：研细粉，装布袋中，拍平，调整约 20cm×15cm×0.6cm 大小面积，以线纵横固定成如小孩尿片状的药袋，装塑料袋中，密藏备用。

用法：先将生姜切断，用断面蘸酒，擦湿痛处，然后将药袋放上，外加热敷，温度自行调节，越热疗效越好，但以能耐受为度。用后密藏勿泄气，有效期 1 个月。

反应：个别患者，用后痛增，可暂停使用，痛减后再用。

禁忌：局部红肿灼热者和孕妇禁用。

按：古代两种著名的热疗方法，即雷火神针和太乙神针，其实所谓神针不是针，而是灸，以"神"示之疗效而已。是以药和艾为材料，用纸卷成特大的药艾条（直径4cm，长30cm）。其处方是千年健、钻地风、人参、山羊血、穿山甲、麝香、檀香等药物，因药价昂贵，制作麻烦，施灸手续复杂，疗效虽好但不易普及。余将药条改为药袋，温灸变为热疗，修改处方，取材便宜，应用方便，热疗面积较大。方中以硫黄、川芎为君，取其辛温穿透之力，载诸味芳香活血、通络止痛之药，深入经脉骨络，留于分肉之间，使其效能持久。是为价廉、效捷的大众外敷热疗法，其疗效可与其他热疗相媲美，我门诊用量很大。

三、专用胶囊

水蛭胶囊

功效：活血行水，消癥散结。

主治：风中经络，瘀血内积（脑血栓、脑梗死及脑出血、脑震荡后遗症，盆腔瘀血粘连症、盆腔囊性占位、胸腔包裹性积液、关节腔积液等）。

方药：水蛭。

制法：生用晒干或低温烘干，研极细粉装胶囊。

服法：每服0.7～2g（0号胶囊每粒装净药0.45g）。

禁忌：孕妇忌服。

按：医界每闻水蛭之名，不免有畏惧心理，不敢轻用，其实不然，只要证准量适，把握确恰法度用之，每能溶逐上菀颅脑之瘀、下积冲任之血，破血而不伤气，消瘀且能行水。治疗某些恶血久瘀、凝结难行的急慢性重笃而顽绵的病证，如脑血栓、脑梗死、脑出血、颅脑血肿难以吸收者，脑震荡后遗症之头痛、头晕、头昏，冠心病之重症心绞痛，胸腔包裹性积液，血小板增多症，盆腔炎性包块、囊性占位、输卵管积水，陈旧性宫外孕等，均有著效。可单独服用，亦可配复方吞服，体虚之人可佐以益气扶正类方药用之。本品吴鞠通谓："无微不入，无坚不破……久病坚结不散者，非此不可。"是言其效捷。张锡纯谓："破瘀血而不伤新血……并不觉开破，而瘀血默消于无形，真良药也。"是言其弊少。先贤之言，应予辨证对待。本品仍属剧药之类，用之当慎重观察，中病即止。

蝎蜈胶囊

功效：搜剔息风，通络止痛。

主治：头风、癫痫、痹证（血管神经性头痛，面神经麻痹、震颤，风湿及类风湿性关节炎，各种骨关节退行性变，腰、臀肌筋膜炎之重症，椎间盘突出症等）。

方药：清水蝎、川蜈蚣各等分。

制法：研极细粉装胶囊。

服法：每服 1 ～ 1.5g（0 号胶囊每粒装净药 0.5g），每日 3 次，常掺入汤剂吞服。

禁忌：肝肾功能损害者和孕妇禁用。

按：此方又名止痉散，然不独为止痉作用，兼有搜剔息风、解毒散结、通络止痛、行滞达痹的综合功效。二药相须为用，辛通走窜之力最速。内至脏腑，外达经络，凡气血凝聚之处，皆能开之。常用于顽固性血管神经性头痛、面神经麻痹、面神经震颤、带状疱疹后遗症之神经痛、胸膜粘连、椎动脉型颈椎病、神经根型颈椎病、急性腰扭伤、腰椎间盘突出症、腰臀肌筋膜炎、关节粘连症、格林—巴利综合征、癫痫及其他热病抽搐等。

甲蜈胶囊

功效：通络行滞，开闭除栓。

主治：不孕、癃闭、风中经络、瘀血内阻（输卵管通而不畅、前列腺肥大、尿闭、脑血栓等）。

方药：炮山甲、川蜈蚣各等量。

制法：研极细粉，装胶囊。

服法：每服 2 ～ 4 粒，1 日 3 次。

按：此方为化坚散结、通脉开闭、行滞除栓之专方。其效突出"消""通"二字。亦可用于椎动脉型颈椎病和神经性耳聋（初期）。

香戟胶囊

功效：行气泄水，消结逐饮。

主治：悬饮（胸腔积液、心包积液等）。

方药：大戟 40g（醋炒），木香 10g。

制法：研级细粉，装 0 号胶囊（每粒含净药 0.42g）。

服法：初服每次 2～4～6 粒递增；胸腔积液消退后酌减，每次 6～4～2 粒递减至停；日服 2～3 次。

禁忌：慢性胃炎、溃疡病患者慎服，孕妇忌服。

按：本方出自《本草纲目》，李时珍谓大戟"得枣则不损脾"，是阐发张仲景以"十枣"命名之含义。先知先觉的李时珍提出大戟"须研末冲服"。据现代报道，大戟的有效成分为树胶状物质，不溶于水。故本方装胶囊吞服，不仅保持疗效，且能避免对胃的刺激。陶弘景谓大戟"有小毒"。从十枣汤组成的三味药毒性比较来看，芫花（+++），甘遂（++），大戟（+），大戟是低毒的。李时珍可能在实践中亦发现十枣汤之毒力猛烈，很难普及应用，故从中选用低毒效稳的大戟为主，再根据"利水必行气，气行水亦行"的用药法度，加木香一味，以化气行水，提高大戟的疗效，可见处方之严谨。本人运用此方几十年，颇感安捷效著。吾曾收治一例肺癌患者，胸水每 7 天必抽 1 次，住院 2 个月，要求出院，转中医门诊。用此方配服汤剂，10 天后仅胸穿 1 次，经治月余，完全吸收。

参七胶囊

功效：益气活血，通脉扶正。

主治：胸痹心痛（冠心病、心绞痛及部分心肌病的善后巩固方）。

方药：人参（阴虚者用西洋参）、参三七各等量。

制法：研极细粉装胶囊（0 号胶囊装净药 0.45g）。

服法：每服 4～6 粒，日服 3 次。

按：本方见于《谦斋医学讲稿》，是秦伯未先生常用于心绞痛的巩固剂。一般是二味等量，但也可以根据患者所表现虚实偏胜的具体情况，调整二味的单位剂量比例服之。服 15 天，停 5 天再服，结合食疗体疗，精神调节，效果更好。是冠心病、心绞痛，比较理想的善后康复方。

胎盘胶囊

功效：大补气血，返本还元。

主治：虚劳（肺结核或大病之后，身体虚弱，非特异性免疫功能低下；男女两性发育不良；疲劳综合征等）。

方药：胎盘。

制法：取健康产妇之新鲜胎盘，清水洗去外污（勿剪开），蒸10分钟以消毒、凝固，再干燥后重量在50g左右，研极细粉，装0号胶囊（含净药0.53g左右）。

服法：每服4～6粒，每天2～3次。

按：胎盘富含胎盘球蛋白、干扰素及多种激素，具有抗过敏、抗疲劳、抗感染等多种作用，用途十分广泛。世医畏其性甘温，局囿其疗效，其实不然。《本草经疏》谓："人胞乃补阴阳两虚之药，有返本还元之功。乃血肉有情之品，大补气血。"通过辨证论治，阴阳两虚之人，均能用之。然世俗误传用法，将其剪开流水搓洗，致血水洗净，呈白色海绵状一团，与肉同剁成馅，包饺子吃，或炖老母鸡吃，则完全丧失疗效。此为"筋膜"，而非胎盘也，其有效成分付诸东流。欲得其固有疗效，必须按上述制法，亲自动手。因本品色垢、恶腥、质软，药源紧张难觅，制作麻烦。如果让病人自取、自制，往往落空。如门诊用量大，为了方便病人，可与专人联系，按标准要求制作、收购，冰柜冷藏备用。本人从来不用市场所售，色白如银耳之胎盘制品。

朱氏复肝散胶囊

功效：扶正化瘀，消积软坚。

主治：癥积（早期肝硬化，症见肝脾肿大、面布血缕、肝掌、蜘蛛痣等）。

方药：人参60g，自制胎盘1具（约50g），参三七80g，生鸡内金80g（洗涮去污），广郁金50g，土鳖虫50g。

制法：共研极细粉，装0号胶囊，每粒含净药0.42g左右。

服法：每次服6～8粒，1日2～3次，饭后服。服15天，停5天。

助治：根据病情，也可与平麦逍遥散加楮实子（打粗末，25g作散煎剂，1日2次分服），交替服用，每7天交替，14天后，停4天再服。

　　按：制方者朱良春先生，取人参、胎盘，益气养血、大补真元以扶正；参三七、鸡内金，活血软坚、行滞消积以祛邪；广郁金、土鳖虫，开郁散结、理气逐瘀以为佐。三组药对成方，亦是分而各有专效，合之协力同功，形成扶正祛邪、补不留滞、攻不伤正、攻补兼施的肝病良方。临证亦可用作肝硬化失代偿期腹水消退之后的巩固剂。在医患密切配合的情况下，不少病人服用此方往往能控制腹水再生。腹水是本病转归的可靠标志，从病理角度观察之，控制腹水，就是具有控制肝纤维化、降低门脉高压、保护代偿功能、提高免疫功能的特殊作用。

　　本方取材方便，修制简单，疗效可靠，副作用少，比鳖甲煎丸（《金匮要略》）、化癥回春丹（《温病条辨》）更为优越。此方原载于《中医杂志》，1963年第3期。本人应用40多年来，获效甚丰，深有体会。上海中医药大学肝病研究所的《扶正化瘀法在抗肝纤维化治疗中的应用及相关的基础研究》获得2003年度国家科技进步二等奖，其制方思路与朱老40年前拟订的"扶正化瘀"法不谋而合。可见朱老医技精湛，远见卓识，实令吾辈敬佩之至。

　　不过该病常伴有食管、胃底静脉曲张，一旦大出血，病家有可能不咎其他原因，不提三七的止血作用，往往只抓住土鳖虫（破血）一味不放，误以为药伤，持方质医，寻找事端，医家有口难辩，无故含冤，不可不防！所以，在服药之前必须向病人说明本病发展趋势和转归，随时有吐血不止的可能！必须做到抑喜怒，勿劳累，勿饱食，勿吃粗糙焦硬和粗纤维食物，以防不测。

程氏四味散胶囊

　　功效：生肌敛肺，凉血止血。

　　主治：咯血（支气管扩张和肺结核咯血）。

　　方药：白及片40g，生大黄30g，血竭20g，白矾10g。

　　制法：共研极细粉，装0号胶囊，每粒含净药0.55g左右。

　　服法：每服6粒，1日3次。

　　按：此为皖南歙北名医程雁宾先生家传方，常用作支气管扩张、肺结核大出血等病症血止之后的巩固剂。在医患配合、疗养结合的情况下用药，远期疗效较好。白矾（硫酸铝钾）对人体虽然有害，但其剂量仅占全方的1/10，短暂服用，关系不大。

四、佐治饮料

用中草药鲜品煮汤代茶，是吾师刘惠卿先生殊为赏用的辅治饮料。治疗外感热病和其他杂病，每获良效。北京四大名医中孔伯华、汪逢春先生也擅用鲜品，他们认为"新鲜之品，轻清效捷"。蒲辅周先生更为推崇鲜品的作用，制二鲜饮（鲜竹叶、鲜芦根），功效类似白虎汤。

倡用鲜品，源远流长。《神农本草经》谓："生者尤佳。"何以"尤佳"？据实验研究表明，只有具有生物活性的成分，才能有效地发挥其生物功能。鲜品由于较好的保持了这种生物活性，因而药效比干品高数倍，甚至数十倍。例如青蒿素的提取，最初用干品青蒿做了许多实验，就是提不出有效成分，后来参考了《肘后方》，葛洪说"须绞取汁"，改用了鲜青蒿，乙醚提取，才发现了有效成分——青蒿素。验证了"生者尤佳""轻清效捷"的科学论断。

下列的部分鲜品饮料，"乡野是草，城市是宝"，为了拯危救急，方便病人，建议医家尽可能栽植生药标本，让患者按图索骥，任其采用。

凡用鲜品，必须注意其煎服方法。洗净，拍碎、切碎或砸碎，水沸下药，稍搅再沸，旋即离火，久煎无效或少效，用热水瓶（保温瓶）盛装更无效，需冷却密藏，加热或兑热水服之，代茶时饮。本节所列鲜品药茶，皆用此法煎服，不再赘述；有特殊煎服要求的，另加标注。

乌蔹莓茶

方药：鲜乌蔹莓全草200～300g。

用途：为一切疖、痈、疔、毒、疮疡不敛等化脓性感染疾病之饮料。

按：本品又名五爪金龙，为疮科之"圣药"，广泛地流传于民间。具有广谱抗菌作用，对溶血性葡萄球菌、溶血性链球菌、绿脓杆菌及钩端螺旋体比较敏感，有"乌蔹莓胜过卡那霉"之称。对一切化脓性感染，不失于无毒效捷的最佳饮料。全草捣碎如膏，稍加点樟脑，外敷亦有著效。

蒲公英茶

方药：新鲜蒲公英（全草）100～200g。

用途：同乌蔹莓茶，但疗效略差。用于急性乳腺炎、腮腺炎、胆囊炎、阑尾炎疗效较好。

忍冬藤茶

方药：鲜细金银花藤100～200g。

用途：为热痹（风湿、类风湿性关节炎局部红肿灼痛，风湿热等）的常用饮料。

按：忍冬藤甘寒味淡，最适合代茶常饮，既能清热解毒，又能通络达痹，治疗热痹，常用之作引经药。不过以少量之品加入大剂复方中煎服，很难发挥其应有的功力。在处方中，只不过是充当"花架子"。若追求实效，就必须大剂量煮汤代茶另服。尤其对于治疗风湿热，诚是标本兼顾的理想饮料。

小蓟茶

方药：鲜小蓟（全草）150～200g。

用途：各型急性肝炎，谷丙转氨酶增高者，代茶时饮，淡服或稍加生蜜亦可。

按：小蓟本为血家药，然治疗急性肝炎早有报道，现流传于民间，有显著的降酶作用。同科属植物，一般效能大体相同。益肝灵冲剂的主要原料即水飞蓟（原产非洲好望角），而小蓟药源较广，取之不尽。《食疗本草》称之为蓟菜，是一味无毒的野菜，用于肝炎作饮料，可谓简廉易行。

车前草茶

方药：新鲜带子车前草（全草）100～200g。

用途：用作尿路感染之饮料。

小蓟茅根茶

方药：鲜白茅根200g，鲜小蓟（全草）200g。

用途：用作各类血尿常用之饮料。

满天星茶

方药：鲜满天星100～150g。

用途：为急性重症黄疸型肝炎、淤胆型肝炎等，深度黄疸持续不退、身痒不止者的最佳饮料，淡服或稍加生蜜亦可。

按：满天星为伞形科植物天胡荽的全草。又有翳子草、江西小金钱草等35种别名，常生于向北的墙脚阴湿之地，上海名医陆士谔著《万病验方大全》，引据各家经验，对本品退黄疸奇妙之效，作长篇论述。新中国成立后亦有相关报道。1982年全国第一次中医急症会议在上海召开，对本品治疗重症肝炎、急性重型肝炎的探讨，有多篇文章在大会交流。本人凡遇重症肝炎，深度黄疸，身痒不已，搔抓出血者，必用之煮汤代茶，视为得意裨方，常获满意疗效。医家应栽植标本，以救疾苦。本品经冬不凋，四季皆有，不过茎叶纤细而小，分布稀疏。花师常作护盆防晒草种于花盆中，人量采集比较困难。常与小蓟并煎，同服。

竹叶石膏茶

方药：鲜卷心竹叶100g，生石膏200g（打碎）。

煎法：先煎石膏，煮沸后，下竹叶，再沸即成。

用途：二味相伍，清凉濡润，甘寒退热。常用于气分邪热之轻证及胃火上炎之口糜舌烂者。

鸭跖草茶

方药：鲜鸭跖草100～150g。

用途：小儿暑热症（夏季热）。

茅根石膏茶

方药：生石膏150g（打碎），鲜白茅根200g。

煎法：先煎石膏，煮沸后，再下白茅根，再沸即成。

用途：作为气分邪热重者的常服饮料。

按： 此为张锡纯先生制方，名甘露清毒饮，他评价为"赛羚羊"。

茅根芦根茶

方药：鲜白茅根200g、鲜芦根200g。

用途：为温病高热（肺炎、上呼吸道感染、流感、出血热及无名高热等）、汗出口渴之饮料。

按： 此为名医蒲辅周先生制方，名二鲜饮。他说："此方轻宣生津，退热除烦，作用类似白虎汤，常用于外感热病，肺胃津伤，郁热不能外达者。"

茅根玉米须茶

方药：玉米须100g（剪碎），鲜白茅根200g。

煎法：先煮玉米须20分钟，再下茅根，再沸即成。

用途：急慢性肾炎、蛋白尿患者之饮料。

按： 此为岳美中先生制方，常用于小儿肾炎。《中西医结合杂志》，1984年第4期，有专题报道。

茅根赤豆茶

方药：鲜白茅根300g，赤豆100g。

煎法：先煮赤豆，待豆烂汁出之后，再下茅根，再沸即成。

用途：急、慢性肾炎，肾盂肾炎，尿路感染。

按： 鲜白茅根清热、凉血、利水，赤豆散血、排脓、消肿。最适用于急、慢性肾盂肾炎乃至肾盂积脓等泌尿系感染。

山楂麦芽茶

方药：生野山楂 400g，生麦芽 200g（最好在饴糖坊直接觅购，比药房之品效佳）。

制法：共打粗末。

服法：每用 20～40g，冲沸水，待冷再煮沸，代茶饮之。

用途：高脂血症、冠心病之饮料。

按：沪地名"脉安冲剂"，风行一时。

山楂决明子茶

方药：生决明子 400g，生野山楂 200g。

制法：共打粗末。

服法：每用 20～40g，冲沸水，待冷再煮沸，代茶饮之。

用途：高脂血症、高血压之饮料（大便溏稀者减量，脂肪肝亦可用之）。

按：决明子有降三压（血压、眼压、颅内压）、降血脂的作用，并有通便、明目、清脑、泄浊的功效；加山楂矫味化滞为佐。如能控制饮食，调整心态，坚持锻炼，常年服之，确有良效。

土牛膝根茶

方药：新鲜土牛膝根 200～300g。

用途：用于急性咽喉炎、扁桃体炎及其所引起的急性肾炎，为功效独特的饮料。

按：土牛膝为苋科植物，俗名"牛磕膝草"，因其节如牛之膝故名。处处有之，妇孺皆知。煎汁基本无异味，儿童服用，可稍加生蜜。本药治喉痹，除文献记载外，广泛流传于民间，必用鲜品。实为喉科之圣品，理想之饮料。回忆新中国成立之初（1951～1952）我乡白喉流行，区卫生院病房住满，另开辟庙宇祠堂作病房收容患儿，我与刘建屏先生出任中医，进行中西结合治疗。除服用中药外，并采集大量鲜品土牛膝根，洗净后趁水湿未干放在已刷洗干净的碓窝中舂碎，稍加点冷开水再舂后，用布包压取自然汁，进行喉头喷雾，视病情轻重，每隔 30 ～ 60 分钟喷 1 次，除患儿睡眠外，持续不停。剩下药渣，大锅煮汤，给患儿当饮料时时服用。对于剥脱假膜，缓解病情，疗效颇佳。明显地缩短病程，提高治愈率（尤其是咽白喉）。院部领导获悉后立即组织医护人员来我部参观"取经"，开展此法，共同运用，很快地扑灭了疫情。在总结大会上，"土牛膝治白喉"一时成为热门话题，受到表彰，并作为交流材料撰文上报。

鸡蛋润喉茶

方药：新鲜柴鸡蛋 1 枚。

制法：将鸡蛋打入碗中，加芝麻油适量，充分搅匀，用沸水冲之。

服法：待温稍加生蜂蜜少量（勿过甜）调匀，睡前服之。

用途：为慢性咽喉炎、咽淋巴滤泡增生、声带炎、声带增厚等引起的咽源性咳嗽之常用饮料。

海罗茶

方药：胖大海 50g，罗汉果 35g，杭菊花 50g，麦冬 60g，桔梗 30g，甘草 20g，薄荷 30g。

制法：打粗末。

服法：每用 20g，沸水冲泡，代茶时饮。

用途：为慢性咽喉炎、咽淋巴滤泡增生、声带炎、声带增厚等的饮料。

灯心草根茶

方药：鲜灯心草根 50 ～ 100g。

用途：轻型乳糜尿。

水蜈蚣茶

方药：鲜水蜈蚣 100 ～ 150g（干品 50 ～ 100g），桂圆肉 20 ～ 50g。

服法：煮水代茶，服 15 天，停 5 天再服（不加桂圆肉亦可）。

用途：乳糜尿患者常用饮料。

按：水蜈蚣为莎草科植物，原载《植物名实图考》。除各地方药志收载外，其他《本草》很少录用。本品常生长于水边、路旁、田野、湿地，茎瘦长，三棱形，顶端出球形花穗，托叶 3～4 批，形态酷似莎草香附，因此又名水香附。性味辛、平，民间常用于退热利窍、止咳化痰。据报道治乳糜尿有效，现已投入生产，制成冲剂。因药源广泛，作乳糜尿患者的专用饮料，经济实用。

向日葵芯茶

方药：向日葵芯 50～100g。

取材：向日葵杆子剖开，取中间如通草状的白芯。

用途：轻型乳糜尿。

野蔷薇根茶

方药：鲜野蔷薇根 50～100g。

注意：可酌加少许赤糖，但不能长期加糖。

用途：乳糜血尿。

地锦马兰茶

方药：鲜地锦草、鲜马兰各 300g。

用途：过敏性紫癜。

按：此茶能清热解毒、凉血止血，是安徽中医学院查少农教授制订的验方。

黑锅巴茶

方药：锅巴（捣碎炕焦至微黑），灶心土适量。

服法：煮烂代茶时饮。

用途：急、慢性肠炎，症见暴泻不止、久泻滑脱者。

按：有温中祛寒、涩肠止泻的作用。

五、药膳食疗

清暑甘露饮

取材：西洋参3g，猪肝洗净淋水（切薄片，加生姜细末少许，淀粉适量，混合拌匀，备用氽汤），嫩海带丝，鲜丝瓜条切片，紫菜少许，新鲜不臭的虾皮少许，冬日腌制的雪里蕻少许（捣烂，可代替食盐，多则咸，难觅就用榨菜），葱花少许。

制作：西洋参薄片和水一起下锅，沸后稍倾，将海带、紫菜、虾皮一齐投入，再沸后下丝瓜条，三沸后下猪肝，四沸后下雪里蕻，滴少量生抽、麻油，撒上葱花即成，搅鸡蛋花与否自便。

吃法：做成一大碗汤约500～800mL，直接食用，或边喝边吃点发糕（碳水化合物）与醪糟腐乳（富含酵素和维生素B12），每天一次。血压血脂偏高者，暂服4～5天亦无妨！

用途：清暑益气，养阴扶正。主治伤暑（疰夏、小儿暑热症、夏季热、暑瘵、劳役伤气、慢性疲劳综合征等），亦可用作夏日保健的家常药膳汤饮。

按：每逢三伏之季，常见烈日如炽，酷热似焚的天气，露天作业者，汗出如雨，伤阴耗液，纵然不病也感到心烦肢软，困倦食少，气力不足，是为热伤元气，轻则迁延，重则成病，是动而得之；有些人素来阴虚体质，虽身居幽室，纳凉避暑，亦感日渐消瘦，食少神倦，乏力肢软，动则心悸多汗（或少汗），是静而得之，也为伤暑。不管病与不病，此帖药膳，亦药亦食，用于似病非病之体，非常适合。此药膳富含蛋白质、维生素、各种矿物质和微量元素，如锌、铁、钙、钾等等。猪肝富含锌，锌是人体天天不可缺少的元素，人体缺锌就会产生上述症状。而钙和钾也很重要，雪里蕻富含大量乳酸钙，与海带、紫菜、虾皮一起在汤中释放大量的钙钾离子。此乃营养汤液，样样俱全。尝谓："药补不如食补，食补不如心补。"用此帖药膳，比天天用能量合剂、营养合剂等吊水输液之，更为实用实惠，一碗汤抵得上输几瓶液，而且吸收快效果好。这则药膳疗法，本人已运用50余年，是助治裨方，营养扶正，值得推荐。

家庭膳食卤料方

配料：大茴香 60g，山柰 30g，肉桂 30g，花椒 30g，白芷 25g，干姜 20g，小茴香 15g，丁香 15g，草果 15g，陈皮 10g，砂仁 8g，辛夷 8g，甘草 8g。共打粗末，立即放瓶中密藏，勿泄气。

用法：取适量卤料粉末，用稀疏纱布松包扎口（千万勿用尼龙布），小家庭如荔枝大一团，大家庭如鸡蛋大一团，放入卤锅。

起制卤汤的方法：先用猪骨头炖汤，用此汤作水。应卤之物先用少量的盐搓揉里外，腌 2～3 小时（冬天腌制一夜），与卤料、冷汤一齐下锅（夏天须将骨头汤煮开后下锅），卤料放在底层，稍加一点点冰糖（提鲜），滴几滴白酒（除腥），不加酱油，盖锅，旋即用大火催开，再用蟹眼小火慢卤待熟烂，起卤。捞出应卤食物，将卤汤盛放于珐琅质（搪瓷）带耳的锅中，盖严再煮沸（勿揭盖），用布扎口系紧，放冰箱冷藏，如暂不用，则冷冻。卤汤可连用 2～3 次，而后再用时，则需全部倒出并除去锅底底渣，添加新卤料。请注意：①绝不外借；②忌卤一切豆制品和鸡蛋；③忌卤一切自死之物；④每 1～2 月必用 1 次，十几天用一次最好。如此应用，越用味道越美。

按：现代由于物质义化生活不断地提高，人们过上千载难逢的好日子，也具有了较强的卫生保健意识。在日常生活中逐渐发现，传统的腌制肉类食品，如咸鸡、咸鱼、香肠、火腿等，含有大量的亚硝酸盐，是三大致癌物之一，故欲改吃卤菜，相对安全。然而市肆卤货，取材普遍均是库存已久的冷冻牲畜，鲜品十分难得，很不放心，不如人意。因此有不少病人趁就诊之便，要求另开卤料一帖，自起卤锅，自制自吃，自产自销，比较放心。

万事留心皆学问。恰好 20 世纪 80 年代，因公出差，路过安徽宿州一小镇，中午吃排当，这家老板待人十分殷勤周到，谈侃之际，伴我随行者透露了我的身份职业，老板娘听闻便笑眯眯地坐下，伸手要我搭脉拟诊。诊毕就餐，临别之际，老板含笑致谢，递出一纸，说道："承蒙惠顾又劳驾赐诊，决不亏待于您。大概您知道符离集地方卤菜好吃，声名远扬，主要是卤料第一，制作第二。此份家传卤料方送您自用，千万勿失！"欢言而别，上车入座后，心中想道："今天有幸上演了扁鹊遇师长桑君的情境，不过未饮到'上池之水'而已。"着实有趣。

医家应当效法伊尹，又是医家，又当厨师，现称"营养医师"。据说张赞臣、秦伯未两大师，善于烹饪，会做各种美味菜肴。因常规疾病后期的康复治疗，往往须配合饮食疗法，而卤菜色、香、味、形俱全，诱人垂涎，开胃醒脾，故推荐在日常健康清淡饮食中，适当添加"卤菜"作为"调味剂"，也是饮食卫生之一。《素问·藏气法时论》云："毒药攻邪，五谷为养，五果为助，五畜为益，五菜为充，气味合而服之，以补精益气。"牢记哲言，济人济世。

特制米粉肉

取材：猪肉五花肉（软肋）四斤，黄豆酱、盐、五香蒸粉（米面）。

制作：猪肉五花肉洗净淋水，每斤肉配 10g ～ 15g ～ 18g 盐（大约比正常米粉肉略咸一倍），稍加点黄豆酱，慢慢地攥、捏、揉使盐渗入，腌之，夏天三小时左右，秋冬半天至一天。取商店售卖或农家自制的五香蒸粉，放锅中先用小火慢炒，至香气溢出后，倒入腌制之肉，充分拌炒，至猪肉半熟，连肉带面一并盛起，放在铺上纸张的竹筛子中曝晒 1～2 天，不能久晒。成功之后，连面带肉，分成小包装，放入冰箱冷藏或冷冻。

吃法：吃时取一小份，连面带肉，面要多些，摆碟中，必加水，蒸之。每顿午餐量力吃之，逐渐增量，不腻人。

用途：醒脾开胃，提高食欲。增加腹壁脂肪，撑托内脏下垂，适用于胃下垂患者和部分消瘦体质人群食用。

按：胃下垂患者，常见体弱消瘦，一般血压偏低。因大网膜及内脏缺少脂肪，没有衬托支撑，导致肝、肾、胃下垂，舟状腹（瘪小肚子）最为典型，有的甚至能触及腹主动脉搏动（100 年前，农村人说这叫"气梗子活了"）。须吃些肥肉，增加腹壁脂肪，有利康复。但有许多人，谈肥色变，怕吃肥肉。这种特制米粉肉除去肥气，变为腌香之气，加上米粉、肉和淀粉结合起到质的变化，特别适口而无腻人之气，且能增加食欲。本人凡治此病，每每介绍。回忆曾在一次专题学术讲座会后，听众簇拥而围，纷纷道："我们在临证中，就是无法解决这个问题。"故录之，供参考。

六、常用药粥十一则

1. 百合花生粥

配料：糯米、百合（鲜品最佳，干品水发）、花生米（去皮）、新鲜铁棍山药、大枣，四味食材用量依次递减。

用途：健脾益肺，用于肺系疾病的食疗保健。

2. 百合人参粥

即百合花生粥加生晒参 5g（1 日量），适用于肺系疾病偏于气虚者。

3. 百合党参粥

即百合花生粥加党参 20g（1 日量），适用于肺系疾病偏于脾虚痰嗽者。

4. 百合胡桃粥

即百合花生粥加胡桃仁、白果、黑芝麻面，适用于肺系疾病偏于肾不纳气（肺气肿）、咳喘相兼者。

5. 百合西洋参粥

即百合花生粥加西洋参 5g（1 日量），白木耳适量。适用于肺系疾病偏于肺肾阴虚者。

6. 百合黄精粥

即百合花生粥加制黄精 30g（1 日量），白及粉 20g（1 口量）。适用于肺结核患者。

7. 百合粟米粥

配料：糯米、百合（鲜品最佳，干品水发）、小米、嫩麦仁、大枣、甘草，六味食材用量依次递减。

用途：安神宁志，用于百合病、脏躁症、忧郁症、癔症、夜游失眠等神志病症的食疗保健。

8. 珠玉四宝粥

配料：糯米、薏米、铁棍山药、莲子。

用途：健脾调肠，用于泄泻（各种类型）的辅助治疗。

9. 板栗补肾粥

配料：糯米，板栗，枸杞子。

用途：补肾壮腰，用于肾虚腰痛（血糖偏高者，不能久吃）。

10. 枸杞花生粥

配料：糯米、枸杞子、花生米（带皮）、大枣，四味食材用量依次递减。

用途：健脾养血，用于贫血、血小板减少、过敏性紫癜的辅助食疗。

11. 荷稻清暑粥

配料：当年新糯米，嫩荷叶少许，鲜采稻叶少许。

注意：切勿加碱。

用途：清暑益气，用于伤暑，是夏季保健的高级早餐。

按：忆自昔日在老年大学任教授时，一位学员问道："稀饭与粥有何区别？"未能应答，颇为尴尬。一事不知，以为深耻。再翻资料，方得知看见米粒者叫稀饭，看不见米粒者叫粥。这也变相说明了粥为什么能养生保健。因为米和其他佐料，经文火久炖（以前用瓦罐、陶罐最佳，叫煨粥）之后熟烂成糊状，浓郁滋腻，晶莹如膏，诱人垂涎，非常适合病后康复者、脾胃虚弱者和老人食用。用大锅煮粥时，会看到有黏糊如猪油膏脂之物浮在米粥表层，名曰米油，赵学敏说："米油滋养，胜过熟地。"所以有人将其舀出当奶，喂养婴儿。也难怪大诗人陆游有《食粥》诗云："世人个个学长年，不悟长年在目前；我得宛丘平易法，只将食粥致神仙。"

粥，原本仅是由寻常谷物做成的一种精致适口的食物，而后一代代的医界文人，藉粥作题，大做文章，渐渐发展出数以百计的粥品（药粥），有荤有素，荤素两参。如羊肉粥，有八种中药组成，与其叫粥，不如称之为用大米做药引的汤药，有失粥貌。再如侧柏叶粥，味恶动呕，无法吃之；辣蓼粥色恶，味怪，性味秒异，望而生畏，岂能食用？曾见有些报刊，往往时有以"论粥"为题的文章，所列粥方很多，夸夸其谈，乱人视听，不切实用。

本人业医以来，临证应诊，课徒代教，根据病种病情的需要，也常启用药膳、药粥，用作扶正固本、善后康复的治疗。但应用药粥必须注意的是：

1. 不能以粥做疗，只可以粥做养。

2. 不可将吃粥作用扩大化，以粥代药。

3. 不提倡以肉类食物加药做粥。

4. 一般情况下不启用药粥。

5. 尽可能选择药食同源之品做粥，如大枣、莲子、百合、山药、枸杞等，应用面广，接受度高。

6. 禁用气腥、味恶、乖烈动呕之品做粥。

7. 不用矿物质药品入粥，如白石英粥、灵磁石粥等。

8. 提倡用陶制瓦罐，小火煨粥，能见到上浮之米油，可以保持粥的原貌原效。

9. 血糖偏高的人，吃粥应当间歇有度。

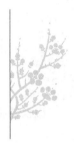

一、灸耳尖疗法

主治：角膜炎、角膜溃疡、角膜云翳（初期）、顽固性睑腺炎、中心性视网膜炎（恢复期）。

方法：推耳向前，显出耳尖穴（双），皮肤常规消毒后，以麦粒大艾炷，瘢痕灸三壮，灸后保护灸创，洗脸勿擦破，10 天后再灸 1 次。

按：此灸法出自《针灸大成》。治疗角膜炎或角膜溃疡，能很快消肿止痛。最近我们用于急性视神经乳突炎（暴盲），亦有较好的疗效。

二、耳轮三穴及耳后静脉刺血疗法

主治：急性化脓性扁桃体炎、咽炎。

方法：于耳郭外缘（双）取耳尖、耳中、耳垂（下方）、耳后静脉（选粗大者），皮肤常规消毒后，以左手捏紧，圆利针点刺挤出血。大都仅首诊时刺一次即效。

按：此为安徽针灸名医释印波和尚刺血验方。我们用之常加刺少商、商阳，其效更佳。

三、健脑康复按摩疗法

主治：脑栓塞、脑出血、颅脑外伤后遗症，见头眩、头痛、头昏者，并可用作脑保健。

方法：双手指撒开如梳，从前发际到后发际，用力适中，闭目凝神地挠 40 ～ 60 次，再以拇指稍揉双风池穴、双太阳穴、印堂穴，最后用右手中指头，叩顶心（百会）30 次结束，每天坚持 1 ～ 2 次。

四、"画梅花"颈椎操

主治：神经根型颈椎病、椎动脉型颈椎病。

方法：正坐体位，双手扶桌边，合目凝神，用鼻尖代替指挥棒，像指挥家打拍子似的旋转摆头缓慢地左右晃动，意念中画个横 8 字（即 "∞"）呈现在面前，幅度越大疗效越好，每天做 1 ～ 2 次，每次画 10 ～ 20 遍。可先画横 8 字（∞），后画竖 8 字，交替用之，最后形成 4 个瓣子的梅花状，效果更佳。

禁忌：脊髓型颈椎病忌用。

按：此种特殊的颈椎操，通过多方位的大范围旋转运动，影响到颈椎每个关节，确有活利关节，改善血循，缓解退变，减轻血管神经受压的作用。比牵引推拿更为方便而效著。是一种未病能防、已病能治的特殊颈部保健操。本法传自理发师。我友高某，患椎动脉型颈椎病，晕眩卧床，医药效逊。某次理发时谈及此病，一位老理发师说："我有妙法，划 '8' 字，你能应用，效过他法。"高某精心做练，奇效立见。联想西欧医学史最早把外科分为"外科、长袍外科、理发匠外科"，而我国有些老年理发匠，往往也掌握一针一穴，拥有推拿、复位、刮痧、放血、特定体操等绝技。真是山川异域，风月同辉！

五、刮鼻疗法

主治：鼻渊（慢性单纯性鼻炎、肥厚性鼻炎、副鼻窦炎、过敏性鼻炎等）。

方法：食、中二指，按定印堂穴，向下分刮鼻之两旁至迎香穴，每刮

10 次左右重揉迎香穴 1 次，刮 3 ～ 5 分钟后，稍揉双风池穴、双太阳穴，再掐双合谷穴结束。每日 1 ～ 2 次。

按：鼻渊顽疾，必须配合刮鼻疗法，能改善局部微循环，减轻鼻道充血水肿，有利于"开闭通窍"而改善鼻塞，恢复嗅觉。所谓"久刮能通"，贵在坚持。

六、捏脊疗法

主治：小儿顽泻、滑脱、消化不良。

方法：医者双手成半握拳状，拇指指腹对准食指的第二指骨中间，捏起患儿督脉两侧的皮肤，边捏、边提、边放，随之向前推进。从长强穴两旁由下而上地捏至大椎穴为 1 遍，5 ～ 10 遍为 1 次，每次做完后用双手拇指轻揉腰背，从长强穴到肝俞穴，3 ～ 5 次顿见皮肤红晕如灼，结束。亦可让家长做。

七、背俞拔火罐疗法

穴位：华佗夹脊穴（或督脉）。

方法与主治：

1. 第 1 ～ 7 胸椎两旁拔罐，主治呼吸系统和消化系统疾病（急性支气管炎、顽咳、食管炎等）。

2. 第 7 ～ 12 胸椎两旁拔罐，主治上消化道疾病（急、慢性胆囊炎，胆绞痛，急、慢性胃炎，胃溃疡等）。

3. 第 12 胸椎～第 5 腰椎两旁拔罐，主治肠道疾病（急、慢性肠炎，肠粘连，肠神经痛等）。

4. 骶椎两旁拔罐，主治生殖系统疾病（急、慢性子宫内膜炎，宫颈炎，宫颈糜烂，附件炎，盆腔炎，盆腔淤血症及粘连症等）。

按：华佗夹脊穴，正值膀胱经第一侧线之内侧，五脏俞、六腑俞腧穴所在之处。"俞"为脏腑经气输转出入最集中之点，于此处扎针、施灸、拔火罐，其疗效直接影响内脏，而达到调和气血、扶正祛邪、舒挛止痛的作用。要求每次平行拔二罐（拔督脉只需一罐），造成深度淤血，4 ～ 6 天 1 次，依法循环拔之。拔火罐可造成大面积的皮下淤血，能发挥"自血疗法"的作用，可增强人体自身免疫功能，为内科临床不可遗弃的传统疗法。对于某些难治顽疾，如顽咳、寒哮、胃痛、胆绞痛、盆腔炎、盆腔淤血症、盆腔粘连症等，确有神效，故倡导恢复启用。

八、夹脊发泡疗法

主治：气管炎、慢性喘息性支气管炎、支气管哮喘。

方法：取华佗夹脊穴，第 1～7 胸椎，旁开 1 寸（双穴），或只取督脉经两椎之间凹陷处（单穴）。皮肤常规消毒，置以发泡散摊平约 2cm×2cm×0.3cm 大小，外用胶布固定，24 小时后去之，再以无菌敷料保护之，勿破其泡，任其吸收，疗效更好。10～15 天 1 次，依次施术。

按：此法常用于上述疾病缓解期的巩固治疗和周期性发作前的"截治"（截断治疗）。

九、"至阳"压豆疗法

主治：心绞痛。

方法：定准至阳穴，置大黄豆 1 枚，用胶布固定，坐靠背椅上，如老牛擦痒式，揩擦椅靠，使豆压刺激穴位，每次 5～10 分钟，每天 1～2 次，力度自酌。可治疗、缓解、控制心绞痛（某解放军医院发现）。

十、"内关""间使"压豆疗法

主治：脏躁（癔症性昏厥、抽搐、幻觉，神经症之失眠、多梦、嚎叫等）、心悸（心动过速等）、胸痹（心绞痛、肋间神经痛、肋软骨炎、胸骨剑突炎等）、呕吐（神经性呕吐等）。

方法：用大绿豆 1 枚，置双内关穴，外用胶布固定，令病人合目凝神，意守压豆之处。用手指重按绿豆，刺激穴位，左右各 10～20 分钟。病发时，随时亦可重按，1～2 天后渐渐移贴至双间使穴。

按：内关（络穴）、间使（鬼路）皆为手厥阴心包经之要穴，对神明之心、血脉之心的疾病均能治之，一般常用于前者。压豆与指针相似，重压之，能宁心安神，豁胸宣窍。《肘后歌》："狂言盗汗如见鬼，惺惺间使便下针。"对一些癔症和神经症所出现的善恐、易惊、忧郁、幻觉，身非己有，状若游魂，思维特殊，症状怪异的病例用之是为得力的助治。回忆

1949 年随师见习时，一病妇，恐怖惊叫，指着墙上挂的一个搭着毛巾的葫芦，硬说："这是才砍下来血淋淋的人头，口衔一条毛巾。"刘师下针间使穴，行"龙虎交战"手法，针感较强，再问之，答曰："是葫芦。"见此神效，便坚定我习针之志。

十一、揉腹通便法

主治：习惯性便秘、老年性便秘、慢性结肠炎。

方法：晨间起床之前，平卧绕脐揉腹左右各 50 ～ 100 转（须合目凝神，意守腹部），之后起床垂腿正坐，再用左手大拇指侧（第一掌骨，即大鱼际肌的桡侧），从左肋下用力向下擀至腹股沟（即从横结肠端，擀到降结肠、乙状结肠）30 ～ 40 次，旋即入厕，用力排便。无便意者，亦须入厕空蹲（象征性蹲厕）。按时进行，建立条件反射，一旦便通，必须坚持，不得终止！

十二、推足心疗法

主治：失眠。

方法：晚间睡前，用大拇指重推足心（涌泉穴），左右各 100 次，必须闭目凝神，意守足心，心无外慕，精确地计算推运次数。

按：苏轼官至海南，过岭南适逢瘴疟流行猖獗，见一县吏，身居疫区，从未染疾，问其故，答曰："寅时之前，重推左右足心（涌泉穴）可防此病。"（《东坡全集》）这便是推涌泉疗法的来历。看来好像有提高人体特异性免疫功能的作用，分析之似乎不可能。不过《肘后歌》言："顶心头痛眼不开，涌泉下针定安泰。"足见刺激涌泉穴，可以直接影响高级中枢，有激发自卫性调节、加强免疫监视系统功能的可能性。最近美国波士顿大学科学家柯斯林等人研究发现，轻柔地刺激足心，可使老人平衡力接近年轻人水准。由此联想失眠之病，多由于心肾不交，肾水不能上济心火所致，晚间常发生心烦神幻、寐不安枕的亢奋症状。取上病治下法，推灸涌泉，结合意念诱导，可以起到"定安泰"的助眠作用。

十三、灸足心疗法

主治：失眠。

方法：晚间睡前，将艾条2支燃着，支撑地上，熏烤双足心（涌泉穴），温度自我调节，热力以能忍受为准，要求合目凝神，意守足心，每次10分钟，可与推足心法间日交替使用。

十四、灸隐白疗法

主治：血崩（重症功能性子宫出血）。

方法：取双隐白穴，用绿豆大艾炷，中间灸（即无瘢痕灸，当艾炷烧至灼热不可忍耐时，迅即剔去再灸之），3壮，每晚1次。

按：隐白为脾之井穴，亦为止崩要穴，灸之能升发脾元，益气摄血。针灸大师承淡安先生说："妇人月事过时不止，针之立愈。"吾师刘惠卿先生改针为灸，用之多验。

十五、温汤擦浴退热疗法

主治：小儿高热（夏季热、无名高热）。

方法：鲜藿香、鲜紫苏、鲜艾叶、鲜葱任取一味，切碎，水沸下锅，稍沸离火，取汤加白酒10mL用毛巾浸透拧干，趁热（调节温度，勿使烫伤），从上而下地擦浴全身（冬日可在被窝里擦之）。

按：热因热用的外治法，此为中医的"顺势疗法"之一。小儿高热，邪在肌表，尚未入里，以辛香宣达之品，煮汤趁热进行擦浴。《幼幼集成》对这种特殊治法，称之为"神奇外治法"。清·陈复正云："此法最能疏通腠理，宣行经络，使邪气外出，不致久羁荣卫，而又不伤正气，诚良法也。"如果此时一味采取冷敷冰掩，酒精擦浴，因为寒性收引凝闭，掩邪外泄，或可热缓，而霎时反剧。所以当前儿科护理，不主张应用此法，业已形成共识。

十六、击背疗法

主治：胆囊炎、胆石症、胆道蛔虫症等引起的胆绞痛，胆囊术后综合征、阻塞性黄疸、肝内毛细胆管炎、结石等肝胆系统疾病。

方法：令患者正坐，抱肘，伏案，低头，拉开背部。术者从背部的右侧大约自肺俞至胃俞膀胱经第 1 ～ 2 侧线，自上而下地捶击，力度轻重以患者能承受并感到舒适为宜。每次 10 ～ 15 分钟，每日 1 ～ 2 次。结束之前亦可稍击左侧。

按：捶背用于保健，亦可用于治疗。背部分布的五脏俞、六腑俞是脏腑经气在体表轮转出入最旺盛之处，往往就是相关脏腑的"压痛点"（敏感点），通过捶击震动后直接影响内脏，能够起到激发经气、疏通脉络、调畅气机、舒挛缓急的作用。不失为上述疾病有效而简易的外治法，吾每用之。

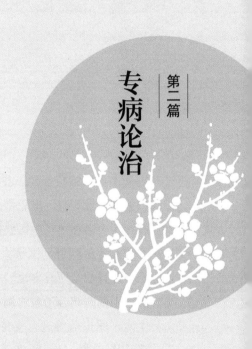

第二篇

专病论治

本着"弘扬岐黄，求实存真"的精神，遵循马克思主义"用理性认识去整理感性资料"的思维方法，以临证验案记述形式来阐明专病论治，更有利于突出和体现中医整体调控、辨证互补、灵巧多变、生动活泼的应诊方法和实战精神。国学大师王国维说："凡事物必尽其真，而道理必求其是，此科学之所有事也。""求实存真"是本人立己之道，所以凡是泛泛之疾和中西医结合治愈之例（即非单纯用中医药治愈者，但使用谷维素、维生素、驱虫药等进行支持治疗的除外），绝对不予收录。经治者皆为危、笃、难、急、怪、顽之例，大部分为已经运用现代医技处理而不能制服者。其中有些治疗方案，看来似乎过于繁琐，但是对待痼疾沉疴，必须以一方为主，再结合其他佐治的"鸡尾酒疗法"才能克敌制胜。某些治法与方药，看来似乎属于雕虫小技，但无一不是古方验方之升华，个人心得之积淀。虽属于裨法裨方，却常收到裨益之效。千虑虽愚，一得为乐，简要录之，以供切磋。

注：本篇所列煎剂，每剂皆以常规煎煮方法，头、二汁混匀，计得药液 1000 ～ 1500mL，每服 250mL，1 日 2 ～ 3 次，饭后服，2 日 1 剂，特殊情况者会另行说明。

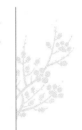

张某，男，26 岁，民办教师。初诊日期：1971 年 1 月 22 日。

患者系下乡学生，任"民办教师"志愿不遂，多思妄想，渐见失眠多梦，心烦性急。某医诊断为神经官能症，服药无效。月余以来，妄言妄行，自尊自贵，或躁动不安，或呆如木鸡，自伤行为不断发生。于 1970 年 11 月 6 日住入某医院精神病科，拟诊为妄想型精神分裂症。常规治疗，月余后，病势已治，苦求出院。出院后，病情反复，日前暴发。诊其唇赤气粗，舌红，苔根焦黄，脉弦劲数（116 次 / 分）。火炽气壅，上扰神明。治以苦寒直折，活血宣窍；再以镇肝宁心，安神定志。

1. 大黄韭龙汤 4 剂（见"方药评述·内服方剂"）。

2. 加味生铁落饮：生铁落 150g（先煎）、珍珠母 40g（先煎）、代赭石 30g（先煎）、胆南星 12g、浙贝母 12g、陈皮 12g、石菖蒲 12g、带心连翘 15g、朱茯神 30g、玄参 20g、丹参 20g、郁金 15g、竹沥 20mL、姜汁 10 滴（冲）。8 剂。

二诊（1971 年 2 月 17 日）：父代诉，大黄由 20g 加至 50g 方畅泻 3～5 次，2 方服 6 天后，复见大便不行，再投 1 方，1、2 方交替服用，现躁动已安，每夜入睡 6～8 小时。静坐诊脉，略显呆滞，舌色转淡，六脉平软（88 次 / 分）。再拟前方，根据大便情况，交替服用。已停服氯丙嗪，配服谷维素、利眠宁（氯氮卓）等。

结果：计服 1 方 8 剂、2 方 30 余剂，历两个月渐愈。最后拟加味安神定志丸——茯神 150g、红参 60g、丹参 80g、石菖蒲 50g、远志 50g、龙齿 100g、郁金 60g，炼蜜丸，如绿豆大，辰砂为衣，每服 50～60 粒，1 日 3 次，饭后服，用甘麦大枣汤送下。

按：本病多为谋虑妄想，伤情失志，屈无所申，怒无所泄，积而生热，热久化火，形成五志之火，凝津成痰，终致痰、火、瘀三邪互结，心、肝、胃三脏受邪而狂症乃发。治当先泻阳明之火，涤除凝聚之痰，痰火一清，躁动稍安，直到能以配合服药时，再投以镇心刹肝之剂方可奏效。故先服董氏大黄韭龙汤，务使畅泻之后，再投加味程氏生铁落饮（《医学心悟》）。根据致泻程度和病势进退情况，二方可以交替使用，以愈疾为期。最后酌情再以温胆涤痰汤类及清气化痰丸、安神定志丸等化裁作丸，用甘麦大枣汤送下以理善后。并嘱其亲友永不提及此病，"消除偏见，勇于关爱"，协助其调节情志，尽可能满足愿望，以期痊愈。阳狂阴癫，凡狂证痰火外候不明显，舌脉不典型者，亦可舍去舌脉，从症（证）论治，首诊亦可用大黄韭龙汤治之。

本例病人痊愈后，在家人帮助下，经过学习培训，由"民办教师"改当"赤脚医生"，酬其夙愿，故至今未再发病。赵学敏说："医者意也，用药不如用意，治有未效，必以意求。"（《串雅·绪论》）说明治病不如"治心"，心理上的"顺势疗法"在中医治疗神志病方面具有重要的临床意义。

癫、狂、痫是为难治之病，本人业医 70 余年，狂、痫各治愈 2 例。董某，男，19 岁，2 岁患癫痫，4 岁起服药治疗，停停发发，来诊 5 个月愈。倪某，女，21 岁，"文革"后期，下放知青。一天和农民一起挖山芋，有人说她偷了山芋，并搜了腰包。本性正直刚强的她，一气之下，哭闹成疯，住院后被诊断为精神分裂症，久治少效，来诊近 1 年而愈。招工后，婚嫁育养，料理家务，基本正常，唯精神情志状态略差。虽为女性，却爱穿四个口袋的老式中山装，自称"爱国"。每年夏天，四个口袋装四个桃子，进入诊室，摆在桌上，然后微笑鞠躬而去，如此这般弄了五六年。

略注两例，以作举隅。

癫证

王某，女，62 岁，市民。初诊日期：2007 年 4 月 17 日。

患者因家庭不和，花甲之年，矛盾激化，而致忧郁焦虑，恐怖易惊，幻想幻听，彻夜不眠。夜间常下床踱步，乱拨电话，闹得亲友不宁。终日心烦意乱，坐立不安；或沉默少言，愣眼呆坐。食欲尚可，二便如常。10个月来，服药无效。住院 15 天，拟诊为焦虑症。服用：氯氮平片 25mg，每晚 1/2 片；氯硝西泮片 2mg，每晚 1/4 片；盐酸丁螺环酮片 5mg，每晚 1 片；或效或不效。一气之下停用各类药品已 20 多天来诊。症见忧郁面容，表情呆滞。舌质偏红而暗，苔薄根略厚，脉来洪大而数（100 次 /分），血压 110/78mmHg。阴癫阳狂，有气郁化火之势。

1. 建议住院（拒）。

2. 大黄韭龙汤（见"方药评述·内服方剂"，大黄首次剂量 15g，随致泻情况调整之）。

3. 生铁落 100g（先煎）、珍珠母 40g（先煎）、朱茯神 30g、辰麦冬 20g、百合 20g、知母 20g、小麦 30g、炙甘草 8g、大枣 4 枚、连翘 15g、石菖蒲 10g、远志 8g。8 剂。

注：头煎、二煎计得药汁 1400mL，上午、中午各服 200mL，晚间服 300mL，2 日 1 剂。2、3 方酌情交替服用。

4. 内关、间使压豆疗法（见"方药评述·外治辑要"）。

5. 晚餐以面食为主（略加荤汤），或以粟米大枣粥加馒头。

6. 睡前重推足心，左、右各 100 次。

7. 贯彻森田正马氏疗法（上午徒步、观景或从事其他体力劳动）。

二诊（2007 年 5 月 29 日）：遵医嘱办事，带药去乡下女儿家疗养先服 2 方，大黄加至 20g 方泻下 4～5 次，2 方计服 3 剂。上午参加较轻的农家劳动，7 天后渐渐入眠，药完之后，每夜能睡 5～6 小时（22:30～次日 5:00），一个多月（42 天）来，一切尚好，故未再诊。然近来每晨早起之前，一阵烘热，大汗湿衣，余无异常。诊其面色转佳，舌质偏红，脉来弦大（88 次 / 分），状若常人。以益气养阴、固表敛汗之剂。

1. 煅龙骨 20g（先煎）、煅牡蛎 20g（先煎）、炙黄芪 25g、太子参 20g、麦冬 20g、北五味子 8g、浮小麦 30g、碧桃干 15g、百合 20g、知母 20g、山萸肉 15g、大枣 4 枚。6 剂。

2. 止汗散（见"方药评述·外用方剂"）10g，口津调匀贴脐。

3. 芥硫浴足散（见"方药评述·外用方剂"）50g，每用少量，睡前冲热水浴足。

4. 刺五加片 1 瓶，1 次 3 片，1 日 2 次。

5. 建议仍去乡下度日。

按：本为癫证（焦虑症），有转狂（狂躁症）之势。阴癫阳狂，可以互为转化。一般狂转为癫，比较难治；癫转为狂，相对易治；然而癫与狂，均非易治。其治疗难度较大，是一类不易根除的特殊病种。此例一诊获效——得力于改变了生活环境，撇开了一见怒生的冤家；森田正马氏疗法，移情易性，发挥了无可替代的作用；而获得成功，亦为临证少见之例。这是"用药不如用意"（赵学敏）的第二例。情志所及，但也难免复发。

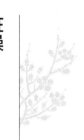

脏躁

（更年期综合征、神经症、癔症）

童某，女，51岁，工人。初诊日期：1972年4月14日。

患者近半年以来，月事不轨，情性烦躁或抑郁，悲、恨、怒、急，常无事生端，素来夫妻恩爱，当今则一见恨生，恍惚少寐，多梦耳鸣，烘热汗出，四肢抽搐，伸欠叹息，胆怯害怕。外院拟诊：①更年期综合征；②神经官能症。服用谷维素、安定、刺五加等药疗效不显。刻诊：患者语言琐杂，愁诉周身皆病，无所不苦。舌淡红，尖赤，苔薄微黄，脉细弦数（94次/分）。阴阳失调，心脾两伤。治以甘缓潜宁，安养心神。

1. 甘缓潜宁汤（见"方药评述·内服方剂"）8剂。

2. 暂勿停西药，待病情稳定后，递减而停。

3. 内关、间使压豆疗法（见"方药评述·外治辑要"）。

4. 睡前喝淡牛奶1杯或吃粟米大枣粥1盏。

5. 睡前艾条温和灸足心（见"方药评述·外治辑要"），每次10分钟。

6. 睡前推足心，左右各100转，合目暗数，意守足心，与灸足心交替之（即一晚灸，一晚推）。

7. 贯彻森田正马氏疗法，截断精神交互链。

二诊（1972年5月2日）：自诉每夜入睡4～6小时，梦幻纷纭，其他症状显著减轻，但"白日做梦"，脑子里常有人在唱歌，所唱皆革命歌曲，吃饭则停，饭后又唱，真烦人。舌淡红，脉细弦（80次/分）。效不更法，拟初诊方去生铁落、磁石，加丹参20g、郁金15g，8剂；其他辅助疗法同前，递减西药。

三诊（1972 年 5 月 28 日）：基本告愈。然则对丈夫怨恨切齿之情，依然存在。

1. 安排下午上班半天，并叮嘱所有车间同事，勿提患病之事。

2. 二仙汤料加丹参、郁金作丸，每服 50～60 粒，每日 3 次，用甘麦大枣汤送下。

按：脏躁之证，顾名思义，是为脏腑功能紊乱、气机失调、躁扰不安之意。张仲景定为妇人专病，其实男女皆有，不过女多于男而已。大凡女子进入"七七"之年，天癸将绝，冲任渐衰，阴阳失调，浮火妄动，波及肝木，上扰心神，以致神幻无主，"主不明，则十二官危"，脏腑气机逆乱，出现奇特乖玄、复杂多变、虚幻无实的一系列精神神经症状。日本的室贺昭三氏命名其为"不定愁诉综合征"（包括更年期综合征、自主神经紊乱、神经症、癔症等），并指出，非汉方不能愈此疾。

本病虽然证型不一，但治疗之初，大体以养阴、镇肝、宁心、缓急着手，甘缓潜宁汤正为此而设，有平制肝木、安养心神之效。并借助森田氏疗法，截断其精神交互的恶性循环。当症状缓解后再酌情调其冲任，以治其本，可期向愈。甘麦大枣汤治疗该证，可谓专病专方，但长期以来，从未见过单用此方治疗本病的报道，仲师立此方，仅示以规矩而已。

蒋某，男，56岁，工人。初诊日期：1992年6月7日。

患者素患高血压病，午餐小酌，突发头痛如劈入院，血压208/130mmHg，心率88次/分。经对症处理后，血压下降为128/78mmHg，头痛缓解，然绵绵不止，于3天前突发剧痛，应邀会诊。患者自诉头目昏痛而眩，阵发如破。口干便燥，夜寐梦多。观其面色赤亮，舌质偏红，苔黄根糙，脉弦细劲，血压140/90mmHg。肾阴亏耗，肝阳上旋。治当滋水涵木，平肝潜阳。

1. 珍珠母30g（先煎）、山羊角片30g（先煎）、炒白芍30g、决明子20g、杭菊花15g（后下）、钩藤20g（后下）、天麻12g、川牛膝12g、苦丁茶15g。5剂。

2. 降压药维持量。

3. 芥硫散（见"方药评述·外用方剂"）100g，每日10g冲水浴足。

二诊（1992年6月15日）：头痛已轻，夜梦已少，大便畅行，诸症悉减，然而仍感头昏目眩，腰痛膝软，下床踱步，站立不稳。宗前法，重在补肾养肝，清泄亢阳。

山羊角片30g（先煎）、生地30g、桑寄生25g、制何首乌20g、怀牛膝12g、决明子20g、炒白芍20g、钩藤25g（后下）。6剂。

三诊（1992年6月28日）：昏眩悉平，身轻步健，食甘寐甜，血压142/90mmHg，仍以凉肝降逆、清泄息风之剂巩固之。

决明子400g、钩藤200g、杭菊花100g。打粗粉，分20份，每日1份煮沸代茶时饮。

按： 肾水不足，肝阳妄动，上扰清空，发为头痛，常为高血压病的一个症状。然则对症治疗，血压下降，头痛当止而不止，服用其他西药无效者，此为临床常见病症，正是运用中医中药滋水涵木、咸凉柔镇、潜宁降逆、清泄风阳之法的契机所在，治疗斯病，非此莫属。本例虽为方证常规之治，却生动地体现了中西医之间优势互补、珠联璧合的微妙之处。

头痛

（脑震荡后遗症；血瘀阻络型）

芦某，女，32 岁，农民。初诊日期：1995 年 7 月 3 日。

患者于 4 个月之前斗殴，头部被击，当即昏迷约 5 分钟左右方苏。两个月之后，渐发头痛，头昏，头晕，枕部阵痛如破，项后拘强不利，或昏不知人，如初伤之状。耳鸣健忘，梦魇呼叫。CT 示：颅脑、颈椎均正常。外院拟诊：脑震荡后遗症。服药效逊。但见其形瘦面暗，精神委顿，舌质淡红，苔薄白，脉沉细弦，血压 110/70mmHg。创伤动络，脑元受挫，以致血瘀络阻，发为头痛。治以益气活血、宣窍定痛法，王氏黄芪赤风汤加味。

1. 生黄芪 30g、赤芍 20g、炒白芍 20g、防风 10g、全当归 12g、石菖蒲 10g、川芎 15g、紫丹参 20g、片姜黄 12g、葛根 25g、炙甘草 8g。6 剂。

2. 水蛭胶囊（见"方药评述·专用胶囊"）80 粒，午、晚各服 2 粒（汤药送下）。

3. 递停谷维素、西比灵（氟桂利嗪）、安定等西药。

二诊（1995 年 7 月 20 日）：其痛由轻渐止，然项拘不利，食少神倦，动则多汗，心悸寐浅，不能任事，舌脉同前，血压 106/60mmHg。瘀祛血畅，络通痛止，然伤阴耗气之证见矣，更以调元生脉饮加味。并嘱必须注意休息，加强营养，以佐药势，冀于早愈。

1. 炙黄芪 30g、太子参 20g、麦冬 20g、北五味子 8g、制黄精 30g、茯神 25g、炒枣仁 15g、当归 12g、旱莲草 12g、女贞子 12g、炒白术 12g、炙甘草 8g。8 剂。

2. 怀山药 300g、桂圆肉 100g。每用少量加糯米、大枣煮粥，睡前食之。

三诊（1995 年 9 月 12 日）：自述二诊之后，疗养结合，诸症渐除，已能料理家务，以为痊愈未行再诊。近 7 天来，由于劳怒交集，气郁病发，状如初恙。认为初诊之方神效，要继续服用，抄 7 月 3 日方 6 剂。

四诊（1995 年 10 月 22 日）：自诉上次病情反复，虽症状同前，但体质较初期有所改善，故药效明显，基本痊愈。但仍有乏力倦怠、虑事头昏之恙，体重由 42kg 增至 47kg，征方巩固。拟魏氏健脑汤加味熬膏常服。

制黄精 150g、肥玉竹 150g、川芎 30g、生黄芪 100g、全当归 80g、女贞子 50g、旱莲草 50g、制何首乌 80g、明天麻 60g。常规熬膏冷藏，每服 2 汤匙，1 日 3 次。

按：脑为清灵之脏，不能受邪，受邪则病，治在迅速。本例颅脑创伤，延至 4 月余，血凝、瘀滞、脉阻，蒂结已固，营运难行，元神失养，故见枕后疼痛欲裂、颈项拘滞如木、梦魇嚎叫、神幻欲厥等症。尝谓脑窍贵在清灵通利，以王氏黄芪赤风汤加味，益气有利于活血，升阳可助于宣窍，瘀开窍达，诸症可止。水蛭善溶上菀之瘀，有涤栓抗凝之效。据报道，凡颅脑创伤，不论新久，水蛭皆为必用之品。故用于本病，一诊痛止，病有反复，再服亦佳。本病最后常见阴亏气耗之证，治当益气养阴。浙江名医魏长春制健脑汤，由黄精丹加味，合二至丸等，功能补肾生精，填髓健脑，上益清灵，下安五脏，为脑震荡后遗症治愈后最佳的巩固剂。

钱某，女，63 岁，市民。初诊日期：1997 年 9 月 21 日。

患者头痛 33 年，自服止痛片等 32 年（已形成药物性胃炎）。近两年来，痛势日剧，发作频繁，每日必发 3 ～ 4 次。常觉左颞部如电击一跳，旋即波及全头，如啄，如抽，眼睑颤动，甚则呕哕，用拳击指压，以图自缓。血压偶或偏高，颅脑 CT、脑电图均属正常。某医院诊断为血管神经性头痛。患者体弱多郁，易急易怒，动辄流泪，陈述琐复。舌淡暗根蓝，苔薄白，脉来细而不扬（76 次 / 分）。风邪久蕴，络有宿瘀。以咸寒潜降、搜风活络为法。并注意调情志，勿郁怒。

1. 生牡蛎 40g（先煎）、山羊角片 30g（先煎）、赤芍 20g、炒白芍 20g、柴胡 12g、刺蒺藜 15g、石楠叶 20g、天麻 12g、白芷 12g、川芎 15g、制川乌 12g、生甘草 6g。6 剂。

2. 蝎蜈胶囊（见"方药评述·专用胶囊")60 粒，每服 2 粒，1 日 3 次，汤药送下。

3. 阿是穴刺血，探准痛点，三棱针平刺挤出血。

4. 定痛四生散（见"方药评述·外用方剂"）30g，香葱与麦面各适量同捣为饼，外贴痛处（晚贴早去）。

二诊（1997 年 10 月 8 日）：痛减七成，已停服止痛片，然大便不爽。效不更方，首诊方 6 剂继服之。黄连上清片每次 4 片，1 日 2 次。

三诊（1997 年 10 月 24 日）：月余以来，微痛两次，稍见即止，面色转佳，食寐如常，要求拟方根治。

1. 首诊方 6 剂，备用（痛发时服 3 剂）。

2. 白芷 150g、川芎 80g、天麻 60g、僵蚕 60g、土鳖虫 50g、细辛 30g。炼蜜丸（复方都梁丸），如绿豆大，每服 40～50 粒，1 日 2～3 次，饭后服。

3. 野山楂根 200g（切片），温水浸泡 1 夜，次日煮沸后，小火再煮 30 分钟，放入鸡蛋 10 枚，沸后 2 分钟，将蛋壳敲烂，放入后再小火煮 20 分钟，蛋药同浸，每晚睡前吃 2 枚，5 晚吃完，每次吃前均必须煮沸。1 个月后再如法食用第 2 次（服此方时丸剂停服）。

按：头痛有新、久、浅、深之分，《证治准绳·杂病》谓："浅而近者名头痛……深而远者为头风，其痛作止不常，愈后遇触复发也。皆当验其邪所从来而治之。"说明头痛治不彻底，久之必成头风。本例为病久邪深，蒂结坚固的偏头风。无风不抽，无瘀不痛，故用叶氏石楠叶汤（《现代实用中药》），疏散风邪。加生牡蛎、赤芍、炒白芍、春柴胡、刺蒺藜等，潜镇活血，疏泄少阳；川乌、甘草，辛透祛风，缓急镇痛；蝎蜈胶囊，搜剔透络，开道行滞。薛立斋曰："若夫偏正头风，久而不愈，乃内夹痰涎，风火郁遏，经络气血壅滞……宜砭出其血，以开郁解表。"故辅以阿是穴刺血，用以去菀陈莝。针药并用，追风散邪，其痛若失。最后用复方都梁丸以绝菀陈再聚，三十年顽疾，趋于康复。至于山楂根煮鸡蛋方，是皖西民间流传较广的验方，谓头风根治方，与丸剂交替服之，具有较好的远期疗效。

眩晕

（梅尼埃病）

黄某，男，44 岁，工人。初诊日期：1977 年 4 月 18 日。

患者眩晕呕吐 7 天，自诉发病之初，只觉天旋地转，墙倾屋斜，呼喊地震，惊扰四邻。现晕眩难止，右耳时鸣时闭，干哕而呕，吐出清涎，畏光恶噪，闭目静卧。外院拟诊：梅尼埃病。常规治之，暂缓复剧。观其体态丰腴，腰粗腹大，舌质淡，苔薄白，脉细濡（82 次 / 分），血压 130/80mmHg。痰浊中阻，上犯清窍。以镇肝降逆、化湿定眩法。方用自拟泽泻葛根汤（见"方药评述·内服方剂"）加减。

1. 泽泻 30g、葛根 30g、磁石 40g（先煎）、生半夏 15g（先煎）、炒白术 20g、夏枯草 15g、石菖蒲 10g、川牛膝 10g、生姜 3 片。4 剂。

2. 嘱其低盐饮食，闭目静养。

二诊（1977 年 4 月 26 日）：投药 2 剂，眩晕渐止，8 天来仅小发 1 次，征方巩固。拟宣窍渗湿法，升华前方。

葛根 30g、泽泻 20g、炒白术 20g、石菖蒲 10g。4 剂。

按：痰浊眩晕（梅尼埃病），临证多见。张景岳说"无虚不作眩"，此言脾虚为本；朱丹溪谓"无痰不作眩"，提示痰浊为标。脾虚不运，湿聚痰生，痰浊留滞中焦，有碍脾胃之气的运旋之机，导致清阳不升则眩，浊阴不降则吐，所以见"苦眩冒""如坐舟车中"等诸多症状。按现在的医疗方法，用脱水、镇静可以缓解，但尚有部分病例仍迁延难已，或愈不彻底，或愈后复发。治疗本病见仁见智，中医方药甚多。本人博采众长，反复琢磨，拟定泽泻葛根汤，健脾化痰，降逆定眩，淡渗利水，标本兼治。已成为本病的专病专方，往往 3 剂即愈。并嘱患者暂时忌糖，宜低盐饮食为佳。

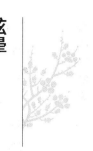

眩晕（脑基底动脉供血不足）

何某，男，57岁，会计师。初诊日期：1992年9月22日。

患者眩晕两月，初时夜间常发，卧床如舟，旋转浮漂，霎时自止。现在转为晨间，昏眩心烦，午后稍缓，下午晕平。俯首转头稍有不慎，则倒扑，曾因两次晕倒致克雷氏骨折和颅脑轻度外伤而住院。右上肢麻木疼痛，项背板拘不利，转动则咔嚓有声，偶或耳鸣，或面部烘热，血压136/88mmHg。颈椎X线示第4~5颈椎轻度增生，生理弧度消失。脑血流图示脑基底动脉供血不足。某医院神经内科诊断：混合型颈椎病（脑基底动脉供血不足）。用牵引、推拿法，服用颈复康、西比灵（氟桂利嗪）、骨质增生丸等，疗效不佳。患者面色偏红，舌质紫暗，苔白根厚，脉弦细带数。此为肝阳虚亢，脉络痹滞，风邪上扰太阳经。拟平肝定眩、活血通络法。

1. 代赭石30g（先煎）、磁石30g（先煎）、生白芍20g、桑寄生30g、葛根30g、桂枝10g、片姜黄10g、地龙干25g、丹参25g、川芎12g。8剂。

2. 蝎蜈胶囊（见"方药评述·专用胶囊"）30粒，每服2粒，1日2次。

3. 颈椎梅花操（见"方药评述·外治辑要"），每日1~2次，每次5~10分钟。

4. 合理调整枕头高度（10~12cm）。

二诊（1992年10月16日）：运用前法，内服外疗，3天后，症状有所加重，眩晕时间延长（可能因颈椎操幅度过大所致），以为药有反应，故停药和停做颈椎操观察之。5天之后再次按法试行，始见疗效，眩晕渐缓，上肢麻痛明显减轻，宗前方再拟6剂。

追访情况：来诊两次，症状基本控制，以后头晕复发两次，但很轻微，于是持病案于当地坐堂医抄方取药，计服药30余剂告愈。当年冬季，可骑自行车来门诊再治胃病。

按：方中赭石与磁石同用，取其相须联合，互为增效，以加强镇摄之功；桑寄生、生白芍，滋肾养肝，肝肾之阴充盛，镇摄之功方固。《伤寒论》中，桂枝加葛根汤所主的"太阳病，项背强几几"证候，正是颈椎病常见的一个症状。按照循经用药的规律，用葛根、桂枝，旨在宣通太阳经脉之气，通络以行气为先导，气行则地龙、川芎、丹参、片姜黄化瘀通络的功力倍增而直达病所。兼服蝎蜈胶囊，通剔之剂，冀于速效。本方熔升、降、辛、通于一炉，则脉畅络和，痹阻可开，晕眩自平。"烘热"是本病的"或有"症状，不论该症有无，赭石、磁石必不可少。

颈源性眩晕，是常见的难症之一，症状或轻或重，往往缠绵多年不愈，使病人失去工作能力，心身损害较重，并常伴有精神神经症状，而至病情更加复杂。据临证观察，本病病机在脉络痹阻的同时，多有肝阳虚亢、心肾两亏、清阳不升等兼证。治疗过程中必须辨证地辅以平肝定眩、滋肾养心、益气升阳之剂，方能稳定病情，期于向愈。

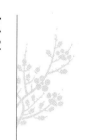

眩晕（脑梗死）

王某，男，62 岁，干部。初诊日期：1998 年 8 月 2 日。

患者于 13 天前，由于搓麻将时吊扇风急贯顶，突发头痛头昏，继而眩晕语钝，左侧颈部麻木牵及左背、肩、臂，随即住院。颅脑 CT 示：腔隙性脑梗死。常规治疗，病情控制。出院以来，仍眩晕，头昏，左耳时鸣，左臂酸痛麻木，偶见语滞不准，精神呆滞，反应不敏。舌质暗而偏紫，苔根浊腻，脉弦而滑，血压 160/100mmHg。痰瘀互结，清窍不灵。治以活血豁痰、通络起颓之剂，方用自拟通络清脑汤（见"验方集粹"）加减。

1. 葛根 30g、桑寄生 30g、丹参 20g、川芎 10g、郁金 15g、石菖蒲 10g、赤芍 15g、地龙干 25g、青木香 10g、路路通 4 个。8 剂。

2. 水蛭胶囊（见"专用胶囊"）80 粒，每服 4 粒，1 日 3 次，汤药送下。3 天后改为每次 2 粒，1 日 3 次。

3. 脑保健按摩（见"外治辑要"）。

按：脑主神明，为君主之官，元神之府，至清之脏，受邪即病，快若电传。凡气逆、风扰、瘀滞、痰凝、脉阻、血菀，皆能阻遏清空之脉络，顿时玄府立闭而清灵不灵。"主不明则十二官危"，重者殒命，轻则风痱。本例发病为风邪直贯颠顶，形成卒中，症见舌暗、苔白、脉滑，夹痰夹瘀之证悉具。治之急以活血通络、豁痰宣窍为法，速涤浊邪，以保娇脏。拟用通络清脑汤为主，并参考《临证指南》中"其证有夹痰、夹火、中虚、下虚、治胆、治胃、治肝之分"的治疗方法，随证应变，出入增损，计服药 32 剂，两月之后康复。

胸痹心痛
（异位心绞痛）

张某，男，46 岁，工人。初诊日期：1994 年 7 月 31 日。

患者自述右侧胸痛如刺，霎时自缓，缓而复作，11 天不止。常心悸，心慌，胸闷，气短。近 5 天来，痛剧如绞，发病时如利钩紧钩右锁骨，向左牵拉。于是手按胸膛，伏膺屈背，如晕头之鸡，向左转急奔兜圈子，强迫动作，片刻自止。每日发作 4～6 次。血压 160/94mmHg。心电图示：①窦性心律；②T 波变化（下壁心肌缺血可能）。外院拟诊：①冠心病；②异位心绞痛。服用丹参片、硝酸甘油等，虽能应急，终难止痛。候诊之际，适逢病发，症状表现，果如其述，医护人员皆视之为奇。患者为痰湿之体，大腹便便，舌大而暗，苔中心浊腻，舌下静脉乌黑隆起，脉细弦（64 次 / 分），偶现结代。证属痰瘀互结，脉络痹阻，心阳不展，血运失畅。以辛开豁痰、活血通痹法治之。拟葛根宣痹汤（见"方药评述·内服方剂"）。

1. 葛根 30g、桑寄生 30g、丹参 30g、薤白头 15g、全瓜蒌 20g、桂枝 10g、檀香 10g、砂仁 5g（后下）、郁金 15g、炒白芍 25g、白酒 10mL（冲服）。6 剂。

2. 至阳穴压豆疗法（见"方药评述·外治辑要"）。

3. 内关穴压豆疗法（见"方药评述·外治辑要"）。

4. 救心丸 1 盒，必要时舌下含 5 粒。

二诊（1994 年 8 月 10 日）：服药 4 剂，其痛渐止，现偶见小发作。

但稍发即逝，已不再弯腰急转了。血压 140/86mmHg。舌苔已薄，脉象如前，再进前方 6 剂。

三诊（1994 年 8 月 23 日）：痛止 16 天，然急走登楼时略感气急胸闷或隐痛。前方去炒白芍、白酒、郁金，加石菖蒲 10g、南山楂 30g。6 剂。

四诊（1994 年 9 月 8 日）：痊愈，征方巩固。

生南山楂 400g、生麦芽 200g、石菖蒲 100g。共打粗末，每用 25g，煮水代茶。

按：本例为胸痹心痛之重症，病态变幻，症状乖戾，临证是为少见，故心内科专家拟诊为异位心绞痛。该患者系酒食之体，湿痰内聚，脉络瘀阻，胸中营运之气壅遏而不得宣行，不行则滞，郁滞则痛。因邪深势笃，轻举之方（如丹参片等）岂能奏效？非辛开豁痰、活血通络法不能达邪。葛根宣痹汤正为此证而设，兼用至阳、内关压豆疗法，借经穴感传之效，助药力宣达之功，内宣外导，四剂痛止。《素问玄机原病式》："泻实补虚，除邪养正，平则守常，医之道也。"剧痛既止，余邪尚在，当"平则守常"。以山楂麦芽茶（见"方药评述·佐治饮料"）加石菖蒲煮散代茶，作善后调理，并嘱其严格节制饮食，坚持锻炼，而趋于康复。

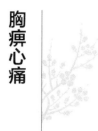

胸痹心痛

（胸肋关节损伤、胸肋关节炎、肋软骨炎等）

夏某，男，34 岁，木工。初诊日期：2002 年 11 月 28 日。

患者由于劳累过度，胸痛彻背，一年不愈。痛在膻中之上，左侧第四胸肋关节处压痛明显，牵痛波及心前区及后背。呼吸转侧痛剧，平时绵绵刺痛，夜间偶发，不能平卧。食寐如常，不咳不热。在省级医院行全胸片、胸部 CT、心脏彩超、食管钡餐造影等多项应做的理化检查，均未发现异常。最后拟诊：神经痛。常吃戴芬、奈普生等，并自购服用心宝、麝香保心丸、丹参片等维持。刻诊：舌净脉平，除痛以外，无证可辨。久痛必瘀，邪在脉络而不属脏腑。治以辛通活络、化瘀开结法。并嘱其停工休息，以配合治疗。

1. 薤白头 15g、全瓜蒌 20g、川桂枝 10g、炒白芍 30g、八月札 20g、广郁金 15g、接骨木 30g、金沸草 12g、白芥子 12g、土鳖虫 10g、生甘草 8g。8 剂。

2. 蝎蜈胶囊（见"方药评述·专用胶囊"）2 袋，1 次 2 粒，1 日 3 次，用汤剂送下。

3. 强骨丸（见"方药评述·内服方剂"）2 袋，1 次 1～2 粒，1 日 2 次，淡红糖水送下。

4. 化坚逐痹酒（见"方药评述·内服方剂"）1 料，每服 1 小酒杯（约 25mL），1 日 2～3 次。

5. 太乙药袋（见"方药评述·外用方剂"）1 个，外熨痛处。

6. 内关、间使压豆疗法（见"方药评述·外治辑要"）。

服药方法：1、3、4方各服4天，12天后停药4天，再循环服之。

二诊（2003年1月19日）：按法服药，休息治疗，历51天。一年之患，基本治愈。除阴雨天和用力过猛时略见隐痛外，状若常人。征方巩固。

1. 薤白头100g、炒白芍100g、接骨木80g、全当归50g、片姜黄40g、广郁金60g、川桂枝40g、生甘草30g。打粗末，分作20包，每用1包，煮水，1日2次分服。

2. 强骨丸2袋，服法如前。

服药方法：1、2方4天交替服之。

按：心痹（心血管疾病）、胸痹（胸肋关节损伤、胸肋关节炎、肋软骨炎等）、胃痛（食管、贲门、胃部疾病）这三种病症，常有痛窜胸、膺、背、肋及乳房的临床表现，不详询细察，极易混淆难辨，造成误诊。胃及贲门、食管病变（胃痛），常见心前区疼痛牵及左膺、后背或右膺，酷似心痹（心血管疾病），但查心脏（－）。不少心房纤颤、高血压心脏病、冠心病及心衰（心痹）之前的患者来诊，常主诉胃脘不适，见胃痛痞满、作胀嗳气、消化不良等症，服用诸多胃药无效（心痹之症，好像胃痛）。本例木匠初诊之时也被锁定为心脏病。因此，围绕心脏，大查到底。此类顽固性胸痛之症，门诊是为多见，似乎是木匠、瓦匠、铁匠等劳动人民的"专利"。我皖西山区，来诊者众。有的长期自服丹参片、心宝、救心丸等用以自我安慰。审慎详察，其痛在胸膺，注于胸肋关节处，也常见"胸痛彻背"。是在表的脉络之疾，而非在里的脏腑之患。由于其劳动的姿势、体位、强度的特殊，伤及胸肋关节或胸锁关节，导致损伤或外伤性炎症及肋软骨炎等均有可能发生，按痹证治之，大都获效。临证医家，对"三痹（痛）"之辨，不可不慎。

口眼㖞斜

（周围性面神经麻痹）

病案一：

吴某，女，36 岁。初诊日期：1998 年 7 月 13 日。

患者于 7 天前，晨间突发左侧面瘫，嘴向右歪，左眼不合约 1.2cm，口角流涎，吐词不清。就医于某门诊，已服用泼尼松和维生素 B_1、B_{12} 等药治疗。刻诊：寐浅多汗，舌淡红，苔薄，脉细带数。血压 130/80mmHg。治以解毒祛风、活络牵正之剂。

1. 面瘫一诊牵正饮（见"方药评述·内服方剂"）6 剂。

2. 停服泼尼松，维生素类 B_1、B_{12} 继续服用。

二诊（1998 年 7 月 28 日）：痊愈。然寐浅，乏力，疲劳，多汗。以生脉保元汤加当归调摄之。

按： 面瘫分周围性和中枢性两类，临证接诊者，大多为周围性面瘫。一般因感冒之后伴发面神经炎所致。中医称之"歪嘴风"，责之于风邪为患。本人业医之初治此病：①以加味牵正散内服（"治风先治血"，加黄芪、当归、红花等）；②针灸疗法（面三针：太阳、下关、地仓）。即使得病 3 天者，也按此法处理，已形成常规，看来是病是法，无可非议，然而疗效往往并不理想，少数病例竟越治越歪，冥想反思难道果真"古方今病，不相能也"（张洁古）？以后根据病源悟出"解毒"为先，兼以祛风解肌，制面瘫一诊牵正饮，对于发病 1 ～ 7 天左右的周围性面瘫早期患者，往往效如应桴。投药越早，疗效越好！可见本病之初一般不提倡针灸及传统的牵正疗法。因毒热风邪未尽，病邪尚未入络，药过病所，医家之戒！故立此案，积累教训，戒已鉴人。

病案二：

李某，男，31岁。初诊日期：1995年11月30日。

患者感冒之后时感耳后疼痛，继而突发口眼㖞斜（右）已47天，去省级医院就诊三次，拟诊面瘫，常规治疗，并用干扰素类，效逊。针灸6次，并用中药外贴，黄鳝血涂敷，面侧留下伤痕，依然目张口歪。血压正常，不寒不热无证可辨。治当益气活血，通络起废。

1. 黄芪30g、当归15g、葛根25g、羌活10g、豨莶草20g、制白附子12g、白僵蚕20g、赤芍15g、甘草8g。8剂。

2. 蝎蜈胶囊（见"方药评述·专用胶囊"），1次2粒，1日3次，用汤剂送下。

3. 自敲梅花针，每天1次，10次后停2～4天再敲（穴位：患侧太阳、攒竹、下关、颊车、地仓、迎香、颧髎）。

4. 姜汁湿热敷：生姜捣碎，撒入折四层毛巾中裹紧蘸热水，再拧干，打开后以有姜的一面趁热揉擦患处，每天1次，注意勿烫伤。

5. 继续服用维生素B_1并递减而停之。

6. 注意休息，禁绝烟酒，外出戴口罩。

二诊（1995年12月17日）：病情稳定，略见好转。依前方，其他治法不变。

三诊（1996年1月15日）：基本治愈，然微笑之后，略显㖞斜。拟前法化裁之。

黄芪30g、当归15g、豨莶草25g、红花8g。8剂。

按：本例病初感到耳后隐痛（急性乳突炎、面神经炎），随之突发面瘫，此时正是面瘫一诊牵正饮的适应证。早期服之也许能遏制病情，缩短疗程。现羁滞已47天，"新病在经，久病入络"，病邪深入，脉络瘀阻，蒂结已固。非用益气活血、散结祛风、通络起废之剂（助以其他辅治）不能取效。"用药如用兵"，从此例之治疗，可以看出，临证施治，如果错失战机，养邪贻患，实为医家之憾愧。

黄某，男，21 岁，学生。初诊日期：1984 年 6 月 8 日。

患者常鼻塞不通、呼吸不畅 4 年。近来头痛、头昏、头晕，鼻道干痛，不闻香臭，剧发时涕痰黄浊，甚则夹血，味臭。五官科专家诊之为慢性副鼻窦炎，服药无效，常以萘甲唑啉（滴鼻净）维持，以致忧郁少眠，记忆力锐减，学业荒芜。诊其舌质偏红，六脉弦细稍数。此为痰热逗留肺窍，胆经风热上乘所致。治以泄热疏风，清肝宣窍。

1. 石膏 40g、知母 20g、黄芩 15g、羌活 10g、辛夷花 10g、炒苍耳子 10g、细辛 5g、杭菊花 15g、甘草 6g。10 剂。

2. 鼻炎散（见"方药评述·外用方剂"）5g，麻油调之滴鼻。

3. 刮鼻疗法（见"方药评述·外治辑要"）。

4. 忌口，参考鼻炎疗养须知（见"专病论治·疗养须知"）调养。

二诊（1984 年 7 月 2 日）：鼻塞已通，然通而不畅，已有嗅觉，然嗅而不灵，涕出清稀，仍偶见黄稠。守方再服，坚持刮鼻疗法。

1. 前方 10 剂。（先服）

2. 复方藿胆丸（见"方药评述·内服方剂"）1000g，每服 50 ～ 60 粒，日服 3 次。（后服）

三诊（1984 年 8 月 26 日）：痊愈。代诉取药巩固，复方藿胆丸 1000g，服法同前。

按：鼻病名渊，表示病邪深笃，极其难治。慢性副鼻窦炎，是医界公认的常见顽疾。如果病人没有信心或忌口不严，医家再没有决心，不能求得医患密切合作，则治之很难获效，即便见效，巩固亦难。鼻为肺窍，急性期多因风热上犯，肺气不宣；治以清热疏风，兼之宣窍。《素问·气厥论》云："胆移热于脑，则辛頞鼻渊。"慢性期多胆经郁热，上乘清窍；法当清肝泄热，佐以芳化。并借助刮鼻疗法，按摩和滴鼻，直接作用于局部，疏导脉络，改善血循，有利于祛涕通窍，恢复嗅觉。素有"久刮必通"之说。刮鼻疗法确是最佳的辅助治疗法，然贵在坚持。上颌窦炎和筛窦炎亦可参考此法治之。

鼻鼽
（过敏性鼻炎）

胡某，男，38岁，干部。初诊日期：1980年2月11日。

患者间歇性鼻塞、鼻痒、喷嚏8年。鼻塞重时，必须张口而眠。写作时常不自觉地清涕如水般滴滴落案。春夏较轻，秋冬增剧，状若感冒，常自服吗啉胍、桑菊感冒片，以及注射"胎盘丙种球蛋白"等，均无效。五官科拟诊：过敏性鼻炎。以脱敏法及翼管神经阻断术等治疗，一度缓解，现又复发，症状加剧。乏力多汗，鼻塞几乎完全不通，有碍睡眠。面无华色，舌淡苔薄白，脉来细软。证属久病卫阳不固，肺气不密，鼻窍失灵，发为鼻鼽。治以益气固表，轻宣肺窍。

1. 炙黄芪30g、炒白术15g、防风8g、炒苍耳子10g、辛夷花10g、乌梅肉15g、蝉衣15g、柴胡10g、生麻黄5g、细辛5g、甘草6g。10剂。

2. 鼻炎散（见"方药评述·外用方剂"）5g，外滴。

3. 刮鼻疗法（见"方药评述·外治辑要"）。

4. 常吃"喜蛋"（连毛鸡胚）。

二诊（1980年3月9日）：诸症悉减，自述病愈六成，抿口已能入眠，最为显著的是食甘寐甜，体质大为改善。

1. 再拟前方10剂。

2. 前方5剂，打粗末，作煮散剂，25g煮水，得汁400mL，1日2次分服，送服胎盘胶囊4粒。

3. 桂附地黄丸1料，每服50粒，1日3次。

4.坚持刮鼻，重揉风池。

服法：1方服完后，2、3方8天交替服用。

结果：计门诊4次，以后间断服用2、3方，作为巩固，追访痊愈。虽长期在农村驻点工作，病亦未发。

按：过敏性鼻炎，也属于鼻病中之顽疾。本例虽已用各种现代化治疗方法治疗，但疗效不佳，诚为顽疾中之顽疾。顽疾顽治，贵在法多；顽疾顽治，贵在坚持。《素问玄机原病式》云："鼽者，鼻出清涕也。""鼽"，鼻塞涕清之谓，恰是肺气不足、卫阳不固、风邪外袭的证候特征。方用玉屏风散，益气固表，以治其本；苍耳子散，疏风通窍，以治其标；标本同治，邪正兼顾，此为中医名耆张赞臣先生得意之法。再结合施今墨先生所制的过敏煎，稍佐细辛、麻黄，宣通肺窍，融扶正祛邪于一方，故一诊得效。最后以散剂与丸剂交替服用，肺、脾、肾三脏，子母兼补。此类剂型据实验研究观察，具有较强的提高机体非特异性免疫功能作用，且有较好的远期疗效。

失嗅

（慢性鼻炎重症、激素依赖；正虚邪伏型）

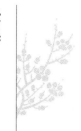

余某，男，34岁，安徽霍山县人士，久居苏州务工。初诊日期：2018年5月2日。

患者慢性鼻炎史8年。2015年12月鼻部激光手术史，出现嗅觉减退1年，明显加重3月余。辗转江苏、上海多家医院，均诊断"慢性鼻炎"，未发现有明显异常器质性病变及中枢神经疾患，常规中成西药用遍，毫无起色，严重影响工作生活。自诉鼻炎病发于务工苏州之后，既往体质不佳，易发感冒。自营饭店，熬夜频繁，生计之故，事务难离，拖延而病重。鼻塞明显，呼吸不畅，以致不寐。不闻香臭，鼻中微痛，时流清涕。长期使用布地奈德、氟替卡松等鼻喷雾剂治疗，每日必用，用则舒缓，渐成依赖（每日3次）。久用效差，自知不妥，但难停戒。否认头外伤史。血、尿常规及生化指标均正常。血压104/70mmHg。头脑昏沉，神色欠华，舌淡，苔白薄，脉虚细。治以益气补肺、透邪通窍之法。

1.黄芪30g、炒白术15g、防风12g、淫羊藿20g、辛夷12g、炒苍耳子10g、细辛5g、蝉衣12g、炒僵蚕20g、制乌梅20g、薄荷8g（后下）、生甘草8g。15剂，2日1剂，水煎服，1日2次，温热慢服，每次250mL。

2.鼻保健指导（见"专病论治·疗养须知"）。

3.改善工作生活环境，远离油烟刺激之所，起居有常，加强运动。

4.逐渐减少鼻喷雾剂使用次数（不可骤停，防止戒断反应）。

二诊（2018年6月12日）：鼻塞状态明显缓解，通气渐多，鼻中痛感消失，但嗅觉仍差，恢复不显。用药期间生活调理欠佳，工作原因影响较多。鼻喷雾已减量至每日1～2次。血压108/70mmHg。舌淡，苔白薄，脉虚细。

1. 拟初诊方案加白芷10g、桂枝10g，15剂。

2. 建议停业休养，以配合治疗。

3. 注意事项如前。

三诊（2018年7月12日）：症状持续好转，头脑清明，鼻塞偶见，通气如常，可闻及香臭，但不甚敏锐。已停用鼻喷雾剂半月余，精气神尚佳，血压116/80mmHg。效不更方，拟二诊方案继用，15剂。

患者于2018年8月2日电话反馈，鼻部已无明显不适症状，嗅觉恢复正常，还有7剂药未用。嘱之缓服，3日1剂，每周2剂，以兹巩固。若后续状态稳定，暂不复诊，坚持鼻保健，坚持锻炼，增强体质，待"霜降"之后再行专方调理。

四诊（2018年11月5日）：诸症愈，已停药2月余。10月9日行全面体检，无明显异常。10月下旬感冒一次，未见鼻炎反复。血压124/80mmHg。舌淡，苔白，脉细，拟六味玉屏风散（见"方药评述·内服方剂"）调理之。后续三年，每年如此时复诊保健。加强调护，坚持锻炼，稳固体质（壮其肺卫之气）。

按：失嗅症，现代医学称为"嗅觉失灵"，是指由多种原因（如急慢性感染、过敏及外伤等）引起的嗅区黏膜及嗅神经功能失常而导致的嗅觉下降或丧失。

《温病条辨·九窍论》有云："鼻嗅口食，其气浊则阴也……鼻嗅无形之气，为上窍阴中之阳，虚而形纵，虽亦两窍，外则仍统于一……开窍者运阳气也。"《圣济总录》曰："论曰鼻和则知香臭，夫鼻为肺之窍，非能自和也，必肺气流通，然后鼻为用而香臭可知。"失嗅之疾，其发病根源在于肺气不调，清阳不运，鼻窍失荣。

此案患者素体肺气不足，体质欠佳，外感风寒湿之邪气，治不得法，迁延反复。阴浊之邪，伏藏于肺，阻遏气机，不得宣通，清阳不荣，鼻窍失觉。长期使用激素制剂，鼻腔黏膜的免疫调节功能和自然修复功能紊乱，正气不运，邪气难宣。虚实夹杂之症，故拟用六味玉屏风散合苍耳子散加减治之。意在攻补兼施，既益气补肺、固表升阳，又开宣通窍、透散伏邪。多法并用，坚持不懈，终得肺气调畅，鼻窍自灵，以兹痊愈。再遵从养生之道，顺应时令调补，正气裕盈，邪风趋避，定不再犯。

（本文曾发表于《中国中医药报》，2020年5月1日，第4版。）

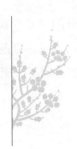

失味

（痰湿壅结型）

卓某，男，50岁，商人。初诊日期：2019年10月31日。

患者主诉失去味觉半年余，舌头麻木，除重辣可觉，余味尽失。历诊数家医院，病因难明，多予维生素 B_1、B_{12} 治疗，鲜有疗效，甚是烦扰。其生意兴隆，应酬频繁，每日吸烟 $30 \sim 40$ 支，每周饮酒 $4 \sim 5$ 次，逢饮常醉。体型偏胖（身高1.80m，体重86kg，BMI指数26.5），贪惰懒动，"二高"（高血压、高尿酸）病史6年，痛风频发，长期服用施慧达、洛汀新、非布司他等药治疗。否认头面部及口腔手术史、创伤史。彩超：①胆囊壁毛糙；②中度脂肪肝；③双肾尿盐结晶；④双侧椎动脉轻度供血不足。肠镜：结肠息肉（已夹除）。CT：多发腔隙性脑梗死。血检：天冬氨酸氨基转移酶（AST）69U/L，甘油三酯（TG）4.91mmol/L，总胆固醇（TCHO）8.62mmol/L。血压110/80mmHg。头身困重，口干时苦，纳可寐浅，面色暗沉，尿黄尿频，大便溏黏，舌淡胖，边尖红，苔黄腻，脉弦而紧。痰、湿、热三邪壅盛，蕴结三焦，闭阻经络，清阳之气不能升腾，故而失味。治以清热化湿、豁痰开窍之剂。

1.胆南星12g、姜半夏15g、石菖蒲12g、黄芩15g、夏枯草15g、郁金20g、柴胡15g、茵陈25g、泽泻20g、决明子20g、茯苓30g、炒白术15g、炒苍术15g、生甘草6g。8剂。

2.控烟（建议每天最多10支）戒酒，避免应酬，启动锻炼，每日早晚各健步走 $30 \sim 40$ 分钟，循序渐进，缓慢递增运动量。

3. 指导规范起居、平衡膳食。

二诊（2019 年 11 月 18 日）：控烟困难，每天吸烟 20 ～ 30 支，每周应酬减至 1 ～ 2 次，未锻炼。自觉药后"困重感"明显缓解，口干苦、舌麻之症亦缓，黄溲转清，寐渐安，舌淡，苔黄白相间，质厚，可略觉咸味。

1. 拟初诊方去茯苓，加炒干姜 6g、蒲公英 30g、炒白芍 20g、桂枝 10g。9 剂。

2. 嘱坚持控烟，务必启动锻炼。

三诊（2019 年 12 月 10 日）：味觉渐复，酸甜咸鲜皆可尝觉，但伴有"味道古怪"之感，口中苦黏。饮酒应酬皆拒，控烟每日 10 ～ 15 支，已坚持运动。上午仍觉头昏身困，或伴胸脘痞闷。舌淡，苔转薄，白多黄少相间，血压 118/90mmHg。守原法化裁加减，拟清利肝胆、芳香化湿、消痞导滞之剂。

1. 龙胆草 12g、广郁金 20g、茵陈 30g、柴胡 15g、黄芩 15g、黄连 5g、姜半夏 12g、炒山楂 20g、生麦芽 30g、炒白术 15g、炒苍术 15g、炒白芍 20g、桂枝 8g、藿香 15g（后下）、生甘草 6g。10 剂。

2. 生活饮食等注意事项如前。

四诊（2020 年 1 月 2 日）：味觉恢复如常，"古怪"之感尽除，甚是欣喜，万分感激。体重降至 80.5kg，身轻体爽。观舌质如常，苔白薄，脉息和缓，血压 116/84mmHg。血检：天冬氨酸氨基转移酶（AST）41U/L，甘油三酯（TG）1.81mmol/L，总胆固醇（TCHO）4.32mmol/L。各项指标状态良好，"失味"痊愈。

1. 拟三诊方去龙胆草、黄连，改郁金 15g、茵陈 25g、柴胡 12g，加茯苓 30g、泽泻 20g，10 剂，缓服，以巩固治疗。

2. 嘱务必坚持控烟戒酒，逐步减少吸烟量至完全戒断，坚持运动，完善健康生活饮食调理，同时逐步减少非布司他服用量，定期复查生化指标。

按：《素问·五脏生成》有云："心欲苦，肺欲辛，肝欲酸，脾欲甘，肾欲咸，此五味之所合也。"因脏腑通过经络连及舌本，故脏腑病变可通过经络反应至舌而引起相应舌部功能和状态（如味觉、活动、舌象等）的异常。

本案患者，素体"胃强脾弱"，运化不足，多食少动，不知养生。又喜肥甘厚味，烟酒不忌，逆于生乐。水火之灾，膏粱之害，痰湿丛生，湿热互结。以致脏腑气化失司，经气运转受阻，清阳不升，清窍蒙蔽。病发于脏，遏气于经，表证于舌，故发失味。

初诊治标，以清化痰热、开豁痰结之法为主导，意在疏畅受痰、湿、热三邪阻滞的脏腑经络，为后续治疗打下基础。二诊标本兼治，在初诊方案基础上增强了清化湿热和疏通经气的效果。三诊治本，单刀直入，解其"中焦"湿热之根源。四诊缓冲调理，巩固疗效，防止复发。四次诊治，循序渐进，步步为营，再加之患者积极配合，保持健康的生活、饮食状态，终得痊愈。

（本文曾发表于《中国中医药报》，2020年8月10日，第4版。）

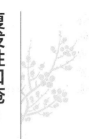

复发性口疮

（火不归原元型、脾胃蕴热型）

病案一：

李某，女，32岁。初诊日期：2019年6月4日。

患者复发性口疮病史十余年，唇、舌、腮部黏膜反复溃疡，多发频发。就诊西医口腔科多予以维生素、抗生素、中成药及喷剂治疗。然病症起伏不定，反复无常，迁延难愈。也曾寻多家中医诊治，均是以苦寒清泄之法治之，亦是无效。食欲欠佳，大便溏薄。经水尚律，经量偏少，后腰酸痛。手足冷凉，甚则伏天足凉如冰。无孕产史，否认生殖器溃疡史。血常规、尿常规、生化指标、超敏CRP、血沉、生殖泌尿系彩超等检查均正常，外院风湿免疫全组无异常。血压104/70mmHg。舌淡略胖，苔白，脉沉细。脾肾阳虚之体，火不归原之象。治以温阳健脾，引火归原。

1. 制附片12g（先煎）、炒干姜5g（先煎）、肉桂10g、炒白术15g、炒苍术12g、茯苓30g、砂仁6g（后下）、生麦芽30g、炒山楂15g、黄连5g、陈皮12g、生甘草6g。8剂。

2. 每晚睡前，吴茱萸粉3g，加适量葱泥，拌匀，约铜钱大小，贴敷双脚涌泉穴。

3. 多运动，健康生活，增强体质。

二诊（2019年7月2日）：口疮明显好转，恢复迅速。停药一周余，症状稳定。服药时无"上火"之症，手已回温，足仍较凉，纳增，大便略溏。

1. 拟初诊方案加白豆蔻 6g（后下），9 剂。

2. 吴茱萸粉涌泉穴贴敷疗法继续。

三诊（2019 年 7 月 23 日）：口疮症平，手足复温，纳佳，拟二诊方继用，9 剂。

四诊（2019 年 12 月 23 日）：停药四月余，恰逢冬至之后，又来复诊，问之何故？三诊药后，口疮未发，纳便如常，月事皆调，诸症平愈。后因工常驻外地，往来不便，即未再诊。但自立冬之后，手足渐寒，虽未发口疮，但恐病症反复，遂来复诊。观之精气神尚可，舌淡，苔白薄，脉沉细，遂拟加味当归生姜羊肉汤（见"方药评述·内服方剂"），以供食疗滋补。

1. 黄芪 50g、当归 30g、仙茅 20g、鹿角片 30g、鲜生姜 200g（自备切碎）、鲜羊肉 750g（自备），3 剂。炖汤，饮汁食肉，每剂可食 1 周。

2. 桂附地黄丸（浓缩丸）8 粒，1 日 2 次。

服法：1 方药膳与 2 方丸剂各 7 天，轮服。

3. 坚持运动，增强体质。后期连续 3 年，每年"冬至"前后，复诊调理。

病案二：

王某，女，36 岁。初诊日期：2018 年 6 月 6 日。

患者唇周痤疮、口舌溃疡反复发作 3 年余，每逢夏至前后病发，入秋转凉后诸症自缓渐愈。纳佳，口干口臭，喜食辛辣厚味，每餐无辣不欢，寐便如常。经水律，色正红，量较多，带下略黄。孕 2 生 2，结扎节育。否认生殖器溃疡史。血红蛋白（Hb）98g/L，超敏 C 反应蛋白、尿常规、子宫附件彩超检查基本正常，血压 110/60mmHg。舌偏红，苔薄黄，脉滑稍数。脾胃、气血、三焦蕴热，热重湿轻，治以清化泻火，滋阴凉血。

1. 生石膏 40g、炒栀子 12g、知母 20g、生地黄 25g、地骨皮 20g、蛇舌草 25g、半枝莲 25g、土茯苓 30、丹皮 15g、赤芍 25g、生黄芩 15g、川牛膝 12g、生甘草 6g。9 剂。

2. 务必纠正不良饮食习惯，清淡为主，适当运动，调节体质。

二诊（2018 年 7 月 2 日）：痤疮、口疮明显消退，口臭症平，带下渐清。饮食渐转清淡，亦不欲食辛辣之品，嘱继续忌口，原方案继用，10 剂。

三诊（2018 年 8 月 20 日）：诸症平愈，已停药 20 余日，未见反复。近两次周期月经量正常，复查血红蛋白（Hb）116g/L。舌苔脉如常。

1. 拟初诊方去石膏、栀子，6 剂；缓服，以巩固治疗。

2. 嘱坚持健康饮食，注意生活保健，以杜复发。

按： 复发性口腔溃疡（复发性口疮）是现代医学口腔黏膜病中，发病率最高的、极为常见的一类疾病，其发病机理与人体免疫功能息息相关。精神焦虑、睡眠不足、生活不规律、饮食不健康、工作压力大、风湿免疫问题（如白塞病、干燥综合征）等各种原因引起免疫力减退或异常，口腔黏膜的防护能力降低，继发感染，形成溃疡。治疗复发性口疮，消除影响免疫功能正常运作的病因，调节免疫状态，是其治法之根本。融合中医药学观点来看，所谓"调节免疫"就包含在中医的治病大法——"平衡阴阳"之中。

病案一，患者历诊医家均犯了"刻板临证"之忌，见之口疮，不加思考，抗菌消炎，苦寒清泄。十余载之疾，若此法有效，早已痊愈，何必至此？所见症状明示阳虚之象，阳元不荣，浮阳扰动，蒸于口舌，病发口疮。足凉如冰，上热下寒，火不归原。虽处炎热夏季，但仍大胆使用温阳之剂，终是证对药效，得以治愈。另用吴茱萸粉贴肾经首穴涌泉，功在引火归原、导龙入海，阴阳二虚之火皆可使用，甚是有效。后续按时冬至调理，以兹稳固。

病案二中，患者因饮食习惯所致脾胃积热。平素不明调养之道，爱于口舌之欲，不知忌口，日积月累，病发口疮。脾胃之热，循经发散，波及三焦，影响气血，故又见痤疮、带下之疾。实火夹湿之症，当以清化泻火为主，佐以滋阴凉血助之。此外，健康饮食指导必不可少，严格忌口，截断致病之源，方可痊愈（此案证型临床上较为常见）。

上述病案二则，虽同为口疮，但治法之差异，甚是巨大。若论二者治法之异同，异在温阳与清泄，同在平衡阴阳之理相通。《圣济总录》有云："论曰诸疮皆缘风热湿毒之气，种类甚多……考之皆不离于邪气逆肉理，害肌肤者。""论曰口疮者，由心脾有热，气冲上焦，熏发口舌，故作疮也，又有胃气弱，谷气少，虚阳上发而为口疮者，不可执一而论，当求所受之本也。"所谓口疮，病发于内而成于外，无论湿热风毒、实火上冲、阴虚火炎、阳虚浮火等证候，皆起于阴阳失调。只有四诊合参，精准辨证，"求所受之本"，对证用"药"（生理与心理、物质与精神），补其不足，泄其有余，纠其偏弊，去除病因，阴阳平调，口疮自愈。

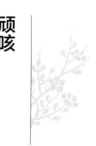

顽咳

（气管炎、咽源性咳嗽）

田某，男，41 岁，干部。初诊日期：1993 年 6 月 3 日。

患者于 4 年前，盛夏贪凉，酒食之后，席地而卧，适逢夜雨，又兼吊扇未停，四面受寒，一梦天明，醒后身冷如冰。渐见咳嗽频作，就诊于某门诊，随即以抗炎止咳为主，天天输液，越治越咳，继而服用桔梗片、可待因、罂粟壳等，以及敛肺止咳之剂的中药 30 余剂，迁延 4 年不愈。现喉痒如搅，痒即干咳，咳即不止，每咳则 1～3 小时方缓，咳甚则汗出欲脱，二便失禁。背冷如冰，大便常溏。拍胸片 4 次，仅肺纹理增粗，CT 检查（−）。因已服中药无效，不愿再看中医，经友人诚荐，抱着一试的心态来诊。患者大腹便便，肌肤肥腴，面色灰滞而暗，舌质淡胖而蓝，苔薄白根厚浊而黄（烟染），舌下静脉怒张，脉沉细。血压 120/80mmHg。寒湿之邪，郁闭肺窍。治以温宣开郁、燥湿宁嗽为法。自拟白前三拗汤（见"方药评述·内服方剂"）加味。

1. 炙麻黄 10g、杏仁泥 15g、生甘草 6g、白前 12g、桔梗 10g、射干 12g、橘红 12g、炙款冬花 15g、炙紫菀 15g、干姜 5g、细辛 5g、北五味子 8g。6 剂。

2. 拔火罐：华佗夹脊，第 2～7 胸椎下平行 2 罐，4 天 1 次。

3. 止嗽定喘散（见"方药评述·外用方剂"）少许，贴罐痕中心。

4. 痉咳难忍时，以食指叩压天突穴。

5. 立禁烟酒，杜绝宴请。

二诊（1993 年 6 月 17 日）：自述日前背部拔火罐时间过长，局部形成水泡连片，部分感染，但是顽咳已制，初见成效。白日高声呼笑，基本不咳，睡前晨起，依然咳嗽，但咳轻时短。如此神效，能否巩固，尚难预卜。再抄前方 6 剂，余法同上。

三诊（1993 年 7 月 5 日）：自诉基本痊愈，仅睡前晨起偶咳即止。好在患者尚能密切配合，严遵医嘱，壅浮渐祛。然微动则汗多，大便仍稀软（1～3 次 / 日）。湿浊之邪已祛，敛摄之机成熟，法以脾、肺、肾三脏同治。

1. 党参 15g、炒苍术 15g、炒白术 15g、茯苓 25g、炙甘草 5g、陈皮 12g、生半夏 12g、北五味子 8g、诃子肉 10g、炙粟壳 8g、淫羊藿 30g。6 剂（先服）。

2. 生黄芪 200g、炒白术 100g、防风 40g、淫羊藿 70g、生甘草 30g、党参 80g、补骨脂 60g、平地木 80g。打粗末，25g 煮散，1 日 2 次分服（后服）。

按：本例患者为酒食之辈，痰湿之体，复加阴寒之邪，郁闭肺窍，初诊失于宣散之机，并大量输液，其寒凝愈固，邪结愈牢，又加迭进多种束肺镇咳之剂，病邪愈加深伏，清肃之机失利，以致顽咳不止。病虽迁延四载，邪伏仍在肺卫，治之仍以宣肺开郁、温金宁嗽法。肺窍开，伏邪外泄，清肃自得，顽咳可止。方用白前三拗汤加味，方中的"姜、细、味"宣透肺窍，开合相济，有助于恢复肺气之升降宣肃功能，确为本方的增效剂。最后以补土生金、温肾束肺之剂善后。治疗久嗽顽咳，本当宜敛宜补，然邪闭太深，邪不去则咳不止，"敛"往往失败。只有在治疗后期，方可酌情敛补。

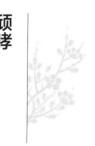

秦某，女，48 岁，农民。初诊日期：1992 年 8 月 17 日。

患者自幼常发哮喘咳，婚后已愈。近 7 年来，每至"端午"前后即发，发则哮咳，日夜不宁，痰黏如胶，服药少效而失去治疗信心，时至秋凉，不医自愈。外院拟诊：①慢性喘息性周期性支气管炎；②支气管哮喘。拍胸片 2 次，提示肺纹理紊乱增粗。刻诊：哮喘额汗，舌淡而略紫，苔白而稍腻，脉细弦稍数。治以宣达涤痰、降气平喘之剂，再以固本之法。

1. 炙麻黄 10g、杏仁泥 15g、生甘草 8g、地龙干 25g、射干 12g、白苏子 15g、莱菔子 15g、金沸草 15g、全瓜蒌 15g、南沙参 20g。10 剂。

2. 华佗夹脊穴，第 2～7 胸椎两旁拔火罐，依次拔之，4 天 1 次。

3. 止嗽定喘散（见"方药评述·外用方剂"），贴于罐痕中心。

4. 预约次年"端午"前 1 月来截治。

二诊（1993 年 5 月 6 日）：自述去年来诊，症状减轻，但间歇性喘咳仍延至秋凉而愈，今来截治。

1. 华佗夹脊发泡法（见"方药评述·外治辑要"）。

2. 生黄芪 200g、炒白术 100g、防风 40g、生甘草 50g、淫羊藿 70g、补骨脂 60g、党参 60g、平地木 60g。打粗末，取 25g 作煮散剂，1 日 2 次分服。

3. 胎盘胶囊（见"方药评述·专用胶囊"），每服 4 粒，用煮散剂送下。

结果：如此治疗 4 年——1993 年基本控制复发；1994 年小发作 1 次，4 天即止；1995 年未发；1996 年未发，仅抄方取药内服，以作巩固。直至 1997 年，追访历时 5 年，痊愈。

按：慢性支气管炎、慢性喘息性周期性支气管炎、支气管哮喘等，起病之源，多半体虚是本（内因）、客邪为标（外因），"风雨寒热，不得虚，邪不能独伤人"（《灵枢·百病始生》）。每当发病时一般采取应急措施，治标之法（宣肺止咳，化痰定喘），只是被动的姑息疗法，姑息既久，必生变端，在迁延反复的漫长岁月里，病邪由轻到重，日趋深入，肺、脾、肾三脏渐渐亏虚，由功能性病变而发展到器质性病变，即由气管炎→肺气肿→肺心病。在未发生器质性病变之前，抓紧在休止期的有利时机进行培元固本、扶正防变，是治疗本病的关键所在。从本截治，定期施术，采取免疫调节综合疗法，来提高机体非特异性免疫功能，建立系统而牢固的防御屏障，以缓解或控制复发，是中医治本之法的特色。

目前治疗各类哮喘及喘息性支气管炎，现代医学拟用解痉平喘及激素类药物是为首选。往往仅扬汤止沸，缓解于片时，有治标之功，而无治本之效，且易产生药物依赖性，导致"药源性"疾病。中医治本之法又可作为递减或抽停上述依赖性药物的可行性措施。成人以六味玉屏风散加味，或为煮散剂或为膏剂，同时配服胎盘胶囊（或交替兼服桂附地黄丸）。小儿可用猪卵五味子汤（见"方药评述·内服方剂"），每周服 1 剂，2～3 天服完。基本概括了肺、脾、肾三本之治。在休止期坚持服用，可增强和调节呼吸系统的免疫功能，提高抗病力，再结合生活调摄，严禁烟酒，做到"三防"（防寒、防尘、防烟），坚持做呼吸体操（见"养生保健·动静乐寿·简易晨练体操"），可望彻底控制复发。充分体现了中医药未病先防，既病防变的战略思想。

徐某，女，36 岁，农民。初诊日期：1984 年 5 月 24 日。

患者咳喘胸痛 4 个月。潮热盗汗，食少形瘦，咳喘右肋掣痛，牵及后背，呼吸困难，不能平卧。住院检查：右胸廓增大，肋间隙平坦，呼吸音消失，体温 38.8℃，心率 120 次 / 分，血压 120/80mmHg。实验室检查：白细胞（WBC）11.3×10⁹/L，中性粒细胞比例（NEUT%）0.80，淋巴细胞比例（LYMPH%）0.32，血沉（ESR）86mm/H。X 线示：右侧胸腔大量积液，心脏被推向左侧；诊断意见为右侧渗出性胸膜炎。拟用一线抗结核（抗痨）药常规冲击治疗，住院 32 天，胸穿四次，每次抽液 500～700mL，每抽每渗。现潮热已退，胸腔积液难制，遂邀会诊。患者面容枯瘦，喘咳胸闷，呈半卧位，或端坐。食欲不振，大便稀软，舌质红，苔薄，脉沉细数（104 次 / 分）。肺失宣肃，子病及母，脾虚不能运化，以致饮邪内留，积于胸肋。急则治标，通络涤饮为要。法以苦辛开络，健脾逐饮。自拟开络涤饮煎（见"方药评述·内服方剂"）加减。

1. 生香附 15g（打碎）、金沸草 15g、炒白术 15g、泽泻 30g、苏子 10g、葶苈子 20g、白芥子 12g、陈皮 12g、茯苓 25g、大枣 4 枚。6 剂。

2. 香戟胶囊（见"方药评述·专用胶囊"），每服 2～4 粒，每日 2 次，汤剂送下。

3. 常食生蒜（或腌蒜、醋蒜），并加强营养。

4. 暂勿停抗结核药（继续住院，观察治疗）。

二诊（1984年6月2日）：诸症减轻，高枕能眠，香戟胶囊已服至3粒，1日3次，未见不适反应。8天来，已停止胸穿，然咳吐黄痰。宗前方加黛蛤散20g，8剂。分6次用汤药冲服。因经济原因，病人要求带药出院。

三诊（1984年6月20日）：自诉出院18天以来，胸痛渐缓，咳喘已平，已能平卧，食甘寐甜，偶见胸闷。口干，舌红，脉细弦带数（88次/分）。复查X线示：右下肺大片密度增高影，仍有少量积液可见，上、下叶胸膜增厚；诊断意见为右胸膜炎吸收期。实验室检查：白细胞（WBC）4.4×10^9/L，中性粒细胞比例（NEUT%）0.30，淋巴细胞比例（LYMPH%）0.20，血沉（ESR）5mm/H。宗前法，以活血通络为主，佐以渗湿逐饮，控制胸膜增厚、粘连，杜止或减轻后遗症（胸肋痛）的发生。

丹参25g、郁金15g、香附12g、金沸草15g、黄芩15g、葶苈子15g、炒白术15g、泽泻20g，8剂。

四诊（1984年7月2日）：三诊以来，恢复较快，今徒步来诊，缓行登楼，已不气喘。再拍胸片，示右胸膜增厚，无积液可见。然胸肋隐隐牵痛，仍未消失。更以健脾扶中、活血培元法。

1. 茯苓25g、炒白术15g、党参15g、甘草6g、陈皮12g、生半夏12g、郁金15g、丹参20g、金沸草15g，8剂。（先服）

2. 茯苓100g、炒白术100g、党参100g、甘草40g、陈皮60g、姜半夏60g、郁金80g、丹参80g、参三七80g、土鳖虫60g、胎盘2具（约100g）。共研极细粉，炼蜜为丸，如绿豆大，每服50～60粒，日服2～3次，饭后服。（后服）

按：本例悬饮患者每7天就得胸穿1次，否则咳逆倚息，不能平卧。计胸穿四次，胸腔积液如不竭之泉，泛滥无制。本当投以十枣汤类，奈何体虚气羸，弱不禁药，有一服即脱之虞。拟用自制开络涤饮煎出入，兼服香戟胶囊慢图缓消，饮邪得以遏制。最后宗叶天士"转旋运脾为主"的善后调理方法，用陈夏六君子汤加丹参、郁金、参三七、土鳖虫、胎盘等，健脾除湿，兼导余邪，稍佐复元活血之品，尽可能控制或减轻胸膜肥厚、粘连等后遗症，平稳而愈。

支饮

（肺源性心脏病伴心衰）

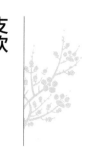

方某，男，58岁，商人。初诊日期：1997年7月19日。

患者烟酒兼嗜40年，喘咳30年，尚未戒烟。近2年来，病势增剧，常咳喘，心悸，气促不得卧。反复住院，拟诊：①慢性支气管炎；②肺气肿；③肺源性心脏病；④慢性心功能不全。予以氨茶碱、氢氯噻嗪、地高辛、心血康、救心丸等药治疗。现出院不久，着凉病发，其子背进诊室。症见面色紫暗，额汗目瞑，肢体胖肿，足浮不能纳履，心悸胸闷，咳逆倚息，甚则日夜伏案代寝，唇乌，舌紫蓝而大，苔白滑而腻，脉弦细而促如"雀啄"（130次/分）。血压110/80mmHg。心电图：①异位心律；②心房纤颤；③肺型P波。血检：红细胞（RBC）5.6×10^{12}/L，血红蛋白（Hb）152g/L，白细胞（WBC）11.2×10^{9}/L，中性粒细胞比例（NEUT%）0.75，淋巴细胞比例（LYMPH%）0.25。尿常规：蛋白（PRO）（＋）。饮邪上逆，凌心犯肺（肺心病心衰），病势危笃，建议住院（拒）。患者执意要求服用中药。急以温阳化饮、活血降气之剂，自拟八味苓桂术甘汤（见"方药评述·内服方剂"）加味。

茯苓30g、桂枝12g、炒白术15g、炙甘草6g、制附片10g、北五加皮12g（另包）、丹参25g、葶苈子20g、苏子15g、车前子15g。8剂。

注：药后如有呕吐不适等胃肠反应，可减轻北五加皮剂量，甚则减去五加皮，并注意低盐饮食，禁绝烟酒，加强保暖，必要时仍须住院吸氧抢救。

二诊（1997年8月3日）：患者已能步行来诊，面色由紫暗转为正红。自诉服药2剂，尿量增多，气促心悸渐平，浮肿渐消，已能平卧。8剂服完，其他西药由递减而试停，亦未见异常。奈何北五加皮服后有反应，服3剂后，减去1/2量。药力如此神速，一诊病去八成，不知疗效可否持久，要求赐方巩固。观其舌质转淡，腻苔已薄，脉弦带数（90次/分，律不齐），守前方出入之。

1. 茯苓30g、桂枝12g、炒白术15g、炙甘草6g、制附片8g、丹参25g、葶苈子15g、苏子15g、车前子15g、石菖蒲10g。6剂。

2. 尚需注意休息，慎风寒，调情志，食不过饱，步不宜速。

三诊（1997年8月21日）：心衰情况，彻底改善，已能料理家务，晚间偶见足浮肿，舌质淡暗，苔正常，脉细弦（80～86次/分，仍有结代），血压130/80mmHg，守前方增损。

1. 茯苓25g、桂枝10g、炒白术15g、炙甘草6g、丹参20g、石菖蒲10g、苏子15g、车前子15g。6剂。

2. 茯苓150g、炒白术100g、党参100g、炙甘草40g、陈皮60g、半夏60g、丹参100g、石菖蒲50g，打粗末，每用25g作煮散剂，1日2次分服。

3. 桂附地黄丸（浓缩丸）2瓶，每次8粒，1日3次。

注：1方服完后，2方散剂服8天，3方桂附地黄丸服6天，14天为1疗程，两个疗程之间停药4天。

按： 由于现代医疗急救措施的完备，心衰病人看中医者绝无仅有，偶尔来诊，亦非首诊。其一，经强心、利尿、抗感染三大措施治疗，效果不显者；其二，反复住院，无法巩固者；其三，病势危笃，侥幸一试者。本例患者为上述第一类。该例有"慢支"四代家族遗传病史，加之生活放肆，烟酒交加，恣食肥甘，以致饮邪内结，病情难制。病在心肺，根系脾肾，罹于四脏同病之危候。治之必须大温心肾之阳，方可涤除阴霾弥漫之饮。以八味苓桂术甘汤为主，加苏子、车前子，降气、化饮、宣行、利水为佐，方准药峻，服用2剂之后，饮去正复，心衰得到控制。张仲景谓："脉弦数者，有寒饮。"寒饮之邪，蒙蔽心阳，常有"脉弦数"阴极似阳之象，饮邪一去，脉率即可下降。故本例由心率130次/分（促脉），服药后下降为90次/分。叶天士先生常把"以理阳、通阳及固下益肾，转旋运脾为主"之法作痰饮病的善后巩固方案。仿此意，最后仍选用陈夏六君子汤加味作煮散剂与桂附地黄丸交替服用，冀于建立远期疗效。

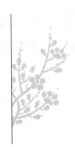

溢饮
（特发性浮肿）

蒋某，女，43岁，农民。初诊日期：1991年4月10日。

患者11年前子宫全切。术后渐胖，近4年来，胖肿日增，身困肢重，气短，心悸，行动艰难。曾怀疑心、肝、肾疾病，但经各种检查后仅B超提示轻度脂肪肝，其余（-）。几家医院内、妇科均拟诊为特发性浮肿。其以长期静养和自服西药利尿剂维持，治之疗效不佳。诊其体肥脂积，肤腠腹大，体重75.2kg。手肿，诊脉按之指痕难复；足肿，鞋袜难穿。腰骶冷痛，食减腹胀，便干尿少，舌淡暗而大，苔薄白，脉沉细缓（68次/分）。血压120/80mmHg，尿常规（-）。脾不化湿，气不行水，发为溢饮。治以健脾行水、化滞减肥之剂。并建议节制饮食，低盐食谱，逐渐恢复体力劳动。

1. 赤茯苓20g、白茯苓20g、炒白术15g、泽泻30g、猪苓15g、桂枝10g、益母草25g、泽兰叶20g、萆薢15g、天仙藤20g、苏叶10g（后下）。6剂。

2. 太乙药袋（见"方药评述·外用方剂"）温熨"命门"。

3. 赤豆玉米糊食疗。

4. 递减或停西药利尿剂。

二诊（1991年4月24日）：药后浮肿略消，体重下降1kg。拟前方去萆薢，加大腹皮25g，改苏叶12g、桂枝12g。6剂。

三诊（1991年5月11日）：二诊以来，配合节制饮食，坚持活动，尿量增多，浮肿消退较快，然腿足浮肿，稍消复剧，舌脉如前。更以益气健脾、燥湿行水之剂。

粉防己 12g、黄芪 20g、炒白术 20g、生甘草 6g、炒苍术 12g、生薏米 30g、柴胡 12g、泽泻 30g、川牛膝 10g，6 剂。

四诊（1991 年 6 月 13 日）：腿肿渐消，按方于当地药房取药，又服 6 剂。来诊两月，基本痊愈。体重由 75.2kg 降至 70.1kg。水湿壅滞之邪已去，自觉心身分外宽畅。再拟行气泄浊、燥湿减肥法，以防肥水再起！

生南山楂 300g、泽泻 300g、炒苍术 100g、车前子 100g、莱菔子 100g、生麦芽 100g。打粗末，每次用 25g 煮水代茶。

结果：本方间断服用 3 料，观察半年，除足跗偶见轻微浮肿外，恢复甚好。

按：水饮四溢，通体浮肿，谓之"溢饮"。《金匮要略》认为，痰饮与水气，其发病机转，常互为相关。本例患者子宫全切后发病。张仲景谓："经水前断，后病水，名曰血分，此病难治。"何以难治？李用粹认为，"血水"的病因病机极其沉固而复杂，是水血交固，脾运难展，三焦壅塞，"大经小络，尽皆浊腐，津液与血，悉化为水，故面目四肢浮肿"（《证治汇补》）。难怪这种血水交融病在血分的里水溢饮，是为顽绵难治之症。此类肥水难分的特发性浮肿，常见于妇人绝育术后、子宫全切、更年期等内分泌失调病例，为临证常见之病。因久治难效，出于无奈，部分患者只好长年自服利尿药，加以静养的方法，姑息度日。

王好古曰："五苓散为下药，乃太阳里之下药也。"彻其水邪"当下之，使从膀胱出也"（李东垣）。选用本方加益母草、泽兰叶、天仙藤、苏叶等，加强活血行滞、疏泄利水之功。三诊之方，泽泻配柴胡，为徐春圃得意的泄水药对，加入防己黄芪汤中，行水较著，徐氏此组药对具有一定的应用价值，在化气行水剂中，犹如茯苓配桂枝之妙。最后以行气泄浊、燥湿减肥之剂，自制减肥茶善后。并嘱其坚持劳动、节制饮食而愈。天仙藤含马兜铃酸，大剂久服可能导致肾损害，因本方用量很轻，暂服无妨，如果担心亦可去之。

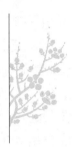

噫气

（慢性胃炎、自主神经功能紊乱；胃气上逆型）

陈某，男，55岁，商人。初诊日期：2019年5月15日。

患者嗳气频频十余年不愈，中间曾停缓三四年，之后时发时止，时轻时重，几乎未停。肺部手术三年，术后依然。此次加剧四个月，越发越见敏感性增强，旁人触摸其身体任意一处皆发嗳气（如捏耳朵、摸脖子、捏手、拍背等等），浑身上下犹如布满"开关"，一按就"响"。早重晚轻，入眠即止，余无恙。胃镜提示慢性浅表性胃炎伴糜烂，HP（-），血生化（-）。服奥美拉唑等药无效。其母也有斯疾，据说是"月子病"；最近发现其儿子（17岁）亦有萌病现象，奇怪！刻下气粗体壮，中年油腻人，面色暗而偏红，舌暗，苔白偏腻、中灰滞，脉弦细，血压160/92mmHg。痰浊内聚，冲逆难平。拟降逆平冲化滞之剂。

1. 代赭石30g（先煎）、煅瓦楞子30g（先煎）、姜半夏15g、云茯苓30g、陈皮12g、炒干姜12g（先煎）、姜厚朴12g、炒苍术12g、金沸草15g、苏梗15g、炒白芍30g、生麦芽40g、鲜竹茹1大团。12剂。

2. 背俞拔火罐。华佗夹脊穴，第3~12胸椎下两旁四罐，4~6天1次。

3. 内关、间使压豆疗法。

4. 舒必利，50mg/次，2次/日。

5. 启用晨练四部曲：揉腹、入厕、饮水、跑步。

6. 节食减肥，就餐做到"少、慢、细、烂、素"，饭后1小时后方能喝水。

二诊（2019年6月23日）：患者谨遵医嘱，服药毕，停药数日，自诉病减七成，意欲再诊，能否根治？

1. 初诊方去竹茹，加旋覆花12g，12剂。前6剂，2日1剂；后6剂，3日1剂。旋覆花不包煎，煮成药液后再用纱布过滤。

2. 本方配6剂，混匀，打粗末，作煮散剂，25克/日，煮水，2次分服，服15天，停5天。（后服）

3. 余法同上。

三诊（2020年9月7日）：时隔一年余，来诊咳嗽，"噫气"已痊愈。

按：噫气即嗳气（气逆），与之相近的还有嗳越（上冲）、嗳酸（伴酸）、嗳水（伴涎）、嗳哕（伴吐）、嗳腐（伴馊）、嗳吁（声高）等等，以夹伴杂物和频率声音作为区别。一般不是独立的疾病，而是上消化道疾病常伴有的一种症状，随病愈而消失。但也有无病自嗳，或习惯常嗳，嗳则舒适；或随着频率、声调、程度的不同，状若病态。究其病因，不过四条：①情志不遂，七情内伤；②就餐时"快、多、粗、急、硬"；③引嗳自适（自主神经紊乱）；④习以成俗。是为亚健康症之类，看医生，查之无病，所做检查均正常，常以黛力新、安定、谷维素等维持治疗。我院接诊此病，多是西医推荐。此病一般无证可辨，休壮者治以降逆平冲，疏化顺气；瘦弱者治以疏肝理气，和中潜降。加以火罐，贴药，良言开导，皆能治愈。

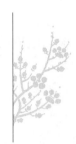

反酸嘈杂
（反流性食管炎；冲逆难平型）

刘某，女，45 岁，寿县人，农民。初诊日期：2020 年 6 月 12 日。

患者反流性食管炎、胃息肉（已摘）1 年，剧发 5 个月，天天服药，几乎未停，疗效不佳（奥美拉唑、安达等），故停药 1 个月。现心（胸）难过，似痛非痛，似胀非胀，莫可名状，上自咽门，下及贲门，如灼、如烫、如辣，嗳气、嗳酸或嗳饭。咽喉不利，食纳正常，口干苦，大便干结，舌正常，脉弦细。血压 126/70mmHg，HP（－），血生化（－），心电图（－）。以和中制酸、降逆平冲法。

1. 代赭石 30g（先煎）、煅瓦楞 30g（先煎）、姜半夏 15g、炒干姜 10g（先煎）、陈皮 12g、茯苓 30g、黄连 6g、制吴茱萸 3g、姜朴 12g、蒲公英 30g、苏梗 15g、金沸草 12g。12 剂。

2. 复方白药糊（见"方药评述·内服方剂"）。

3. 溃疡散（见"方药评述·内服方剂"），半料，饭前半小时服，4g，1 日 2 次，做最后巩固剂。

4. 拔火罐，华佗夹脊自第 2 ～ 11 胸椎两旁四罐，4 ～ 5 天 1 次，10 次。

5. 内关压豆疗法。

6. 按胃病疗养须知（见"专病论治·疗养须知"）疗养。

二诊（2020 年 9 月 10 日）：一诊而愈，电询开药。自诉一诊巩固方服完后，渐向愈，因故未复诊。入秋以来，复见轻微嗳哕腹胀，服汤剂效著，故派人前来转方取药。

按：本病属于当前消化系病变最为难治之病，医者棘手。有的病人自服奥美拉唑，一天不停长达几年、十几年之久，已形成药物依赖性（成瘾）疾病，是其他药物难以替代的特殊之疾。本例一诊即愈，两月未发，十分罕见，亦是个案。可能是病程不长，病邪不深，停药之后未再投其他药物，加之对中药敏感性较强的原因，也可能是得力于几种助疗法，尤其是复方白药糊的禅方禅效之故，谨录之，供参考。

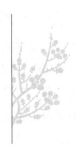

呕吐

（慢性胃炎、神经性呕吐）

刘某，女，32岁。初诊日期：2020年7月20日。

患者主诉慢性胃病、反复胃脘不适4年，现病发3月余。既往饮食无律，饥饱不均，贪念零食，喜静懒动。刻下嗳酸顶胀，纳食即吐，每餐进食吐之三分有二，尚有食欲。大便干结，寐浅多梦，月经规律。面色萎黄无华，日渐消瘦（3个月内体重由58kg降至50kg）。自4月份发病起，辗转于皖、浙、沪等省内外各大中西医院及精神专科医院诊治，均诊断：①慢性浅表性胃炎；②神经性呕吐；③抑郁症。予以黛力新、伊托必利、曲唑酮等药物及针灸治疗，皆是无效。现检查：Hp（++），肝胆胰脾彩超（-），血常规及生化指标（-），血压104/80mmHg。舌淡，苔白，脉沉细。拟降逆止呕、理气和胃法治之。

1. Hp杀菌四联，2周。（先服）

2. 代赭石30g（先煎）、姜半夏15g、云茯苓30g、炒干姜10g、紫苏梗12g、金沸草12g、煅瓦楞30g（先煎）、陈皮12g、旋覆花10g、枇杷叶12g、鲜竹茹20g，10剂；2日1剂，1日3次，饭前2小时服，每次200～300mL。（后服）

3. 谷维素20mg，3次/日，随餐服。

4. 内关穴压豆疗法（见"方药评述·外治辑要"）。

5. 肝、胆、脾、胃俞火罐，1周2～3次。

6. 戒零食，适当运动。

二诊（2020年8月17日）：服药吐止，停药吐发。初诊中药尚余5剂，舌苔脉如前。再拟初诊中药方5剂，继服。

三诊（2020年9月14日）：共服中药12剂，症状如前，服药吐止，停药又吐，纳、寐、便均正常，血压102/84mmHg，舌脉参前。拟初诊中药方8剂（先服）；另以本方4剂打粗末，煮散剂，25g/日（后服）。

四诊（2020年11月14日）：症状趋稳，停药1周后，又复呕吐（轻呕少吐）。天气转冷，手足不温，后背如冰。食欲尚可，寐安便调，体重54kg，血压114/82mmHg。舌淡，苔白厚，脉细弦，重拟温中和胃之法。

1. 制附片15g（先煎）、炒干姜10g（先煎）、炒白术20g、陈皮15g、炒吴茱萸6g、黄连3g、红参12g、苏梗12g、姜厚朴12g。8剂，2日1剂。

2. 吴茱萸粉加面粉、白酒调匀如小饼（1元硬币大小），睡前浴足后贴敷涌泉穴。

五诊（2020年12月4日）：服药2剂时呕吐即止，停药4天，未见呕吐，纳、寐、便皆调，状若常人，四肢渐温，背凉趋缓。舌淡，苔白薄，脉沉细。拟四诊方改制附片12g，15剂；太乙药袋（见"方药评述·外用方剂"）一副，外用热敷。

2021年1月12日电话随访，诸症愈，无不适，嘱其注意饮食调护，停药半月后，再另行煮散剂缓服调理，善后康复。

按：《黄帝内经》指出，呕吐发病，多为"寒气客于肠胃""火郁之发""燥淫所胜""风淫所胜""胃气虚不纳谷"等之故。《古今医鉴》："夫呕吐者，饮食入胃而复逆出也……若胃虚之人，不能摄养，或为寒气所中，或为暑气所干，或为饮食所伤，或气结而痰聚，皆能令人呕吐。"概括其因，或外邪犯胃，胃失和降；或脾阳不振，寒浊内生；或热病伤阴，久呕不愈，胃失濡养；或饮食所伤，脾胃失运。由此可见，呕吐的病因病机是多面而繁杂的，内伤、外感、寒热、虚实之证（症），均可见之。诸多病因往往相互影响，互为夹杂，尤以久病、慢病、难病为显，其辨证之准确，治疗之技巧，着实重要。

本案患者既往不知养生，贪静少动，饮食所伤（喜零食、食无律），脾胃运化失常在前；久病而虚，损伤中阳，胃虚不纳，寒浊内生在后。又反复诊查，久治难愈，用药杂乱，脾胃更伤。其治疗之法，很难一蹴而就，须循序渐进，急治其标（气逆呕吐），缓治其本（中焦虚寒）。前三诊，以"降逆止呕，理气和胃"为先导，控制严重呕吐之症状，疏理逆乱之气机；后两诊（父子二人会诊拟方），以附子理中汤"温中健脾"为主，左金丸"辛开苦降"为辅，温补其中焦，和降其逆乱。前后五次诊治，使脾阳得复，胃气调和，呕吐之症自平。正如《济生方》所云："若脾胃无所伤，则无呕吐之患。"

陈某，男，54 岁，商人，居苏州。初诊日期：2021 年 2 月 5 日。

患者肺癌手术后 3 年，胃病 4 年。胃镜检查史 4 次，2021 年 2 月 1 日胃镜示：慢性胃炎伴糜烂（已排除幽门占位）。主诉反复呕吐 3 年，吐尽再食，一日三餐皆吐，早晚较轻，午饭最重，不吐无恙。或轻或重，或发或止，省内外看了五家医院，所有胃病药物吃遍，或暂有效，最终无效，已失去治疗信心。其母亲 76 岁，也有此病，症轻，休发有时；近年发现其 11 岁儿子也渐渐发病，症状相同，看儿科要做胃镜，十分心疼。诊其形色正常，舌质正红，脉来弦细稍数（77 次 / 分）。血压 144/96mmHg，谷丙转氨酶（ALT）58U/L，肝囊肿，肝血管瘤，Hp（–）。拟降逆平冲、舒肝降气法。

1. 代赭石 30g（先煎）、煅瓦楞 30g（先煎）、姜半夏 15g、炒干姜 12g（先煎）、紫苏梗 15g、金沸草 15g、广陈皮 12g、云茯苓 30g、炒白芍 30g、姜厚朴 12g、香附 12g、甘草 8g。12 剂。

2. 针刺：①双内关 ++、双公孙 +++，②双内关 ++、双足三里 +++，两组穴位，交替进行，每天 1 次，10 次后每隔 2 ～ 3 天 1 次。

3. 拔火罐，华佗夹脊穴，自第 3 胸椎下两侧四罐，4 ～ 5 天 1 次。

4. 芥硫浴足散（见"方药评述·外用方剂"）100g，浴足。

5. 参照胃病疗养须知（见"专病论治·疗养须知"）疗养。

6. 春节之后启动治疗。

二诊（2021 年 3 月 27 日）：病势大挫，偶见呕吐，或反恶呕食，或干哕欲吐，余无恙，要求巩固。

1. 初诊方 12 剂，停 5 天再服，前 6 剂连服，后 6 剂服 2 天，停 2 天。

2. 本方配 6 剂，混匀打粗末，作煮散剂，每日 25g，常规煎服法。

3. 拔火罐，7 天 1 次。

4. 内关穴压豆疗法（见"方药评述·外治辑要"）。

三诊（2021 年 6 月 13 日）：三年之疾，已告痊愈。现几天发一次，状若干哕（干呕）。今带儿子来治此病，意欲再以方巩固。拟丸剂调理之。

人参 75g、炒白术 100g、云茯苓 80g、甘草 30g、陈皮 60g、姜半夏 80g、益智仁 60g、补骨脂 50g、紫苏叶 50g、干姜 50g、炒白芍 80g。水蜜作丸，如绿豆大，每服 5g、8g、12g 递增，1 日 2 次，饭后服。

按：呕吐不是病，而是其他疾病的一个附加症状，西医学分为中枢型（颅脑病变）和周围型（其他器官病变）两大类。一般常见如青光眼、梅尼埃病、食物中毒、妊娠恶阻（"自家中毒"）、肾衰（"尿中毒"）等。但此例特殊，遗传三代，是先天基因遗传的罕见之例。回忆七十年前，随师侍诊，常用大半夏汤和吴茱萸汤，两方都有人参、蜜蜂，甘能动呕，参能生气，虽然初入医门，总是费思不解，其结果都不应效。可能是因占位性病变所致，也可能是"古方今病，不相能也"（张洁古）。叶天士："脾宜升则健，胃宜降则和。"接诊此病，无证可辨者，一般启用平冲降逆、舒肝降气法，常用旋覆代赭汤、二陈汤、平胃散、小半夏加茯苓汤合理化裁，组合成方，谓之"对症治疗"，可获良效。

方中两组药对，代赭石降逆在肝，瓦楞子镇冲在胃，紫苏梗善通脾胃之气，旋覆梗专降上逆之气，为何不用旋覆花？因花性上浮，梗性通降之故。均为上海龙华医院黄文东、黄秉良两位中医脾胃大师的用药经验。前贤心得，十分可贵。

治疗沉疴痼疾，常针药并用，以确保疗效。本例针刺处方配穴——内关配公孙，是灵龟八法和八脉交会的取穴方法；内关配足三里，是传统的、用之已久的，具有治疗消化系病变综合效力的处方，可谓经典的配穴法。最后应患者之求，拟方巩固，已在预料之中。"肾为胃之关"，最后用温补派一代宗师赵养葵温补命门法，以生相火，火能生土，温固中州，而枢转灵捷，以稳升降。六君子合理中汤制丸巩固善后，三年顽疾，二诊已愈，体现了针药并用能起痼扶衰，同登寿域。

胃痛

（慢性糜烂性胃炎；湿浊留滞型）

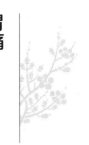

孙某，男，48 岁，干部。初诊日期：1992 年 7 月 10 日。

患者胃病反复发作，3 年不愈。半年之前，因酒食失节，病情加剧，迭进诸药，总难见效。胃镜示：弥漫性糜烂性胃炎。目前脘中胀痛，饭后尤剧，胸闷食少，嗳气不舒，清涎上泛，吐唾为快。舌淡而暗，苔白而滑腻，脉弦细。湿浊留滞，有碍中运。治以燥湿化滞、香运和中。并注意自我调摄，谢绝宴请，忌食甜腻之物。

1. 姜厚朴 12g、广陈皮 12g、炒苍术 15g、藿香叶 12g（后下）、炒白芍 20g、茯苓 25g、姜半夏 15g、甘松 10g。6 剂。

2. 太乙药袋（见"方药评述·外用方剂"）外熨痛处。

3. 每天起床之前自揉胃脘左右各 100 转。

4. 晨间洗漱后饮温开水 200 ～ 300mL，慢跑 15 ～ 20 分钟。

5. 拔火罐：第 6 ～ 12 胸椎两旁，平行两穴，4 天 1 次，依次循环拔之。

6. 参照胃病疗养须知（见"专病论治·疗养须知"）安排生活。

二诊（1992 年 7 月 28 日）：胃痛已止，腹胀稍减，食纳略增，舌苔较前已剥。守前法，原方 6 剂。

三诊（1992 年 8 月 14 日）：自述吐唾疼痛之症已完全消失，然脘痞而胀，仍未解决。腻苔已剥，表明湿浊已化而脾运未复。

拟初诊方去炒白芍、姜半夏，加炒白术 15g、莱菔子 15g、生麦芽 30g。8 剂。

四诊（1992年9月6日）：除偶尔多食脘腹不适外基本痊愈。胃镜复查：慢性浅表性胃炎（胃窦部为主）。拟调理脾胃、畅中助运为治。加味枳术散善后。并注意刻守"戒烟酒，节饮食，慎风寒，和喜怒"，以防再发。

炒枳实100g、炒白术200g、木香50g、砂仁50g、炒山楂80g、生麦芽80g。打粗末，每用25g作煮散剂，得汁300mL，1日2次分服。

按：胃病清涎上泛，舌苔白滑而腻，显然是湿浊之邪，留滞中焦，有碍脾胃升降之枢机，必然脘腹胀痛，食少嗳哕。拟用不换金正气散、二陈汤两方化裁，燥湿化气，香运和中。方中重用苍术，不仅加强燥湿作用，按现代药理观点来看，还有保护胃黏膜、助于胃黏膜修复再生的作用。去甘草以免助湿；加炒白芍、甘松，开郁醒脾，理气止痛，为佐。一诊之后，痛止食增，舌苔已剥。三诊之时，舌苔薄白，然脘胀未能消除，此为"脾虚正气不行，邪着为病，当调理中州，复其健运之职，则浊气降而痞满除"（《医述》）。故以香砂枳术散健中扶脾，加善消肉积的山楂、麦芽。针对患者平素经常赴宴，"肉食成积，郁而化湿，湿从内生"之病机而设。

胃痛

（胃小弯多发性溃疡；胃阴不足型）

陈某，男，60岁，农民。初诊日期：1990年11月6日。

患者胃病7年，百药难效。本次病发3月。发病之初，便黑、呕血（呈咖啡色），现血已止。胃镜：①胃小弯多发性溃疡；②幽门管糜烂。病理示胃黏膜上皮细胞慢性炎性改变。医生建议立即手术，以防恶变，患者拒绝，要求拟用中药保守治疗。症见上腹部（鸠尾之下）疼痛嘈杂，得食则舒，饥饿必剧，或痛引胸膺、后背（左），尤以子夜之后，饥嘈而痛，影响睡眠。口干欲饮，舌红少津，苔薄略黄，脉细弦带数（88次/分）。大便隐血（－）。病邪久羁，胃中元阴已伤。拟用甘凉濡润、养阴缓痛之剂。并嘱其注意：以半流或全流饮食，勿食辛辣，保持乐观豁达的情绪。观察治疗，必要时仍建议手术。

1. 海螵蛸20g（先煎）、白及片20g（先煎）、北沙参20g、麦冬20g、玉竹20g、炒白芍30g、生甘草8g、连根蒲公英30g、炒苍术12g、延胡索15g。8剂。

2. 每天起床之前轻轻地自揉胃脘左右各100转。

3. 晨间洗漱后饮温开水200～300mL，适当散步15～20分钟。

4. 拔火罐：第6～12胸椎两旁，平行两穴，4天1次，依次循环拔之。

5. 参考胃病疗养须知（见"专病论治·疗养须知"）调摄。

二诊（1990年11月28日）：其痛由缓而止，初见疗效，欣慰之至。然乘车颠簸，有时仍觉顿痛。食谱渐渐放宽，睡眠已入深甜。守前法。

1. 原方 8 剂。

2. 溃疡散（见"方药评述·内服方剂"）500g，每服 3～5g，每日 3 次，饭前半小时用连根蒲公英 50g 煮水冲服。

按： 本例为花甲之年，病邪迁延，胃阴久伤，血枯液涸，痛难速已。叶天士云："阳明燥土，得阴自安……胃喜柔润也。"治之当以甘凉柔润为主，合海螵蛸、白及生肌敛溃；炒白芍、延胡索、生甘草，和中止痛；蒲公英、炒苍术，一组药对，取其苦辛清化，以防一派甘寒，有碍脾运（据报道，蒲公英抗溃疡的有效成分，含于根中）。方证合于法度，胃阴复而疼痛缓，一诊得效。以后用汤剂与散剂交替服用，煎剂服 40 余剂，散剂 2 料，历 6 个月，复查胃镜示浅表性胃炎。体重由 48kg 上升为 53.5kg，痊愈。追访两年未发。

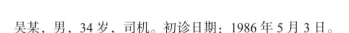

胃痛

（慢性萎缩性胃炎、肠上皮化生；中焦虚寒型）

吴某，男，34岁，司机。初诊日期：1986年5月3日。

患者因于职业之故而饮食失节，酿成胃病，时发时缓，时轻时重，迁延12年。目前胃镜检查：萎缩性胃炎。病理报告：肠上皮化生。自诉胃脘作胀，饭后胀甚，嘈杂不适，绵绵隐痛，大便或干或溏或泄。面黄形瘦，舌淡苔薄，六脉沉细。治以温中运脾、辛酸和胃法。

1. 炒枳壳15g、炒白术20g、川椒8g、山楂肉20g、制黄精30g、炒白芍25g、炒干姜10g、生麦芽30g、炙甘草6g。6剂。

2. 太乙药袋（见"方药评述·外用方剂"）2个，外熨脘腹。

3. 拔火罐：第6～12胸椎两旁，平行两穴，4天1次，依次循环拔之。

4. 参照胃病疗养须知（见"专病论治·疗养须知"）调摄。

按： 此例患者自知萎缩性胃炎有"恶变"之可能，神惊而志恐，以苦、忧、悲的神态来诊。由于医患合作较好，竟把胃病疗养须知写贴在卧室。能做到严遵医嘱，按时服药，用枳术汤为主，辅以辛化温中、酸柔疏达之品随证应变，守法服药，方证合拍，脾元乃振，调治半年康复。再做胃镜检查示慢性浅表性胃炎。病理报告：慢性炎性改变。因萎缩之症，从现代医学角度来说是不可逆的，所以他人持怀疑态度议论说，第二次胃镜活检取样，可能不在萎缩之处。顽疾治愈，常令人惊疑，在所难免。不过疗效是最有力的证据，总归是顽病久羁12年，欣以告愈。他至今仍为地方首长开车，经常送病人来我门诊，出入已16年（1986～2002）。当初由一个瘦小仔，现在变成个胖老子，近年来食谱放宽，烟酒不拒，亦未复发。方中黄精一味，是医界名耆方药中先生的经验用药，针对脾胃虚弱、脏不安和之证，取其补中益气、柔润安中之效。本品所含的黏液质，能保护胃黏膜，而有利于自身的修复。对于解决萎缩性胃炎特有症状的"嘈杂"（病人呼之为"心难过"），疗效优于白及片。

胃痛

（胃肠神经官能症、胃痉挛；肝气犯胃型）

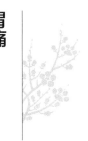

甄某，女，42岁，干部家属。初诊日期：1994年6月4日。

患者体弱多郁，胃病反复，4年不愈。每因情志不遂，抑郁忿怒即发。钡餐造影两次（－）。外院拟诊：胃肠神经官能症。现因家事磨嘴，病发3天，脘痛窜及肋背，嗳吁频作不止，以致食寝不安。舌淡红，苔薄黄，脉细弦（78次/分）。肝气犯胃，胃失和降。治拟平肝降逆、行气和胃法。

1. 代赭石40g（先煎）、生半夏15g（先煎）、茯苓25g、射干10g、枇杷叶12g、金沸草15g、苏梗10g、炒白芍25g、炙甘草6g。4剂。

2. 内关穴压豆疗法（见"方药评述·外治辑要"）。

二诊（1994年6月13日）：嗳逆已平，胃痛见缓，然痛及胸围、肩背、两肋，阵作窜痛，咽喉如梗。恐畏食管病变，忧虑不安，泣泪陈词。舌脉如前。逆气已平，肝郁尚未舒达。更以疏肝和胃、行气止痛法。

1. 柴胡12g、炒白芍20g、炒枳实12g、生甘草6g、香附12g、川芎8g、郁金15g、佛手15g、金沸草12g。6剂。

2. 内关穴压豆疗法。

3. 心理暗示疗法，良性诱导。

三诊（1994年6月28日）：服药4剂，病去七成。今窜痛已止，食寐俱佳。然肠鸣汩汩，休作有时，或腹痛欲便，入厕空努。此为肝气下乘，肠中气机不利。

1. 炒白芍20g、炒枳壳15g、炒防风12g、炒白术15g、香附12g、川棟子 12g、延胡索 15g、炙甘草 8g。6 剂。

2. 太乙药袋（见"方药评述·外用方剂"）外熨脐中。

3. 其他治法同上。

按：肝之贼气为病，肆虐横逆，无所不至，变端莫测。上逆则嗳（或呕），犯中则痛（或胀），下乘则泻（或矢气），乍发乍止，病态无常。医者只得随变应治，以追踪形式打"游击战"。即所谓治疗无形之气为病者，着重在于一个"调"字。本例证型非常突出，首诊治以降逆下气法（旋覆代赭汤化裁），二诊更以疏理泄肝法（柴胡疏肝散加味），三诊选用抑木扶土法（痛泻要方加味）。以"调"的方式据证变法拟方，再结合心理暗示疗法，建立"期望效应"，终于肝逆既平，气机和畅而愈。

上述胃病 4 则，证型各异。例一为湿浊留滞中焦（糜烂性胃炎），例二为病久血枯液涸（胃小弯溃疡），例三为中寒脾阳不运（慢性萎缩性胃炎），例四为肝气横逆犯脾（胃肠神经官能症），证型不同，治法各异。脾胃病占我门诊总病例数之首，脾胃病看似简单易疗，却往往非常复杂难治，并非专方专药能以取效。必须详审证因，辨证论治。舌苔的变化，是胃病的外候，观察舌苔的变化是诊断胃病最为直观的依据。所以有人说，舌诊是中医的"胃镜"。其立法处方，也应做到能守能变。"调"是治胃病重要手段，"故善治脾胃者，能调五脏，即所以治脾胃也"（张介宾）。说明病位虽在脾胃，病发与五脏六腑有关。因此，胃病治胃，轻则可行，稍微复杂则难以奏效，更何况来诊者都是已服用大量西药和"广告药"治之无效者。此外，耐心医嘱，强调饮食宜忌、劳逸适度、寒温自慎、情志调和，在整个治疗过程中也不可忽视。以上四则，是临证常见之病例，然而胃病中顽疾之顽者，莫过于以下七例，堪称"顽难棘手之痼疾"。

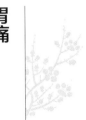

刘某，女，58岁，农民，江西湖口人，现定居上海。初诊日期：2019年11月6日。

患者胃病20余年，自诉因来上海水土不服所致，至今已做14次胃镜检查。加剧3年，服药3年，看过大小医院5家。中西药天天吃，未曾停歇，凡是胃药，几乎吃遍。现胃痛牵及后背，右重左轻，饥甚饱缓，嗳气带水，口干不渴欲水润。每天要吃4～5个苹果，常以鲜车前草煮水代茶，已成习惯。肠鸣汩汩，大便干结（3～4天1次），有时要用开塞露。刻下面色灰滞，舌质胖大，边痕，苔白滑垢腻，中心略灰黑，脉沉细。血压160/96mmHg，体重55kg。胃镜提示慢性萎缩性胃炎、肠化，Hp（-），血生化（-）。湿浊留滞中焦，寒热交作，药伤之故。

处理：暂时停服一切中西药和营养品，7～10天后，不洗漱空腹来诊。

二诊（2019年11月18日）：停药12天，是三年来第一次。自诉停药后反倒是舒服多了，展颜含笑，认为可治。再看舌苔，垢腻略轻，灰黑已消，面色改善，治以燥湿舒化、导滞泄浊之剂。

1. 炒苍术12g、姜厚朴12g、陈皮12g、藿香叶12g（后下）、白豆蔻5g（后下）、郁金15g、炒白芍30g、炒防风12g、炒莱菔子20g、生麦芽30g、蒲公英25g、川椒3g。12剂。

2. 本方配6剂，混匀，打粗末，作煮散剂，每日25g，煮水，2次分服，服15天，停3天，以作巩固。

3. 太乙药袋（见"方药评述·外用方剂"）2个，温熨中脘。

4. 拔火罐，华佗夹脊穴，第3～12胸椎两旁四罐，深度淤血，4～5天1次，做20次。

5. 启动晨练四部曲：揉腹、入厕、喝水、跑步。

6. 参考胃病疗养须知（见"专病论治·疗养须知"）调养。

三诊（2019年3月13日）：含笑自述，遵医嘱，坚持晨练，春节泰然，胃痛消减九成，节后服用巩固药，略不放心，大便仍干结。基本向愈，征方巩固。

1. 二诊方去炒苍术、川椒，改炒莱菔子25g。12剂。

2. 本方加去壳火麻仁25，配6剂，打粗末，作煮散剂，服法如前。

3. 余法同前。坚持之，可防复发。

四诊（2019年5月7日）：胃病已愈，来诊便秘。

按：患者原籍江西，在沪务工，先贫后富。患病之后，过度治疗，先为病伤，后为药伤，越治越重，越重越治，胃已成"百药囊"，以致湿浊之邪留滞中焦，虚实相兼，寒热错杂，终成难症顽疾，失治转为慢性、药物性、萎缩性胃炎。日本草泽医近藤明隆昌言："病伤尤可治，药伤最难医。"（《藤氏医谈》）如果不查病变的本质、不寻找真实的病机病理就立方遣药，可能难获良效。"用药如用兵"，可效法兵家的停战侦察法，观察敌情的究竟（病变的真实情况），正如《孙子兵法》云："不可胜者，守也；可胜者，攻也。守则不足，攻则有余。""知之者胜，不知者不胜。"守是因为条件不充分（病因病机不明），是攻（治）的前期准备，必不可少，守的好就等于治疗。等体内所积蓄的百药余毒代谢排尽，露出病变的真相，时机成熟，攻（治）其要害，往往可以一举成功。此事知易行难，许多药物久久服之，或多或少，会形成药物性依赖，医家必须耐心细致地良言暗示，求得医患合作，方能成功。

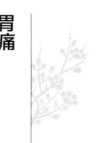

胃痛

（慢性萎缩性胃炎、低级别上皮内瘤变；忧郁恐癌型）

刘某，男，62岁，市民。初诊日期：2019年1月7日。

患者愁容苦诉："素有反流性食管炎、糜烂性胃炎病史，十几年未发。因儿子瓦工，33岁，酒烟双兼，常吃夜宵，时觉胃痛，一查，胃癌转移，手术无效，离世两月。我亦觉得胃病发作，似痛非痛，查胃镜，医生说'癌前期'，查心电图正常，服药无效，我命苦啊！"

症见胸闷胸痛，牵及双膺后背，嗳气反酸，嘈杂不适，脘痛及腹，冷胀不温，足凉如冰，二便自调，舌淡质暗而兰，苔白垢，根略腻，脉弦细。血压140/100mmHg，Hp(－)，血生化（－）。情志所致，发为胃痛脘痞。拟开郁行滞、降逆和中法。瓜蒌薤白半夏汤出入之。

1. 全瓜蒌25g、薤白头15g、姜半夏15g、姜厚朴12g、炒枳壳15g、郁金15g、醋香附15g、煅瓦楞子40g（先煎）、炒白芍30g、蒲公英30g、甘松5g、生麦芽30g。10剂。

2. 麦滋林，每服0.67g，1日3次。

3. 太乙药袋（见"方药评述·外用方剂"）1个，外熨。

4. 芥硫浴足散（见"方药评述·外用方剂"）120g，适量，睡前浴足。

5. 拔火罐，华佗夹脊穴，第3～12胸椎两旁四罐，4～6天1次。

6. 遵照医嘱，精心调养，保证不会变癌。

7. 参照胃病疗养须知（见"专病论治·疗养须知"）调理。

二诊（2019年2月2日）：患者面带笑容："确实病减三四成，反酸腹痛，好得多。"要求不改前方，再服之。

1. 初诊方 12 剂。

2. 本方配 6 剂，混匀，打粗末，作煮散剂，每日 25g，煮水，2 次分服，服 15 天，停 3 天。

3. 余法同上。

三诊（2019 年 3 月 26 日）：喜态陈述，病减九成，征方巩固。拟二诊方案全用如前。

四诊（2019 年 5 月 7 日）：共计三诊，4 个月，服药 46 剂。复查胃镜，病理报告示食管、胃黏膜慢性炎症伴糜烂。全家欢腾若狂。然而近几天来，口干苦，夜饮 1～2 次，动则汗出。脘中略胀，或反酸、嗳气，大便略干燥。舌质偏红，苔薄，脉如前。血压 140/96mmHg。以养阴和胃法。

1. 黄芪 30g、麦冬 25g（杵）、太子参 25g、北五味子 6g、肥玉竹 15g、知母 20g、蒲公英 30g、炒枳壳 12g、黄芩 15g、北沙参 20g、炙甘草 6g。10 剂。

2. 拔火罐同前。

3. 清暑甘露饮（见"方药评述·药膳食疗"）。

五诊（2019 年 6 月 24 日）：痊愈两个多月，现吃喝干活正常。"家人不放心，要我再查胃镜，既然好了，不想再查，免得又受罪。今特来请教救命恩人。"同意！

按：患者素有反流性食管炎、糜烂性胃炎病史，十几年未发，本次因老年失子，加之某医生看胃镜报告说是"癌前期"，激发了其恐癌思想，雪上加霜，忧、伤、悲、恐，交集难释。医生的语言非常重要，希波格拉底："医生有三大法宝，语言、药物、手术刀。"把语言放在了第一位。"药能医病补虚，不能怡情易性"。其治疗方案，必须首先采取攻心战略，先施仁心，后施仁术，人文"照心"，妙语回春，施展人文关怀，以和蔼关切的态度，尽情地、不避夸张地、有把握而肯定地说服，一定能治好，保证不变癌，最多一两个月能治愈！顿时愁云渐散，娓娓道谢。加之儿媳贤良，不改嫁，孙子 12 岁，老伴健康，家庭和睦的外环境条件较好，三诊基本控制病情，渐见向愈。病在中焦，症见上焦，瓜蒌薤白半夏汤伍以郁金、香附、甘松等，开胸宇，解郁结，疏肝化滞，是治胃病的常方常药，药随病转。心身之疾，先医心，再医身。所以说，"心病要用心药医",如果不是先宽心解郁,劝说安抚,施之以良性诱导,治之未必如此顺捷。最后阴霾虽除,津涸未复,病变由太阴转阳明,拟生脉保元汤加味,康复善后。

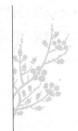

胃胀

杨某，男，47岁，工程师，合肥人。初诊日期：2019年5月28日。

患者胃病10个月，摘胆3年。胃镜2次，提示胆汁反流性胃炎。钡餐提示胃下垂5cm，低张胃。病发后，天天服药，先中药（补中益气汤等），后西药，现在中西药混合吃，几乎未停而少效。知饥欲食，食入即胀，牵及双胁后背，叩之如鼓，立则剧，躺则缓，嗳气，矢气。大便或干，或稀，或痛泻，或气痢，每日3～4次。年未"天命"而阳痿不举，虽属初夏，依然怕冷，足凉，面色不华，体修形瘦，舌大而淡边痕，苔薄根厚，脉细缓（62次/分）。血压90/60mmHg，血生化（－），Hp（－），前列腺轻度增生。体重由68kg下降到57kg。痞气不消，清气难升，仿张洁古法。

1. 左旋咪唑片，每服125mg，1日1次，2天。（忌酒）

2. 奥硝唑片，每服0.5g，1日2次，3天。（忌酒）

3. 炒枳壳20g、炒白术12g、炒苍术12g、广木香10g（后下）、砂仁5g（后下）、甘松5g（后下）、制香附12g、焦山楂20g、益智仁15g、炒干姜12g、生麦芽30g。12剂。

4. 五维他、多酶片，常规剂量，4天交替。

5. 太乙药袋（见"方药评述·外用方剂"）2个，热熨中脘。

6. 华佗夹脊穴拔火罐，第3～12胸椎两旁四罐，4～5天1次。

7. 午饭后倒卧20～30分钟（头低足高位，10°～15°）。

8. 试探性地、适当地吃些肥肉。

9. 参照胃病疗养须知（见"专病论治·疗养须知"）调养。

10. 停服一切中西药和营养滋补品，7～10天后启动本次治疗方案。

二诊（2019年6月24日）：诸证悉缓，腹胀渐平，大便略硬，日行1次。依然怕冷，阳事不举，舌脉参前，血压100/66mmHg，体重上升0.5kg，效不更方。

1. 前方去甘松、益智仁，加莱菔子20g、肉苁蓉20g、淫羊藿15g，12剂。

2. 本方配6剂，混匀打粗末，作煮散剂，每日25g，煮水，2次分服。

3. 拔火罐同前。

4. 建议本疗程结束后，试停诸药，观察一段时间再诊。

三诊（2019年8月5日）：腹痛已愈，纳化正常，大便日行1次。然乏力肢软，疲惫懒动，动则多汗，依旧阳痿怕冷，虽盛夏，不吹空调。舌脉参前，血压100/70mmHg，体重60.5kg(上升3kg)，补中益气汤证悉见，王太仆："如大寒而甚，热之不热，是无火也。"加入温阳助火之剂。

1. 炙黄芪30g、人参12g、炒白术15g、全当归12g、升麻10g、柴胡10g、炒枳壳12g、鹿角片15g、淫羊藿20g、制附片12g、益智仁15g、炙甘草8g。12剂，先6剂，2日1剂，服毕停3天；后6剂，3日1剂。

2. 桂附地黄丸（浓缩丸），1次8粒，1日2次。

注：汤药服4天，地黄丸服3天，7天交替。

3. 艾条4支，自灸关元、命门。

4. 毛鸡蛋，每3天吃2枚。

5. 预约冬日（大雪时分）进补。

四诊（2019年11月12日）：基本痊愈，大便1～2日1行，体重66.5kg，血压110/60mmHg，性爱复常（其夫人说，一年来，现在才像一个男人）。今来冬日进补，加味当归生姜羊肉汤（女方男用）。

1. 全当归60g、鹿角片40g、淫羊藿30g、仙鹤草30g、肉苁蓉30g、老生姜200g、黑羊羯肉1000g。常规炖汤食用（详见"方药评述·内服方剂"）。

2. 桂附地黄丸，1次8粒，1日2次。

注：羊肉汤、地黄丸7天交替，一同服完。

3. 艾条 4 支，灸法同上。

4. 每年冬日大雪前后进补，持续 3 年。

按： 痞气不化，清气难升。本案西医诊断为胆汁反流性胃炎，胃下垂（5cm）。中医学认为，痞满中阻，脾运难展，而气滞如胀，叩之如鼓。"实实"之治，越补越胀，病邪深入，由中焦陷入下焦，命门火衰，子母同病而泻胀不已。虽盛夏而如度严冬，阳痿肢软，性爱障碍。先治其标，健脾化滞；后治其本，温补肾阳，脾肾双调。子母同治，清气已生，阳事复举而愈。

为何停服以前诸药，7～10 天后再服药？因为患者以前滥服各药十个月未停，除药伤未复，还难免药中余毒未清，贻害未除，接着再服新方，不仅接受敏感性较差，而且有可能会出现不明的药物反应，故必须停服诸药。待贻害之物代谢排尽，再投新剂，比较理想而效著。正如恩师刘惠卿言："凡旧衣服要重染加色，必须先洗净除垢，染后如新。"此比喻何等精确！老医临证箴言，可以效法。

胃痛

（胃下垂 9cm；肝胃不和型）

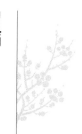

汤某，女，50岁，教师。初诊日期：2019年9月16日。

患者胃病8年，病发3个月，胃镜示：慢性萎缩性胃炎，肠化。中西药物兼服，总难见效。恰逢丧母之悲，病情日剧，胃痛牵及左肋乳下期门处，胸、膺、腋、背亦痛，绵绵阵发，或轻或重。口苦而干，但不欲饮。嗳气嗳吁，吐唾黏涎。肠鸣汩汩，大便2日1行。刻诊：面色不华，舌紫暗边痕，苔白，脉沉细弦（76次/分）。血压146/96mmHg，体重47.5kg，钡餐提示胃下垂9cm，Hp（－），血生化（－）。肝郁不解，清气难升。拟疏肝解郁、清化畅中之剂。

1. 柴胡12g、炒枳壳15g、炒白芍30g、甘草8g、醋香附12g、川芎10g、生牡蛎30g、娑罗子15g、玫瑰花10g、黄芩15g、蒲公英30g、生麦芽30g。10剂。

2. 太乙药袋（见"方药评述·外用方剂"）1个，温熨痛处。

3. 拔火罐，从肺俞至胃俞，四罐，4～5天1次。

4. 参照胃病疗养须知（见"专病论治·疗养须知"）疗养，启动体疗。

5. 适当地吃点肥肉。

二诊（2019年10月14日）：诸症悉平，较前明显好转，然停药又感不适，似乎前症又发，舌脉参前，血压130/86mmHg，体重上升至48.5kg。

1. 初诊方8剂。

2.本方配6剂，混匀打粗末，做煮散剂，每日25g，煮水，2次分服。

3.再诊根据病情，考虑更拟补中益气剂。

三诊（2019年12月16日）：郁滞已化，正气乃复，面色转佳，判若两人。能吃荤油，能跳广场舞。然饭后仍略胀，大便不顺或干，舌正红，脉沉细弦。血压130/90mmHg，体重上升至52kg，钡餐提示胃下垂5cm（原9cm）。送锦旗一面，征方巩固。

1.黄芪25g、当归15g、党参15g、炒白术15g、炒枳壳12g、生麦芽30g、升麻10g、柴胡10g、甘草6g、淡苁蓉15g。10剂，前5剂，2日1剂；后5剂，3日1剂。

2.本方配5剂，混匀打粗末，做煮散剂，每日25g，煮水，2次分服。

3.余法同前。

按：温补派大师李东垣，创补中益气汤，是治疗清阳不升，大气下隐的通方。例如脱肛（直肠脱落）、阴挺（子宫脱垂）、久泻气脱（大气下隐）、暴崩昏厥（失血性休克）、失神暴厥（过敏性休克）、胃下垂等疾病，适用此方，无症不宜。然辨证论治是中国传统医学的精髓，必须辨、证、论，找出真实的病因病机，才能立法遣方，否则难获佳效。一见胃下垂，就用补中益气汤，往往失败。例如：前案，中满成痞，脾运难展，痞结不除，清气难升，香砂枳术汤治之；本案，肝气犯胃，郁滞不化，郁邪不解，清气难升，柴胡疏肝散（汤）治之；后案，饮邪填中，有碍脾运，留饮不除，清气难升，苓桂术甘汤（苓桂升陷汤）治之。三个案例虽同为"胃下垂"，但仍要分别辨证论治，先治其标，后治其本（补中益气汤），可获全功。

尝谓："治疗胃肠之疾，三分治疗，七分调理。"胃下垂患者，多体虚气弱、低血压、舟状腹，没有大网膜支撑和内脏脂肪衬里，可触及腹主动脉搏动。必须配合心疗、食疗、体疗，蹲着吃饭，常吃、多吃肥肉，以增加腹壁脂肪，不可缺失。然而多数病人，谈肥色变，怕吃肥肉，可参考"方药评述·药膳食疗"，自制不腻人而可口的干制米粉肉，较为理想。

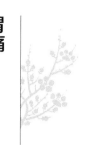

胃痛

（胃下垂 10cm；气陷停饮型）

杜某，女，46岁，农民。初诊日期：1995年11月5日。

患者食欲不兴，脘腹痞胀隐痛，饮食不慎或稍进荤餐即便溏泄泻，行动则胃肠有水声荡漾，畏寒肢冷，日渐消瘦（体重仅40kg），心慌头晕，站立顷刻则昏昏欲脱。肝功能（－）。胃镜示：慢性浅表性胃炎。杂投胃药，终未获效。诊其：面色萎黄，神疲气羸，舌淡而小，苔薄根浊，脉细微带数（86次/分），血压88/60mmHg。此为脾元不摄、大气下陷之疾。遂以钡餐造影查之，提示胃下垂10cm，伴胃液潴留。治以温中逐饮、运脾举陷之剂。苓桂升陷汤（见"方药评述·内服方剂"）加味。

1. 茯苓30g、桂枝12g、炒白术15g、炙甘草6g、升麻8g、柴胡8g、生半夏15g、炒干姜10g。8剂。

2. 蓖麻仁10个，稍加樟脑捣为饼，外敷百会穴，晚敷早去。

3. 艾条2支，百会穴温和灸。

注：2、3方交替使用，1天敷，1天灸。

4. 太乙药袋（见"方药评述·外用方剂"）温熨脘腹。

5. 倒卧式体疗：床尾垫起，呈15°～20°夹角，每午倒卧（头低脚高位）15～30分钟，结合揉腹。

6. 注意营养，加强食疗，参考胃下垂疗养须知（见"专病论治·疗养须知"）调养。

二诊（1995年11月29日）：自觉腹中已温，水荡声基本消失，胃纳渐复，然腹胀未平。更以健脾行气、导饮举陷法。枳术升陷汤（见"方药评述·内服方剂"）加味。

1. 炒枳壳 15g、炒苍术 10g、炒白术 15g、木香 8g、砂仁 5g（后下）、升麻 8g、柴胡 8g、茯苓 25g、桂枝 10g。8 剂。

2. 继续配合助治。

三诊（1995 年 12 月 23 日）：自述以上 8 剂，间断服用，腹胀减轻，食纳倍增，但吃荤餐尚不适应。血压 106/70mmHg。面色转佳，神采飞扬。脾元已复，顺势进补。更以益气健中、升提举陷之剂。补中益气汤加味。

炙黄芪 30g、炒白术 15g、当归 12g、红参 10g、升麻 8g、柴胡 8g、炙甘草 6g、炒枳壳 12g、葛根 20g、补骨脂 12g、生姜 2 片、大枣 4 枚。8 剂。

结果：本例计来诊 4 次，历 5 个月，体重由 40kg 增至 46.5kg，血压由 88/60mmHg 升至 110/75mmHg，已能操持家务。最后以补中益气汤加温补肾阳之品，作散煎剂，每日 25g，煮汤，2 次分服；桂附地黄丸（浓缩丸）8 粒，每日 3 次；散、丸 6 天交替服之，以理善后。

按：补中益气汤治疗胃下垂，已为约定俗成、无可非议的"通方"。殊不知本病虚实夹杂者多，非专方专药能以奏效。必须谨察病机，审慎辨证，方能中病。本例为中阳久衰，温运失利，形成气陷饮留之证。饮邪不除，清阳难升，治当必须首先温化涤饮，方用苓桂升陷汤加味；饮邪既去，复现气滞，虚中夹实，更以枳术升陷汤加味；气行胀平，胃气乃复，趁势进补，以起衰痼，此时正是应用补中益气汤，补益胃气、升发脾阳的大好机会。"肾为胃之关"，火为脾之元，温补命门以助脾运，是脾胃学派一大法门。最后用补中益气汤与桂附地黄丸交替服用，恰中病机，故沉疴立起。以上三法三方，可分而治之，亦可联合应用，当根据证候变化，斟酌制宜。然而用枳术类治疗胃下垂或招异议。清·林佩琴说："大抵脾脏以守（术）为补，胃腑以通（枳）为补。"（《类证治裁》）治疗胃病，一补一通，通补兼行，动静相济，方可宣行气机，轻输旋运，升降得体，而痛胀可除。正如朱丹溪评张洁古制方："易老枳术丸，虽曰消导，固有补益之意存乎其间。"本例为偶遇的证（症）随药转、循序渐愈的典型病例，治疗全过程，体现了"顺势疗法"的实用价值。

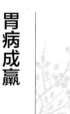

陈某，男，18 岁，学生。初诊日期：1998 年 12 月 8 日。

患者于 8 个月前，体检发现为乙型肝炎病毒携带者，误信诈传，疑虑病重，多方求治，渴望转阴。乱服数量惊人的各类"转阴"药物始终无效。反而渐见胃脘胀痛，呕恶嗳哕，纳减便溏，任何食物初吃无妨，再吃则吐，食谱日窄，形体益瘦，已成痼疾。反复住院三次，拟诊：①慢性浅表性胃窦炎；②阵发性心动过速；③自主神经功能紊乱；④乙肝病毒携带者。但越治越重，病情恶化。今日出院来诊，患者面色惨淡，形寒肢冷，神识呆滞，清瘦如叟。青春妙年之体，已成尫羸之躯，"五极"（恶病质）之征俱见矣！舌质淡暗，苔白滑腻，根如积粉，脉沉细数（104 次 / 分），血压 90/60mmHg。脾胃虚寒至极，中阳困遏不展。非大温不能祛其寒，非峻补不能益其气。治以温中健脾、祛寒止痛法。椒附建中汤（见"方药评述·内服方剂"）加味。并注意：立即停服所有西药及各类甘甜油腻食品、滋补口服液等。

1. 红参 10g、炒白术 15g、干姜片 10g、炙甘草 6g、制附片 15g、川椒 10g、甘松 10g、炒白芍 25g。6 剂。

2. 太乙药袋（见"方药评述·外用方剂"）温熨中脘。

3. 每天起床之前自揉胃脘左右各 100 转。

4. 指针足三里，双穴，自揉或他人按揉之，每天 1 次，每次 15 分钟。

5. 睡前重推足心，左右各 100 转。

6. 珠玉四宝粥（见"方药评述·药膳食疗"）。

二诊（1998年12月22日）：胃痛已缓，偶见呕逆，食纳略增，四肢已见回温。舌苔见薄，脉沉细（86次/分）。宗前法，改制附片12g、川椒5g，8剂。

三诊（1999年1月19日）：外感1次，目前发热口干，因此二诊之方，间断服完。近半月以来，恢复甚快，食添痳甜，然而易饥贪食，餐后脘腹不适或作胀，大便稀软。唇甲见华，舌质淡红，腻苔已剥。中寒已去，脾运未复。更以温肾健脾、调中助运之剂。

1. 炒枳实15g、炒白术15g、炒苍术15g、炒薏米30g、云茯苓25g、生麦芽20g、炒干姜8g、补骨脂12g、益智仁12g。8剂。

2. 坚持晨间饮水后由散步→快步→慢跑10～30分钟，量力而行，其他辅助治疗同上。

四诊（1999年3-12）：自述经治3个月以来，诸恙悉愈，食痳俱佳。患者面色正红，再现青春风华。体重由46kg上升至51.5kg，再上升至53kg。舌苔正常，脉细有力（80次/分），血压110/80mmHg。拟加味枳术散巩固之。并嘱其注意饮食卫生，坚持晨间慢跑。

炒枳实150g、炒白术150g、炒苍术150g、生麦芽100g、甘松40g、藿香叶60g。打粗末，作煮散剂，每用25g煮水，1日2次分服（不服第二煎）。

按：此人为"疑病质"，先患"恐病症"，积虑为忧，忧极伤脾。郁久则恐，恐极伤肾，形成心、脾、肾三脏俱伤，阴寒内聚，气血枯竭，奄奄一息，成为"五极"骨立之体。"爹惜形尪羸，娘怜骨瘦削"，父母哭泣，背进诊室。由于邪深病笃，正气已败，初诊亦侥幸一试，未敢决其预后。究此逆证何以形成？乃为药伤和病伤之故。药伤在前，病伤在后，8个月来，其遍服胃药和各类口服液无计，中元受挫，消纳障碍，故食入即吐。"脾为阴土，喜温喜燥"，拟用椒附建中汤，温中逐寒；加炒白芍、甘松，开郁止痛。一诊之后，生机已见，二诊守方冀于祛邪殆尽。计服药14剂，历41天，已逆转危候。因于阴寒久凝，中运一时难复，后期症见脘腹痞胀，属运化难行之证，病变虽然如此，亦顺乎病机变化的正常趋势。"肾为胃之关"，此时必须温肾健脾，运化自行。《证治汇补》云："凡补脾胃药中，须入补心（火）药，盖火能生土也，即古方用益智仁之意。"故选用枳术散加炒薏米、茯苓，重在健脾助运；补骨脂、益智仁，温补命门；干姜辛通化气，推进药势。四诊之后，康复如故。

此例救逆之治获得成功，再次表明临证应急，只要辨证确当，方药合拍，虽病罹"五极"（《医学心悟》）之危候，亦可挽回。然则症见脉沉细数（104 次 / 分），有阴极似阳之象，拯危救逆，只得舍脉从症。况乎数脉不一定就是热证。薛慎斋说："人知数脉为热，不知沉细中见数为寒甚。真阴寒证，脉常有一息七八至者，但按之无力而数耳，宜深察之。"（《医方集解》四逆汤条）本例初诊脉沉细数（104 次 / 分），投温中逐寒、开郁止痛之剂后，脉率反下降为 86 次 / 分，是为佐证。

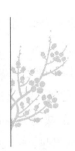

无胃

（胃全切除10年、保健防发10年；元气大伤型）

　　江某，女，46岁，中学语文教师，家住金寨青山镇。初诊日期：2010年12月2日。

　　患者全胃切除一年（癌），现头晕乏力，消瘦怕冷，食少便溏（日行1次）。经常感冒咳嗽，气短涕清，常以感冒灵、板蓝根自医，重则住院，月经周期7/26（天），量少，色淡，面色萎黄而暗，舌淡而蓝，边痕，苔薄，脉沉细。血压90/60mmHg，体重46kg。10月份胸片：左下肺炎。血检：血红蛋白（Hb）80g/L，白细胞（WBC）$3.6×10^9$/L。彩超示胆囊壁毛糙，伴胆固醇结晶，肝脾（－）。拟肺脾肾三脏同治法，扶正固本，益气养血。

　　1. 炙黄芪30g、人参12g、焦白术15g、全当归12g、升麻10g、柴胡10g、淫羊藿25g、益智仁15g、乌梅20g、炙紫菀15g、北五味子10g、炙甘草8g。12剂。

　　2. 本方配6剂，混匀，打粗末，作煮散剂，每日25g，煮水，2次分服。（作巩固剂）

　　3. 胎盘胶囊（见"方药评述·专用胶囊"），1次4粒，1日2次，随汤剂送下。

　　4. 止嗽定喘散（见"方药评述·外用方剂"），贴身柱穴。

　　5. 芥硫浴足散（见"方药评述·外用方剂"）120g，适量睡前浴足。

　　6. 四宝粥（百合、花生米、莲子、铁棍山药）。

7.呼吸体操（见"养生保健·动静乐寿·简易晨练体操"）。

8.三伏贴（三年）。

二诊（2011年9月13日）：一诊之后，一年未发，近期以来，有欲发之势，病情同上，怕晕车剧发，故遣家人前来持方开药。拟初诊方案全用。

三诊（2012年5月13日）：大半年来，喘咳已制，现饭后作胀，嗳气欲呕，大便溏软或完谷不化（日行2～3次）。虽近初夏，但仍怕冷，或感冻脚。腰痛，下午腿略浮肿，舌质淡，略胖大，苔薄中微腻，脉细软（66次/分）。血压96/60mmHg，体重47kg，尿常规（－），血红蛋白（Hb）96g/L。拟健中运脾法。

1.人参12g、焦白术12g、焦苍术12g、茯苓30g、炙甘草8g、木香10g（后下）、砂仁5g（后下）、益智仁15g、仙鹤草30g、炒干姜12g（先煎）、制附片12g（先煎）、炙黄芪25g、升麻10g。12剂。

2.本方配6剂，混匀，打粗末，作煮散剂，服法同前。（巩固）

3.铁叶酸片，1日1粒，随午餐服用。

4.太乙药袋（见"方药评述·外用方剂"）2个。

5.五维他、多酶片，标准剂量，4天交替。

6.参照胃病疗养须知（见"专病论治·疗养须知"）疗养。

后续：患者10年间（2010年12月～2021年1月），计诊30余次（因部分病历丢失，实际次数更多），服药400剂上下，而保身长全。可见其先天获得的自我调节各脏器代偿免疫功能的特殊，但也少不了补中益气汤作用。2021年1月4日，患者已56岁，夫妻同来取冬日进补药（加味当归生姜羊肉汤），体重48.5kg，血红蛋白（Hb）141g/L，血压96/60mmHg，医患皆大欢喜。

按：无胃之人，天佑寿长。身为中学语文教师，医文一家，深知中医中药一定能起到扶正固本、保健延年的作用，故术后决定，余生之年，凡患病时，以中药为主，必要时兼用西药。

患者10年来，凡病发重笃，当地医之少效，则转上级医院或我院门诊，金寨→六安→合肥，往返之。曾患术后吻合口炎、慢性支气管炎（慢阻肺）、营养不良性贫血、心动过缓、低血压、月经不调、神经衰弱、自主神经紊乱、慢性肠炎、失眠焦虑、肠易激综合征、甲减、尿路感染、肾盂肾炎、桥本氏病、胆囊泥沙样结石、非特异性免疫功能低下症等等。本人已成为其不约的家庭保健医生，亦是变相的"游击队员"，医门八法兼用，六经辨证并行，追踪病邪，立方遣药。

余治胃病之法，溯源寻本，得益于学习国医大师路志正教授升华《脾胃论》而创立的《调脾胃法十八字诀》——"执中央，远四旁，怡情志，调升降，顾润燥，纳化常"，是当代治疗胃病的良箴和指南。颇有哲理，必须沉读默悟，领略其治理精髓，以脾胃为中心，依病邪转归的形势，顺用、逆用、兼用、杂用，互为参合，布阵立法，拟方命药，发无不中，能愈顽疾。

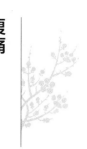

腹痛

（多发性肠息肉；虚寒型）

陈某，男，46 岁，锻工。初诊日期：1979 年 8 月 18 日。

患者有受寒腹痛病史 10 余年，近 7 个月来，腹痛不止，痛缓绵绵，痛剧如绞，上下窜动如"奔豚"之状，肠鸣便溏，一日数泄。终日捧腹蹲坐，不能伸腰，撮眉苦颜，呻吟悽切。多家门诊按慢性肠炎、肠粘连、胃肠神经官能症治之均不效。最后住院用钡剂灌肠造影查出多发性肠息肉（上至幽门，下达回肠）。外科大夫结论：非手术不治，但息肉范围广泛而无法手术。遂拟镇痛解痉的姑息疗法治之，效差出院。诊其面色灰滞，形瘦少气，舌质暗蓝，苔根白腻，脉细涩不扬。证为虚寒夹实，气滞络阻。治以温运辛通、软坚拈痛法。

1. 桂枝 12g、茯苓 25g、赤芍 15g、炒白芍 15g、葛根 25g、炒白术 15g、制附片 12g（先煎）、干姜 10g、生薏米 40g、海藻 15g、川楝子 12g、延胡索 15g。6 剂。

2. 太乙药袋（见"方药评述·外用方剂"）外熨。

3. 生薏米 1000g，每用适量加糯米、大枣煮粥徐吃。

4. 华佗夹脊穴拔火罐，第 7 胸椎→第 1 骶后孔两旁，3 天 1 次，每次 1 穴（双），依法向下拔之。

5. 参考慢性结肠炎疗养须知（见"专病论治·疗养须知"）调养。

二诊（1979 年 9 月 3 日）：腹痛已缓，大便溏软，每天 1～2 次，食增味甜，腻苔已薄，守前方 8 剂。

三诊（1979年9月22日）：自诉腹痛十去其六。面色转佳，精神乃振，拟前方去川楝子、延胡索，加昆布15g、莪术12g。10剂。

四诊（1979年10月20日）：痛止已18天，大便先干后稀，体重由56kg增至59.5kg，舌脉如常，色正神爽，判若两人，更拟健脾调中、软坚散结法善后。

1. 炒枳壳15g、炒白术20g、海藻15g、昆布15g、生薏米50g、制附片12g（先煎）。8剂。

2. 茯苓180g、桂枝80g、丹皮60g、炒白芍80g、桃仁60g、海藻60g、昆布60g、炒白术60g、炒枳实60g。炼蜜丸如绿豆大，饭后服50～60粒，每日2～3次，作巩固剂。

3. 薏米粥及疗养须知参前。

按：肠息肉以剧痛为主者，比较少见，可能是"多发性"之故。该患者素有虚寒腹痛十余年，病久必虚，虚易寒化，寒邪留滞中、下二焦，凝聚结积，有碍于脾胃大肠升降、枢转、运达之机，郁滞既久，积为小癥（息肉），附着于肠腑，壅遏作痛。其治法，《类证治裁·腹痛论治》主张："古谓痛则不通，通则不痛，故治痛大法，不外温散辛通。"遂以辛通温化法，桂枝茯苓丸、大奔豚汤、附子粳米汤、金铃子散融合化裁，加海藻、昆布，以助温通辛散、化结行气、缓肝拈痛之功。薏米易粳米（当时无粳米），据报道薏苡仁具有消除疣状赘生物的作用，用于肠道理应收到相同的功效。计服汤药36剂，丸药1料，结果原以为"非手术不治"的难症终于告愈，当时劝其再作造影，观其究竟，因其经济窘困，执意拒绝。

追访：患者2年后又主动地做了一次造影检查，未发现异常。于2003年再次追访时已是70岁老翁。

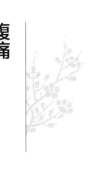

腹痛

（慢性胰腺炎伴钙化；湿热型）

胡某，男，32 岁，商人。初诊日期：1995 年 11 月 21 日。

患者两年前因车祸左腿截肢。腹痛 1 年，每 7～10 天剧痛 1 次，1～3 小时方止，痛起于左脐旁渐至脘膺，彻引胁背，甚则呕逆，弓腰捧腹，常伴不规则之寒热交作，大便不爽。住院检查：B 超示胰腺弥漫性病变伴钙化，胰管扩张伴结石可能；生化血淀粉酶等均正常。对症处理，抗炎止痛，多次反复住院，仅能暂时止痛，而病情难制，转看中医。患者酷嗜烟酒，气壮面赤，躯脂肥积，舌质暗红，苔薄黄少津，脉弦实带数（94 次／分）。痰、湿、积三邪，滞于中焦，郁久化热，瘀热内阻，气机难行。治以消积行气、活血清热为法。并建议立戒烟酒，节制饮食，以清淡食谱为主，必须严格执行，否则服药难效。

1. 赤芍 20g、炒白芍 20g、春柴胡 15g、生黄芩 15g、红藤 30g、虎杖 20g、生大黄 15g（后下，泻甚即停）、延胡索 15g、炒枳壳 15g、土鳖虫 10g、炒莱菔子 20g、炒王不留行子 15g。8 剂。

2. 肝、胆、脾、胃俞拔火罐，4 日 1 次，每次 1 穴（双），依次向下拔之。

二诊（1995 年 12 月 8 日）：药后其痛缓而渐止，然大便清稀每日 2～3 次。拟前方去生大黄，改虎杖 15g，8 剂。

三诊（1995 年 12 月 27 日）：痛止月余，舌净脉平，然脘腹不适，时欲嗳逆，更以疏理消滞、活血调中之法。

1. 柴胡 12g、炒枳壳 12g、炒白芍 25g、甘草 6g、制香附 12g、生麦芽 20g、玫瑰花 10g、红藤 25g、炒莱菔子 12g。6 剂。

2. 柴胡 100g、炒白芍 120g、炒枳壳 80g、甘草 30g、黄芩 80g、虎杖 80g、莪术 60g、土鳖虫 60g。炼蜜丸如绿豆大，每服 50～60 粒，每日 2～3 次。

结果：1996 年 4 月 3 日，患者因血压高来诊，追访腹痛未再发。

按：肢残之体，静多动少，兼以恣食肥甘，助湿生热，痰湿与热邪互结，气滞与血瘀相兼，久留中焦，发为冲痛。首诊仿大清胰汤方意，重用红藤、虎杖，活血清热，化滞通腑，病势果挫。二诊便溏不敛，去生大黄，改虎杖 15g，荡涤余邪。三诊邪去痛止，更以疏达肝脾、调畅中运，以蜜丸缓图，使中焦气血升运有序，输布循经，痛源可绝。

近年随着人民物质文化生活水平的提高，急、慢性胰腺炎发病率居高不下。动辄数千元或上万元药费的支付，非为一般家庭所能承受。临床实践证明，中医药活血清热、化滞通腑的治疗方法，用于该病确有良效。具有缩短病程、减轻痛苦、根治复发（但要医患密切配合）、价廉效著的优点。然而在治疗过程中，饮食、生活的宜忌和针灸火罐疗法亦是不可小觑的辅治方法。

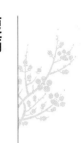

腹痛
（广泛性肠粘连，气虚夹实型）

周某，男，31岁，教师。初诊日期：1996年9月23日。

患者17年前患肠梗阻手术，术后月余出现肠粘连，旋即进行第二次手术，此后腹痛肠鸣，休作有时。近3年来，发作频繁，每日痛发1～3次，气聚则痛，肠鸣则缓，上逆则呕，下注则绞，大便不爽，兼有"气痢"之症。自我按摩腹部，扪之揉之，似有瘕聚窜走，餐前饭后，肠鸣如雷，以致形瘦体羸，虚弱之至。应做理化检查均属正常。沪上某医院专家会诊，一致诊断为广泛性肠粘连。诊其面色惨淡不华，舌淡红，边有砂粒状瘀点，苔前段花脱，根厚腻，脉细弦。治以通里开结、宣郁行气法观察之。

1. 炒白芍30g、姜厚朴12g、炒枳壳12g、炒莱菔子15g、番泻叶10g（后下，泻甚即停）、玄明粉10g（冲，泻甚即停）、土鳖虫10g、海藻15g、昆布15g、延胡索15g、桃仁泥15g、炒防风12g。10剂。

2. 太乙药袋（见"方药评述·外用方剂"）外熨。

3. 针刺拔罐：

（1）足三里、三阴交刺穴，胃俞拔火罐。

（2）上巨虚、公孙刺穴，大肠俞拔火罐。

每天1次，两组交替进行，10天后改为2～3天1次。

4. 每晨起床前，以肚脐为中心，向左右揉腹各100转。

二诊（1996年11月6日）：按所述方案进行治疗，服药针罐第3天，排出死蛔 2 条，番泻叶、玄明粉间断服用，疼痛消失 20 余天，脘腹气行和畅，食甘寐甜，康复有期，征方巩固。

1. 拟前方 10 剂，打粗粉，作煮散剂，每次取 25g 煮水，1 日 2 次分服。

2. 坚持揉腹，加强食疗，以杜再发。

按：本例患者为术后刀创留瘀，瘀阻气滞，血运失调，以致气机不利，脘腹窜痛，而瘕聚起伏。然时时虑其恶变，因病致郁，纠集难解，形成"精神交互"。拟用南开医院粘连松解汤、通幽汤、痛泻要方化合增损，加昆布、海藻软坚通络，并助以温熨、针刺、拔罐以增强宣导之功，疼痛渐止。如此重症，一诊即愈者，临证比较少见。得力于医患配合较好，以及针药、温熨、按摩并用的综合疗法。本人以此法治疗肠粘连性腹痛，多数成功，少有失败。从本例未服驱虫药竟排出死蛔，得到启示，凡治此病之初，最好先投驱虫药，不一定必做便检。

《证治汇补》："腹痛有寒，有热，有虚，有实，有食积，有湿痰，有死血，有虫。"以上三例，均以腹痛为主，虽有寒热错杂、虚实相兼、气滞脉阻、血瘀凝聚之不同，然通过辨证，各自采取相应的治法，其总体目的，达到一个"利"字，即"痛随利减"，利则能通，通则不痛。气利、脉畅、荣和、卫达，壅滞可化，其痛渐止。

一般说"痛"即实证的含义，我很崇尚王海藏先生"诸痛为实，痛随利减"的观点。痛证多实，不通则痛，邪不去则痛不止，痛不止则正不安。以"利"治痛，是王氏重在祛邪的一个治疗手段。唯恐人们对"利"字误解，又诠释曰："世皆以利为下之者，非也……在表者汗之，则痛愈；在里者下之，则痛愈；在血气者散之行之，则痛愈。岂可以利字，只作下之乎？但将利字训作通字，或训作导字，则可矣。"（《此事难知》）王海藏曾同李东垣学医于易水老人张元素，年小于李杲 20 岁，又师事之，尽得张李二氏温补学术之真传，为温补学派之门徒。但其能尊重客观，面对事实，敢于突破学派禁锢，提出"诸痛为实"的观点，主张以"利"治痛，驱邪为先，确是一位令人敬佩的"医不守派"先驱者。

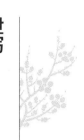

泄泻（慢性肠炎、慢性菌痢）

赵某，男，56岁，农民。初诊日期：2007年9月4日。

患者泻痢相兼20年，自服痢特灵（呋喃唑酮）6年。以前每年仅发3～5次，肠鸣汩汩，腹痛即泻。或水，或溏，或痢下赤白，尾夹黄沫，肛坠不适，每天3～6次，甚则十几次。县级医院拟诊：①慢性肠炎；②慢性菌痢。近几年来，日益加剧，迁延难止。自摘除胆囊（胆囊多发性息肉）一年来，病势日增，得荤即泻。几乎天天必吃痢特灵（呋喃唑酮）（3～5片，晚间必吃2片），近20天来病势恶化，在村医疗室静脉点滴各类抗生素均无效。症见形羸少气，面色黧黑，阴森可怕（肝病面容），肉瞤肢软，站立欲倒。舌质淡，舌体小，苔白根腻，脉沉细微（78次/分）。血压100/60mmHg，体重49kg。肝、肾功能正常。B超示：肝、胆、脾、胰（－）。尿常规（－）。泻痢日久，伤及中元；中宫不固，大气下陷。本当益气健脾，举陷扶阳；然而木横土衰，痛泻未罢。故舍脉从症（证），先拟抑木扶土，再以升举之剂消息。

1. 炒白芍30g、炒白术10g、炒苍术10g、炒防风12g、广陈皮12g、炒槐米20g、白头翁根15g、铁苋菜30g、炒地榆25g、木香8g、甘草6g。4剂（先服）。

2. 炒白芍25g、炒白术10g、炒苍术10g、炒防风12g、广陈皮12g、升麻8g、春柴胡8g、益智仁10g、仙鹤草25g、赤石脂20g、诃子肉12g、炒干姜8g。6剂（后服）。

3. 丁桂暖脐散（见"方药评述·外用方剂"）10g，贴脐。

4. 太乙药袋（见"方药评述·外用方剂"）1个，套入棉肚兜内，对准脐部，睡前必带，常加热熨。

5. 珠玉四宝粥（见"方药评述·药膳食疗"）做晚餐。

6. 常吃大蒜。

7. 观察疗效，准备做足三里瘢痕灸。

8. 参考慢性结肠炎疗养须知（见"专病论治·疗养须知"）安排生活。

二诊（2007年9月27日）：自述倾听严厉劝告后，不敢再服痢特灵（呋喃唑酮）。服用中药第5天，大便渐见每天1次。基本成形，先干后稀。近2年来，最多停痢特灵（呋喃唑酮）1～2天即泻，现已17天，病情稳定。但每逢餐前必肠鸣一阵，不痛不胀，自觉腹中非常舒坦。前天适逢中秋佳节，稍吃荤汤肉食，竟然安泰。善食而饥，气力已生，23天来体重已由49kg升至52kg，血压102/80mmHg，今日徒步8华里来诊。拟益气升陷、温肾敛肠法。

1. 炙黄芪30g、炒白术10g、炒苍术10g、党参15g、煨葛根25g、炒枳壳15g、升麻8g、春柴胡8g、益智仁12g、补骨脂12g、炒干姜8g、诃子肉12g、炙甘草8g。10剂。

2. 桂附地黄丸（浓缩丸）2瓶，每次8粒，每日3次。

3. 余法同上。

服法：1方服4天，2方服2天，停2～3天再服。

三诊（2007年11月13日）：二诊之后46天以来，仅小发作2次，肠鸣便溏1～3次/日，熨腹即止。现大便正常，气力日增，已能从事较重的体力劳动。除额上黑以外，面色由黑转为灰滞。血压112/80mmHg，体重由49kg升至52kg升至55kg，效不更法。

1. 党参80g、炒白术50g、炒苍术50g、茯苓80g、甘草30g、怀山药80g、炒干姜50g、益智仁50g、补骨脂50g、赤石脂50g、仙鹤草80g、升麻30g、春柴胡30g。打粗末，每用25g，煮水，1日2次分服。

2. 桂附地黄丸3瓶，每次8粒，每日2～3次。

注：1、2方服法同二诊。

3. 太乙药袋1个，用法同上。

4. 坚持按慢性结肠炎疗养须知安排生活。

按： 此例自服痢特灵（呋喃唑酮）6 年，骇人听闻，不是亲诊，很难相信。自述 2007 年以来，几乎每天必服 3～5 片，亦未见肝、肾功能损害及诱发周围神经炎。用药理学和生理学的观点来探讨，很难解释。简直可以登入《吉尼斯世界纪录大全》。患者是一个没有文化的老农民，不听医家劝告，错误地迷恋药名就是疗效，故自服痢特灵（呋喃唑酮），未曾正规地服用中药。因此用药敏感性较强，一诊得效，三诊痊愈。首诊两方均以痛泻要方为基础：一方针对残毒未尽，痢下污秽，辅以铁苋菜；二方兼用脾肾同治、温补命门、益气举陷法，辅以标本兼治的仙鹤草。体现了先清后补、先涤后固的用药方法。病至如此，"三黄"（芩、连、柏）之类，当属禁用。

本人认为，凡治慢性泻痢，不管粪便镜检如何，首诊必先驱虫，应作常规。近代医家，对此观念，日益淡漠。本例收治之前，医者已用左旋咪唑、甲硝唑等，非常有利于下一步的治疗，特为之荐。

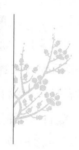

泄泻

（肠易激综合征、痛泻；肝脾不和型）

袁某，女，57岁，农民。初诊日期：2018年8月21月。

患者慢性胃肠炎12年，胃镜8次（慢性胃炎），肠镜2次（无明显异常），曾在京、皖、沪几家医院诊之，最后经上海某医院诊断：肠易激综合征。本次病发于端午，两月不愈，中西药未效，业已停药。腹痛肠鸣，快急入厕，矢屁交加，泻后即愈，不发则肠鸣不安，或矢气空努，日作2～5次，最近半夜必发，偶见肛坠。舌正红，脉如常。血压130/84mmHg，HP（－），血生化（－），肝胆脾胰彩超（－）。肝脾不和，发为痛泻。

1. 左旋咪唑片，每服125mg，1日1次，2天。（忌酒）

2. 奥硝唑片，每服0.5g，1日2次，3天。（忌酒）

3. 炒白芍30g、炒白术12g、炒苍术12g、陈皮12g、炒防风12g、炒干姜10g、仙鹤草30g、黄芩15g、木香10g、制香附12g、铁苋菜25g、赤石脂20g、炙甘草8g。12剂，常规煎服法。

4. 太乙药袋（见"方药评述·外用方剂"）1个，自熨腹部。

5. 拔火罐，裤袋上下（八髎穴）四罐，4～5天1次。

6. 参考慢性结肠炎疗养须知（见"专病论治·疗养须知"）调养。

二诊（2018年9月28日）：自述病减七成，大便日行1～2次（2次较多），矢气减少，腹痛已轻，征方巩固，以防复发。

1. 前方去黄芩，加煅牡蛎30g，12剂。前7剂服法如常，后5剂改3

日 1 剂。

2. 本方配 6 剂，混匀，打粗末，作煮散剂，常规煎服法。（作巩固剂）

3. 余法同前。

按：我国自改革开放以来，日子越过越好，吃出来的病，也就越来越多。本病是其中之一。此为肝气下乘之故，肝属木，木生风，风性速多变，乘土作泻，发为不见血的肠风，过去称为慢性非特异性过敏性结肠炎、结肠痉挛、神经性腹泻。本病为易愈易发之疾，必须加上煮散剂巩固之。十几年前在一次学术报告中，一位西医主任说："现在日子越过越好了，医患两家把驱虫观念忘掉了！"所以治泻必先打虫。按规矩，凡驱虫，必须查虫卵。我认为，查与不查，必打无妨。本例一诊而愈，2020 年 10 月 4 日，患者邻居来诊，稍口信道谢。

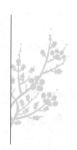

泄泻

（乙字状结肠炎、直肠炎、肠功能紊乱；泻秘交替型）

陈某，女，44岁，幼儿教师。初诊日期：2011年3月30日。

患者便秘和泄泻交替11年，病剧4年。1年前查出：①慢性浅表性胃炎；②乙字状结肠炎；③直肠炎。上海医院诊断：肠功能紊乱。休作有时，发病时大便或结或泻，但结多泻少。脘腹胀痛，消化不良。便秘常服肠清茶、番泻叶。现腹痛肠鸣，大便日行2～4次，先头如粒状，尾有黄白黏液。常左下腹隐痛，黎明常发1～2次，或见肛坠虚努。舌质正红，苔中心略腻，脉沉细而弦。血压138/80mmHg，Hp（－），彩超示胆囊息肉。肝脾不和，湿热下注，结积于肠。

1. 左旋咪唑片，每服125mg，1日1次，2天。（忌酒）

2. 奥硝唑片，每服0.5g，1日2次，3天。（忌酒）

3. 黄柏15g，黄芩12g，炒苍术12g，木香10g，生槐米20g，生地榆20g，红藤20g，当归12g，去壳火麻仁20g，炒白芍30g，甘草8g。12剂。

4. 加味二妙槐花丸：生槐米120g，炒苍术50g，黄柏50g，黄芩30g，木香30g，全当归40g，白头翁50g，杏仁30g，去壳火麻仁30g。共碾极细粉，过100目箩，水蜜为丸，如绿豆大，干燥储存。每服5g～8g或10g～12g，1日2次，饭后服，随大便便意而自行升降剂量，作巩固剂。

5. 裤带上下（八髎穴）拔火罐，5～6天1次。

6. 参照慢性结肠炎疗养须知（见"专病论治·疗养须知"）疗养。

7. 忌食辛、辣、酒、牛、羊、狗、火锅、烧烤等。

二诊（2011年6月16月）：自述十余年之疾，汤剂尽，病减八成，丸剂巩固，严遵医嘱，告以痊愈。现大便1～2日1行，便头仍有点干结，意欲再换方巩固。

1. 炒莱菔子300g、去壳火麻仁200g、杏仁60g、生槐米80g、生大黄50g、决明子30g。水蜜丸，每服10g～12g～15g，睡前1次，随大便情况改变剂量，顺则停，不顺则服。

2. 配合揉腹通便法（见"方药评述·外治辑要"）。

按： 肝脾不和、肝气下乘之泄泻，常见于降结肠炎，大便或秘或泻，泻秘交作，泻则为肠风，秘则为燥结，但泻多秘少。本例却秘多泻少，治肠则失胃，治胃则失肠，靶点不专，不能两全。然而"下焦通，上焦达"，治好泄泻，则中畅气和，诸症悉平向愈。辨病施治，加味二妙槐花丸，是首选方。湿毒交结的结肠、直肠炎治愈，大便也渐见畅顺而和，是为治本之策。提示：长期便秘者，应做电子肠镜。

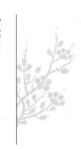

泄泻

（慢性结肠炎、直肠炎、慢性胃炎；脾肾阳虚型）

潘某，男，50岁，建筑工人。初诊日期：2020年4月21日。

患者有胃癌家族史，自患慢性结肠炎、直肠炎、胃炎、十二指肠炎、十二指肠淤积症。胃肠同病8年，常服雷贝拉唑钠肠溶胶囊、瑞巴派特片、复方谷氨酰胺肠溶胶囊等，凡有关之药皆服之，反复无效，故停药半年。现终日时时欲便，餐后必便，大便日行3～5次，或溏、或稀、或急、或坠，脘腹如冰，时欲热熨，"暖宝宝"不离身，凡吃油荤和不洁之物加剧。诊其形瘦，体弱，面色不荣，舌淡蓝略大，边痕，苔薄，根微腻，脉细软（66次/分）。血压120/80mmHg，体重48.5kg，HP（−），丙氨酸氨基转移酶（ALT）61U/L，天冬氨酸氨基转移酶（AST）50U/L，肝胆脾胰彩超（−）。命门火衰，脾肾同病。

1. 左旋咪唑片，每服125mg，1日1次，2天。（忌酒）

2. 奥硝唑片，每服0.5g，1日2次，3天。（忌酒）

3. 红参12g、炒白术12g、炒苍术12g、炒干姜12g（先煎）、炙甘草8g、制附片12g（先煎）、仙鹤草30g、益智仁15g、肉豆蔻12g、炙黄芪25g、升麻10g、香附12g、赤石脂20g。12剂，前6剂，2日1剂，6次分服，服后停3天；后6剂，3日1剂，6次分服。

4. 五维他、多酶片，常规剂量，4天交替。

5. 拔火罐：大肠腧、八髎穴，每次两罐，4～5天1次。

6. 太乙药袋（见"方药评述·外用方剂"）2个，外熨。

7. 护胃棉兜 1 个。

8. 丁桂暖脐散（见"方药评述·外用方剂"）12g，适量贴脐。

9. 双足三里瘢痕灸，各 3 壮，10 ～ 15 天 1 次，4 次。

10. 珠玉四宝粥（见"方药评述·药膳食疗"）。

11. 参照慢性结肠炎疗养须知（见"专病论治·疗养须知"）疗养。

二诊（2020 年 6 月 7 日）：遵医嘱，按时服药，疗养结合，病势已挫，大便日行 1 ～ 2 次，但已成堆，着急时则日行 3 ～ 4 次。少腹依然冷如冰，脐中更冷，热熨则适，左足三里灸疮未敛。舌略红，苔呈淡黄，中心色重，舍舌从症，仍以温中散寒之剂。

1. 炒白术 15g、红参 10g、炒干姜 12g、制吴茱萸 8g、制香附 12g、木香 10g、益智仁 15g、炒白芍 30g、仙鹤草 30g、肉豆蔻 12g、炙甘草 8g。12 剂。

2. 本方配 6 剂，混匀，打粗末，作煮散剂，每日 25g，煮水，2 次分服。（作巩固剂）

3. 拔火罐同上。

4. 艾条 6 支，温和灸命门、神阙、双足三里。

5. 余法同前。

三诊（2020 年 8 月 4 日）：自述基本治愈，大便日行 1 ～ 2 次，先干后略溏，腹冷已轻，但仍冷而钻风，舌正红，脉如前，血压正常，体重 51kg，征方巩固。

1. 党参 15g、炒白术 12g、炒苍术 12g、茯苓 30g、炒干姜 12g、炒山药 30g、炒葛根 30g、仙鹤草 30g、益智仁 15g、补骨脂 10g、赤石脂 20g、炙甘草 8g。10 剂。

2. 红参 100g、炒白术 200g、干姜 30g、炒干姜 30g、制附片 60g、益智仁 40g、补骨脂 30g、炙甘草 30g、制吴茱萸 20g。水蜜丸如绿豆大，由 5g ～ 10g ～ 12g 缓慢递增服用量，1 日 2 次，作巩固剂。

3. 参照疗养须知如前。

按：本例为建筑工人（瓦匠），每次就诊，夫人相伴，指着他说："本来体壮无病，近几年来，日子过好了，每逢盛夏，烈日当空，户外作业，竟以冰啤酒、冰饮料当茶，西瓜当饭，烟酒不拒，自作成病！"患者是一个不知养生保健之人，行寒冷饮，挫伤中阳，子病及母，形成命门火衰，火不生土，发为飧泄，加之烟酒不拒，助纣为虐，而久治无效。幸能以医患合作，接受经典之治，拟用加味附子理中汤和三里瘢痕灸，脾肾双调，内外合治，康复。其向医生致谢道："保证一改前非，珍惜生命，但戒酒可以，戒烟尚难！"

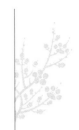

泄泻

（溃疡性结肠炎；慢性疑难症型）

徐某，女，55岁。初诊日期：2019年10月15日。

患者腹痛腹泻反复发作6年，此次复发10月余。2019年1月4日无痛肠镜检查示溃疡性结肠炎。自营排档，生活饮食无常失律。确诊"溃结"后，中成西药未停，天天服药（补脾益肠丸、固肠止泻丸、肠炎宁片等），或灌肠（美沙拉嗪灌肠液），或塞栓（美沙拉嗪栓）。停药必泻，用药少泻。腹中作胀，遇寒胀显。痛而泄泻，泻后痛缓。每日泻便3～4次，时有红白黏冻随便而下，溏稀不整，完谷不化，大便潜血（+）。肠鸣汩汩，矢气多转。食纳尚可，舌紫暗，苔薄，脉沉细缓，心率56次/分，血压110/80mmHg。拟以肝脾同治之法。

1. 左旋咪唑片，每服125mg，1日1次，2天。（忌酒）

2. 奥硝唑片，每服0.5g，1日2次，3天。（忌酒）

3. 炒白芍30g、炒白术12g、炒苍术12g、广陈皮12g、炒防风12g、仙鹤草30g、地锦草20g、云木香10g、白及片15g（先煎）、海螵蛸30g（先煎）、炒干姜10g、炒地榆25g、生槐米15g。10剂，2日1剂，6次分服。

4. 裤袋上下（八髎穴）四罐，5天1次，共10次。

5. 太乙药袋（见"方药评述·外用方剂"）外敷。

6. 揉腹疗法：每天起床之前自揉腹部左右各100转。

7. 严遵医嘱，加强饮食保健调护。

二诊（2019年11月20日）：左下腹疼痛已止，右下腹隐痛，少腹不温，或闻肠鸣，每日排便 2 次，渐整成形，黏冻少见，复查大便隐血（－），心率 60 次 / 分，血压 100/70mmHg，舌脉参前，效不更方。

1. 初诊中药方案 10 剂，服法如前。（先服）

2. 黄柏 150g、炒苍术 80g、白及 40g、黄芩 100g、云木香 40g、海螵蛸 40g。炼蜜丸，如绿豆大，每服 30～40 粒，1 日 2 次。（后服）

三诊（2019 年 12 月 31 日）：服汤剂时症状平稳，服丸剂期间时觉左下腹隐痛，大便稀溏，日行 1 次，隐血（±）。血压 120/80mmHg，舌脉参前，效不更方，拟初诊方 10 剂，服法同前。

四诊（2020 年 3 月 17 日）：过年期间饮食不节，病症反复。左下腹疼痛不适，肠鸣频频，大便松散，隐血（＋），夹见红白黏冻。

1. 初诊方去海螵蛸，改炒干姜 8g、炒槐米 20g、白及片 20g（先煎），加砂仁 8g（后下）、益智仁 15g、诃子肉 15g。15 剂，服法如前。

2. 白及 15g、黄柏 15g、炒槐米 20g、生地榆 20g。8 剂，每剂浓煎 150～200mL，分 2～3 次保留灌肠，每天 1 次，每次 50～100mL，加锡类散 1 支，混合均匀后灌之，保留 2 小时，无便意可自然吸收不排出。

3. 再次嘱之饮食忌宜。

五诊（2020 年 4 月 22 日）：左下腹隐痛，肠鸣渐少，或有"痛泻"，每日排便 1～2 次，先干后稀，未见红白黏冻，隐血（－）。脘中微胀，肛门略坠。或觉欲便状，得矢气则缓。血压 120/80mmHg，血生化（－），舌正红，脉如前，拟前方增损化裁。

1. 炒白芍 25g、炒白术 15g、炒苍术 12g、黄柏 15g、地锦草 25g、炒枳壳 12g、升麻 10g、火麻仁 25g、红藤 25g、生槐米 20g。10 剂。

2. 二诊丸剂方去白及、海螵蛸，加生槐米 60g、炒枳壳 40g。1 料，服法如前。（后服）

3. 四诊灌肠方 8 剂。

4. 提肛运动，温水坐浴。

5. 裤袋上下四罐。

六诊（2020 年 7 月 27 日）：诸症悉平向愈，腹痛、肛坠渐消，大便调畅，隐血（－）。2020 年 7 月 18 日无痛肠镜示大致正常结直肠黏膜，未见溃疡及新生物。血压 110/70mmHg，舌脉如常。拟五诊丸剂方 2 料，巩固之，服法如前；三伏贴＋足三里瘢痕灸 1 次。

按：溃疡性结肠炎在中医典籍中并无专有对应病名，而依照溃疡性结肠炎的症状表现，多属于或近似于"肠澼""久泻""肠风""大瘕泄"等病症范畴。《素问·太阴阳明论》曰："故犯贼风虚邪者阳受之，食饮不节，起居不时者，阴受之。阳受之则入六腑，阴受之则入五脏。入六腑则身热不时卧，上为喘呼；入五脏则䐜满闭塞，下为飧泄，久为肠澼。"由此可见，患此疾之人，多为既往饮食不节（洁）、生活无律者。南宋·窦材所著《扁鹊心书》将此病解释得较为细致："此由饮食失节，或大醉大饱，致肠胃横解，久之冷积于大肠之间，致血不流通，随大便而出，病虽寻常，然有终身不愈者。"对于"溃结"，其治疗要则在于首先纠正患者既往不良的生活、饮食习惯，之后再针对病症和证型，给予柔肝健脾、温中补虚、平调升降、凉血止血、清化解毒、敛疡收溃、祛腐生肌，以及针灸火罐、保留灌肠、打虫消炎等中西医内外结合的综合方案来进行治疗。并且，由于此类疾病的患者在寻求中医诊治之时，多半已迁延日久，甚至已形成药物依赖，故此医家务必要与患者沟通到位并建立良好而坚固的信任关系，慢治缓图，循序渐进，切不可急功近利。患者也要调整好心态，知晓和了解在治疗期间如有病症反复，亦是正常现象。整体治疗及恢复时间，至少需要半年，甚至1年以上。

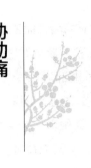

胁肋痛

（胆囊死蛔、胆绞痛）

陈某，女，15 岁，学生。初诊日期：1997 年 12 月 5 日。

患儿脘胁痛引右胸膺，冲痛即呕，吐即痛缓已 23 天，住院 5 天。B 超示胆囊内死蛔残体 2 条，胆总管结石（死蛔残体？）伴梗阻，肝脏未见异常。实验室检查：白细胞（WBC）14.2×10^9/L，中性粒细胞比例（NEUT%）0.86，淋巴细胞比例（LYMPH%）0.1；总胆红素（STB）36μmol/L，丙氨酸氨基转移酶（ALT）< 40U/L；HBsAg（－）。主治大夫决定手术治疗。因患儿身体极度虚弱，家长拒不签字，自动出院。今晨突然痛发来诊，症见体虚神愆，面目发黄，呻吟汗出，大便 4 日未行。舌质偏红，苔薄黄，脉弦细数（94 次 / 分）。体温 37.8℃。此为虫积留滞，郁久化热。急以清热通腑，利胆逐蛔。

1. 刺双胆囊穴（先右后左），留针 30 分钟，运针 3 次。

2. 肝俞、胆俞拔火罐，深度瘀血。

3. 击背疗法（见"方药评述·外治辑要"），令患儿正坐伏案，拳击右侧肩背，由上而下捶之，每次 20 分钟。

4. 过路黄 30g、炒枳壳 12g、炒白芍 20g、郁金 12g、虎杖 15g、黄芩 12g、茵陈 20g、生大黄 12g（后下）、玄明粉 8g（冲服）。3 剂，泻甚去玄明粉、大黄。

二诊（1997 年 12 月 9 日）：父代诉，服药 2 剂，大便畅行 5 次，其痛已止。体温 36.6℃，舌脉如前。

1. 刺双阳陵泉（手法如前）。

2. 拔火罐，同前。

3. 前方去大黄，3剂。

4. 继续击背。

三诊（1997年12月16日）：复查B超，提示肝胆未见异常。死蛔已排，目黄已退，食纳渐增，舌净脉平，举家欣快。再以疏理调中、清热开结之剂调理之。

1. 柴胡12g、炒白芍15g、炒枳壳12g、甘草6g、茵陈15g、蒲公英15g、郁金12g、生麦芽20g。4剂。

2. 生大黄10g(后下)、玄明粉8g(冲服)。2剂，于1方第1、3剂加入。

3. 击背疗法。

按：胆道蛔虫治之不难，难在患病之初未能确诊，以致死蛔残体留于胆囊无法排出，迁延日久，耗伤气血，正气日衰。外科医生认为，非手术不能取其虫体，并大言，天下医院，皆是同样治法。家长哭诉，女儿小小年纪，即被手术切除胆囊，怎能不令人痛彻心扉。无可奈何，一筹莫展，求助中医。此时根据B超定位，立即采取应急措施，针刺胆囊穴，配合拔火罐和击背疗法。以这种综合疗法治胆绞痛，能排石逐蛔，有吹糠见米之效，是我门诊急诊此病的重要手段之一。同时内服胆道排石汤，功能疏利肝胆、荡积排蛔。务求一攻再攻，驱邪殆尽，不留余患，否则年岁既久，可能凝聚成石，留邪贻患，医之过也。

根据我们多年临证观察，此方不仅能排石逐蛔，而且有利于预防胆色素结石的形成。本人凡是治疗胆道蛔虫症、急性胆囊之类，愈后必服此方数贴，首剂力求畅泻，尽排余邪（消除结石源），定为常规。临证论治，顾及贻患，医之德也。

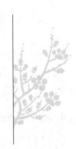

肥气
（脂肪肝、油腻人）

徐某，男，38岁，汽车司机。初诊日期：2020年5月23日。

患者一进诊室拱手道："五年前陪老婆来诊，未听老先生的良言忠告，您的预言，现已成真，我后悔莫及。"不知养生，烟酒并行，嗜食肥甘，贪睡懒动（伴睡眠呼吸暂停综合征），动则汗出心悸，腹撑不胀，不能弯腰拔鞋。诊其面色暗红，关公脸，罗汉肚，臀肥如箕，状若"不倒翁"泥人，是典型的"油腻人"。舌大而胖，质暗蓝边痕，苔白垢、中腻，脉沉细（75次/分）。血压160/110mmHg（诊前未服降压药），尿蛋白（+），总胆红素（STB）24.7μmol/L，彩超示重度脂肪肝，乙肝表面抗原（+），身高1.8m，体重128.5kg，BMI指数39.6。痰湿内聚，发为肥气。拟燥湿泄浊、活血行滞之剂。

1. 降压药正常服用，不能停药。

2. 泽泻30g、茯苓25g、猪苓15g、炒苍术15g、桂枝12g、生野山楂25g、生麦芽30g、茵陈25g、虎杖20g、藿香叶12g（后下）、白豆蔻5g（后下）、郁金15g。12剂。后下的二味药，先放皿中备用，依照常规煎药法把余下诸药煎取头、二汁，皆冲入皿中，搅匀，再煮沸，旋即离火，冷却后计得药汁约2000mL，2日1剂，6次分服。

3. 泽泻600g、生野山楂400g、炒苍术150g。1剂，打粗末，作煮散剂，每日30g，常规煎煮，2次分服。（后服巩固）

4. 启动晨练。早起，勿恋床！入厕，洗漱，饮水跑步（先慢步，五天后健步、快步、慢跑、快跑），70岁以后，酌情再降低成慢步，一辈子不停。

5.立戒烟酒，少吃多动。

6.常背咏治疗脂肪肝要诀（见见"专病论治·疗养须知"）。

7.十天以后查肾功能，谨防肾衰。

二诊（2020年7月2日）：服药加疗养，遵医嘱，40天来初步见效，体重由128.5kg下降至125kg，尿蛋白（＋～±），肾功能（－），血压140/96mmHg。身轻能动，较前轻松，效不更方，再进前剂，初诊汤剂、煮散剂方4天交替，汤剂服完，单服煮散剂，余法同上。

三诊（2020年9月4日）：诸症悉平，自觉无恙。体重下降至123kg。拟初诊煮散剂1料，服法如前。

四诊（2020年10月26日）：体重下降至122kg，总计减重6.5kg，尿检（－），复查彩超脂肪肝消失，自觉无恙。然大便干结难行。拟初诊煮散剂去炒苍术，加决明子200g，1剂，打粗末，方法同前，服二渣。

按：《难经·五十六难》："肝之积，名曰肥气。"脂肪肝相当于中医学的肥气，其病因、病机、症状较为契合。气为无形之体，积为有形之物，痰浊郁于肝络，化气作胀，瘀滞则疼，积聚不化，则为肥气。脂肪肝如不早治，会影响肝功能，可导致脂肪性肝炎、脂肪性肝纤维化、肝硬化等。当下生活富裕，社会文明，可一部分人只知道休闲享受，不懂养生保健，嗜食肥甘，烟酒并行，贪食懒动，湿从内生。因脾困不能化湿，湿浊成疾，结聚成积。其治疗大法：化湿泄浊，活血降脂。国医大师颜德馨先生的治验专方，加味茵陈五苓散，随证（症）增损，每获良效。但若不遵医嘱，贪懒不动，则很难治愈。

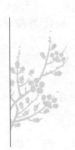

腹胀

（慢性活动性肝炎；湿浊困滞型）

蒋某，男，43岁，中学体育教师。初诊日期：1998年4月26日。

患者5年前患乙肝治愈。自以为身体素质较好，未能禁酒，复加劳累，病发1年。丙氨酸氨基转移酶（ALT）持续不降，外院拟诊：慢性活动性乙型肝炎。住院两次，疗效不佳。无奈，只好采取营养疗法，配服益肝灵、联苯双酯等，症状有增无减，心情忧郁，千里来诊。患者面色晦暗不洁，形体肿胖，食入即胀，终日捧腹，入暮足浮，身重体软，肝区不适，大便稀软或溏泄，入水即散，每日1～3次，荤食即剧，小便清澈，舌质偏大，色淡暗而紫晦，苔薄白漫布，脉细濡缓（68次/分）。第八次肝功能：总胆红素（STB）< 17.1μmol/L，丙氨酸氨基转移酶（ALT）158.4U/L。HBsAg滴度1：512。B超示肝脏弥漫性病变，脾脏略大于正常。此为湿浊弥漫，困遏脾阳，清浊难分，有下陷之势。法当健脾燥湿，分利止泄。并嘱其禁酒终身，忌食肥甘油腻之物，及其他滋补保健之品和各类西药。

1.姜厚朴12g、陈皮12g、炒苍术12g、茯苓25g、炒白术15g、猪苓12g、泽泻25g、郁金15g、平地木25g、藿香叶15g（后下）、六一散20g。12剂。

2.带子车前草煮水代茶。

3.太乙药袋（见"方药评述·外用方剂"）2个，外熨脘腹。

4.揉腹疗法（参照胃病疗养须知进行，详见"专病论治·疗养须知")。

二诊（1998年5月23日）：自述腹胀减轻，如果节制饮食，已基本不胀，大便已成堆而不成形，每天1次，足肿已消，肝区依然隐痛作胀。复查肝功能：总胆红素（STB）< 17.1μmol/L，丙氨酸氨基转移酶（ALT）64.9U/L。HBsAg滴度1∶64。

守前法，初诊方去泽泻、猪苓，加制香附12g、炒白芍25g。12剂。

三诊（1998年6月30日）：腹胀已平，大便先干后软，每日1次，肝区痛止或偶感不适。面色改善，精神转佳，舌质已小，色仍淡紫而晦。复查肝功能恢复正常，HBsAg滴度1∶64。诸恙悉平，趋于痊愈。拟健脾疏肝为法巩固之。

1. 炒枳实150g、炒苍术100g、炒白术100g、郁金80g、白豆蔻60g、生鸡内金80g、莱菔子60g。水泛为丸，每服10g，日服2～3次。

2. 柴胡100g、炒白芍100g、炒白术100g、茯苓100g、当归80g、生甘草40g、平地木100g、制香附80g、生麦芽80g。打粗末，每用25g作煮散剂，1日2次分服。

此1、2方各服6天，停2～4天再服。

结果：4个月后来函告知，复查两次肝功能均正常，业已康复。

按：乙型肝炎丙氨酸氨基转移酶持续不降者，当怀疑是否伴发"丙肝"，但本例业已排除。患者为肝病传脾，脾阳被困，不能运化水湿，湿浊弥漫、中运受阻是主证。苔白而秽，腹胀纳呆为脾运不健之象；便溏而稀为湿邪下注之征。湿浊内盛，弥漫三焦，加之愈病心切，滥补不择，恣食肥甘油腻，湿上加濡，无异于雪上加霜，而助邪增病，罹入医药无着的困境。中医"降酶"首在辨证论治，其立法处方并没有一个固定模式。本例治疗全过程，均以"中州被困，湿遏三焦"为主证，"健脾燥湿，化气行滞"为主法。选用胃苓散为基础，加郁金、平地木，活血化瘀，行气止痛；藿香配六一散，芳化与淡渗相结合，既能滑利泄浊，又能祛垢敛肠。"脾为胃行其津液"，湿去浊化，脾阳乃振，精津四布，荣卫畅行，则神困肢倦之症改善，整体状况转佳，邪去正复，丙氨酸氨基转移酶自然能降至正常。最后以健脾助运、疏肝解郁为法，枳术丸、逍遥散加味。扶中以丸，疏泄以散，交替服用，相得益彰。这种丸散兼用的投药格式，是一般慢性病善后巩固较为理想的给药方法之一。

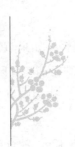

黄疸

（重症乙型肝炎；
热重于湿型）

李某，男，21岁，农民。初诊日期：1993年11月22日。

患者于7天前曾发热，体温38.6℃，热退之后，头晕心烦，肢体疲软，食少厌油，口干而苦，逐渐皮肤、面目发黄，大便干燥，尿赤如油。某门诊检查：总胆红素（STB）141μmol/L，丙氨酸氨基转移酶（ALT）350U/L，HBsAg滴度1：128。拟诊重症乙型肝炎，建议立即住院。限于条件，转看中医。症见面目发黄如橘子色，舌尖边红，苔薄黄，根厚而糙，脉弦细带数（82次/分）。湿热疫毒，瘀滞发黄。治当清热燥湿，攻下排毒。方用自拟茵陈三黄汤（见"方药评述·内服方剂"）出入之。并注意清淡饮食，绝对休息治疗。

1.茵陈30g、过路黄30g、田基黄20g、生大黄15g（后下，泻甚即停）、虎杖15g、蒲公英25g、板蓝根20g、郁金15g、赤芍20g、藿香叶15g（后下）。6剂。

2.小蓟茶（见"方药评述·佐治饮料"）。

3.生蜂蜜1000mL，每晚取1小匙，用温开水冲服。

4.吃菜稍蘸米醋。

二诊（1993年12月6日）：其父代诉问方，药后大便畅行，小便由赤转为浅黄，黄疸明显消退。胃纳顿香，已不厌油，病情得到控制，要求再服前方，抄方6剂。

三诊（1993年12月20日）：来诊两次，服药12剂，历28天，康复如常。今日复查肝功能（－），HBsAg 滴度 1 ： 32。以平麦逍遥散（见"方药评述·内服方剂"）1 料，每用 25g，作煮散剂，巩固之。

按： 患者系感受湿热疫毒之邪，留滞中焦，郁于肝胆，疏泄不利，而致发黄。舌根苔厚而糙，为谷气不消、积滞不化之征，邪在肝胆，证属阳明，病居于中下焦。"未稳之师，利在速战"，急以清热利湿、败毒通腑、攻利双清、前后分消之剂，自拟茵陈三黄汤的制方思路，亦在于此。故力猛效专，逐邪迅捷。《金匮要略》曰："黄疸之病，当以十八日为期，治之十日以上瘥，反剧为难治。"由于患者年龄较轻，病程不长，并能做到早期治疗，发病仅 7 天投药，10 日以上基本发挥效用。邪气虽盛，由于正气未衰，因此病情迅速得到控制，从而截断了罹为慢性肝炎的"反剧为难治"的不良转归。

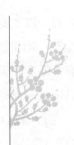

黄疸

（重症甲型肝炎；湿重于热型）

张某，男，36岁，干部。初诊日期：1996年10月16日。

患者嗜烟好酒，形质丰肥，素有胃病，常腹胀嗳腐。月余以来，食纳减少，脘腹痞胀，嗳哕时作，烦闷不舒，大便或溏或泄，渐见肌肤面目发黄。外院拟诊为重症甲型肝炎。住院常规治疗，效果不显。刻诊：面色黄而灰滞，舌质淡蓝而大，苔白腻而浊垢，脉细软（76次/分）。肝功能：总胆红素（STB）91.2μmol/L，丙氨酸氨基转移酶（ALT）＞200U/L。HBsAg（−）。湿浊凝聚中焦，脾运不健，发为黄疸。拟燥湿泄浊，芳化退黄。自拟茵藿平胃散（见"方药评述·内服方剂"）加减。

1. 茵陈30g、姜厚朴12g、陈皮12g、炒苍术15g、藿香叶15g（后下）、白豆蔻8g（后下）、郁金15g、山楂20g、莱菔子15g、姜半夏12g。8剂。

2. 带子车前草煮水代茶。

3. 注意终身禁酒，少食甘肥油腻之品。

二诊（1996年11月14日）：自述嗳哕已少，腹胀显著减轻，黄疸已见消退。复查肝功能：总胆红素（STB）46.4μmol/L，丙氨酸氨基转移酶（ALT）76.8U/L。守前法，原方6剂。

三诊（1996年11月29日）：自认为病势已挫，二诊之方分两阶段服用。现食纳如常，大便成形，小便已清，垢苔已剥。复查肝功能（−）。拟健脾燥湿、行气化痰之剂善后。

陈皮 100g、炒白术 100g、炒苍术 100g、郁金 80g、山楂 60g、莱菔子 60g。打粗末，作煮散剂，25g 煮水，每日 2 次分服，饭后服。

结果：追访 3 个月，痊愈。

按：本例患者症见"嗳哕时作，烦闷不舒"，为酒疸特征。《三因极一病证方论》："五疸唯酒疸变证最多……有大热毒，渗入百脉为病。"说明酒为辛热剽悍之物，能渗透百脉，伤人较广，致病多变，多从热化，而本例则从湿化。黄疸湿重于热者，为茵陈五苓散的主证，然而本例则不同，为湿浊留滞中焦，脾阳不展，熏蒸发黄。宜于燥湿健脾、芳化逐秽为主，兼以渗湿利水、泄浊排毒之法，比单纯分利之剂更为理想。酒食之徒，常湿自内生，"脾为生痰之源，湿为致痰之质"，湿、痰常相依为患。肝病专家关幼波先生认为："治黄要治痰，痰化黄易散。"故方中加郁金、山楂、莱菔子、半夏，以开郁化痰、行气消滞。虽顽绵之疾，亦三诊告愈。

黄疸（重症淤胆型肝炎；血瘀热炽型）

王某，男，26 岁，农民。初诊日期：1993 年 12 月 22 日。

患者发黄 4 个月，在基层越治越重，黄疸日益加深。住院拟诊：重症淤胆型肝炎。常规治疗，病情迁延，有加剧之势，自动出院，转看中医。症见面色深黄而晦暗，目黄如橘子色，白眼血缕，通体瘙痒，搔之出血。便干不爽，尿赤如油且混浊臊垢。舌质偏红，根紫暗，苔薄根黄，脉弦细（86 次 / 分）。肝功能：总胆红素（STB）318μmol/L，丙氨酸氨基转移酶（ALT）< 40U/L，HBsAg（－）。B 超：肝脏弥漫性病变，肝外胆道无梗阻，胆囊不充盈（肝病累及所致）。郁热内炽，弥漫三焦，蕴郁肝胆，发为阳黄。治以活血清热，排毒退黄。茵陈三黄汤（见"方药评述·内服方剂"）加减。

1. 茵陈 40g、过路黄 30g、田基黄 20g、生大黄 15g（后下，泻甚酌减）、虎杖 15g、蒲公英 30g、郁金 20g、赤芍 25g、藿香叶 15g（后下）。6 剂，常规煎法，得汁 900mL，1 日 3 次分服，二汁如法，2 日 1 剂。

2. 玄明粉 60g，分 6 次用汤剂冲服（泻甚酌停）。

3. 满天星茶、小蓟茶（见"方药评述·佐治饮料"），4 天交替饮之。

4. 蜂蜜 2 瓶，每晚适量用温开水冲服。

5. 常吃米醋和水果。

6. 忌食油腻甘肥之品。

结果：按此法此方，随证加减，计服药 24 剂，历 40 余天（1993 年

12 月 22 日～1994 年 2 月 8 日），复查肝功能正常。

按：本例患者黄疸虽 4 个月，见证仍属阳黄。初病阶段，邪结未固，失于未及时宣化疏利，一味采取大量输液，冀于冲涤退黄，难免湿伏邪滞，郁久化热，瘀热不得宣泄，壅结愈深，更加影响了肝胆疏泄功能。胆汁不循常道，外布肌肤发黄，久之血燥化风，瘙痒不已。治当重在活血通腑，佐以清热利胆。关氏言："治黄必治血，血行黄易却。"方中重用赤芍、郁金，辅助大黄、虎杖，以活血通腑。本人认为，治疗淤胆型肝炎，攻不嫌频，药不嫌峻，务使逐邪殆尽，是为关键。"肺主皮毛"，腑属大肠，腑气通畅，瘀热既去，皮肤发黄瘙痒可以迅速消退。然而亦须攻伐有度，斟酌应用。据报道，常吃米醋，有助于各类黄疸的消退，本人列为该病的常规食疗。

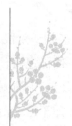

肝病成积

（早期肝硬化）

郭某，男，28岁，农民。初诊日期：1990年9月27日。

患者病乙型肝炎，迁延3年不愈。某医院拟诊：早期肝硬化。刻诊：干瘦面容，颧腮隐现血缕，颈、胸、脘部蜘蛛痣稀疏漫布，肝区隐痛，食欲不振，形体消瘦，身倦乏力，心烦少寐，口干便燥，尿黄浊气秽，常鼻衄牙宣，舌刮之隐隐浸血。舌质红，苔少而浅黄，脉弦细带数（92次/分）。肝功能：总胆红素（STB）< 17.1μmol/L，丙氨酸氨基转移酶（ALT）> 200U/L。HBsAg滴度1：64。血清蛋白电泳：白蛋白45%，球蛋白 α_1 5.3%、α_2 9.7%、β 12.9%、γ 26.9%。B超示：脾脏肿大（厚径46mm），肝脏弥漫性改变（左叶长78mm，厚65mm，剑突下长15mm，右叶斜径127mm），考虑早期肝硬化。证属肝肾阴虚，脾运不舒，气虚血滞，脉络瘀阻。治以养阴柔肝、健脾消积为法。并注意休息营养，保持豁达乐观，切忌忧郁。

1. 生地黄20g、甘枸杞20g、北沙参20g、麦冬20g、当归12g、刺蒺藜20g、炒白芍20g、怀山药30g、楮实子20g、平地木30g、女贞子15g、旱莲草15g。8剂。

2. 生蜂蜜1500mL，每晚用适量，温开水冲服。

3. 常吃鳗、鳅、鳖（连甲清炖）。

二诊（1990年10月15日）：心烦口干已见减轻，食欲略有改善，牙宣较前加重，脉舌如前。

1. 初诊方 8 剂。

2. 地骨皮 30g，生大黄 10g，冲沸水，频频含漱。

三诊（1990 年 11 月 8 日）：二诊以来，诸症显著好转，鼻衄、牙宣均止。肝痛已缓，知饥能食，面色润泽，血缕转淡，精神乃振，体质较前明显改善，自感已见生机。守原法原方继用。

1. 初诊方 20 剂。

2. 朱氏复肝散胶囊（见"方药评述·专用胶囊"）每服 6 ～ 8 粒，日服 2 ～ 3 次，饭后服。

1 方汤剂服 6 天，2 方胶囊服 10 天，停 2 ～ 3 天再服。

结果：如此治疗 4 个月后，1991 年 1 月 14 日复查肝功能有所好转，总胆红素（STB）＜ 17.1μmo/L，丙氨酸氨基转移酶（ALT）46U/L。血清蛋白电泳：白蛋白 57.1%，球蛋白 $\alpha_1$3.8%、$\alpha_2$5.2%、β 10.3%、γ 21.3%。7 个月后，1991 年 5 月 18 日再次复查肝功能：总胆红素（STB）＜ 17.1μmol/L，丙氨酸氨基转移酶（ALT）＜ 40U。血清蛋白电泳：白蛋白 60.8%，球蛋白 $\alpha_1$3.6%、$\alpha_2$5.7%、β 10.4%、γ 18.9%。B 超示肝脾未见异常。痊愈。

按：治疗慢性肝炎、早期肝硬化，只要首诊辨证明确，立法处方就得能守能变。初诊疗效不显，未见其他兼证者，须守方继服，原恙未减兼证复起者，须随证应变。实证易平，虚证难填，何况虚中夹实，不能急于求成。是证因肝病初发，经治而湿热之邪未能彻清，日益胶固，脾运日困，枢转升降之机无权，以致正气不行，浊气不化，后天供养乏源，血枯阴伤，虚证悉起。热淫营分，血耗络瘀，则呈现面部血缕、瘀痣隐现、肝脾肿大等症状。一贯煎的主证为"肝肾阴虚，气滞不运"。斯证斯方，殊为合拍，非此莫属，合二至丸以增强补肾益肝养阴之效；楮实子配平地木，既能补益肝肾，又能活血软坚；去川楝子以防苦寒败胃；加刺蒺藜配炒白芍柔肝解郁，疏利辛散，以防滋腻壅滞。本病例最终以加味一贯煎合朱氏复肝散治愈，是以"补中消"大法为治疗原则的一个典型范例。

总之，急性黄疸型肝炎（甲、乙肝）属于阳黄之类，症见发热、呕哕者，治上焦为主，应予宣化、解毒、退黄，方中可佐以杏仁、藿香、金银花；症见食少、厌油、腹胀、便燥、尿赤如油者，当治在中、下焦为主，以攻下、败毒、利湿、消疸为大法。本病之初，邪盛正实阶段，如果未经非正规的滥治乱疗，能及早服用中药，一般恢复较快，前文"黄疸（重症乙型肝炎，热重于湿型）"之例正是如此。大量输液，确能冲击排毒、利胆护肝，是现代医学治疗本病的重要方法之一。然而临床每见不少病例一味强调输液，疗效并不理想，如能配服中药，诚为锦上添花，有相得益彰之效。倘若患者湿毒中阻，脾阳受困，舌腻胸痞，食减便溏，输液过多反而可能会出现浮肿困倦、黄疸羁滞不退之况，甚则加重病情，迁延难愈。"黄疸（重症甲型肝炎，湿重于热型）"之例，可以借鉴。慢性活动性肝炎丙氨酸氨基转移酶（ALT）长期不降者，当谨守"病在肝，亦须治在五脏"的辨证施治原则。调五脏、理气血、和荣卫，可望降酶。深度黄疸，治不厌下，生大黄、虎杖是为要药。"无瘀不成疸"，赤芍、郁金常以为佐。各类肝炎肝功能一旦恢复正常，根据国内肝病专家治验，一般以疏肝健脾、和中调胃为主。逍遥散、枳术丸加减，作为善后调理，比较理想。肝病后期，常见肝肾阴虚或伴肝脾肿大者，以养阴柔肝、活血软坚为主。一贯煎加减与朱氏复肝散交替服用，功能养阴扶正，稳定病情，一般能控制肝脏纤维化，保护代偿功能，回缩肝脾，改善门脉循环，大部分患者，病情可以得到控制。"良好的心情最保肝"，再配合休息营养，调和情志，可以康复。肝硬化失代偿期腹水膨隆者，当以鼓胀论治。本人认为，泄水当配合借助西药，较十枣汤、舟车丸等平稳易服，疗效显著；待腹水消退，正确权衡邪正关系，合理运用消补方法，随证调理之，可以控制腹水再起。肝脏具有强大的代偿功能，本人曾治一晚期肝硬化腹水徐姓老媪，按此法长期服用朱氏复肝散，再结合平麦逍遥散交替服用，并坚持饮用少量生蜜水，已生存 11 年。

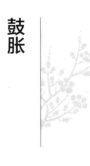

鼓胀

（原发性肝癌伴肺转移；血瘀毒结型）

吴某，男，46岁，商砼车司机。初诊日期：2010年6月2日。

患者一月前因右上腹部突发剧痛昏厥，随即住院检查示肝脏巨大肿瘤破裂所致，经抢救暂时血止，并告知其家人已属晚期无法手术，右肺转移灶？遂放弃治疗，逢其乡人推荐来诊。有乙肝史，消瘦萎黄，右胁肋痛，腹部膨胀，下肢浮肿，食少气羸，二溲尚畅。舌暗，苔中白厚腻，脉弦细涩。查血生化：总胆红素（STB）22.4μmol/L，丙氨酸氨基转移酶（ALT）49U/L，天冬氨酸氨基转移酶（AST）91U/L，总蛋白（TP）80.8g/L，白蛋白（ALB）37.4g/L，球蛋白（GLB）43.4g/L，白球比（A/G）0.86，γ-谷氨酰转移酶（GGT）118U/L，乳酸脱氢酶（LDH）284U/L。彩超：肝脏多发性不匀质性占位（最大约106mm×85mm），腹腔积液（26mm）。证属瘀毒湿浊蕴结，积聚胁下，脾虚肝郁，邪胜正衰。暂拟疏肝健脾、活血化瘀、清热祛湿、攻毒利水之剂。

1. 柴胡15g、当归12g、炒白芍15g、赤芍15g、炙守宫12g、葶苈子15g、炙僵蚕20g、茯苓30g、炒白术10g、炒苍术10g、鲜藿香叶12g（后下）、平地木25g、生麦芽25g、蛇舌草30g、半边莲20g、炙全蝎6g、生甘草6g。7剂。

2. 槐花蜜2瓶，每取适量冲温开水，送蜂王浆6g，1日2次。

二诊（2010年6月14日）：药进第7剂计13天，诸症已见缓解，纳食增加，胁痛、腹胀不显，苔薄白滑腻罩黄，脉沉细弦而不扬。

247

1. 宗前法，1 方加田基黄 20g、败酱草 25g、蒲公英 25g，10 剂。

2. 余方继用。

三诊（2010 年 7 月 13 日）：投药一月，病势力挫，体重增加，咳痰白黏而时夹血，舌苔由腻渐薄，六脉参前。效不更方，拟二诊方 15 剂，余法继续用。

结果：药后诸症平稳，后继于 2010 年 8 月 24 日、2010 年 10 月 19 日、2011 年 3 月 9 日、2011 年 5 月 5 日就诊 4 次，均为此方加减，曾用田基黄、败酱草、蒲公英、白豆蔻等。2010 年 6 月～2011 年 5 月共计来诊 7 次，服药 82 剂，诸症若失。

2011 年 6 月 21 日来诊，复查肝功能示：总胆红素（STB）14.1μmol/L，丙氨酸氨基转移酶（ALT）39U/L，天冬氨酸氨基转移酶（AST）119U/L，总蛋白（TP）81.4g/L，白蛋白（ALB）38.6g/L，球蛋白（GLB）42.8g/L，白球比（A/G）0.90，γ-谷氨酰转移酶（GGT）99U/L，乳酸脱氢酶（LDH）569.3U/L。血常规：白细胞（WBC）5.8×10^9/L，血红蛋白（Hb）74g/L，血小板（PLT）336×10^9/L。彩超：肝脏多发性不匀质占位（最大约 100mm×105mm），脾脏略大于正常，未见胸水、腹水。复查 X 胸片显示：左、右肺分别见三个圆形块状阴影，其中左下肺块影约 10cm×10cm 大小，考虑肺癌转移或肺转移性病灶，不除外肺特殊细菌感染性疾病可能。效不更法，拟初诊方出入。

1. 初诊方去赤芍、鲜藿香叶、半边莲，改柴胡 12g、炒白芍 20g、生麦芽 30g，加半枝莲 20g、葶苈子 15g、白豆蔻 6g。10 剂，3 日 1 剂，6 次分服。

2. 生水蛭 30g、炙全蝎 20g、炙川蚣 20g、土鳖虫 15g、炙蜣螂虫 15g、炙九香虫 6g。共研极细粉，装 0 号胶囊，每服 4～6 粒，1.2g～1.8g，1 日 3 次。

2011 年 8 月 30 日复诊嘱其 1、2 方 6 天交替轮服（虫类胶囊改水蛭 20g，加守宫 30g），如此守方坚持服用。2 年来（2010 年 6 月～2012 年 7 月）计服药 150 余剂，虫类胶囊 3000 余粒，自认为已愈，再次上班工作（商砼车司机），常熬夜抽烟（大于 20 支/日）。右肺转移癌加剧，高热、咳嗽、咯血，再次入住原确诊医院，经治 1 周未效后出院。

于 2012 年 10 月 20 日来诊时见其面色萎黄，精神萎靡，发热不已，咳嗽咯血，纳食不佳，舌绛紫，苔白滑腻罩黄，脉细弦涩。体温 38.2℃。虑其虽病势笃重，但发热时间只有 7 天，即予以清肺解毒、和解退热剂。

1. 金荞麦 30g、金银花 30g、鱼腥草 25g、连翘 15g、白蚤休 15g、蒲公英 30g、柴胡 12g、桂枝 12g、苏叶 12g、生薏米 25g、炒白芍 15g、杏仁泥 15g、白豆蔻 6g（后下）、生甘草 6g。6 剂，2 日 1 剂，6 次分服。

2. 仙鹤草 20g、绵茵陈 15g、川桂枝 10g、生麻黄 10g、石菖蒲 10g、陈皮 10g、生苍术 10g、生半夏 10g、淫羊藿 10g、升麻 10g、春柴胡 10g，5 剂，外用，每日取 1 剂煎煮 3 次，得出药液约 3000mL，加热浴足至微汗出，1 日 1～3 次。

进服 3 剂发热即退未再复作，6 剂 12 天后复诊时咳嗽、咯血症状亦大有好转，即再予以 2011 年 8 月 30 日方继续服用。病情自此未在反复，肝脏肿块逐渐缩小，方药亦未在更改。历时 6 年（2010 年 6 月～2016 年 9 月），共服中药约 450 余剂，虫类胶囊 1 万余粒。

2016 年 9 月 2 日复查时，体重已增加 15kg，肝功能正常。血糖（GLU）14.53mmol/L。尿常规：尿糖（+++），蛋白质（+）。彩超示重度脂肪肝。X 胸片：右中肺转移性疾患不除外？右肋膈角变钝，请结合临床考虑。见其舌质偏红，苔中白滑腻罩黄，脉弦滑。建议其注射胰岛素（拒），即予以清化痰湿、养阴降糖方十余剂消息之。嘱其肝癌类中药及虫类胶囊可以停服观察，坚持每年体检，注意节饮食、慎起居等。

2019 年 2 月 1 日来我院面诊复查，自 2016 年 9 月停服中药以来，亦未在服用任何西药，自觉无任何不适，已正常生活工作。复查肝功能、肝脏肿瘤标志物（-）。彩超：肝脏内实质性占位伴钙化（肝左叶顶端扫见大小约 37mm×25mm 不规则低回声区，境界清，内见大片状强回声伴声影），胆囊、胆管、胰腺、脾脏未见明显异常。X 线片：双肺未见明显活动性病变，右上肺陈旧性肺 TB（右上肺第三肋间示一小片状密度增高的致密阴影），支气管疾患不除外，请结合临床考虑。

按：肝癌在古医籍中类似于"肝积""脾积""息贲""积聚""癥瘕"等。本病本虚标实，肝肾阴血亏损，脾胃虚弱而致湿浊瘀毒癥积为患。本病发病多较缓慢，然而一旦发病则发展迅速，转化急剧。肝癌病位在肝，与脾、胃、肾有密切关系，肝郁脾虚、湿热瘀毒为其发病机制，故舒肝健脾、清热祛湿、活血化瘀、攻毒散结为其治疗大法。方中，以炙守宫、炙全蝎、炙僵蚕攻毒散结为君；柴胡、生麦芽疏肝郁理气滞，炒白术、炒苍术、茯苓健脾和中祛湿，共用为臣；当归、芍药、平地木补虚柔肝化瘀，蛇舌草、半边莲、葶苈子清解抗癌利水，共用为佐；甘草调和诸药为使。诸药相伍，气血两调，肝脾同治，理气行瘀，清热祛湿，破积消癥，攻毒利水，相得益彰，扶正祛邪，攻中寓补，久服长用，亦无耗气伤津之弊。本案为原发性肝癌巨块型伴肺转移，且肝癌结节破裂出血，予以中药缓取慢攻，保守治疗 6 年之久，竟达到十年以上生存率，是为罕见。电话随访，至今健在。

（本文曾发表于《中国中医药报》，2019 年 5 月 6 日，第 4 版。）

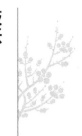

张某，男，52 岁，客车售票员。初诊日期：2010 年 7 月 22 日。

患者乙肝病史多年，近年来查示乙肝伴肝硬化，外院予以拉米夫定等药物治疗有年，自行停服三月余。肝病复发，症状日趋严重，随即住院，经治无效，病情日剧，下病危通知书。病家自动出院，来我院门诊求救。刻见：皮肤、巩膜深度黄染呈橘子色，纳呆厌油，腹胀如鼓，乏力肢软，溺赤便溏，舌质红绛，苔白腻，脉弦滑数。复查肝功能：总胆红素（STB）384.55μmol/L，直接胆红素（DBIL）132.98μmol/L，间接胆红素（IBIL）251.57μmol/L，丙氨酸氨基转移酶（ALT）340.56U/L，天冬氨酸氨基转移酶（AST）203.09U/L，总蛋白（TP）67.74g/L，白蛋白（ALB）31.42g/L，球蛋白（GLB）36.32g/L，碱性磷酸酶（ALP）146.91U/L，γ-谷氨酰转肽酶（γ-GT）110.30U/L，乳酸脱氢酶（LDH）243.14U/L，血糖（GLU）3.86mmol/L。彩超：①肝硬化；②门静脉高压；③脾脏肿大；④大量腹水（106mm）。证属黄疸失治，湿热壅滞，熏蒸肝胆，疫毒炽盛，水浊停聚。拟以疏利肝胆、清热化湿、活血化瘀、利水消肿之剂。

1. 绵茵陈 30g、蒲公英 30g、虎杖 15g、柴胡 15g、广郁金 15g、过路黄 30g、田基黄 20g、蛇舌草 30g、败酱草 30g、赤芍 30g、鲜藿香叶 15g（后下）、姜厚朴 12g、炒白术 12g、炒苍术 12g、平地木 25g、生麦芽 30g、炒莱菔子 25g、大腹皮 20g、赤茯苓 30g、半边莲 30g、生大黄 15g（后下）、玄明粉 15g（冲服）。3 剂。

2. 满天星茶、小蓟茶（见"方药评述·佐治饮料"），时时饮之。

3. 蜂王浆1瓶，每用生槐花蜜适量冲温开水送下，每服6g，1日2次。

二诊（2010年7月28日）：腹胀稍缓，黄染依然，余症参前，苔薄腻，脉渐柔和。复查肝功能：总胆红素（STB）413μmol/L，直接胆红素（DBIL）206.6μmol/L，间接胆红素（IBIL）206.4μmol/L，丙氨酸氨基转移酶（ALT）103U/L，天冬氨酸氨基转移酶（AST）146U/L，总蛋白（TP）66.4g/L，白蛋白（ALB）31.7g/L，球蛋白（GLB）34.7g/L，碱性磷酸酶（ALP）151U/L，γ-谷氨酰转肽酶（γ-GT）61U/L。

1. 拟初诊方去败酱草、炒白术、炒苍术、大腹皮、赤茯苓，改虎杖20g、生麦芽50g、炒莱菔子25g，加白豆蔻6g（后下）、泽泻30g。6剂。

2. 余法同前。

三诊（2010年8月9日）：药后诸症悉缓，腹胀减轻，尿色已淡，舌脉参前。复查肝功能示：总胆红素（STB）240.5μmol/L，直接胆红素（DBIL）142.5μmol/L，间接胆红素（IBIL）98μmol/L，丙氨酸氨基转移酶（ALT）81U/L，天冬氨酸氨基转移酶（AST）150U/L，总蛋白（TP）68.1g/L，白蛋白（ALB）32.7g/L，球蛋白（GLB）35.4g/L。彩超：①肝硬化；②胆囊继发性改变伴胆囊积液；③脾脏增大；④腹水（肝包膜、下腹部分别扫见22、46mm移动液性暗区）。效不更方，拟二诊方7剂，余法继用。

四诊（2010年8月25日）：脘腹胀满，餐后胀甚，口干，苔薄少，脉虚滑。复查肝功能：总胆红素（STB）136.1μmol/L，直接胆红素（DBIL）82.2μmol/L，间接胆红素（IBIL）53.9μmol/L，丙氨酸氨基转移酶（ALT）61U/L，天冬氨酸氨基转移酶（AST）110U/L，总蛋白（TP）61.2g/L，白蛋白（ALB）29.6g/L，球蛋白（GLB）31.6g/L。

1. 再拟二诊方改虎杖15g、平地木20g、生麦芽60g，加赤茯苓30g、猪苓20g、大腹皮20g。6剂。

2. 余方继用。

五诊（2010年9月17日）：腹胀显轻，余症悉缓，苔薄而腻，脉虚而滑。复查肝功能：总胆红素（STB）119.1μmol/L，直接胆红素（DBIL）52.6μmol/L，间接胆红素（IBIL）66.4μmol/L，丙氨酸氨基转移酶（ALT）60.0U/L，天冬氨酸氨基转移酶（AST）98.3U/L，总蛋白（TP）63.9g/L，白蛋白（ALB）28.2g/L，球蛋白（GLB）35.7g/L。彩超：①肝脏弥漫性病变；②脾脏肿大；③腹水（－）。效不更方，仍仿四诊如前。

六诊（2010年9月28日）：诸症平稳，苔薄白腻，脉参前。复查肝功能：总胆红素（STB）56.1μmol/L，直接胆红素（DBIL）33.0μmol/L，间接胆红素（IBIL）66.4μmol/L，丙氨酸氨基转移酶（ALT）60U/L，天冬氨酸氨基转移酶（AST）84U/L，总蛋白（TP）64.3g/L，白蛋白（ALB）34.5g/L，球蛋白（GLB）29.8g/L。彩超：腹水（－）。

1. 再拟四诊方改虎杖20g、平地木25g、生麦芽50g。10剂。

2. 余方继用。

结果：服药二个月后剂尽，复查肝功能近正常，腹水（－），食、寐、便均正常而痊愈康复。

按：《诸病源候论·黄病诸候·急黄候》记载："脾胃有热，谷气郁蒸，因为热毒所加，故卒然发黄，心满气喘，命在顷刻，故云急黄也。"本病证西医诊之为慢加急性肝衰竭，属中医学"急黄"范畴。患者自行停服抗病毒药后复发，外院住院治疗效果不显且病情持续加重，抱一线希望寻求中医急诊，病属急黄之重症案例。方用中茵陈、蒲公英、虎杖，苦甘寒，以清利湿热退黄为君；柴胡、生麦芽、莱菔子、厚朴、大腹皮，疏肝理气、燥湿助运为臣；伍以赤芍、郁金凉血化瘀，过路黄、田基黄利胆退黄，蛇舌草、败酱草清热解毒，赤茯苓、半边莲渗湿利水，大黄、玄明粉通腑泄热（当代肝病三大家——北京关幼波、广东岑鹤龄、江苏朱良春都曾指出："疸不厌下。"故本例虽便溏而薄，但仍用硝、黄、蒌、虎等），鲜藿香叶芳化辟秽，共为佐药。方中苦寒、苦温并用，清热泄毒而不伤阳，理气燥湿而不耗阴。清、化、燥、利诸法并用，以使疫毒瘀热之邪，分解于中焦，同时借助大黄、玄明粉，通腑泄毒于下焦，前后分消，邪有去路，以期达到截断扭转、疸去水消之效。

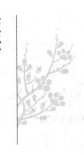

张某，男，80岁，农民。初诊日期：2011年2月15日。

患者因脘腹闷胀2月余，经当地医院检查示肝硬化腹水，住院治疗效逊来诊。刻见：胸满气促，肢软乏力，动则心悸，纳呆不食，口苦饮少，嘈杂泛恶，右胁肋疼，脘腹胀大，坠胀不已，下肢浮肿，小溲黄赤，大便尚畅，舌淡，苔黄腻，脉弦滑不齐。肝功能示：总胆汁酸（TBA）30.4μmol/L，总胆红素（STB）32.3μmol/L，直接胆红素（DBIL）25.1μmol/L，间接胆红素（IBIL）7.2μmol/L，丙氨酸氨基转移酶（ALT）103U/L，天冬氨酸氨基转移酶（AST）175U/L，总蛋白（TP）82.1g/L，白蛋白（ALB）32.7g/L，球蛋白（GLB）49.4g/L，碱性磷酸酶（ALP）147U/L，γ-谷氨酰转移酶（GGT）53U/L，乳酸脱氢酶（LDH）273.5U/L，甲胎蛋白（AFP）389.00ng/mL。血常规：白细胞（WBC）5.3×10⁹/L，红细胞（RBC）3.79×10¹²/L，血小板（PLT）59×10⁹/L。彩超：①肝硬化声像图（胆囊已切除）；②脾脏肿大；③腹、盆腔未见明显占位；④腹水（90mm）；⑤胆管、胰腺未见明显异常。心电图：①异位心率；②室性期前收缩伴室内差异性传导；③P波高值；④心房纤颤，建议进一步检查。证属肝郁气滞，脾失健运，气壅湿阻，水道不利。拟疏肝健脾、行气利水剂。

1. 柴胡15g、炒白术15g、茯苓30g、半边莲25g、大腹皮20g、泽泻20g、郁金15g、炒莱菔子20g、生麦芽30g、赤芍20g、水红花子20g、蒲公英 25g、车前子 20g、木香 8g、茵陈 25g。8 剂。

2. 太乙药袋（见"方药评述·外用方剂"）1 个，外敷脘腹胀满处。

3. 芥硫浴足散（见"方药评述·外用方剂"）100g 浴足。

4. 出院西药利尿剂渐停。

二诊（2011 年 3 月 3 日）：药后腹胀悉缓，纳增神佳，二便正常，舌脉参前。总胆红素（STB）27.5μmol/L，直接胆红素（DBIL）21.4μmol/L，丙氨酸氨基转移酶（ALT）90U/L，天冬氨酸氨基转移酶（AST）144U/L，总蛋白（TP）82.9g/L，白蛋白（ALB）32.1g/L，球蛋白（GLB）50.8g/L，甲胎蛋白（AFP）187.00ng/mL；彩超：腹水（－）。效拟初诊方改柴胡 12g，10 剂；余方继用。

三诊（2011 年 7 月 3 日）：患者自诉无任何不适，征方巩固，嘱复查血生化、彩超（均拒）。拟二诊方继用，12 剂；平麦逍遥散（见"方药评述·内服方剂"）1 料。

四诊（2014 年 1 月 6 日）：三诊之后诸症悉愈，因贫苦未再复诊。三年以来亦未服其他药物，近月余又见不适再来我院求治。症见：餐后痞闷，脘腹胀满，口苦饮少，乏力肢软，大便干结，舌质暗红，苔薄白滑腻，脉细弦涩。建议查血生化（拒）。血常规：白细胞（WBC）4.1×10⁹/L，红细胞（RBC）3.78×10¹²/L，血小板（PLT）81×10⁹/L。尿常规：白细胞（+++），酮体（±），蛋白质（±）。彩超：①肝硬化声像图改变；②脾脏肿大；③胰、双肾、膀胱未见明显异常；④未见胸、腹水。拟理滞化湿、行气消胀剂。

1. 炒白术 12g、炒苍术 12g、炒枳壳 15g、姜厚朴 12g、大腹皮 20g、炒莱菔子 20g、平地木 20g、生麦芽 30g、砂仁 6g(后下)、苏梗 12g。6 剂。

2. 太乙药袋 1 个外用。

五诊（2017 年 11 月 6 日）：两年来平安度日，未见异常，自觉无恙，未再来诊，近月余症复日剧再次来诊。掺入诊室，精神萎靡，纳差时饮，胸满腹胀，肢软腿浮，小溲较黄，大便尚正常，舌质暗红，苔薄润腻，脉弦细。肝功能：总胆汁酸（TBA）40.4μmol/L，总胆红素（STB）15.3μmol/L，丙氨酸氨基转移酶（ALT）12U/L，天冬氨酸氨基转移酶（AST）37U/L，总蛋白（TP）67.3g/L，白蛋白（ALB）32.4g/L，球蛋白（GLB）34.9g/L。乙肝五项（－）。彩超：①肝硬化图像；②脾脏肿大；③

大量腹水（116mm）。拟益气养阴、活血化瘀、利水消肿剂。

1. 生黄芪60g、猪苓30g、半边莲25g、茯苓20g、北沙参20g、麦冬20g、生地20g、大腹皮20g、生麦芽30g、炒莱菔子20g、蒲公英25g、滑石粉20g、人参12g、当归身12g、木香6g（后下）、砂仁6g（后下）。4剂。

2. 初诊方4剂。

3. 余方继用。

注：1、2方交替服用。

六诊（2017年11月21日）：药后腹胀大为缓解，纳食增加，口已不渴，身亦有力，舌质红，苔薄腻，脉弦细。效拟前诊方化裁之。

1. 五诊1方去人参，改生黄芪30g，加泽泻20g，5剂。

2. 初诊方5剂。

3. 余方继用。

七诊（2018年1月22日）：药后症平，近日夜卧时小胀满，下肢不肿，舌质偏红，苔薄白滑腻，脉虚滑。拟六诊方全用，各7剂。

八诊（2018年4月4日）：药后症平，复查肝功能正常，彩超：腹水（－）。再以疏肝健脾、扶正复元、活血化瘀、软坚散结剂。

1. 平麦逍遥散（见"方药评述·内服方剂"）加土鳖虫60g、郁金60g、参三七50g、生内金50g、白豆蔻30g。1剂，打粗粉，作煮散剂，每日25g，常规煎煮，2次分服。

2. 胎盘胶囊（见"方药评述·专用胶囊"），每服4粒，1日2次。

按：本证主要为气机阻滞，兼有水湿；治疗重点在疏肝理气，兼以利水。患者家贫（五保户），服药症缓或自觉无症状即中断治疗，每致反复不已。用法中，以柴胡芳香疏泄，味苦微寒，归肝胆经，可疏肝解郁，理气行滞，疏泄肝胆，有助湿运；生麦芽甘平，归脾胃经，能健脾开胃，行气宽中，消食除胀，兼疏肝气；二者共用为君。莱菔子、大腹皮，理气和中，除湿消满下气；木香、郁金，疏肝解郁，行气活血止痛；四药共用为臣。君臣相伍有解郁行滞和络、除湿下气消胀之功。炒白术、车前子，健脾助运，燥湿利湿；赤芍、水红花子，化瘀通络，清利凉血；共以为佐。组方在疏理郁滞同时，并用赤芍、水红花子、郁金，有防气滞进一步加重血瘀之用；用木香、生麦芽、莱菔子、大腹皮，散满除湿，同时更兼健脾实脾利湿之白术、车前子，以杜生湿之源。诸药合用，在疏理肝脾气血湿浊郁阻中，有未病先防、既病防变、瘥后防复的"三防"深意，可谓切合病机。《素问·热论》曰："视其虚实，调其逆从，可使必已矣。"但凡疾病初愈，虽然症状消失，但余邪未尽，正气未复，气血未定，阴阳不平，稍有不慎，可导致疾病的复发。故经治腹水消退，诸症平稳后，则予以疏达和中、活血柔肝之平麦逍遥散为主方，据患者情况随证（症）化裁之，并配合胎盘胶囊益气血、培元气、补先天，作为本类病症的康复巩固剂，以期肃清余邪。

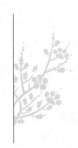

鼓胀

（原发性肝癌；水积化毒型）

蒋某，男，74岁，商人。初诊日期：2011年6月8日。

患者年逾古稀，烟酒兼行，素有乙肝病史而诱发肝癌。以为年岁已高，患此绝症，不愿住院治疗，自我乱服抗癌之方姑息治疗。近来病情日剧，住院救治，越治越重，出现大量胸、腹水，患者和家人要求自动出院。其子携所有住院资料来我院苦求拟方服药，侥幸一试。告知："医者司命，不见形证脉舌，不能拟方，否则犯规！"答道："后果自负，我可签字。"遂拟疏肝利水剂。

姜厚朴12g、炒白术12g、炒苍术12g、茵陈25g、茯苓30g、泽泻25g、猪苓20g、平地木25g、生麦芽50g、大腹皮25g、半边莲25g、炒莱菔子20g、柴胡15g、蛇舌草30g、郁金15g、鲜藿香叶12g（后下）。3剂，2日1剂，6次分服。

二诊（2011年6月16日）：服药七天，患者自觉腹胀已缓，胁疼亦轻，前来面诊。自述纳食稍增，疲乏改善，腹胀、胸满情况减轻。下肢浮肿，小溲较黄，大便次频，舌质偏红，苔薄腻，脉细弦涩。效不更方，再进前剂。

1. 初诊方茵陈30g，加车前子25g，6剂。

2. 生大黄50g，分3次随1方后下，于第1、3、5剂加之。

三诊（2011年7月2日）：药后诸症悉缓，下肢浮肿较甚，余症不显，舌脉参前。拟二诊方继用。

四诊（2011 年 7 月 20 日）：上腹部时胀，小溲较黄，舌淡红，苔薄白，脉参前。复查彩超：胸、腹水（－）。服药 16 剂，历时 42 天，胸、腹水消尽，劝其复查肝生化，拒绝，并说："既然无水，何必再查！"

1. 拟二诊方去炒苍术，7 剂。

2. 炙守宫 30g、生水蛭 20g、炙川蚣 20g、炙全蝎 20g、炙僵蚕 20g、炙蜣螂虫 15g、炙九香虫 6g。共研极细粉，每服 1.2g，1 日 2～3 次。

五诊（2011 年 9 月 4 日）：诸症悉平，代诉取药继服。

1. 拟四诊方去猪苓，7 剂。

2. 余方继续用。

结果：如法化裁加减，坚持服用至 2014 年 1 月份，追访患者体重增加，食寐正常，无异于常人。后因故中断治疗，一年后再次发病，月余即殁。

按：本案患者年近耄耋确诊为肝癌后，考虑年迈体衰，病势笃重，不能手术，经外院住院保守治疗，病情日益加重，放弃治疗返家后，其子女抱着一线希望来寻求中药试服，服中药 3 剂后患者自觉症状缓解，患者本人要求前来面诊，三诊后复查胸腹水全部消尽，治疗信心倍增，如法按疗程坚持服中药至 2014 年 1 月份，返原确诊医院复查 MR，对比原摄片显示原肝脏肿瘤部分全部消失，肝脏大部分（约 80% 左右）缺如，可见原无占位的肝组织有其成人半只拳头大小。这说明，运用虫类药以毒攻毒，消坚散结，少量常服，对恶性肿瘤具有一定的抑制和治疗作用，值得观察和探索。肿瘤科专家对此十分诧异，并嘱其中药不可再服，否则肝脏全部被中药"消尽"而危及生命。患者本人及其亲属怛然失色，遂停服中药而中断治疗。中途又因胃脘疼痛来诊，服和胃止痛方药两次，亦不愿意再服鼓胀特殊方剂的中药。2015 年 10 月份"鼓胀"复发，入住原确诊其肝癌的某权威医院肿瘤科住院治疗 20 余天后，病症持续加剧，越治越胀，大量胸、腹水不消。于 2015 年 11 月 3 日再次搀扶来我院寻求中医药治疗。望其大肉尽脱，腹大如鼓，纳饮不进，神气全无，遂告知病已不治，半月后殁，总计四年半生存期。本案患者首诊之初虽为极笃重之疾，经过中医药辨证施治而得以诸症悉愈，癌毒尽消，但不遵医嘱自行停服，以至肝脾肾衰败，终不能治。《素问·五藏别论》云："病不许治者，病必不治，治之无功矣。"诚如斯言。

鼓胀

（自身免疫性肝硬化失代偿期；湿热瘀结型）

徐某，女，38岁，农民。初诊日期：2016年8月12日。

患者原发性胆汁性肝硬化病史5年余，口服熊去氧胆酸等西药维持至今。近来因反复消化道出血，月余之前行脾动脉栓塞术。术后反复发热，腹胀持续加剧，体重减少20kg来诊。搀入诊室，面色灰黑，形销骨立，腹胀如鼓，青筋暴露，胁疼不已，口苦泛恶，纳呆不食，发热恶寒，体温38.6℃，溲黄赤大便溏薄，舌质绛紫，苔白滑腻，脉滑数（126次/分）。血生化：总胆汁酸（TBA）313.8μmol/L，总胆红素（STB）99.1μmol/L，丙氨酸氨基转移酶（ALT）35U/L，天冬氨酸氨基转移酶（AST）112U/L，总蛋白（TP）82.8g/L，白蛋白（ALB）34.5g/L，球蛋白（GLB）48.3g/L，碱性磷酸酶（ALP）392U/L，乳酸脱氢酶（LDH）554.5U/L，C反应蛋白（CRP）79.7mg/L。血常规：白细胞（WBC）12.7×10^9/L，中性粒细胞计数（NEUT）9.5×10^9/L，血小板（PLT）741×10^9/L。彩超示：①肝硬化；②门静脉高压；③腹水（81mm）。证属瘀热阻于肝胆脾胃，少阳、阳明合病，脏腑失和，水气内聚。拟和解少阳、清热祛湿、内逐热结、化瘀利水之剂。

1. 茵陈30g、金银花30g、蒲公英25g、半边莲25g、柴胡15g、生黄芩15g、人参12g、姜半夏12g、生甘草6g、生姜3片、大枣5枚。2剂（先服）。

2. 柴胡15g、赤芍30g、平地木25g、郁金15g、生水蛭粉6g（分冲）、虎杖 15g、蒲公英 30g、赤茯苓 30g、泽泻 25g、过路黄 30g、炒白术 12g、炒苍术 12g、鲜藿香叶 15g（后下）、姜厚朴 12g、半边莲 30g、炒莱菔子 25g、茵陈 30g、生麦芽 30g、大腹皮 25g、生大黄 15g（后下）。3 剂（后服）。

3. 甘草酸二铵及羟考酮、利尿剂等渐停服用。

二诊（2016 年 8 月 24 日）：发热渐退，停服药复见热起，大便溏薄，日行 4～5 次，余症悉缓，苔腻渐退，脉滑数。

1. 初诊 1 方加猪苓 25g、云茯苓 20g、泽泻 20g、滑石 15g。3 剂。

2. 初诊 2 方去炒莱菔子，3 剂。

注：1、2 方交替轮服。

三诊（2016 年 9 月 9 日）：药后诸症减缓，腹胀渐平，纳食正常，寐眠欠佳。血常规：白细胞（WBC）7.7×10^9/L，中性粒细胞计数（NEUT）3.3×10^9/L，血小板（PLT）398×10^9/L。彩超：腹水（53mm）。苔薄白滑腻，脉虚滑。再拟二诊 1 方 4 剂、2 方 4 剂，交替轮服。

四诊（2016 年 9 月 27 日）：诸症平稳，纳寐俱佳，舌脉参前。效拟二诊 2 方去鲜藿香叶、虎杖，6 剂。

五诊（2016 年 10 月 13 日）：诸症俱平，舌质偏暗红，苔薄润腻，脉虚滑。血生化：总胆汁酸（TBA）69.6μmol/L，总胆红素（STB）35.9μmol/L，丙氨酸氨基转移酶（ALT）19U/L，天冬氨酸氨基转移酶（AST）72U/L，碱性磷酸酶（ALP）176U/L，γ- 谷氨酰转移酶（GGT）181U/L，乳酸脱氢酶（LDH）368.4U/L，C 反应蛋白（CRP）4.1mg/L。血常规：白细胞（WBC）8.8×10^9/L，中性粒细胞计数（NEUT）4.9×10^9/L，血小板（PLT）294×10^9/L。彩超：腹水（-）。

结果：继续拟前法化裁调治数月，诸症悉愈。

按：《伤寒论·辨阳明病脉证并治》云："阳明少阳合病，必下利，其脉不负者，为顺也……脉滑而数者，有宿食也，当下之。"本病患者脾动脉栓塞术后，虽住院输液治疗半月余，仍见高热不退、往来寒热、胸胁苦满、不欲饮食、心烦喜呕等症状，故先拟用柴胡剂退其热，再予以清利化瘀剂。用法中，赤芍、平地木、郁金、水蛭、虎杖等活血化瘀为主药；辅以柴胡、生麦芽、姜厚朴、大腹皮、炒莱菔子行气疏肝，气行则血行而助祛瘀之力；佐以焦二术、茯苓、泽泻健脾渗湿利水，鲜藿香叶芳化湿浊辟秽，茵陈配蒲公英、过路黄、半边莲清利湿热，合大黄通逐瘀热。全方清热化瘀行血，通腑利水泄浊，理气行气顺气，选药性味平和，化瘀而不动血，以期收气行水利血亦行之效。

（本文曾发表于《中国中医药报》，2019 年 5 月 10 日，第 5 版。）

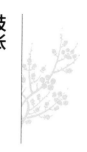

龙某，男，42岁，工人。初诊日期：2017年5月8日。

患者乙肝肝硬化伴腹水病史多年，本地住院保守治疗其效不佳，建议去上级医院行肝移植。其家人众筹80余万元，转院至上海某医院，又住院治疗40余日，抽胸、腹水多次，胸满腹胀依然，因不能肝移植继而出院。出院诊断：①乙肝肝硬化失代偿期Child-Pugh C级；②胸腔积液（左侧大量）；③腹腔积液（114mm）；④低白蛋白血症；⑤门脉高压；⑥肾病综合征。刻诊：抬入诊室，腹胀如鼓，胸满腿浮，口干且苦，夜半欲饮，纳呆厌油，寐浅烦躁，溲黄赤，淋漓难下，大便干结，舌质红瘦，苔薄腻，脉弦细。血生化：总胆汁酸（TBA）50.7μmol/L，总胆红素（STB）53.50μmol/L，丙氨酸氨基转移酶（ALT）30U/L，天冬氨酸氨基转移酶（AST）59U/L，总蛋白（TP）60g/L，白蛋白（ALB）19g/L，球蛋白（GLB）41g/L，尿素氮（BUN）6.65mmol/L，肌酐（CREA）69μmol/L，尿酸（UA）430.8μmol/L。血常规：白细胞（WBC）$3.1×10^9$/L，血红蛋白（Hb）90g/L，血小板（PLT）$53×10^9$/L。尿常规：尿潜血（+++），尿蛋白（+++），胆红素（++），尿酮体（+），红细胞566个/ul，白细胞330个/ul，正常红细胞496个/L，异常红细胞70个/L。证属湿热胶结日久，阴津耗伤，血瘀难行，水失输布，停蓄胸腹。拟益气扶正、清热祛湿、滋养肝肾、益阴利水之剂。

1. 生黄芪35g、生地黄30g、猪苓30g、茯苓25g、蒲公英30g、白茅根 25g、石苇 25g、半边莲 25g、生麦芽 25g、炒莱菔子 25g、滑石粉 20g、大腹皮 20g、北沙参 20g、麦冬 20g、枸杞子 15g、全当归 12g。7 剂。

2. 蜗牛疗法：取蜗牛 2 只，捣碎如糊加樟脑少许填置脐中，外用胶布固定，稍加热敷，每日换 1 次。

3. 出院带药继续服用。

4. 小蓟茅根茶（见"方药评述·佐治饮料"）。

5. 西洋参 50g，每用 4～6 片冲沸水代茶时饮。

二诊（2017 年 5 月 22 日）：诸症悉缓，胸满、腹胀减缓，纳食稍增，口干欲饮，小溲渐清，溺多且畅，舌质偏暗红，苔薄白腻，脉弦细。再拟初诊方出入。

1. 初诊方 5 剂。

2. 本方去大腹皮，改生黄芪 55g，加怀山药 30g、六月雪 25g、制山萸肉 15g。5 剂。

3. 余方继用（利尿剂已自行停服）。

注：1、2 方交替轮服。

结果：如法化裁加减服药至 2017 年 7 月 14 日，计 66 天，诸症悉平，复查胸、腹水消尽，肝功能正常，除彩超显示肝硬化脾大，尿蛋白（+）外，余无异。后予以平麦逍遥散（见"方药评述·内服方剂"）1 料化裁加减善后巩固，并嘱其每年复查 1～2 次。随访至今，情况稳定，未见反复。

按：《金匮要略·黄疸病脉证并治》："疸而渴者，其疸难治。"黄疸病见口渴，若喜饮为湿热化燥之征象，说明热势较甚，津已亏损，正气已衰，实为难治。《丹溪心法·疸》："肾水枯竭，久而面黑黄色及有渴者不治。"本证住院期间因腹水难消，应用大剂利尿药物又数次抽出大量胸、腹水，伤津耗液，以至肝肾阴亏、瘀血内停，病情已属晚期，"阳虚易治，阴虚难调"。此时温阳易伤阴，滋阴又助湿，治疗颇为棘手。本方仿张仲景育阴利水猪苓汤意，去阿胶，立生黄芪、生地黄，益气养阴为君。辅以猪苓、茯苓、滑石、白茅根，清利养阴；北沙参、麦冬、枸杞子、当归、山萸肉，滋养肝肾为臣。蒲公英、半边莲、石苇、六月雪，清解通淋；生麦芽、炒莱菔子、大腹皮，理气助运；共为佐药。诸药合用养阴而不滋腻助湿，利水而不过燥伤阴，且气阴双补，可谓切合病机，标本兼治。蜗牛疗法则法取蜗牛咸寒利小便之功，法见《本草纲目》虫部第四十二卷。临证但遇鼓胀小便难下患者，以樟脑代替麝香，敷贴于脐中，每每取效。

（本文曾发表于《中国中医药报》，2019 年 5 月 10 日，第 5 版。）

鼓胀

（酒精性肝硬化失代偿期；脾肾阳虚型）

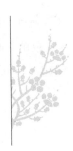

王某，男，54 岁，农民。初诊日期：2017 年 7 月 31 日。

患者酒精性肝硬化确诊多年，近来住院半月余，于四天前抽腹水 1500mL，胀满不能缓解，恶化而要求出院，转诊中医。掺入诊室，重症面容，腹胀如鼓，右胁肋疼，口苦纳呆，饮水难进，脘腹胀满，肢软腿浮，泾溲不利，自述饮酒日进 500mL 以上已数十载。舌质青紫，苔白滑腻，脉细涩。血生化：总胆红素（STB）2.3μmol/L，丙氨酸氨基转移酶（ALT）47U/L，天冬氨酸氨基转移酶（AST）80U/L，总蛋白（TP）62.2g/L，白蛋白（ALB）30.4g/L，球蛋白（GLB）31.8g/L，C 反应蛋白（CRP）36.5mg/L，淀粉酶（AMS）2998U/L。复查彩超：①大量腹水（108mm）；②胰尾后方囊性占位，考虑胰尾囊肿（100×79mm）。证属病延日久，脾肾阳虚，气化失司，湿热互结，水浊停聚。拟益气温运、清热祛湿、化气利水法，佐通腑之剂。

1. 生黄芪 55g、制附片 15g、肉桂 10g、炒白术 12g、炒苍术 12g、茵陈 30g、茯苓 30g、半边莲 25g、炒莱菔子 25g、生麦芽 25g、猪苓 25g、平地木 25g、大腹皮 20g、泽泻 20g、柴胡 15g、郁金 15g、姜厚朴 12g。6 剂。

2. 生大黄 40g，分 3 次后下，于本方第 1、3、5 剂加之。

3. 利尿剂渐停。

二诊（2017 年 8 月 11 日）：因吃牛肉出现黑便 2 次，复住本地医院

5天并输血 400mL。腹胀稍缓，纳饮能进，身渐有力，寐浅易醒，舌质暗淡，苔白滑腻，脉参前。再拟前方化裁。

1. 生黄芪 60g、茯苓 30g、制附片 15g、肉桂 10g、炒白术 15g、人参 12g、当归身 12g、泽泻 20g、猪苓 20g、半边莲 25g、白及片 25g（先煎）、生麦芽 25g、炒莱菔子 20g、平地木 20g、姜厚朴 10g、炒苍术 10g、炙甘草 6g。3 剂。

2. 炙黄芪 35g、白及片 25g（先煎）、茯苓 25g、半边莲 25g、炒枣仁 20g、枸杞子 20g、红参 12g、炒白术 15g、当归身 12g、远志 8g、炙甘草 8g、木香 6g（后下）、砂仁 6g（后下）。3 剂。

3. 胎盘 50g，研极细粉，1 次 1.2g，1 日 3 次，药液冲服。

4. 满天星茶（见"方药评述·佐治饮料"）时饮。

三诊（2017 年 9 月 15 日）：腹胀平，肢肿消，纳食旺，寐眠改善，小溲色浅量多，夜尿 4～5 行，大便畅，舌质偏暗，苔薄白腻，脉虚滑。复查：腹水 25mm，胰尾占位 40mm×52mm，血淀粉酶（AMS）276U/L，余（－）。再拟方前诊方化裁继用，朱氏复肝散（见"方药评述·专用胶囊"）1 剂以巩固疗效。嘱其每年复查 1～2 次，随访至今，情况稳定，未见反复。

按：《景岳全书·杂证谟·肿胀》："少年纵酒无节，多成水鼓……诸鼓之中，则尤以酒鼓为最危难治之证。"腹部乃三阴聚集之地，脾为三阴之长，唯脾气虚衰，水邪始得窃踞，鼓胀原发在肝，但病根在脾。临证以益气温阳、化气利水为主，待寒湿得散，即减少附桂之类温燥之品，参用健脾益气、化湿利水之法，防温燥过用耗伤脾阴。用法中，生黄芪、制附片，益气扶正，温补脾肾之阳，消阴寒水湿，为君；人参、炒白术、炒苍术、茯苓、猪苓、泽泻，健脾益气，利水渗湿，为臣。姜厚朴、生麦芽、炒莱菔子、木香、砂仁、大腹皮，理气宽中，化湿除满，有气行水行之义；茵陈、半边莲、平地木、郁金，清利湿热；柴胡疏理滞气，肉桂温阳化气；共为佐药。炙甘草调和诸药，与芪、术甘温之品相伍又能加大益气健脾之力，与附、桂辛温之品相配可助温阳散寒化湿之功，故为使药。诸药合用，共奏益气温运、清热祛湿、化气利水之功效，故三诊症平。嘱其戒酒，常以朱氏复肝缓图，康复治疗，带病延年。

（本文曾发表于《中国中医药报》，2019 年 5 月 10 日，第 5 版。）

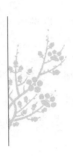

鼓胀
（乙肝肝硬化失代偿期：肝脾肾虚型）

舒某，男，51岁，教师。初诊日期：2020年10月27日。

患者乙型肝炎后肝硬化病史多年，长期口服恩替卡韦维持，近年来日渐加剧，住院15天无效，自动出院来诊。出院诊断：①乙型肝炎后肝硬化失代偿期；②低白蛋白血症；③大量腹腔积液；④门静脉高压；⑤脾大伴继发性脾亢；⑥血小板减少；⑦CA199升高；⑧前列腺增生并钙化；⑨低血钾症。刻见：精神萎靡，脘腹胀满，食少肢软，尿黄便结，舌质红绛，苔薄腻，脉弦细涩取之无力。胸部CT+上腹部增强CT示：①胸部CT平扫未见明显异常；②两侧胸腔积液；③肝硬化；④脾肿大；⑤门静脉高压；⑥大量腹水；⑦食道-胃底静脉曲张；⑧胃肾静脉分流；⑨腹腔干、肝动脉未见明显异常。血生化：总胆红素（STB）24.3μmol/L，直接胆红素（DBIL）4.0μmol/L，间接胆红素（IBIL）20.3μmol/L，丙氨酸氨基转移酶（ALT）35.5U/L，天冬氨酸氨基转移酶（AST）63U/L，总蛋白（TP）38.5g/L，白蛋白（ALB）22.7g/L，球蛋白（GLB）15.08g/L，碱性磷酸酶（ALP）77U/L，γ-谷氨酰转肽酶（γ-GT）13U/L，乳酸脱氢酶（LDH）334IU/L，胆碱酯酶（ChE）3016IU/L，肌酸激酶（CK）466IU/L，肌酸激酶同工酶（CK-MB）48IU/L，尿素氮（BUN）4.54mmol/L，肌酐（CREA）51μmol/L，尿酸（UA）533μmol/L，血钾（K$^+$）3.0mmol/L，血氨（BA）73.4mmol/L，糖类抗原（CA199）35.64U/mL。凝血功能：纤维蛋白降解产物（FDP）39.30mg/L，凝血酶原时间（PT）13.3s，凝血酶原时间活动度（Pa）70.5%，凝血酶原标准化比率（INR）1.19，活化部分凝血活酶时间（APTT）29.6s，纤维蛋白原（FIB）0.94g/L，凝血酶时间（TT）21.6s，D-二聚体（D-Dimer）8.86mg/L，抗凝血酶Ⅲ活性（AT-Ⅲ）79.40%。血常规：白细胞（WBC）6.06×10⁹/L，红细胞（RBC）4.21×10¹²/L，血红蛋白（Hb）138g/L，血小板（PLT）52×10⁹/L。尿常规：尿潜血（+++），蛋白质（+++）。证属黄疸久延失治，由肝脾及肾，三脏受损俱虚，水湿内聚胸腹。暂拟益气健脾、清化湿热、通腑解毒、益肾利水剂。

1. 生黄芪35g、茯苓30g、蛇舌草30g、茵陈25g、半边莲25g、猪苓20g、六月雪20g、白茅根20g、石韦20g、姜厚朴10g、炒白术10g、炒苍术10g、生大黄10g（后下），9剂。

2. 蜂蜜1瓶，茅根玉米须茶（见"方药评述·佐治饮料"）时时饮之。

3. 出院西药恩替卡韦继续服用，余药渐停（呋塞米、螺内酯、阿拓莫兰、思连康）。

二诊（2020年11月16日）：服药9剂，共18天，诸症大为缓解，下肢小见浮肿，纳食正常，寐眠欠佳，夜尿4～5次，舌质绛紫，苔薄润腻罩黄，脉弦细涩（50次/分）。血生化：总胆红素（STB）24.0μmol/L，直接胆红素（DBIL）6.6μmol/L，间接胆红素（IBIL）17.4μmol/L，丙氨酸氨基转移酶（ALT）26.6U/L，天冬氨酸氨基转移酶（AST）56.2U/L，总蛋白（TP）52.3g/L，白蛋白（ALB）28.7g/L，球蛋白（GLB）23.6g/L，白球比（A/G）1.2，碱性磷酸酶（ALP）115.7U/L，乳酸脱氢酶（LDH）337U/L。尿常规：尿潜血（-），蛋白质（-）。彩超示：①肝硬化；②胆囊壁水肿；③脾脏肿大；④双肾结石；⑤腹腔积液（26mm）。效拟初诊方12剂，继用。

三诊（2020年12月10日）：纳食旺盛，身亦有力，寐眠改善，二溲正常（夜尿日3～4次），舌质暗，苔薄白润腻，脉弦细涩。血生化：总胆红素（STB）24.3μmol/L，直接胆红素（DBIL）4.0μmol/L，间接胆红素（IBIL）20.3μmol/L，丙氨酸氨基转移酶（ALT）20U/L，天冬氨酸氨基转移酶（AST）52U/L，总蛋白（TP）50.2g/L，白蛋白（ALB）25.0g/L，球蛋白（GLB）25.2g/L，白球比（A/G）1.0，碱性磷酸酶（ALP）67U/L，胆碱酯酶（ChE）4485U/L。尿常规：尿潜血（+），蛋白质（±）。彩超示：①肝硬化；②胆囊壁水肿；③脾脏肿大；④双肾结石；⑤腹腔积液（极微量 6mm）。守前法出入。

1. 初诊方 10 剂。

2. 生黄芪 35g、生地黄 30g、怀山药 25g、制山萸肉 15g、茯苓 30g、炒杜仲 15g、白茅根 25g、六月雪 20g、石韦 20g、茵陈 25g、炒白术 15g、太子参 20g，10 剂。

3. 余方同前。

注：1、2 方交替轮服。

四诊（2021 年 1 月 26 日）：寐眠欠佳，身亦有力，二溲正常，舌质偏红，苔白润腻，脉参前。血生化：总胆红素（STB）9.6μmol/L，直接胆红素（DBIL）2.6μmol/L，间接胆红素（IBIL）7.0μmol/L，丙氨酸氨基转移酶（ALT）22U/L，天冬氨酸氨基转移酶（AST）42.2U/L，总蛋白（TP）53.7g/L，白蛋白（ALB）31.3g/L，球蛋白（GLB）22.4g/L，白球比（A/G）1.4，碱性磷酸酶（ALP）92.0U/L，γ- 谷氨酰转肽酶（γ-GT）27U/L。尿常规：尿潜血（-），蛋白质（-）。彩超示：腹腔积液（-）。宗前法化裁之。

1. 初诊方 10 剂。

2. 三诊 2 方加土茯苓 25g、蛇舌草 25g、炒枣仁 12g、柏子仁 12g，10 剂。

3. 余方同前。

注：1、2 方交替轮服（3 日 1 剂，6 次分服）。

结果：如法加减化裁，先前诸症悉平，病情稳定向愈。

按：患者长期服食恩替卡韦及利尿剂等西药维持，近年来病症日趋加重，虽住院应用大剂利尿剂，大量腹水依然不消，身体日衰来我院寻求中医药治疗。其病因由黄疸久延失治，饮食、劳欲不节，情志、药毒损伤所致。初病及气，继而及血与水，由肝及脾，进而及肾，终至肝脾肾俱虚，气血水互结为患，本虚标实虚实夹杂。患者病史经年，近年反复不已，多次住院乏效，为"四大顽症"之一。《医学入门·鼓胀》："治胀必补中行湿，兼以消积，更断盐酱、音乐、妄想，不责速效，乃可万全。"用法中，以生黄芪、茯苓，益气扶正，利水消肿，为君；臣以茵陈、蛇舌草、半边莲、石韦，清利湿热，清热解毒。猪苓、白茅根、六月雪，益肾泄浊利水；姜厚朴、炒白术、炒苍术，燥湿化湿健脾，行气宽中消积；生大黄，通腑泄浊解毒；共以为佐。蜂蜜，性味甘缓，和药性而解毒，与甘草同功，且能滋养益气补虚，使药兼佐药之用。诸药合用，共凑扶正解毒、益肾清利之功。二诊后湿浊之邪已去，诸症悉平，腹水尽消。予以调补肝脾肾剂善后，还应注意怡情悦性，慎起居饮食，勿过度劳累，不可乱用药物，避免各种诱发因素，方可杜病邪之再起。

鼓胀

（乙肝肝硬化失代偿期·湿热蕴结型）

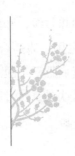

余某，男，40岁，商人。初诊日期：2020年11月23日。

患者有乙肝病史多年，常服甘草酸二铵、联苯双酯等保肝药维持，近来脘腹膨大胀满日甚月余。前医又予以莫沙比利、奥美拉唑等药治疗，越吃越胀。查彩超：①肝硬化；②腹水（86mm）。劝其住院治疗，拒绝，故来诊。刻见：面色萎黄晦暗，纳呆厌油，餐后支结，乏力肢软，口苦饮少，动则气促，腹大如蛙，下肢浮肿，尿黄淋漓，舌质偏红，苔白腻，脉弦细涩取之无力。肝功能：总胆汁酸（TBA）63.70μmol/L，总胆红素（STB）54.40μmol/L，直接胆红素（DBIL）32.40μmol/L，间接胆红素（IBIL）22.00μmol/L，丙氨酸氨基转移酶（ALT）142U/L，天冬氨酸氨基转移酶（AST）152U/L，前白蛋白（PAB）25.50mg/L，总蛋白（TP）64g/L，白蛋白（ALB）33g/L，球蛋白（GLB）31g/L，γ-谷氨酰转肽酶（γ-GT）223.00U/L，碱性磷酸酶（ALP）140.00U/L。肿瘤指标：甲胎蛋白（AFP）430.00ng/mL，癌胚抗原5.20μg/L，糖类抗原（CA199）64.78kU/L，铁蛋白721.10μg/L。尿常规：蛋白质（±），尿胆原（++），胆红素（+），酮体（+）。证属黄疸久延失治，湿浊内蕴中焦，阻滞气机，郁而化热，水热蕴结。拟清热利湿、活瘀解毒、通腑逐水之剂。

1. 茵陈30g、蒲公英30g、虎杖15g、鲜藿香叶15g（后下）、茯苓30g、泽泻25g、炒白术12g、炒苍术12g、平地木25g、生麦芽30g、炒莱菔子25g、半边莲30g、姜厚朴12g、蛇舌草30g、大腹皮25g、生大黄

15g（后下）。7 剂。

2. 蜂蜜 1 瓶，满天星茶和小蓟茶（见"方药评述·佐治饮料"）时时饮之。

二诊（2020 年 12 月 8 日）：药后腹胀显消，身亦有力，纳食增加，下肢消肿，小溲已畅，舌质红绛，苔薄而腻，脉弦细涩。彩超：肝硬化图像，微量腹水（10mm）。宗前法加减。

1. 拟初诊方去炒莱菔子、蛇舌草、泽泻，加白茅根 25g、六月雪 20g、田基黄 20g，改大腹皮 20g，10 剂。

2. 余方继用。

三诊（2021 年 1 月 5 日）：诸症悉平，寐眠不佳，舌质偏暗，苔白滑腻，脉弦细涩。肝功能：总胆汁酸（TBA）18.23μmol/L，总胆红素（STB）23.9μmol/L，直接胆红素（DBIL）14.3μmol/L，间接胆红素（IBIL）9.6μmol/L，丙氨酸氨基转移酶（ALT）47U/L，天冬氨酸氨基转移酶（AST）50.1U/L，总蛋白（TP）68.6g/L，白蛋白（ALB）36.8g/L，球蛋白（GLB）32g/L，γ-谷氨酰转肽酶（γ-GT）221U/L，碱性磷酸酶（ALP）96U/L。彩超：①肝硬化声像图；②腹水（15mm）。尿常规（-）。

1. 拟初诊方改大腹皮 20g，10 剂。

2. 余法同前。

四诊（2021 年 3 月 4 日）：药后诸症不显，寐眠欠佳，肢软易疲，大便稍结，舌红绛，苔薄白润腻，脉参前。肝功能：总胆汁酸（TBA）20.18μmol/L，总胆红素（STB）21.2μmol/L，直接胆红素（DBIL）6.6μmol/L，间接胆红素（IBIL）14.6μmol/L，丙氨酸氨基转移酶（ALT）49U/L，天冬氨酸氨基转移酶（AST）59.8U/L，总蛋白（TP）75.6g/L，白蛋白（ALB）47.3g/L，球蛋白（GLB）28g/L，白球比（A/G）1.67，γ-谷氨酰转肽酶（γ-GT）239U/L，碱性磷酸酶（ALP）86U/L。彩超：①肝硬化声像图；②胆囊内壁胆固醇结晶；③未见腹水。拟原方出入。

1. 茵陈 30g、蒲公英 30g、姜厚朴 12g、炒苍术 12g、平地木 25g、炒枣仁 15g、柏子仁 15g、田基黄 20g、柴胡 15g、郁金 15g、虎杖 15g、赤芍 25g、生麦芽 30g。10 剂，前 5 剂连服，后 5 剂隔 2 日服 1 剂。

2. 生大黄 50g，分 5 次后下，于 1 方第 1、3、5、7、9 剂加之。

3. 余方继用。

五诊（2021年4月27日）：纳食正常，寐眠不佳，乏力肢软，二溲正常，舌偏暗红，苔薄白润腻，脉虚滑取之有弦象。肝功能：总胆汁酸（TBA）17.29μmol/L，总胆红素（STB）16.2μmol/L，直接胆红素（DBIL）4.3μmol/L，间接胆红素（IBIL）11.9μmol/L，丙氨酸氨基转移酶（ALT）46U/L，天冬氨酸氨基转移酶（AST）44.3U/L，总蛋白（TP）73.0g/L，白蛋白（ALB）44.7g/L，球蛋白（GLB）28g/L，白球比（A/G）1.58，γ-谷氨酰转肽酶（γ-GT）208U/L，碱性磷酸酶（ALP）97U/L。肿瘤指标：甲胎蛋白（AFP）25.76ng/mL。彩超：①肝硬化声像图；②未见腹水。拟四诊方出入。

1. 柴胡12g、生黄芪30g、桂枝10g、赤芍15g、炒白芍15g、煅龙骨25g（先煎）、煅牡蛎25g（先煎）、炒枣仁50g、茵陈25g、蒲公英25g、郁金15g、甘草6g、蛇舌草25g、平地木25g、木香6g（后下）、砂仁6g（后下），5剂。

2. 四诊方5剂。

3. 余方继用。

注：1、2方交替轮服。

按：本病症患者长期口服甘草酸二铵及联苯双酯等保肝药，近来因腹胀纳呆乏力症状明显，就诊消化内科，误诊以胃病，服药后无效来诊。患者脘腹胀满急甚，小便黄赤不利，身目发黄，急以苦辛微寒之茵陈，清利湿热之邪，为君。姜厚朴、炒白术、炒苍术、鲜藿香叶，芳香化浊，开泄气机，健脾利湿，燥湿畅中；柴胡、生麦芽、炒莱菔子，理气行气，助运除胀，有"气行水行"之意；共用以为臣。茯苓、泽泻，健脾渗湿；半边莲、大腹皮，利水消肿；蛇舌草、蒲公英，清热解毒，利湿通淋；虎杖、生大黄，清泄解毒，利湿通腑，且二药引热下行，通腑利胆，同时可加大本组方药清利肝胆、解毒利湿之功，有"邪有去路"之意；共以为佐。方中苦寒苦温并用，清化燥利同伍，宣上、畅中、导下之功皆备，调畅气机，清上通下，标本兼顾，其效益彰而得以速愈。

赵某，女，37 岁，农民。初诊日期：2020 年 11 月 30 日。

患者乙肝病史多年，2020 年 7 月 2 日在某省级医院确诊原发性肝癌，行右肝肿瘤切除术后，并且分别在 2020 年 8 月 17 日、2020 年 9 月 24 日在局麻下经导管动脉灌注化疗栓塞术，近来病情日剧，检查发现已扩散转移，建议拟用免疫治疗 + 仑伐替尼等抗癌治疗维持，患者拒绝，来诊。搀入诊室，症见面色萎黄，形体羸瘦，乏力肢软，精神萎靡，腹部如鼓，纳呆食少，下肢浮肿，小溲短赤，大便干结，舌质绛紫，苔白滑厚腻罩黄，脉弦细无力。肝功能示：总胆红素（STB）26.9μmol/L，丙氨酸氨基转移酶（ALT）48U/L，天冬氨酸氨基转移酶（AST）72U/L，总蛋白（TP）39g/L，白蛋白（ALB）28.1g/L，球蛋白（GLB）10.9g/L，碱性磷酸酶（ALP）223U/L，γ- 谷氨酰转移酶（GGT）86U/L。血常规：白细胞（WBC）3.48×10^9/L，红细胞（RBC）3.29×10^{12}/L，血红蛋白（Hb）112g/L，血小板（PLT）59×10^9/L。肿瘤指标：甲胎蛋白（AFP）140.40ng/mL，糖类抗原（CA125）82.1U/mL，糖类抗原（CA199）70.07U/mL，糖类抗原（CA724）11.96U/mL。D- 二聚体（D-Dimer）1.30mg/L。乙肝病毒的脱氧核糖核酸（HBV-DNA）7.29×10^2cps/mL。彩超：①肝脏弥漫性结节（实质内布满低回声结节，较大约 11mm×12mm，呈"粟粒"状改变），请结合临床；②脾大；③腹水（82mm）。证属湿热瘀毒积聚，肝郁脾虚，水气内聚，邪盛正衰。拟清热祛湿、疏肝健脾、化瘀散结、攻毒利水剂。

1.茵陈30g、蒲公英30g、茯苓30g、平地木25g、生麦芽25g、炒莱菔子25g、半边莲25g、半枝莲25g、大腹皮25g、柴胡15g、鲜藿香叶15g（后下）、虎杖15g、炙守宫12g、姜厚朴12g、炒白术12g、炒苍术12g、炙全蝎6g。7剂。

2.满天星茶（见"方药评述·佐治饮料"），代茶时饮。

3.原服西药恩替卡韦继续服用，余药停服。

二诊（2020年12月18日）：药后诸症大缓，纳食亦增，腹部已平，下肢肿消，但肢软乏力状显，二溲正常，舌质红绛，苔黄腻，脉虚滑。彩超：①肝脏实质回声增粗，肝脏钙化灶；②胆囊壁毛糙增厚；③双肾结晶；④腹腔目前未见明显积液。拟初诊方化裁。

1.生黄芪35g、茵陈25g、蒲公英25g、虎杖15g、半枝莲25g、半边莲25g、茯苓30g、炙守宫10g、炙全蝎6g、太子参20g、炒白术12g、炒苍术12g、蛇舌草30g、姜厚朴12g，5剂。

2.初诊方去大腹皮，加生黄芪35g，5剂。

3.余方继用。

三诊（2021年1月12日）：头晕肢软，腿小浮肿，脘腹胀消，口苦背凉，寐眠欠佳，畏寒肢冷，盗汗湿衣，舌质红，苔薄润腻，脉虚滑而弦。拟法如前。

1.二诊1方加猪苓20g、泽泻25g。5剂。

2.初诊方改大腹皮20g，加生黄芪35g。5剂。

3.余方继用。

四诊（2021年2月3日）：触冷外感发热3天，腹胀已平，纳食欠佳，能吃油荤，寐眠欠佳，气力乃生，下肢基本不肿，小溲较黄，大便正常，舌质红绛，苔薄润腻，脉弦细涩。拟法如前。

1.三诊1方改茵陈25g，加当归身12g，5剂。

2.三诊2方去大腹皮，加当归身12g，5剂。

3.仙鹤草20g、茵陈15g、川桂枝10g、生麻黄10g、石菖蒲10g、陈皮10g、生苍术10g、生半夏10g、淫羊藿10g、升麻10g、柴胡10g。5剂，每日取1剂，煎煮3次，得出药液约3000mL，加热浴足至微汗出，每日1～3次。

五诊（2021年2月22日）：诸症悉平，自觉无恙，纳溲正常，舌质偏红绛，苔白滑润腻，脉弦细涩。肝功能示（－），甲胎蛋白（AFP）47ng/mL。彩超：腹水（－）。

1. 四诊 1 方全用，3 日 1 剂，6 次分服。

2. 炙守宫 30g、炙全蝎 20g、炙川蚣 20g、炙五灵脂 15g、炙蜣螂虫 15g、炙九香虫 6g。研极细粉，每服 1.2g，1 日 3 次。

六诊（2021 年 4 月 1 日）：诸症平稳，自觉无恙，纳食旺盛，体重亦增加，舌脉参前。效不更方，拟五诊法守方继用。

七诊（2021 年 5 月 19 日）：诸症悉平，体重增加 2kg，舌脉调和。肝功能示：总胆红素（STB）12.77μmol/L，直接胆红素（DBIL）6.81μmol/L，丙氨酸氨基转移酶（ALT）25.4U/L，天冬氨酸氨基转移酶（AST）48.5U/L，总蛋白（TP）73.7g/L，白蛋白（ALB）44.6g/L，碱性磷酸酶（ALP）203.6U/L，γ–谷氨酰转移酶（GGT）55.0U/L。彩超：①肝脏弥漫性结节（左：11mm×9mm，右：9mm×7mm、9mm×8mm），请结合临床；②脾大；③腹水（－）。拟五诊方出入。

1. 生黄芪 35g、当归身 12g、茵陈 25g、蒲公英 25g、半枝莲 25g、半边莲 25g、茯苓 30g、炙守宫 12g、蛇舌草 30g、姜厚朴 12g、炒白术 12g、炒苍术 12g、平地木 25g、生麦芽 30g、虎杖 15g。10 剂。

2. 生水蛭 30g、炙全蝎 20g、炙川蚣 20g。共研极细粉，每服 1.2g，1 日 3 次。

按：本案患者乙肝病史多年，长期口服抗病毒药维持，经某权威性省级医院于 2020 年 7 月 2 日进行"右肝肿瘤切除术"，术后病理：肝细胞肝癌伴肝硬化，大小 2.5cm×2.0cm×2.0cm，侵犯肝包膜。术后三月余病症复作，且体质极虚，无法再次手术及介入等治疗，而寻求中医药勉为一试。此证治之颇为棘手，用法中，以诸虫类药化瘀攻毒消散为主，配伍以清热祛湿解毒化瘀类药为辅，佐利水通腑剂，一诊腹水尽消。本病症虽难以彻愈，但每每有此类患者经治后带癌长期生存，且相比目前主流治法经济负担更小，不良反应更少，推广而行之可极大地提高本类病症生存率。也体现了"以毒攻毒"的治疗方法，应用于各类恶性肿瘤的特殊疗效价值。病情有间甚之殊，标本有缓急之别，初诊后病邪稍缓而正气亦更衰，故又当以大剂芪、参、术之品，标本兼治，扶正攻邪并举方妥。《素问·标本病传论》曰："知标本者，万举万当；不知标本者，是谓妄行。"

此之谓也。

小结

"风、痨、鼓、膈"素称四大难症，治之棘手，医家畏之。临证凡见腹胀而大，叩之如鼓者，皆称之为鼓胀。其有气鼓、水鼓、血鼓、鼓蛊、单腹胀、蜘蛛蛊等十几种称谓，证型虽有不同，但一般都属于肝病、重症肝病等的常见症状。所以上述十例称之为"鼓胀"，比较恰当。

鼓胀又分许多证型，表现于病者脉、舌、证的外候，为医家提供了辨证论治的线索和法则。"谨守病机，各司其属"，以此立方遣药，可切中病机，应手取效。整体治疗过程充分地说明了，在遇到急危重症之时，"精方简药"与"大方重剂"须做灵活变通，方能克病制胜的道理。尝谓："见奇病必用奇方，治大病必用大方。"必须启用大方重剂。此十则鼓胀病案大多都是已下病危通知书，处于濒死急危之例，夺命之举应当审慎。同时，治疗中还启动了特殊功效的虫类药，以毒攻毒；配合鲜药验方，如满天星茶（退黄圣药，保肝利胆）、小蓟茶（降酶圣药，清肝利胆）、蜂王浆（扶正养肝）等一系列的救治方组。诸多方案组成"鸡尾酒"疗法，多管齐下的救治措施，斩将夺关，从死神手中夺回生命。有的存活数年，有的二月即愈，有的尚在追访，有的病案已载《中国中医药报》与各位中医专家交流经验。以上十则病案，为本院中医肝病科专家、副主任医师王三阳经治。

陈某，男，41岁，农民。初诊日期：1994年4月13日。

患者左肾结石手术10年，现又发生双肾结石，某医院做碎石疗法，业已排石。B超复查：①左肾盂内尚存绿豆大结石1枚；②右肾盂内米粒大结石2枚。症见左侧腰痛，上蹿胁肋，下牵少腹。恶心呕吐，频频尿急，痛甚则厥（疼痛性休克）。1～2天发作1次，非哌替啶不能止痛，20多天来，几欲自杀。主治大夫认为碎石已排，尚留结石不大，不至于如此剧痛，以为肾盂痉挛性神经痛，虑其哌替啶即将成瘾，建议转看中医。诊其貌丰气壮，舌正红，苔薄白，脉弦紧。证属石积瘀结，留于肾府，搏击致痛。治以活血化坚，排石拈痛。自拟八味拈痛汤（见"方药评述·内服方剂"）加减。

1. 炒白芍40g、炙甘草8g、川楝子12g、延胡索20g、生蒲黄12g、五灵脂15g、川牛膝12g、石韦30g、连钱草30g。6剂，先服。

2. 化石散（见"方药评述·内服方剂"）300g，每服3～5g，每日2～3次，用连钱草50g煮水送下，后服。

3. 太乙药袋（见"方药评述·外用方剂"）2个，外熨。

4. 核桃仁1000g，油爆后，每晚嚼一撮。

二诊（1994年8月11日）：患者4个月后来诊，言道："中药止痛，效胜哌替啶。"一方服后，其痛渐止，继服化石散，排石2小枚而愈。已停药3个月，今日B超复查，左肾（－），右肾盂内结石4mm×3mm，要求继续化石，再进首诊2、4方。

按：结石姑且不大，竟如此剧痛，实非结石所致。缘为术后刀创，络伤瘀留，加之震石复伤肾络，石伤、创伤、震伤，以致肾元受损，气机不行，肾系之开合失司，故剧痛如绞，频频尿急。先用自制拈痛汤，佐以分利排石之品，行气活血，解挛镇痛，以治其标；再投化石散，化瘀利水，溶石攻坚，以治其本。辅以细嚼核桃仁有利于溶石。故经治四个月来，已见排石，绞痛未再发生。

俞某，男，30 岁，农民。初诊日期：1993 年 11 月 10 日。

患者右侧腰腹部间歇性剧痛伴间断性血尿两月不愈。腹部平片：于右侧输尿管中段，相当于第二狭窄区，可见 14mm×8mm 致密阴影，其中轴与输尿管去向一致。片中显示结石大如花生米。泌尿外科主张手术，患者拒之，要求服中药排石。拟南开排石汤，按方案服用。

1. 连钱草 30g、海金砂 15g、冬葵子 15g、炒枳壳 10g、厚朴 10g、川牛膝 12g、车前子 20g、王不留行子 10g。6 剂。

2. 阿托品 0.5mg×8 支。

3. 氢氯噻嗪 25mg×16 片。

4. 尿路结石总攻方案（参考天津南开医院排石方案）：

08:30，饮开水 500mL，服氢氯噻嗪 2 片；

08:45，服排石汤 1 碗（约 250mL）；

09:00，饮开水 500mL；

09:15，肌注阿托品 0.5mg×1 支；

09:25，骑自行车于凸凹不平的路上颠簸之。

注：如腰痛血尿，为排石现象，排出结石，送交医生鉴定。

二诊（1993 年 11 月 16 日）：自述总攻 4 次，突然腹痛如绞，当晚排石。染血的结石状若花生米，遂装入瓶中今特带来，请予验证。即拟清热通淋、分利下焦之剂善后，并嘱之养成多饮水的习惯，忌食或少食含草酸较高的蔬菜（菠菜、蕹菜、荠菜等），以防再发。

按：输尿管结石，是中药排石的适应证。凡不超于 1cm，病程不长者，可采用总攻排石，4～8 次为 1 疗程。如未见排石者，则不能久攻，过攻则伤正，改服化石散，化攻结合，交替使用。本例结石虽大，但位置与输尿管顺向，且病程不长，嵌顿不固，年轻气壮，正是总攻排石的适应对象，故一举而成。南开总攻法方案设置之妙：冲（饮水）、压（氢氯噻嗪）、排（排石汤）、开（阿托品）、震（震动），巧用骑车颠簸，以助排石。其震动力在臀部接近病灶，优于其他活动方法（如跳绳、踢毽子等）。有人尝试，令病人乘坐在手扶拖拉机后，行驶时颠簸之，亦效佳，名曰"拖拉机疗法"，可以参考。请注意：氢氯噻嗪每次 50mg，部分虚弱病人往往难以承受，根据情况可以改为 25mg，或不用亦可。本人曾治一赵姓患者，右输尿管上段结石如枣核大（B 超：22mm×6mm；X 线：16mm×9mm）伴肾盂积水 1 年。总攻 3 个疗程，服药 18 剂，化石散 2 料，连钱草 2000g。采取攻、化交替，断续治疗 4 个多月（146 天），终于排石。结石大于 1cm 也能排出者，仅此一例。至于肾盂结石，不是总攻适应证，小于 1cm 者，可服化石散结合活动观察之。

膏淋 （乳糜尿）

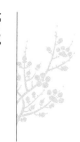

王某，女，28 岁，农民。初诊日期：1994 年 3 月 22 日。

患者有丝虫病史，尿液混浊如脂膏，反复 1 年，以致体虚气弱，步履艰难。稍吃荤餐则小便结块或夹血，尿出滞迟不爽，甚则涩痛。舌淡而大，苔薄白，脉细濡。尿常规：蛋白（PRO）（++），红细胞（RBC）（+），白细胞（WBC）0～4 个 /hp，乳糜测定（++++）。脾虚不化，湿浊留滞下焦，以致清浊不分，发为膏淋。治以益气健脾，滑利通淋。

1. 生黄芪 25g、炒苍术 10g、炒白术 10g、萆薢 15g、泽泻 25g、车前子 15g、石菖蒲 10g、射干 20g、冬葵子 15g、台乌药 10g、石打穿 20g、半边莲 30g，8 剂。

2. 水蜈蚣茶、灯心草根茶（见"方药评述·佐治饮料"），4 天轮服，交替使用。

二诊（1994 年 4 月 14 日）：服药 6 剂，未见尿血，现尿清而爽（有时仍可见到米泔样沉淀物），精神振奋，舌脉如前。尿乳糜测定（+）。继服初诊方 8 剂。

三诊（1994 年 5 月 8 日）：尿已清澈，虽稍进荤餐，亦无变化。然夜间尿多，寐浅食少，动则心悸。舌淡而大，六脉如前。尿乳糜测定（－）。证属气虚不固，收摄无力。重在健脾益气，固摄肾关。补中益气汤合水陆二仙丹。

1. 炙黄芪 20g、炒白术 15g、党参 15g、当归 12g、柴胡 8g、升麻 8g、

生甘草 6g、芡实 30g、金樱子 30g、怀山药 30g、石莲子 20g。8 剂。

2.桂附地黄丸（浓缩丸），1 次 8 粒，每日 3 次。（最后服用）

按：本人治疗乳糜尿分三步，即"通、固、涩"。该病初诊，决不能以久病体虚、下元不固论治。如果按照"膏淋者……此肾虚不能制液而下行也"（《冯氏锦囊》），拟用固肾、健脾、敛精之剂，则留滞闭邪，贻人夭殃！治当明辨标本，做到分段依序论治。先以滑利通窍，去浊分清，以治其标；待尿液已清，尿乳糜测定转阴（或 ± ～ ＋ 持续不除者），方可拟用健脾益气、固摄肾关之法。前人谓"淋无止法"，应当辨证对待。关键在于掌握时机，补得其所，是为要领。《冯氏锦囊》之法，亦可作为后期康复巩固之治法。

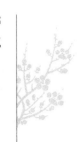

房某，女，42 岁，市民。初诊日期：1986 年 4 月 17 日。

患者绝育 14 年，尿频而急，腰膝酸痛，常伴浮肿，迁延不愈 5 年。每逢劳累，着凉即发。上午脸肿，下午腿肿，行走则手肿。反复就医，皆诊之为：①慢性肾盂肾炎；②慢性尿路感染。现"清明祭扫"远程归来，尿频而坠，腰痛不支，神疲气短，四肢无力。面容肿胖，舌淡而大，苔薄白，脉沉细缓（68 次 / 分），血压 126/80mmHg。尿常规：蛋白（PRO）（+），白细胞（WBC）0 ～ 4 个 /hp。尿培养：见大肠杆菌、白色葡萄球菌。脾肾气虚，发为劳淋。治以健脾益气，化湿行水。并注意低盐饮食，多加休息。

1. 黄芪 20g、炒白术 15g、茯苓 30g、川续断 12g、桑寄生 20g、车前子 15g、川木通 6g、柴胡 15g、北五味子 8g、苏叶 10g（后下）。6 剂。

2. 茅根赤豆茶（见"方药评述·佐治饮料"）。

3. 太乙药袋（见"方药评述·外用方剂"）温熨腰脊。

二诊（1986 年 5 月 2 日）：尿频、尿急症状大为改善，腰痛已缓，浮肿渐消，疗效明显。然大便溏软，晚间足跗略见冷肿。舌脉同前，尿检（－）。宗前法，以健脾温肾为法。

1. 黄芪 20g、炒白术 15g、茯苓 25g、党参 15g、怀山药 30g、炒薏米 30g、粉防己 10g、制附片 12g、炙甘草 8g。8 剂。

2. 桂附地黄丸（浓缩丸）2 瓶，每次 8 粒，1 日 3 次。（最后服用）

按：劳淋，顾名思义，劳则伤气，遇劳则发。多见于女子慢性肾盂肾炎，反复不愈，迁延日久，最后出现浮肿腰痛、尿频而清、神疲肢冷、食少便溏等脾肾阳虚证候。一般尿检（－），尿培养（－），或仅见大肠杆菌、白色葡萄球菌等。治疗斯症，首选北京中医学院的一张名方（见"文革"后期的《中医内科学》），本人命名为"益气通淋汤"（见"方药评述·内服方剂"），加苏叶，则温辛入肺，宣发行水，消肿效捷。

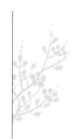

癃闭

（前列腺炎、前列腺增生、前列腺肥大伴结石）

匡某，男，62岁，农民。初诊日期：1994年3月27日。

患者中年丧妻，鳏居半生。两年前患前列腺炎、前列腺肥大，经我治愈。现病发月余，初则尿频而急，滞涩不爽，或伴血尿。渐见点滴难出，腹胀不已，随即住院。B超：前列腺肥大（50mm×38mm）伴结石。尿常规：蛋白（PRO）（＋），红细胞（RBC）（＋＋），白细胞（WBC）0～3个/hp，黏液丝（＋）。泌尿外科主张立即手术（电切），患者拒绝，于是采取导尿、抗感染手段保守治疗，住院5天。当医生调整导尿管时，患者拒不再插，而自动出院来诊。自述小便不行，需久久等待方能溺出点滴，痛连少腹，牵及睾系、会阴及肛门，苦楚不堪。舌紫暗，苔白，脉弦大（78次/分）。瘀热互结，壅遏膀胱。治当活血消坚，清热散结，行气泄急，滑利通淋。方用桂枝茯苓丸、滋肾通关丸二方化裁之。

1. 桂枝12g、茯苓20g、连钱草30g、瞿麦20g、虎杖20g、黄柏15g、知母20g、王不留行子12g、台乌药12g、冬葵子15g。6剂。

2. 甲蜈胶囊（见"方药评述·专用胶囊"），每服2粒，每日3次，汤剂送下。

3. 芥硫浴足散（见"方药评述·外用方剂"）100g，每用10g，加少量艾叶，冲水坐浴，水温40℃上下，不能太烫。1～2天1次，每次15～20分钟。

4. 通关开闭散（见"方药评述·外用方剂"），敷中极。

5. 带子车前草，煮水代茶。

6. 赤豆玉米糊食疗。

7. 仰卧挺腹提肛运动，早晚各 50 ～ 100 次。

8. 指针中极、三阴交，自我揉切 5 ～ 10 分钟，每天 1 次。

9. 每晚嗑南瓜子 1 把。

10. 参照前列腺炎疗养须知（见"专病论治·疗养须知"）调养。

二诊（1994 年 4 月 12 日）：自诉药后小便痛、涩、坠、胀等不适感显著减轻。24 小时小便约 10 ～ 16 次，每次尿量约等于正常小便的 1/4 ～ 1/3。仍须等待，或见尿出分叉，失禁湿衣。尿常规：蛋白（PRO）（－），红细胞（RBC）0 ～ 2 个 /hp，白细胞（WBC）（＋）。舌脉同上。依初诊方 6 剂，余法同前。

三诊（1994 年 5 月 3 日）：停药 6 天，其他治法未停。小便基本能行，1 日夜 10 次左右，茎根隐痛，牵及会阴，其他无恙，趋于痊愈。宗前法。

1. 桂枝 12g、茯苓 30g、瞿麦 20g、王不留行子 12g、连钱草 30g、虎杖 15g、台乌药 12g、冬葵子 12g，6 剂。

2. 桂枝 80g、茯苓 150g、赤芍 50g、丹皮 50g、桃仁 50g、炮山甲 30g、王不留行子 60g、虎杖 60g、冬葵子 50g、台乌药 50g、瞿麦 60g、莪术 60g，炼蜜丸如绿豆大，每服 50 ～ 60 粒，每日 2 ～ 3 次，作巩固剂，与六味地黄丸交替服用。

按：中老年前列腺病变所引起的夜间尿频、失禁、二阴空坠等症，按传统认识，多责之于肾气亏虚、下元不固，常以补肾缩泉为治。难免由于片面的误导，而犯"实实之戒"！慢性前列腺炎和前列腺增生、肥大、结石所出现的症状，属于淋证、癃闭范畴。一般"淋"之病机非虚而不摄，乃实而不通之故，是气滞、血瘀、热积所形成的尿滞而闭。"盖气得补而愈胀，血得补而愈涩，热得补而愈盛"（《证治汇补·淋病》），补则偾事。因此，有"淋证忌补"之说。本病形成，多因"离宫腐浊，败精瘀结"所致。"童子精未成而御女，老人阴已萎而思色"（薛立斋），是为纵情精竭；"壮岁鳏居，绝欲太早"（张路玉），提示绝欲精瘀。以上说明纵情好色（太过）、强行绝欲（不及）、忍精不泄（郁滞）、中断性交（留瘀），皆能导致败精淤积，蕴结难化，而发生本病。青年人表现为炎症缠绵，老年人常见于增生改变。一般多为无菌淤血（充血）性炎症，不少病人往往片面地、长期地、大量地服用各类抗生素和其他广告方药而很难奏效，甚则导致"药伤"，重则影响精神情绪，焦虑不安，失眠神荡，状若"脏躁"，而诱发前列腺神经症。此证正是中医药传统治法"活血软坚，利湿清热；行气祛壅，滑利通淋；宏观调节，整体治疗"的适应范围。针对病因，坚定信心，疗养结合，大部分患者皆能康复。不过在治疗过程中，或许有几次反复，思想要有所准备。

本例为"壮岁鳏居"，精瘀成疾，治之必先化其败精瘀结，导其"离宫腐浊"。桂枝、茯苓、连钱草、虎杖、王不留行子、穿山甲等，活血消坚，通淋泄急；冬葵子、台乌药，行气利窍；滋肾通关丸，专理下焦之热，且利小便。老人因导尿而致感染性尿闭，选用此方，滋阴、清热、活血、通关一举四得，殊为契合。患翁虽是标实为主，但毕竟为花甲之年，最后以软坚与滋肾相结合为丸巩固之，按疗程慢图缓消，追访1年，病情稳定。

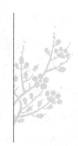

发斑

（继发性血小板减少症；血热型）

邬某，女，12岁。初诊日期：1980年5月10日。

父代诉，鼻衄发斑7天。患儿病初发热2天，体温39.8℃，医用青霉素热退，而发现臀部针眼出血难止，渐见瘀血成片。次日某门诊部实验室检查：红细胞（RBC）3.04×10^{12}/L，血红蛋白（Hb）90g/L，白细胞（WBC）12.7×10^9/L，血小板（PLT）11×10^9/L。治以抗炎、止血未效。症见神惫气短，面色不华，汪汪血泪，口腔血染，唇舌难辨，手足心热，脉浮细而数（100次/分），体温37.8℃。肺胃炽热，热迫血溢。治以清热解毒，凉营止血。犀角地黄汤合自拟黄芪白及汤（见"方药评述·内服方剂"）增损之。

1. 水牛角20g（先煎）、生地黄20g、丹皮10g、白及片15g（先煎）、生槐米12g、连翘12g、生甘草6g、鲜羊蹄根30g（打碎后下）。6剂。

2. 鲜小蓟100g，白茅根100g，煮水代茶。

二诊（1980年5月18日）：父代诉，服药3剂，吐衄渐止，6剂尽，发斑已没。多汗食少，症见面色萎黄淡白，舌边鲜红，苔薄黄，脉细带数（88次/分），体温36.8℃，血小板（PLT）由11×10^9/L上升到52×10^9/L。宗前法，以益气凉血为主。

1. 黄芪20g、白及片20g（先煎）、生槐米12g、连翘12g、水牛角20g（先煎）、生地20g、枸杞子25g、黛蛤散15g、生甘草6g。8剂。

2. 大枣、连皮花生米，炖汤时服。

三诊（1980 年 6 月 4 日）：诸症悉愈，面色红润，气阴已复，血小板（PLT）117×10^9/L。拟益气补肾、养血敛阴法。

1. 生黄芪 20g、白及片 20g（先煎）、枸杞子 25g、大枣 4 枚、生甘草 8g。8 剂。

2. 连皮花生米，稍加桂圆肉煮粥，加蜂蜜少许频吃。

四诊（1980 年 6 月 27 日）：复查血小板（PLT）115×10^9/L，痊愈。拟养血归脾丸 500g，每服 20 粒，每日 2～3 次，大枣煮汤送下。

按：患儿素体阴分不足，肺胃内热久蕴，入于血分，"阳络伤，血外溢"。血小板（PLT）11×10^9/L，病势险恶，有血脱致厥之虑。急以犀角地黄汤清热解毒，凉血止血，白及、连翘、生槐米三味为佐，以敛阴宁络。兼服小蓟茅根茶，协力同功，效如应桴。因患儿姑母在某医院儿科任护士长，目睹不少儿童患此病，总是服用大量激素治疗，形成"满月大脸"，而血小板上升常不稳定，最后终于借助中药治疗获效。故本例初诊，即用中药治疗，全过程未用任何西药。

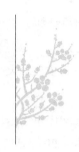

发斑

（继发性血小板减少症；气虚型）

李某，男，19岁，学生。初诊日期：1975年2月20日。

患者于20天前恶寒发热，状若感冒。2天之后，牙缝渗血，上腭部和腮内漫布血泡如桑椹、葡萄。四肢弥漫发斑，住入某医院。血小板（PLT）$23×10^9/L$，曾用大剂量泼尼松、辅酶A、酚磺乙胺、维生素B12等药。22天来，血小板一直维持在$54×10^9/L$上下，应邀会诊。症见面大如盆，动则多汗，牙宣稍止，但四肢发斑起伏无常，血小板（PLT）$48×10^9/L$。舌胖，苔白，脉来浮虚。气不统血，而离经溢络。拟用加味黄芪白及汤（见"方药评述·内服方剂"）。

1. 生黄芪30g、白及片20g（先煎）、仙鹤草20g、太子参20g、生槐米15g、连翘15g、枸杞子30g、生甘草8g、大枣4枚、桂圆肉20g。6剂。

2. 连皮花生米大枣粥佐餐。

二诊（1975年2月29日）：出血诸症消失，血小板上升为$85×10^9/L$，激素递减。拟前方10剂，带药出院。

三诊（1975年3月23日）：泼尼松递停已12天，未见反跳，病情稳定。复查血小板（PLT）$200×10^9/L$。拟归脾丸料加枸杞子、白及片，炼蜜为丸，如绿豆大，每服50粒，1日3次巩固之。

按：本例住院22天，已用大量激素，血小板（PLT）$23×10^9/L$ ↑ $54×10^9/L$ ↓ $48×10^9/L$，升降徘徊不稳。服中药8天，血小板上升至$85×10^9/L$，主治医生不相信中药如此神速，持怀疑态度，决定立即复查。

再验结果：血小板（PLT）83×10⁹/L。

据此看来，某些疾病中医的临床疗效评估，必须由广义的证候评定，上升到具体的量化标准，只有"数据"才是硬道理，方可获得西医同道心悦诚服的认可。于是主治医师、实习生以惊服的神态，竞相抄录此方，以备试用。然而"病无常形，医无常方，药无常品"（《药鉴·跋》），执一方而统治诸证者，是难以取效的。

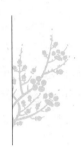

发斑

（原发性血小板减少症；肾虚型）

彭某，男，6 个月。初诊日期：1975 年 4 月 26 日。

父代诉，患儿于 2 月之前，发现面部发斑如红疹，渐及四肢，不断出现黑便。吮乳啼叫，又发现上腭部血泡如黄豆大 3 个，发病 3 天后即住入某医院小儿科。实验室检查：红细胞（RBC）3.2×10^{12}/L，血红蛋白（Hb）79g/L，白细胞（WBC）6.0×10^9/L，淋巴细胞比例（LYMPH%）0.60，血小板（PLT）14×10^9/L；粪便隐血试验（OB）（++）。诊断：原发性血小板减少症。使用泼尼松、氢化可的松、辅酶 A、肝精、维生素 B、维生素 C、维生素 K 等治疗，两周后血小板上升至 23×10^9/L。住院 2 月以来，血小板始终维持在 20×10^9/L 上下。主治医生说："此为先天性血液病，无法治疗。"建议立即转院。父母听说为"绝症"，无信心转院，抱着一线希望，转看中医。观其面色不荣，神情疲软，声息低微，四肢欠温，头发细疏黄软，唇舌俱淡，苔薄，脉细软，指纹浅淡。先天赋禀不足，阴阳气血俱虚。治宜补肾益气，阴阳兼顾。加味黄芪白及汤（见"方药评述·内服方剂"）。

炙黄芪 15g、白及片 12g（先煎）、仙鹤草 12g、红参 8g、枸杞子 20g、沙苑子 12g、生槐米 8g、连翘 8g、生甘草 5g、大枣 4 枚。6 剂。浓煎头、二汁，浓缩至 300mL，稍加白蜜，频频徐服，3～4 天 1 剂。

二诊（1975 年 5 月 11 日）：父代诉，服药 10 日后，激素递减为维持量，除服维生素以外，停服其他一切西药。患儿精神状态有所改善，食寐尚属安泰，血小板由 $23×10^9/L$ 升至 $28×10^9/L$。父母高兴地说："创两月以来最高纪录。"认为娇儿可救。效不更方，再进前方 10 剂。

三诊（1975 年 6 月 4 日）：痊愈。计服药 16 剂，历 38 天，血小板由 $23×10^9/L$ 升至 $28×10^9/L$ 升至 $115×10^9/L$，告愈。仿归脾汤意，熬膏常服，以期善后。

生黄芪 150g、白及片 80g、制黄精 80g、太子参 60g、女贞子 50g、旱莲草 50g、枸杞子 100g、沙苑子 60g、大枣 100g、桂圆肉 50g。常规熬膏，冷藏备用，1 次 1 汤匙，每日 2 ～ 3 次。

四诊（1975 年 7 月 22 日）：复查血小板（PLT） $135×10^9/L$。再拟三诊膏剂 1 料巩固之。

结果：2000 年追访，该患儿现已 25 岁，电大毕业，从事财政工作。

按：原发性血小板减少症，4 个月大的发病者尚不多见。肾为先天之本，脾为后天之本。先天之病，自古难治。本例患儿之所以能病随药转，平稳向愈，且抽停激素和其他所有西药后未见反跳，其主要原因之一是：虽然先天之本不足，但后天脾胃之气比较旺盛，饱吸母乳，消化良好，并能不择中药之味苦、果汁之味酸，只要勤喂且吮吸不拒，就有复愈之期，否则虽有妙方，亦属徒劳。张隐庵谓："肾藏精，精能化血，发为血之余，故其华在发。"患儿的肌肤欠荣，毛发稀疏黄软，是先天肾元不足，气血衰少之征。自制黄芪白及汤，正是以益气养血、补肾生精为法组方，故用之是为合拍。并且基本符合儿科处方用药"简易精审，甘平柔润，量少易服"的原则。从而克服了给药途径的困难，循序向愈。

血小板减少症，大体属于"阴斑"之类，但阴斑之中，亦变证多端。以上三例分别为：血热型、气虚型、肾虚型。在辨证论治的基础上，均用自制黄芪白及汤加减治愈，体现了"一病必有一主方，一方必有一主药"，是临证施治的重要准则。赵氏《医贯》云："凡治血证，前后调理，须按三经用药。心主血，脾裹血，肝藏血，归脾汤一方，三经之方也。"以上三例，善后调理，均仿此意，或丸或膏，甚为理想。

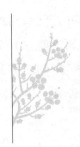

发斑（过敏性紫癜；气陷型）

孙某，女，17岁，学生。初诊日期：1977年3月27日。

患者腿痛发斑45天。病初双膝疼痛，不能下床，3天后下肢发斑。住入某医院检查血小板（PLT）$126×10^9$/L，拟诊：过敏性紫癜。投用泼尼松每次30mg，每日3次。12天后，病情未能控制，随即转院，转院之后，医家采用激素大剂量冲击法，泼尼松改为每次50mg，每日3次。加服中药（青黛10g、紫草10g、山楂10g、灶心土10g、贯众炭10g、制乳香1g、制没药1g、当归4g、赤芍4g）。33天来，腿疼渐止，继续发斑，出院来诊。患者盈盆大脸，自汗涔涔，下肢发斑，稀密漫布，色紫而黑，不时腹痛，大便溏泄，每日3～5次，隐血（＋），尿检（－）。舌淡红，光赤少苔，脉细数（100次/分）。证属里虚气陷，热毒稽留营血。治当补中益气，清营化斑。

1. 黄芪25g、炒白术15g、防风8g、水牛角20g（先煎）、生槐米15g、净连翘15g、蝉衣15g、僵蚕15g、乌梅20g、丹皮12g、甘草6g。6剂。

2. 鲜马兰、鲜地锦草适量，切碎煮汤代茶时饮。

3. 递减激素。

二诊（1977年4月11日）：递减激素，食纳减少，大便已成形，每日2～3次，隐血（＋）。下肢发斑，已见稀疏，宗初诊方6剂。

三诊（1977年4月28日）：自汗已止，大便正常，下肢发斑，较前已少，泼尼松递减维持 15mg/ 日。拟初诊方改乌梅 15g、生槐米 12g、连翘 12g，6 剂。

四诊（1977 年 5 月 16 日）：斑疹已没，诸症悉愈，大便隐血（-），激素递停 7 天，准备复学，征方巩固。

黄芪 300g、炒白术 150g、防风 60g、蝉衣 80g、僵蚕 80g、乌梅 60g。打粗末，每用 25g 煮水，每日 2 次分服。

五诊（1977 年 6 月 22 日）：恢复甚好，要求继续服药巩固。拟四诊方去蝉衣、僵蚕，加党参 80g、生甘草 60g、北五味子 50g。打粗末，服法同上。

按：发斑 45 天，历更数医，药伤中元，出现便溏自汗，脾虚气陷，卫表不固之候。脾为肺之母，肺主一身之表，外邪未解，中元先伤，无力鼓邪外达，使风热之邪，稽滞肌表，留于营血，故斑疹出没反复，形成表里同病之证。"虚则补其母"，必须健脾益肺，佐以清营疏泄、凉血解毒之剂。以玉屏风散为主，加水牛角、连翘、生槐米，清营凉血，解毒宁络；僵蚕、蝉衣，疏散风热，搜逐余邪；乌梅一味，药效多兼，取其酸平柔敛、涩肠升清以安里，化毒润肤、生津止汗以固表，并能制僵蚕、蝉衣二味疏泄之峻，留药力于肌表，拒外邪以图尽，运用之妙，存乎一心。现代医学认为，蚕、蝉、梅三味同用，具有较强的抗过敏作用。过敏性紫癜，属于葡萄疫之类，疫毒难解，故用特殊饮料地锦马兰汤作为裨方，以期效速。

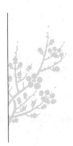

发斑
（紫癜性肾炎；风热型）

刘某，男，12岁。初诊日期：1997年2月14日。

患儿下肢发斑11天，浮肿5天，住入某医院儿科。血常规：红细胞（RBC）4.8×10^{12}/L，血红蛋白（Hb）130g/L，白细胞（WBC）13.0×10^9/L，中性粒细胞比例（NEUT%）0.89、淋巴细胞比例（LYMPH%）0.11，血小板（PLT）160×10^9/L。尿常规：蛋白（PRO）（++++），红细胞（RBC）（+++），白细胞（WBC）0～4个/高倍视野。拟诊：紫癜性肾炎。常规治疗，投以大剂量激素（泼尼松60mg/d）。36天来，发斑反复，面目略肿，复查尿常规：蛋白（PR0）（++～+++），红细胞（RBC）（+）。反复难愈，遂邀会诊。患儿面满腮红，腹、背、下肢癜疹疏布，涕出常带血丝，通体胖肿，体温37.6℃，舌质淡红，尖鲜赤，脉细数（110次/分）。风热之邪，郁于肌表，陷入营血。治以清营凉血、祛风散邪之剂，并建议服药3天后递减泼尼松。

1. 水牛角20g（先煎）、生地黄20g、玄参15g、紫草12g、丹皮10g、僵蚕12g、蝉衣12g、益母草15g、连翘12g、紫苏叶8g（后下）。8剂。

2. 鲜白茅根200g、鲜小蓟100g，砸碎煮水代茶。

二诊（1997年3月2日）：斑疹已没，血涕已止。尿检：蛋白（PRO）（+）、红细胞（RBC）0～2个/高倍视野。守方再服，初诊方8剂，继续饮用小蓟茅根茶。

三诊（1997年3月21日）：精神委顿，活动多汗，食纳减少，舌苔薄白，脉细软（88 次 / 分）。尿检：PRO（± ～ +），激素递减为 5mg/d。

拟初诊方去水牛角、紫苏叶、紫草，加太子参 20g、麦冬 20g、北五味子 8g、怀山药 30g。8 剂，带药出院。

结果：服用膏剂维持，门诊随访，痊愈。

按： 紫癜性肾炎，治以清营凉血、泄热化毒为主，用于初期，顿挫病邪，停用激素，疗效较为理想。但是亦非轻举获效，必须坚持服药。然则恢复期消除蛋白尿，是为棘手。本例历诊 8 次，服药 60 余剂，尿蛋白（± ～ +）。本人通过长期观察，此病最后必须采取益气固表、培中健脾、滋阴补肾、收摄敛精之法联合应用，方能取得巩固之效。拟用黄芪 200g、炒白术 100g、防风 40g、僵蚕 50g、蝉衣 50g、乌梅 50g、生甘草 50g、怀山药 80g、制黄精 80g、大枣 80g。常规熬膏，冷藏备用，每服 2 汤匙，日服 2 ～ 3 次，送下六味地黄丸 6 粒（浓缩丸）。连服两剂，尿蛋白转阴，康复如故。

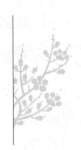

发斑（再生不良性贫血；虚劳型）

陈某，女，17岁，农民。初诊日期：1980年1月9日。

患者近3年来，头痛头晕，乏力耳鸣，牙宣鼻衄，下肢发斑。乡医诊之为贫血，断续服用力勃隆、补血糖浆、叶酸、维生素B12等无效来诊。观其身躯瘦小，发育欠佳，神疲肢冷，食少便溏，面色黄白少华，肤发枯槁不泽。花季芳年，天癸未行，舌质淡胖，苔薄白，脉虚而芤（82次/分）。血常规：红细胞（RBC）0.45×10^{12}/L，血红蛋白（Hb）20g/L，白细胞（WBC）6.0×10^9/L，血小板（PLT）33×10^9/L。骨髓象：再生不良性贫血。证属肝、脾、肾三脏同病，精、气、血化生乏源。治当温肾健脾，补肝养血。

1. 炙黄芪30g、当归身15g、炒白术15g、人参12g、鹿角片15g（先煎）、补骨脂15g、山萸肉12g、枸杞子20g、制何首乌15g、仙鹤草20g、大枣4枚。6剂。

2. 强骨丸（见"方药评述·内服方剂"）40粒，每晚睡前服2粒，7天后改服1粒。

3. 牛、羊、狗骨头炖汤佐餐。

4. 常吃"毛蛋"（即鸡胚，沪上称"喜蛋"）。

按：再生不良性贫血，属于虚劳范畴。张玉璐谓："血之与气，异名同类，虽有阴阳清浊之分，然总由水谷精微所化。"本例禀赋虚弱，肾阳亏虚，火不生土，中运不足，气血生化无源。方中，鹿角片、补骨脂，温补肾阳；人参、白术，健脾助运；脾肾同固，"子实母壮"为治本之要。本方的补血功效，概括了"源"与"化"的两大相关作用，有源有化，生血有期。肝藏血，脾统血，"藏"与"统"在生理情况下互以为用，病变时则互为影响。因此治疗血证，健脾必须养肝，方中枸杞子、制何首乌、山萸肉三味相伍，其滋阴养肝、益精生血之功，无以可代。仙鹤草养正止血；强骨丸（马钱子制剂）能刺激骨髓增生，改善造血功能。本例守法拟方，随证加减，三诊之后，月事初潮。计门诊 13 次，服药 80 余剂，全血细胞及血红蛋白递增而愈（表 2）。

表 2　全血细胞及血红蛋白递增情况表

日期	红细胞（$\times 10^{12}$/L）	白细胞（$\times 10^9$/L）	血小板（$\times 10^9$/L）	血红蛋白（g/L）
1980-01-09	0.45	6.0	33	20
1980-02-01	0.96	5.1	46	35
1980-02-27	1.07	2.35	62	52
1980-04-03	2.19	3.2	68	70
1980-04-29	3.17	4.0	74	85
1980-06-15	3.34	5.8	82	90
1980-08-04	3.81	5.5	127	110

结果：该患者于 1997 年因头痛来诊，已是两个孩子的母亲。再次复查，红细胞（RBC）3.4×10^{12}/L，血红蛋白（Hb）100g/L，白细胞（WBC）3.4×10^9/L，血小板（PLT）110×10^9/L。

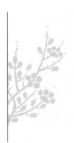

发斑

（原发性血小板减少症，治愈24年后复发）

邬某，女，33岁，农民工。初诊日期：2005年2月23日。

患者于24年前（9岁）患血小板减少症，经治少效。于1980年5月28日来诊，通体发斑，鼻衄牙宣，血小板（PLT）$44×10^9$/L，以益气凉血、清热宁络之剂（当时还加鲜羊蹄根20g为引）治之，1980年6月9日二诊，1980年6月24日三诊。计26天，服药18剂，血小板由$44×10^9$/L升至$60×10^9$/L升至$90×10^9$/L升至$103×10^9$/L，痊愈。最后以归脾丸料加枸杞子、生槐米、旱莲草、黛蛤散作丸巩固。上文摘录于原先的门诊病历，其父为小学教师，唯恐女儿病情反复，故而珍藏。24年来婚嫁胎产，状若常人，并去沪打工。不料病发20余天，于2005年2月23日来诊。鼻衄，牙宣，发斑，血崩。查血小板（PLT）$8×10^9$/L，建议立即住院。入院后以激素等常规治疗，血小板由$8×10^9$/L升至$84×10^9$/L降至$61×10^9$/L降至$53×10^9$/L，疗效不稳。因经济困难，自动出院。

二诊（2005年3月9日）：依然发斑，鼻衄难止。贫血面容，舌苔血染难辨，六脉虚豁带数（88次/分）。复查血小板（PLT）$33×10^9$/L，仍在服用激素（泼尼松50mg/日）。拟用益气养阴、养血宁络之剂，黄芪白及汤（见"方药评述·内服方剂"）出入之。

1.黄芪30g、白及片20g（先煎）、生地黄20g、枸杞子20g、生槐米15g、连翘15g、紫草12g、蝉衣12g、僵蚕20g、仙鹤草25g、黛蛤散30g（分6次冲服）。8剂。

2.连皮花生米、大枣各适量，煮汤炖烂，略加红糖，睡前服之。

3.建议服药5天后，递减激素用量。

结果：2005年3月21日三诊，2005年4月20日四诊，2005年5月10日五诊，2005年6月27日六诊。历110天（2005年3月9日至2005年6月27日），皆以二诊方随证出入之，计服药38剂。血小板由33×10^9/L升至53×10^9/L升至70×10^9/L升至74×10^9/L升至110×10^9/L升至132×10^9/L降至112×10^9/L。递停激素已28天，痊愈。最后以健脾益气、养阴凉血之剂作丸常服巩固之。

黄芪100g、白及片80g、国产西洋参60g、炒白术60g、枸杞子80g、山萸肉50g、生槐米50g、黛蛤散60g、生甘草40g。炼蜜为丸，每服10g，日服2～3次，饭后服。忌食韭菜、花椒、肉桂等动血之品。

按：发斑复发，仅此一例。

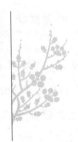

呕血便血

（周期性上消化道出血）

康某，男，22岁，工人。初诊日期：1975年7月28日。

主诉1年内便血5次，休克2次。患者自幼常流鼻血，近年来每隔1～3个月便血或伴呕血1次，每次失血800～1000mL。每发均住院抢救，平时偶见饭后右上腹隐痛不适，吞酸嗳气。外院医家均诊之为上消化道溃疡，奈何4次钡剂造影，均（－）。最后在沪地某医院作胃镜检查：胃窦部黏膜较充血，余（－），提示胃窦炎可能性大。现便黑如漆已2天，来诊。患者青春年华而面色淡白如纸，舌质淡胖，苔薄，脉虚大（78次/分）。血压100/70mmHg。实验室检查：红细胞（RBC）$1.8×10^{12}$/L，血红蛋白（Hb）30g/L，白细胞（WBC）$4.1×10^9$/L，血小板（PLT）$70×10^9$/L；大便隐血（OB）（++++）。中虚不摄，发为远血。以温中和胃、健脾摄血为法，自拟健中止血汤（见"方药评述·内服方剂"）出入之。

1. 炙黄芪30g、炒白术15g、乌贼骨20g（先煎）、白及片20g（先煎）、炒地榆30g、赤石脂15g、生大黄5g、炙甘草8g，另用灶心土300g、黑姜1小块（拍碎）熬水煎药。6剂。

2. 严遵医嘱，调摄饮食。

二诊（1975年8月11日）：投药3剂，黑便已止。然神疲心悸，食纳不香，每至下午足跗浮肿，大便隐血（＋）。拟初诊方去生大黄，加红参15g、怀山药30g、生麦芽20g，6剂。

三诊（1975年8月25日）：患者面现血色，胃纳已兴，足浮全消。

然头昏、心悸、寐浅，舌质正红，脉虚软（74 次 / 分），大便隐血（－）。拟益气养血，补益心脾。归脾汤加味。

炙黄芪 25g、炒白术 15g、朱茯神 25g、红参 10g、远志 8g、炒枣仁 15g、当归身 12g、炙甘草 8g、木香 5g、白及片 20g、桂圆肉 20g。6 剂。

四诊（1975 年 9 月 17 日）：自述服药期间，兼服铁剂补血，加之食疗，恢复甚好，业已上班。然本次发病已 50 余天，接近出血周期，生活固然小心谨慎，但忧郁不安、悬而不释，要求拟方"截治"。

白及片 300g、乌贼骨 150g、参三七 150g、生大黄 60g，研极细粉，每服 3 ～ 5g，日服 2 ～ 3 次，用连根蒲公英 30g、翻白草（当时药房里的假白头翁）15g，煮汤送下。

结果：该患者愈后，调去外地工作，1976 年 11 月 2 日来信说道："来南陵工作后，于当地医院按截治方取药，连服 3 料，已年余未再发病，感谢先生救命之恩。"

按：青年人周期性上消化道出血而难以发现出血病灶者，临床并不少见，无法进行手术治疗，内科保守，是为姑息维持，非为久图之法。对于此类见症而病不明的患者，辨证论治，独具优势。患者饭后脘中隐痛不适，吞酸嗳气，由此"一斑"之症，可知其为中元运摄障碍之证，故而脉络崩溃，见出血难止之候。自拟健中止血汤，功在温中和胃、健脾摄血。切中病机，四诊果然获效。最后以乌及散合乌七散加味巩固，未见再发。以方测病，本例可能属于隐蔽的溃疡出血。

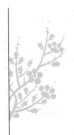

咯血

（支气管扩张）

孔某，男，34 岁，农民。初诊日期：1996 年 5 月 15 日。

患者反复咯血两年，现发病 4 天。血出成口，色鲜红或紫暗相兼，胸胁引痛，口干欲饮，性急寐浅，舌质淡红，边赤，苔薄黄少津，脉弦虚带数（86 次 / 分）。X 线胸片：①右上肺陈旧性肺结核；②支气管扩张。实验室检查：白细胞（WBC）8.6×10^9/L，中性粒细胞比例（NEUT%）0.76，淋巴细胞比例（LYMPH%）0.28，血沉（ESR）5mm/h。木火刑金，灼伤肺络。治以养阴凉肝，清热止血。

1. 生地黄 20g、炒白芍 15g、黄芩 15g、白及片 20g（先煎）、煅花蕊石 20g（先煎）、南沙参 20g、茜草根 12g、怀牛膝 12g、黛蛤散 25g（分 6 次冲）、鲜柏叶 25g。8 剂（先服）。

2. 程氏四味散胶囊：白及片 40g、生大黄 30g、血竭 20g、明矾 10g，研极细粉，装胶囊，每服 3～4 粒，1 日 3 次（后服）。

3. 芥硫浴足散（见"方药评述·外用方剂"）60g，每用少量，用葱捣如泥，加麦面适量，作为饼，浴足后外贴足心，晚贴早去。

4. 百合花生粥食疗（见"方药评述·药膳食疗"）。

二诊（1996 年 6 月 22 日）：服药 4 天，咯血渐停。日前因劳累病发 1 次，略见痰中带血，休息便止。咳嗽未平，牵及胸痛，痰黄白相杂，下午自觉低热（体温正常）。唯恐发病，夜不成寐。舌淡红少苔，脉弦。血络已安，肺肾之阴未复，更以养阴润燥、清金宁嗽之剂。

1. 地骨皮 15g、桑白皮 15g、全瓜蒌 15g、百合 20g、知母 15g、怀山药 30g、麦冬 15g、天冬 15g、南沙参 20g、黛蛤散 24g（分 6 次冲）。8 剂。

2. 百合花生粥食疗。

三诊（1996 年 7 月 19 日）：两月以来，从未大口咯血，然咳嗽未能根除，食寝俱佳，情绪稳定。舌苔薄白，脉来细弦。拟健脾益肺之剂。

1. 党参 15g、炒白术 15g、茯苓 25g、生甘草 8g、怀山药 30g、白及片 20g（先煎）、南沙参 20g、百部 15g、枇杷叶 15g。6 剂（先服）。

2. 参三七 80g、白及片 80g、黛蛤散 80g、蒲黄炭 60g。共研极细粉，每服 3～5g，日服 2～3 次，饭后服，用鲜柏叶 30g（捣碎）煮汤送下（后服）。

按：患者支气管扩张迁延 2 年之久，忧患情绪复杂，精神负担过重，抑郁伤肝，肝阴亏耗，"乙癸同源"，虚必及肾，肾阴虚则"子盗母气"，形成金水不能相济之证，以致阴伤肺燥，血络不宁，咯血不已。方中炒白芍、生地黄、黄芩、黛蛤散，咸寒滋柔，平肝清热；百部、南沙参、枇杷叶，肃肺，清金，止咳。肝郁已舒，肺气既降，痰嗽亦随之渐平，方能建立气和血止之效。鲜柏叶，凉血止血，化痰宁嗽，是治疗肺出血，功效多兼的重要药物；怀牛膝，补益肝肾，导热下行，以免反复。多方组之功力协同，故服用 3 剂血止。照顾远程就医，遂以程氏四味散和四味黛蛤散交替服用。函诊 1 年，基本未发。并嘱弃农经商，避免劳累，不犯郁怒，以期康复。

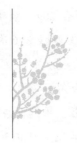

鼻衄

（原因不明鼻出血）

韩某，女，27岁，船民。初诊日期：1980年8月14日。

患者鼻衄14年，近5年来，出血频繁。五官科3次检查，均未发现异常。入夏以来，每5～10天出血1次，少则点滴，多则成碗。用塞鼻止血法，塞左右出，塞右左出，左右皆塞，则从口溢。现发病4天，出血如涌，住入某医院五官科。本次检查发现，左克氏区稍上处见两处黏膜裂伤。实验室检查：红细胞（RBC）2.4×10^{12}/L，血红蛋白（Hb）80g/L，白细胞（WBC）3.6×10^{9}/L，血小板（PLT）110×10^{9}/L。常规处理，拟用各类止血药，内治外塞，观察4天，出血未止，病人要求出院，求治中医。诊其面色萎黄淡白，两鼻塞栓浸血。渴喜冷饮，心烦便燥，舌质嫩红，苔血染难辨，脉细数（100次/分）。肺胃阴伤，气枯血燥，虚火上炽，热迫血溃。速以清热凉血，滋阴止衄。自拟凉血止衄汤（见"方药评述·内服方剂"）。

1. 生地黄30g、水牛角30g（先煎）、栀子炭15g（打碎）、生石膏40g、知母肉20g、天门冬20g、茜草根15g、生大黄8g、怀牛膝10g、鲜荷叶25g。4剂。

2. 小蓟茅根茶（见"方药评述·佐治饮料"），频服代茶。

3. 红黑散（见"方药评述·外用方剂"）10g，外吹鼻中，再用鲜艾叶或鲜荷叶捻成团塞之。

4. 芥硫浴足散（见"方药评述·外用方剂"）100g，每用少量冲水浴足。

5. 少商（双）灯火灸（医者左手固定患者大拇指，右手拇指与中指捏住燃着的蘸油灯心草或纸捻，对准少商穴用食指快速压灭）。

6. 冷湿毛巾敷盖鼻面部。

7. 忌食椒酒辛辣煎炸之品，尤其是葱、蒜、韭菜、麻辣火锅。

二诊（1980 年 8 月 18 日）：药未服完，病人性急来诊，自述服药当晚，大出血 1 次，坚持严守诸治法，子夜之后出血渐少，以后点滴渗血，迁延两天方止。治当加强养阴清热之效，以制上乘之虚火。拟初诊方加黄芩 15g、玉竹 20g，6 剂。

三诊（1980 年 9 月 5 日）：自述由于胃气不和，食减作胀，故间断服药，然病情稳定，偶不小心，捏鼻排涕，用力过猛，亦未见出血。要求拟方巩固，冀于根治。

1. 独圣散（见"方药评述·内服方剂"）300g，每服 5g，加鲜旱莲汁 25mL，沸水冲服，1 日 3 服。

2. 避免暴晒，继续忌口。

按：凡鼻衄如涌，日久不止者，以肺胃阴伤、热炽血溃者居多。唐容川："存得一分血，便保得一分命。"急以清热养阴、凉血止衄为法，内服凉血止衄汤，外吹红黑散，饮以小蓟茅根茶，是为常规治疗。少商灯火灸，是吾师刘惠卿先生治此病常用之法，认为是有效的辅治法，视为不宣之秘。以上诸多治法，联合运用，再次体现了综合疗法治疗危急顽症的应用价值。原因不明的鼻衄，亦常见于 8 ~ 16 岁的儿童群体中，且久治难愈。采用以上治法，每能根治。

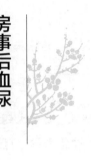

房事后血尿
（前列腺炎、精囊炎）

杨某，男，45岁，富商。初诊日期：1991年8月22日。

患者房事后即发血尿，2～3天自止，已3个月。伴尿频而略见不爽，平时无恙，或偶见精索及少腹隐隐酸痛。泌尿科专家拟诊：①慢性前列腺炎；②精囊炎。服用抗生素类，疗效不显。患者嗜烟好酒，气壮体肥，舌质红，苔黄糙垢（烟染），脉沉细带数（86次/分）。尿检：红细胞满视野，蛋白（PRO）（＋）。湿热久踞肾系，迫血自精窍而出。治之当清热凉血、滋阴止血为法。并建议立即清心寡欲、禁食辛辣为宜。

1. 石韦30g、生地黄30g、知母20g、黄柏15g、怀牛膝12g、茜草根15g、红苍术12g、生蒲黄12g、台乌药12g。6剂。

2. 鲜小蓟、鲜茅根煮水代茶。

二诊（1991年9月7日）：服药2剂，试以行房2次，依然尿血。6剂服完，独宿10天，再次行房后，未见血尿。尿检：RBC（＋），守前法，抄初诊方12剂（分两阶段服用）。

三诊（1991年9月25日）：严遵医嘱，节欲忌口，按时服药，前证已愈，尿检（－），要求拟方巩固。

1. 知柏地黄丸（浓缩丸）2瓶，每服8粒，日服3次，用小石韦（即瓦韦，长于清热，利尿，止血）30～50g，煮水送下。

2. 限制房事（10天1次）。

按：本例患者先农后商，先贫后富，生活奢侈，不免纵情伤肾，阴伤火炽，迫血溢于精道。故情激则欲亢，欲亢则血动而离经溺出。张景岳言："精道之血，必自精宫血海，而出于命门。""此多以酒色欲念，致动下焦之火而然。"因此，必须滋阴降火、清热凉血联合运用。方中，知母、黄柏、生地、石韦，滋阴降火；茜草根、红苍术、生蒲黄，凉血止血；怀牛膝，养肝安肾；台乌药，作引经药，温肾益气是为反佐，"静中有动"以增强诸药之效。前贤云："精道之血不宜利……血滑不痛者不宜利也。"因此治疗此病，八正散、五淋散均非所宜。血止之后，以滋阴降火为主，常服知柏地黄丸巩固之。并严格控制房事，禁食辛辣椒酒，以保持远期疗效。本法亦可用于血精症。

尿血

（膀胱颈糜烂、前列腺肥大手术后）

匡某，男，68岁，干部。初诊日期：2002年7月15日。

患者前列腺肥大，膀胱颈糜烂，泌尿外科施行双重手术（2002年5月20日手术），术后肉眼血尿，迁延不止，尿前尿后均感小腹及会阴部疼痛，尿初血浓，尿中血浅，尿尾色淡，每夜4次左右。近两月来，中外各种高档止血药及抗生素类用之殆尽，血出依然不止而法罄技穷。泌尿科主任荐看中医。患者近日病情有所加剧，大便时尿道口亦点滴渗血。精神紧张，就诊于余。食少寐浅，唇舌偏红，脉来弦大滑数（96次/分），血压140/90mmHg。尿常规：蛋白（PRO）（+），红细胞满视野。证为术后创及脉络，复兼肾阴亏耗，封藏失纳，而血随尿出。治以滋阴降火、凉血宁络之剂。

1. 生地黄30g、黄柏12g、知母20g、茜草根15g、红苍术12g、生大黄5g、怀牛膝10g、栀子炭12g、炒蒲黄12g、生甘草6g、鲜荷叶30g。6剂。

2. 鲜茅根100g（洗净砸碎）、鲜小蓟100g（全草切碎）。水沸下药，再沸离火，呈叶青汤绿之汁，频频代茶。

3. 忌食椒酒辛辣，卧床休息。

4. 年近"古稀"，虽健壮之体亦严禁情欲！

二诊（2002年7月29日）：自述服药4剂，其血渐止，肉眼血尿由深→浅→更浅→淡→无，全程4天，现在尿后略痛，尿检（－）。

1. 初诊方6剂。（先服）

2. 知柏地黄丸（浓缩丸）2瓶，每服8粒，日服3次，作巩固剂。（后服）

按： 此例为常病、常法、常方之治，似乎不应立案。然则值得一提的是：其一，本人常用于下焦出血的一组药对——"红苍术（蓼科拳参，又名草河车）和生大黄"，相须配对，善治下焦出血，效速而著；其二，本例为西医著名专家诚心荐看中医的难症，也是中医的"脸面病"，能不能治好，关系重大。如是，凡我中医工作者，应当竭诚竭智，精心诊疗，力争获得成功，为中国医药学增添光彩。疗效是硬道理，是最有说服力的。高科技产品"立止血"不能奏效者，自然医学的草根树皮加传统的医技，竟能使之"血立止"，说明中国传统医药学，具有强大的生命力。

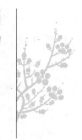

消渴
（尿崩症）

张某，男，20岁，农民。初诊日期：1995年2月16日。

患者烦渴、思饮、消瘦半年，渴喜冷饮，每夜饮水1～2水瓶（2～4L），饮一溲一，尿清而长。实验室检查：血糖（GLU）3.3mmol/L、4.7mmol/L，尿糖（－），尿比重1.002。三家医院内分泌科均确诊尿崩症。结论：无特效药物治疗，以氢氯噻嗪维持。刻诊：神怠形羸，肤发枯萎，弱冠年华，形若老叟，体态惨怯可悲。舌红苔少，略显薄黄，脉细微（88次／分）。胃热津涸，肾失封藏。治以清热养阴、固摄缩泉之剂。

煅牡蛎40g、生地30g、麦冬20g、西洋参10g、北五味子8g、北沙参20g、桑螵蛸15g、益智仁10g、怀山药30g、山萸肉20g。8剂。

二诊（1995年3月5日）：自述每夜饮水2～3次（不足半瓶），虽吃咸鸡，亦无异恙，仍服前方，8剂。

三诊（1995年4月2日）：口渴已止7天，每夜小便仅0～1次。抄初诊方，8剂。

四诊（1995年5月21日）：停药月余，基本康复，青春年华再现，体态健若壮丁，以麦味地黄丸料加桑螵蛸、益智仁，炼蜜丸如绿豆大，每服50～60粒，日服3次，作巩固剂。

结果：追访3年康复。

按：青春之年，生机勃发，病内伤者，一般多为阳盛阴亏之证。"肾为胃之关"，阳明燥热内灼，症见烦渴思饮冷浆；肾阴不足则"关门"开而不合，州都之官（膀胱），不能缩约，则尿出如崩。张子和曰："肾热病者，苦渴数饮，此皆燥热之渴也。"运用甘凉清濡、育阴敛摄之剂，上清胃热，下摄肾关，收效颇佳。此例脉证悉具，辨治不难，泛泛常规之治，能愈不起之疾，仍具有一定的临床意义。从中医学角度来讲，尿崩症与糖尿病是姊妹病，二者均属于消渴病范畴。

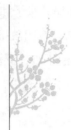

痿证
（低钾综合征）

许某，女，24岁。初诊日期：2002年4月16日。

患者从事印染厂高温工作，环境艰苦，终日汗出如洗。日久时觉四肢疲软无力，稍事休息则愈。尔后突然下肢痿废，不能任步，渐及全身瘫痪，如绵软无骨之人，卧床不起。住院检查：血钾（K^+）2.6mmol/L，其他无异常发现。拟诊低钾综合征。对症治疗，立即缓解。出院时，主治大夫告之说："只有口服氯化钾维持，别无他法。"如此每次口服氯化钾10mL，1日3次，方可行动，否则瘫痪不起，已成为某药房"批钾"大户。历7个月之久（2001年9月～2002年4月）。试看中医来诊，患者神疲气羸，形瘦肉削，步履不力，声低息微，动则汗出涔涔，夜寐梦扰不宁，口渴尿清。舌质偏红，苔薄黄，脉细微而数（100次/分），血压100/66mmHg。阴损气耗，肝肾两伤。治以加味调元生脉饮（见"方药评述·内服方剂"）。

1. 炙黄芪30g、太子参25g、麦冬20g、北五味子8g、炙甘草10g、生白芍25g、川木瓜20g、乌梅15g、制黄精25g、生地黄30g、玉竹15g、煅龙骨30g（先煎）、煅牡蛎30g（先煎）。10剂，如法浓煎头、二汁，共得药1500mL，每服250mL，1日3次，2日1剂。

2. 注意休息，常吃葵花瓜子、瓠子、香蕉、苹果、冬瓜、海带、虾皮汤等。

二诊（2002年5月10日）：服药4剂后，试以递减氯化钾，现每天1

支，食增寐甜，诸恙悉减，形色神态大为改观。再拟前方 10 剂。

三诊（2002 年 6 月 8 日）：患者计服药 20 剂，历 52 天，康复较快，现健步如常，递停氯化钾已 11 天，血压 120/70mmHg，复查血钾（K$^+$）3.9mmol/L。拟补中益气汤加强肝补肾之品作丸以巩固之。

结果：本例经康复治疗，观察调理，血钾维持在正常水平，追访 1 年，痊愈。

按：四肢萎废不用，瘫痪如脱力状，属痿证范畴。西医学的重症肌无力、肌肉萎缩、肌营养不良症、格林－巴利综合征、低钾综合征等均属于此。关于"低钾"，本人每治获效，积有心得，而其他病种（肌无力、萎缩等）次之。看来辨证之方的汤药似乎对于人体调节血钾代谢具有某些特殊作用。本例为高温作业汗出不止，耗气伤津。肝为罢极，肾主作强。兹为肝肾双损，肝伤则筋不能束骨，肾损则骨不能支立，荣卫不行，经脉失养，以致肢体、皮肉、血脉、筋骨枯弱痿软，不能运动，发为痿躄，"五痿"之征，本例悉具。然以阴损气耗、肝肾两伤之证殊为显著，故以此循证论治，一诊得效。关于"治痿独取阳明"之经旨，《赤水玄珠》谓"不可执一而论"，应辨证对待，此言是为临证卓见。本例后期以加味补中益气丸作康复处理，即"独取阳明"之意也。

腰腿痛

（重症腰椎骨质增生、腰椎间盘突出症）

王某，男，48 岁，农民。初诊日期：1995 年 11 月 5 日。

患者腰痛 3 年。2 个月之前因闪腰，以致腰痛及腿，左重于右，循太阳经下行至足，麻木酸胀，肌肤不仁，架双拐而行，状若痿废。X 线示：①第 3、4、5 腰椎增生；②腰椎骶化。CT 示：①腰椎增生、骶化；②第 4、5 腰椎椎间盘膨隆。历更数医，方药无效（服用强筋松、布洛芬、泼尼松、吲哚美辛，并进行封闭、推拿等疗法）。诊其面色灰滞，音容苦楚，舌暗苔白，脉来细涩。血脉阻络，瘀结肾府。治以行气通络、活血荡痹之剂，自拟化坚逐痹汤（见"方药评述·内服方剂"）加味。

1. 威灵仙 20g、制川乌 10g、制草乌 10g、虎杖 15g、炒白芍 30g、甘草 6g、青木香 10g、土鳖虫 10g、麻黄 10g、骨碎补 15g、鸡血藤 30g、川牛膝 12g、粉防己 12g。6 剂。

2. 蝎蜈胶囊（见"方药评述·专用胶囊"），每服 2 粒，煎剂送下。

3. 太乙药袋（见"方药评述·外治辑要"）2 个，外熨。

4. 继服西药镇痛剂（病情缓解后酌情递停）。

二诊（1995 年 11 月 19 日）：其子代诉取药。药后疼痛显著减轻，夜能入眠，翻身转侧自如。再守服前方，1 方 7 剂，2、3 方继用。

三诊（1995 年 12 月 3 日）：自述停服镇痛剂已 3 天，痛、麻、僵、硬基本消失，活动于室内，可弃杖扶墙，能以缓行，但过度活动后，左腿依然酸胀，蹲立受限。守前法。

1. 初诊方 8 剂。

2. 强骨丸（见"方药评述·内服方剂"）100 粒，每服 2～3 粒，每日 2 次，午、晚饭后，用红糖水送下。

3. 化坚逐痹酒（见"方药评述·内服方剂"）加减 1 料：威灵仙 40g、制川乌 15g、制草乌 15g、虎杖根 30g、乳香 10g、没药 10g、土鳖虫 20g、骨碎补 20g、青木香 15g、蜈蚣 5 大条、川牛膝 15g、粉防己 20g、麻黄 15g。浸白酒 2000mL，密封备用，每服 1 小酒杯，日服 2～3 次。

4. 太乙药袋 2 个，外熨。

服法：汤剂、丸剂、酒剂各服 4 天，停药 4 天，依次交替，循环服用，计 16 天为 1 疗程。

四诊（1996 年 2 月 11 日）：患者经治 3 个月，弃杖来诊，行动自如，基本痊愈。然逢阴雨或久行，略见酸痛不适，要求影像复查，结论同前，以为祸根仍在，贻患未除，愁上眉头。遂以良性诱导，施以"暗示"，并建议勿作强劳累，继用强骨丸与酒剂 6 天交替服用巩固之。

结果：3 年后（1999 年 3 月 28 日）带邻人来诊，告以康复。

按：本例为综合性腰椎骨关节病，治疗殊为棘手。"痹者，闭也；痹者，滞也"，闭滞不通，治之必先攻逐。"用药如用兵"，首先服用活血通络、化坚逐痹功力较强的化坚逐痹汤，力求达痹迅厉，急缓其苦；待症状缓解后，再改用汤、丸、酒剂交替循序服用。此为效仿用兵之法，拟定攻、守、治的用药步骤。其中停药 4 天，具有一定的临床意义，主要是令其药力作用发挥殆尽，留给机体正气自然修复的一段时间，旨在攻邪而不伤正，邪去正安，平稳地恢复健康。这是治疗痹证后期较为理想的治疗法则和用药程序。

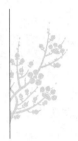

项臂痛

（神经根型颈椎病）

冯某，男，58 岁，教师。初诊日期：1986 年 9 月 5 日。

患者右上肢麻木疼痛 2 年，痛剧 3 月。枕项板滞不灵，紧缩痛麻，循肩、肘、腕放射，下达指尖，活动不利，握笔难书，昼轻夜剧，不能安寐。颈椎 X 线示：①第 1 ～ 7 颈椎普遍增生；②第 4 颈椎变形；③第 4 ～ 5 颈椎骨桥形成；④颈椎退行性变。拟用推拿、牵引、服药治疗，乍缓乍剧，终是无效。诊其面色偏暗，舌质淡紫，苔薄白，脉弦细（78 次/分），手三里穴压痛明显。血压 120/90mmHg。血行不畅，脉络痹阻。治以活血理气，化瘀止痛。化坚逐痹汤（见"方药评述·内服方剂"）出入之。

1. 威灵仙 20g、制川乌 8g、制草乌 8g、虎杖 15g、赤芍 15g、炒白芍 15g、甘草 6g、青木香 12g、土鳖虫 10g、葛根 30g、骨碎补 15g、片姜黄 12g、麻黄 8g、鸡血藤 30g。6 剂。

2. 蝎蜈胶囊（见"方药评述·专用胶囊"）2 袋，每服 2 粒，随汤剂送下。

3. 强骨丸（见"方药评述·内服方剂"）40 粒，每晚睡前服 2 ～ 3 粒，红糖水送下。

4. 太乙药袋（见"方药评述·外用方剂"）外熨项部。

5. "划梅花"颈椎操（见"方药评述·外治辑要"），每天 1 ～ 2 次。

二诊（1986 年 9 月 19 日）：自诉应用诸法，疗效显著，病已去七成，然夜间仍见右臂轻微痛麻。守前方 8 剂，继服强骨丸，坚持做颈椎操。

三诊（1986 年 10 月 8 日）：基本痊愈，转头回顾，略有酸麻之感。拟化坚逐痹酒（见"方药评述·内服方剂"）加减。

1. 威灵仙 40g、制川乌 10g、制草乌 10g、虎杖 20g、制乳香 10g、制没药 10g、土鳖虫 20g、片姜黄 20g、骨碎补 20g、青木香 15g、川蜈蚣 6 条、麻黄 15g，浸酒服。

2. 强骨丸 100 粒，每服 2 粒，每日 2 次。

服法：1 方服 6 天，2 方服 4 天，停药 4 天，如此循环，依次交替服之。

按： 神经根型颈椎病，临床最为多见，占颈椎病发病类型的 60% ～ 70%，属于中医学肩臂痛范围。《灵枢·经脉》曰："不可以顾，肩似拔，臑似折。"其所描述的症状，恰似本病，可见中医学很早就对此类疾病有所认识。其主要病机是"气血瘀滞，脉络痹阻"所致。西医学认为，由于骨退行性变，导致血管神经受到挤压，发生充血、水肿、炎性反应及传导特性损害，故而出现以上一系列的症状。按照消坚逐痹、活血化瘀的治疗方法，选用自拟化坚逐痹汤、化坚逐痹酒出入，配合强骨丸联合应用，恰中病机，达到营和气达、痹通脉畅的治疗目的，故奏效甚捷。"划梅花"颈椎操的功效亦不可忽视。

足躄

（脊髓型颈椎病）

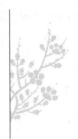

齐某，男，54 岁，农民。初诊日期：1997 年 1 月 21 日。

患者于 4 个月前，渐觉四肢麻木酸痛，状若电击，下肢尤甚，足踏地如履沙滩，如踩棉花，近 2 个月来日益加剧，蹒跚其步，将成半残。某医院 CT 结果：①颈椎第 5 ～ 6 椎间盘突出；②椎管狭窄。建议手术。因经济窘困，要求服用中药，观察治疗。诊其舌质淡红，苔薄白，舌下紫络隆起，脉来弦大（76 次 / 分），血压 140/90mmHg。气滞脉阻，将成痿躄。拟行滞活血、化瘀通络之剂。化坚逐痹汤、化坚逐痹酒（见"方药评述·内服方剂"）加减之。

1. 威灵仙 20g、赤芍 20g、片姜黄 12g、土鳖虫 10g、葛根 30g、羌活 10g、地龙干 25g、补骨脂 12g、骨碎补 15g、当归尾 12g、甘草 8g。8 剂。

2. 蝎蜈胶囊（见"方药评述·专用胶囊"），1 次 2 粒，1 日 3 次，汤药送下。

3. 强骨丸（见"方药评述·内服方剂"），1 次 2 粒，每晚 1 次。

4. 威灵仙 40g、参三七 30g（打碎）、制乳香 10g、制没药 10g、土鳖虫 20g、骨碎补 20g、片姜黄 20g、青木香 15g、蜈蚣 6 条、麻黄 15g，浸白酒 4 斤（2000mL），每服 1 小酒杯，日服 2 ～ 3 次。

按： 脊髓型颈椎病，有致残可能，宜尽快拟用手术治疗。本例则限于经济条件要求服用中药，求治于余。处理方法上，首先应说明病变的严重情况和发展趋势（有致残之虞），再予上方随证加减，交替服用。三诊之后，症状大为改善；五诊之后，症状基本消失。历诊七次，3个月余，服药46剂，药酒2料，强骨丸500余粒，1997年6月13日第七次来诊基本痊愈。已能从事家务劳动，并能步行10km，尚无异感。半年后追访，除过分劳累后，左右大趾交替麻木外，余无异常感觉。

鹤膝风

（化脓性膝关节炎）

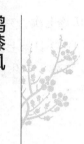

石某，女，40岁，农民。初诊日期：1995年9月7日。

患者右膝关节酸痛4个月，月余之前某医予以局部封闭治疗，操作时消毒不严，引发感染。术后渐见肿痛，日益加剧，恶寒壮热，体温38℃～40℃，痛楚不堪，几欲自尽。投用各类抗生素，病情难制。骨科摄片、穿刺拟诊为化脓性关节炎，决定住院手术，病人拒绝，来诊。症见蓬头垢面，痛苦病容，汗出湿衣，呻吟哭叫。右膝关节红肿如球，手不可近，扪之灼热，有脓波应指，膝围56cm，上下肌肉，已见削细。舌红，苔黄糙，脉数实（116次/分），体温38.8℃，实验室检查：白细胞（WBC）13.4×10^9/L，中性粒细胞比例（NEUT%）0.90，淋巴细胞比例（LYMPH%）0.10，血沉（ESR）60mm/h。湿毒壅结，瘀热成痈。治以清热化湿，托毒排脓。

1.蛇葡萄根50g（先煎）、红藤30g、虎杖20g、野菊花15g（后下）、炒苍术12g、生薏米30g、赤芍20g、川牛膝12g、白芷12g、甘草8g。6剂。

用冷水先煎蛇葡萄根30分钟，离火后下诸药搅匀，浸泡2小时，沸后小火煮20分钟，后下野菊花待沸，得汁750mL，每服250mL，1日3次分服。药渣用温水浸泡，次日大火煮沸后小火再煮20分钟，服法同上。

2.鲜忍冬藤、鲜乌蔹莓（全草）煮水代茶，4天交替（见"方药评述·佐治饮料"）。

3.鲜乌蔹莓（全草）捣烂如泥，摊塑料布上，约 2cm 厚，撒少许樟脑，外敷患处，24 小时换之。

4.停用一切西药。

二诊（1995 年 9 月 20 日）：婆母代诉取药，如法治之 12 天来，肿消热退，痛轻而止，已能下床大小便。拟初诊方再进 8 剂，其他治法同前。

三诊（1995 年 10 月 12 日）：计用药 14 剂，历 37 天，肿痛完全消失，病人步行来诊，激情陈词，判若两人。膝围由 56cm 缩小至 43cm。然而入厕蹲立依然受限，久行则不适。更以活血散结、行气通络法为主，旨在减少粘连，活利关节。

1.赤芍 20g、炒白芍 20g、虎杖 15g、接骨木 30g、红花 12g、青木香 12g、甘草 8g、川牛膝 12g。8 剂。

2.强骨丸（见"方药评述·内服方剂"）每服 2 ～ 3 粒，1 日 2 次。

服法：1、2 方 4 天交替服之。

按：此例为鹤膝风之阳证（阴证为膝关节结核）。患者因封闭治疗消毒不严，造成感染，多种抗生素联合运用无效，而致关节腔积脓，形成医疗纠纷，酿成"医闹"。家属雇一张板车，拉着患者，见医院就进，生活一切，当事医家全包，除索要赔偿外，还扬言："如果残了，就要养活她一辈子！"医家尴尬求助，激发了我的同情心理，决定拿下险疾，以护同道。由于瘀热湿毒搏结于关节，邪深病笃，非仙方活命饮、五味消毒饮、银翘地丁类传统治法所能奏效。必用蛇葡萄根、红藤、虎杖等大剂，清热败毒，活血消痈；辅以炒苍术、薏米、白芷，温燥辛化，除脓定痛，作为反佐，以行药势；赤芍、川牛膝引药下行，直捣病所。非此剂重力专，殊常之方，不能取效。三诊恢复期，不失时机地应用强骨丸，活血消坚，破瘀散结，有防止关节粘连（防残）、恢复关节正常功能的特殊作用。对于此类疾病，吾每用之，效验颇著。

蛇葡萄根、乌蔹莓均为葡萄科植物，药源甚广，既经济又效显，专于清热败毒、散瘀破结、祛风除湿、活血止痛，现代实验观察具有广谱抗菌作用。治疗化脓性感染所致的各种疖、肿、疔、痈，内服外敷，均有奇效。实为疮家之无上圣药，医家所必备之品。

热脚气

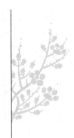

（痛风性关节炎）

李某，男，46岁，汽车司机。初诊日期：1997年6月21日。

患者左拇趾关节红肿疼痛，反复3年不止，每因过度劳累或饮酒之后则复发加剧，痛不可忍，不能着地，反复就医，均诊之为痛风。服用别嘌醇、秋水仙碱、吲哚美辛等治疗，病情缠绵，难以控制。今病发3天，诊其：中年油腻之人，外候痰浊之体，肤腴腹大，舌质暗蓝，苔浊腻而垢，脉弦实。血压160/96mmHg，血尿酸（UA）660μmol/L。湿热壅结，发为脚气。以清热利湿、宣痹通络为治。并注意节制饮食（酒肉），坚持锻炼，多饮茶水，建议参考痛风疗养须知（见"专病论治·疗养须知"）进行调养。

1. 炒苍术15g、黄柏15g、虎杖20g、生薏米40g、生白芍30g、生甘草8g、粉防己12g、川牛膝12g、威灵仙20g、泽泻30g。12剂（分2个阶段服用）。

2. 薏米赤豆粥食疗。

3. 鲜乌蔹莓（全草）捣烂外敷患处。

4. 忍冬藤茶（见"方药评述·佐治饮料"）时饮。

二诊（1997年9月4日）：自诉服药2剂，4天后其痛渐止，疗效显著。之后带药外出，服完6剂，肿痛消失。并停服一切西药，食谱略有放宽。2个月以来仅小发作1次，发病时开始按第二疗程服药，3天后病情得到控制。发作次数减少，症状明显减轻。舌质略显紫大，苔薄白，脉如前。查血尿酸（UA）440μmmol/L，守前法。

1. 前方 12 剂（分 2 个阶段服用）。

2. 黄柏 120g、炒苍术 120g、赤芍 40g、生白芍 40g、甘草 40g、川牛膝 60g、粉防己 60g、虎杖 100g、威灵仙 60g、泽泻 80g。炼蜜丸如绿豆大，每服 50～60 粒，日服 3 次，饭后服，作巩固剂。

3. 继续按痛风疗养须知安排生活。

三诊（1998 年 2 月 13 日）：函诊："严格遵守您的指导，按章办事，5 个月来基本未曾发病。不过劳累过度，多食肉类，略见微痛，稍加注意后即止。3 年来从未这样安泰，您的药方胜过别嘌醇……请您再制丸 2 剂，以备常服。"

按：张景岳谓："风痹一证，即今人所谓痛风也。"张氏所指的痛风，实际上是指痛无定处、游走无常的风痹（风湿），中医学的热脚气，才是西医学中因嘌呤代谢紊乱而导致的痛风性关节炎。热脚气在古时是士大夫病。汪讱庵云："自内伤得者，生冷茶酒及油面湿热之毒。湿性下流，故注于足……胫肿掣痛为异耳。"因酒食厚味过度，湿自内生，以致湿郁生热，湿热相搏，下注于足，壅结为患。虎杖合六妙散，具有燥湿清热、活血通络、祛风化坚、消肿止痛作用。方中泽泻、防己二味，增强渗湿利水、泄热排浊的功效，使大量湿毒（尿酸），从小便排出。薏米赤豆粥，淡渗清热，散血消肿，药食兼备，是治疗热脚气最理想的食疗。《千金要方》认为："湿毒中人，酿成脚气……人瘦者易治，肥者难治。"提示应做到节食减肥，坚持锻炼，才能利于康复。据报道，这种文明病，1948 年国内仅报告 2 例，1958 年报告 20 例，皆老年病。现在日子过好了，美食安居，好逸恶劳，发病率难以计数，且发病年龄下移至 30 岁左右者比比皆是（本人曾接诊一男孩，16 岁患脂肪肝，20 岁又患痛风）。本例医患合作甚好，能做到"节食、锻炼"，故顽绵之疾，疗效显著。

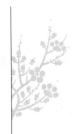

附骨疽

（慢性骨髓炎）

张某，女，39岁，农民。初诊日期：1990年8月30日。

患者于18年前，患右股骨化脓性骨髓炎，迁延难愈。先后住院3次，手术3次。现已形成窦瘘，终年脓水淋漓，硬肿难消，苦楚不堪，已成半残之体，有时依杖方能移步。月余以来，创口硬肿而痛，面积增大，有急性复发之势。诊其形神两惫，痛苦面容，舌暗红，苔薄黄，脉细数（106次/分）。体温38.6℃。血检：白细胞（WBC）$5.6×10^9$/L，中性粒细胞比例（NEUT%）0.72，淋巴细胞比例（LYMPH%）0.28，血沉（ESR）86mm/h。此为湿热毒邪，深入经隧，流注骨骼，经脉阻滞，血凝毒聚。治以清热败毒逐邪，活血通络排脓。自拟四妙败毒饮（见"方药评述·内服方剂"）加减。

1. 黄柏12g、炒苍术12g、蛇葡萄根40g（先煎）、红藤30g、虎杖15g、白蚤休12g、白芷12g、皂角刺15g、川牛膝12g、生甘草8g。8剂。

2. 鲜乌蔹莓茶（见"方药评述·佐治饮料"）。

3. 局部常规清创，以敷料保护。

4. 佐以食疗扶正。

二诊（1990年9月18日）：硬肿已见消退，脓水分泌减少，热退痛缓，病减五成。惟大便溏稀，日行2～3次。拟前方改虎杖10g，8剂。

三诊（1990年10月11日）：创口明显缩小，脓水已净，试以弃杖能行，丈夫代诉取药。再拟二诊方8剂。

四诊（1990 年 11 月 16 日）：溃疡已敛，弃杖来诊，除步行略见偏跛外，状若常人，计服药 24 剂，历 70 余天告愈，遂以活血败毒、软坚化结之剂作丸常服。

1. 乌蔹莓根 200g、白蚤休 80g、浙贝母 80g、香白芷 60g、紫背天葵子 60g、川牛膝 40g、甘草 40g、土鳖虫 40g。炼蜜丸如绿豆大，每服 50 ～ 60 粒，1 日 2 ～ 3 次，饭后服。

2. 强骨丸（见"方药评述·内服方剂"）100 粒，每服 2 粒，日服 2 次，淡红糖水送下。

服法：1 方服 10 天，2 方服 4 天，停 4 天再服。

按：骨髓炎是一种病邪深沉，病势重笃，附骨成疡，缠绵难愈的化脓性疾病。早期由于治不规范或不彻底，而酿成慢性溃疡，脓水淋漓，积年不敛，进一步发展则死骨叠生，形成窦道，损及筋骨，蒙受半残之苦，抱疢一生。

本病早期阶段，可见寒战高热，患肢疼痛彻骨，外候微红发热，隆肿骨胀，在痈脓未成之时，医者应怀恻悯之心，勿失良机地用心截治，顿挫病邪，扼制贻祸，及时拟用四妙败毒饮加减，重用蛇葡萄根合鲜乌蔹莓根内服外敷，力争使致残之疾，尽可能消灭在萌发之初，"此为良医之用心，而亦治医之最上乘也"（张山雷）。奈何中医内科很少接诊早期患者。本人曾收治几例首诊者，拟用此法此方实践之，其疗效为治疗该病的传统方剂和各种类抗生素所不及。

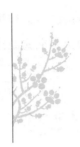

带下

（宫颈炎、宫颈糜烂、慢性盆腔炎、子宫内膜炎、附件炎）

肖某，女，41岁，工人。初诊日期：1997年5月22日。

患者带下黄浊如脓，腥臭不堪，房事则出血而病情加重，少腹坠痛，引及腰尻及二阴，阴痒，尿灼，入暮低热，行经则剧。妇检：①慢性盆腔炎；②附件炎；③宫颈糜烂Ⅲ度。拟用冲洗上药和"激光"治之，愈而复发，迁延不已。诊其面色晦暗，蝶斑如云，舌质偏红，脉细弦稍数。湿热之邪，下注胞宫，发为带下。治以燥湿清热，涤秽浣带。

1. 红藤六妙饮（见"方药评述·内服方剂"）加土茯苓30g、墓头回15g、制香附12g、柴胡10g，8剂。

2. 八髎拔火罐（见"方药评述·外治辑要"）。

3. 牛西西、桃树叶任取1味，切碎煮水坐浴外洗。

4. 参照慢性盆腔炎疗养须知（见"专病论治·疗养须知"）调养。

结果：守前方加减，治疗3个月，服药50余剂，愈。

按：《史记·扁鹊传》描写秦越人："过邯郸，闻贵妇人，即为带下医。""带下医"在这里泛指妇科而言。古代谓妇人带脉以下的疾病，均称"带下"（广义）；现代则是以妇科病变所排出的分泌物命名（狭义）。《巢氏病源》有五色带下的论治，但临床每以黄白带下是为多见。皆为湿热互结胞宫，带脉失去摄约所致，是妇科生殖系统急、慢性炎症的特有症状，故有"十女九带"之说。治以清热燥湿、淡渗涤秽为主，湿浊一去，带下自止。尝谓："带无止法。"傅山制浣带汤的"浣"字用法颇为贴体，即涤除、清洗之意。然分析其方意，似乎名不副实。该方实际是主治带下清稀、质薄如水、脾虚不摄的虚性带下，是补涩而不是浣涤。故临证施方，必须审证用药，不可执一而论。

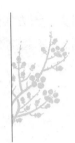

血崩

（青春期功能性子宫出血）

周某，女，16 岁，学生。初诊日期：1993 年 5 月 24 日。

患者 14 岁月经初潮，期与量均不正常，两年来期衍不准，经量甚多，曾住院 2 次，拟诊为青春期功能性子宫出血。本次行经，血出如崩，4 天不止，因失血性休克住入某医院妇产科。常规治疗，拟用卡巴克洛（安络血）、酚磺乙胺（止血敏）、琥珀酰明胶（血安定）、巴曲酶（立止血）、断血流、雌激素等，并输血 7 次计 2600mL，18 天来反复不止，方药用遍，法罄技穷。主治医生建议：①摘除子宫；②立即转院。父母悲痛欲绝，泣求会诊。刻诊：患者脱血面容，声低息微，舌淡，苔薄，脉虚芤（68 次/分），血压 70/50mmHg。检查血常规：红细胞（RBC）0.6×10^{12}/L，血红蛋白（Hb）25g/L，白细胞（WBC）5.4×10^{9}/L，血小板（PLT）60×10^{9}/L。冲任两伤，气陷血脱。治以益气培元，固摄冲任，立求止崩，再为澄源。方用自拟塞流止崩汤（见"方药评述·内服方剂"）加减之。

1. 乌贼骨 20g（先煎）、鹿角霜 20g（先煎）、煅龙骨 20g（先煎）、炙黄芪 25g、炒地榆 30g、茜草根 15g、炒蒲黄 12g、炒白芍 15g、山萸肉 12g、川续断 15g、红苍术 12g。6 剂。

2. 人参 50g，切片，每用 10g 煮水代茶频服。

3. 百会穴艾条温和灸 10 分钟（上午），隐白（双穴）艾炷中间灸三壮（下午）。

二诊（1993 年 6 月 2 日）：其母心情喜悦地低声说道："女儿得救了。"

仅服药 2 剂，其血渐止，观察 4 天，拟将今日出院。患者脉证如前，额汗涔涔，精神委顿，气短懒言，崩血方止，气血大亏。速当益气填冲，调补肝肾，加强固摄之功，以杜再溃。

1. 炙黄芪 25g、炒白术 15g、鹿角霜 25g（先煎）、煅龙骨 25g（先煎）、仙鹤草 20g、当归身 15g、山萸肉 12g、炒白芍 15g、淫羊藿 20g、枸杞子 20g。8 剂。

2. 继服西药（铁剂、维生素 C 等）。

3. 继服独参汤。

4. 继灸百会、隐白两穴。

三诊（1993 年 6 月 18 日）：其母激情笑言：“女儿住院 28 天，用了大量的高档止血药和雌激素，血崩难止，最后竟要摘除子宫，若如其说，女儿岂不是可怜一生。服药两剂血止，折人民币几十元，中医药使我女儿完人再生，终生难忘报答之恩！”患者食寝已复，气生血长，面部带有几分华色，舌质淡红而润，六脉略显虚豁。血红蛋白从 26g/L 上升至 70g/L。拟二诊方去鹿角霜、煅龙骨，加川续断 15g，8 剂。

四诊（1993 年 6 月 29 日）：出院以来第一次行经，色质正常，3 天未净，恐其血出不止，要求服药维持。拟初诊方 3 剂。

五诊（1993 年 7 月 13 日）：本次月经周期仅 14 天，然 5 天即净。复查：红细胞（RBC）3.45×10^{12}/L，血红蛋白（Hb）95g/L，白细胞（WBC）4.5×10^9/L，血小板（PLT）80×10^9/L。征方巩固，再以健脾益气、调补冲任为法。

炙黄芪 150g、炒白术 80g、当归身 80g、人参 60g、山萸肉 50g、川续断 50g、炒白芍 50g、仙鹤草 60g、淫羊藿 60g、枸杞子 60g、桂圆肉 50g、大枣 100g，常规熬膏，冷藏备用，每服 2 汤匙，早、晚饭后服之。

六诊（1993 年 10 月 14 日）：3 个月以来，行经基本正常。今患急性黄疸型肝炎来诊，疑为住院大量输血所致。

按：本例为血脱气散之危候，血证大家唐容川说：“此时血之原委，不暇究治，惟以止血为第一要法。”急用益气固冲、收摄止崩之法：自制塞流止崩汤加以温和灸百会，固脱举陷，益气升阳；艾炷中间灸隐白穴，补脾摄血。灸药并用，内治外疗，奏效迅捷。从整个治疗过程来看，中西医结合的重要性不言而喻。孟子曰：“无恻隐之心，非人也……恻隐之心，仁之端也。"万密斋言:"医者,仁术也,博爱之心也……苟能活人之多,则一世之功也。"故医家临证应心怀恻隐,同情疾苦,力争在治疗过程中保持患者心身完美而走向康复。试想,对一位年仅 17 岁的花季少女,采取切除子宫的方法来治疗"功血",一句话置人于半死,若如其行,岂不半残度日,抱恨终生!《韩氏医通》谓:"医者,圣智之长,神明之业也。"医家如不尽心尽责地为病人着想,确实是有负于先贤给予的高尚而神圣的评价。"古来医道通仙道,半积阴功半养身。"(《育婴家秘》)做人为医,如是此理。

郑某，女，36 岁，工人。初诊日期：1989 年 11 月 11 日。

患者 10 年前因前置胎盘剖宫产，自此月经失调，经前 4～6 天，以头痛为先兆，渐腹痛，临经痛甚，进行性加剧，乃至牵及"阴股"之下，严重时则呕吐，昏厥（疼痛性休克）。经色晦暗，或夹血块，淋沥难净。妇科专家拟诊为继发性痛经，治以姑息疗法，初时有效，久则如故。现在只好口服止痛片维持，病已 5 年。诊其舌质偏蓝而暗，苔薄白，脉细而不扬。证属瘀血内结胞宫，冲任气滞难行。治以活血清热，行滞止痛。

1. 八味拈痛汤（见"方药评述·内服方剂"）加生茜草根 15g、益母草 15g、丹皮 12g、红苍术 12g。8 剂，于经期前先兆初见之时连服 4 剂，8 天服完，经行药不停。

2. 太乙药袋（见"方药评述·外用方剂"）2 个，痛发时外熨。

3. 嘱经期注意休息保暖，调节情志，四肢勿入冷水。

二诊（1990 年 3 月 23 日）：第一个月如法服药，疼痛明显减轻，行经 2 天痛止，未用止痛药；月经仍须 10 余天方净，然血块已少。第二个月基本痛止，月事 7 天即净，药袋外熨未停。5 年之病，一诊得愈。求方巩固。

1. 八味拈痛汤 6 剂，每月经期前 5 天，连服 3 剂。

2. 桂枝茯苓丸料加全当归、红苍术、制香附、台乌药，炼蜜丸如绿豆大，每服 50～60 粒，日服 2～3 次，平时服。

　　按：痛经辨治，亦分寒热虚实。大体凡原发性痛经多冲任气滞，血行不畅；继发性痛经多瘀热内阻，胞宫留邪。一般来诊者主诉"痛经"，再问之，余无恙。详审脉、舌、证，均无明显指征，无证可辨，故当突破成规，不循常制，以专病专方八味拈痛汤，酌情加减处之，即可获效。继发性痛经，行经后若伴有湿热带下，秽浊如脓者，多见于慢性盆腔炎、附件炎、子宫内膜炎、盆腔粘连症、盆腔淤血综合征。其特征为：平时小腹痛胀连及腰骶，坠重状若"临盆"，行经痛剧。此类痛经平时须服用红藤六妙饮和加味桂枝茯苓丸，经前服用八味拈痛汤，逐月调理，可以治愈。至于顽固性痛经久治不愈者，不论原发性还是继发性（包括膜样痛经、盆腔粘连症、盆腔淤血综合征、子宫腺肌症等），总是偏寒者多，寒则凝滞，凝滞则痛。只要虚损、湿热症状不明显者，不管经期早至或推后，方中均可加入少量温宫逐寒之品。如轻用吴茱萸、制附片、炮姜，或重用香附、当归，于经前 5 天开始服用。经后第 16 天每晚服强骨丸 1 ~ 2 粒（服用汤药时停用），用当归养血膏送下，再用太乙药袋温熨小腹，连续数月，其效颇著。

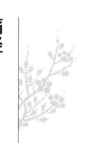

痛经（子宫腺肌病）

病案一（寒凝血瘀证，宫寒）：

吴某，女，36岁。初诊日期：2019年1月30日。

患者经期腹痛3年，确诊为子宫腺肌病1年。2018年12月6日阴超示：子宫前、后壁分别见约36mm×31mm、45mm×40mm低回声区，肌层界限欠清晰。孕4生2流2存2，现避孕。主诉"痛经"之症甚是严重（++++），每逢经期，痛如绞割，状若上刑，恶心呕吐，冷汗淋漓，卧床难起，甚至晕厥（疼痛性休克）。无法忍受，必须使用止痛剂治疗（仅能减轻疼痛，有时甚至无效），经净后腹痛方缓，痛苦至极。西医妇产科给予亮丙瑞林治疗，出现阴道流血异常反应，停用；建议切除子宫手术治疗，拒绝。经期规律，7～8/28～32，末次月经（Lmp）2019年1月15日。经量偏少，色暗，有血块，带下如常。纳、寐、便尚调，素体畏寒，舌质淡暗，苔白，脉细稍数。拟温宫散寒、活血化瘀、消癥定痛之法。

1. 赤芍25g、炒白芍25g、炒吴茱萸8g、鸡血藤30g、炙甘草8g、生黄芪30g、当归头15g、熟地黄25g、川芎12g、丹皮15g、鹿角片20g（先煎）、茯苓30g、桂枝10g、三棱12g、莪术15g、土鳖虫10g、制香附15g。9剂，2日1剂，平时服。

2. 生黄芪30g、炒白芍30g、全当归12g、生蒲黄12g、五灵脂15g、小茴香6g、延胡索20g、川楝子15g、鹿角片20g（先煎）、山萸肉15g、制川乌6g、制草乌6g、制乳香10g、炮姜8g、炙甘草8g。5剂，2日1剂，取干净细纱布过滤药液，行经前 2～3 天始服，至经净结束。

3. 太乙袋（见"方药评述·外用方剂"）1 个，外用热敷。

4. 芥硫浴足散（见"方药评述·外用方剂"）100g，每取 5～10g，适温热水浴足。

5. 吴茱萸粉 50g，每取 2～4g 加葱泥调匀如小饼（1 元硬币大小），睡前浴足后贴敷涌泉穴。

6. 嘱注意小腹、足部保暖。

二诊（2019 年 3 月 4 日）：此次行经疼痛减轻，痛 5 日，可耐受，未用止痛药。Lmp2019 年 2 月 16 日，7 日净，量色如前。

1. 拟初诊 1 方改桂枝 12g，9 剂。

2. 初诊 2 方如前，4 剂。

3. 太乙袋、芥硫浴足散、吴茱萸粉继用。

三诊（2019 年 4 月 10 日）：此次经间期因失慎受寒而至腹痛 3 日，后自缓。Lmp2019 年 3 月 19 日，8 日净，痛 4 日。症状缓和，经量仍少，色暗，血块转少，舌脉参前。

1. 拟初诊 1 方改桂枝 12g，加鬼箭羽 20g、炙鳖甲 20g（先煎）。9 剂。

2. 初诊 2 方去黄芪，加赤芍 25g、川芎 12g，改当归 15g。4 剂。

3. 余方如前。

四诊（2019 年 5 月 8 日）：此次行经腹轻痛，Lmp2019 年 4 月 18 日，6 日净，痛 2 日。经量较前多，色转红，少见血块。效不更方。

1. 拟三诊 1 方，9 剂；2 方，4 剂。

2. 外用方案如前。

3. 水蛭胶囊（见"方药评述·专用胶囊"），每服 2 粒，1 日 3 次。

五诊（2019 年 6 月 3 日）：病症平稳，此次行经仅觉微痛，Lmp2019 年 5 月 16 日，7 日净，痛 1 日，量色渐调。复查阴超示：子宫前壁见 31mm×24mm、后壁见 39mm×34mm 低回声区，肌层界限欠清晰。效不更方，四诊方案全用如前。

结果：患者后继又复诊三次，法、方、药、熨，随证增损，病情稳定，"痛经"渐愈。于 2019 年 10 月 10 日复查阴超示子宫前壁见 3mm×20mm、后壁见 33mm×30mm 低回声区。嘱注意保暖，停药观察，如无反复，"大雪"之后拟冬日调补，以控复发。

2019 年 12 月 11 日应邀复诊调补，诸症悉平，经水调律，或因受寒偶觉小腹不适，复查阴超，所示近如 2019 年 10 月 10 日。舌淡，脉沉细，拟温阳补益之剂调理之。

病案二（湿热瘀滞证，宫热）

王某，女，39 岁。初诊日期：2019 年 7 月 15 日。

患者经期右下腹疼痛 1 年，经外院检查并确诊子宫腺肌病 3 月余，服用双氯芬酸钠片、桂枝茯苓胶囊治疗 2 月余（效逊）。孕 3 生 1 流 2 存 1，现避孕。月经先期，6～8/22～24，Lmp2019 年 7 月 10 日。经量偏多，色红，少有血块，带下黄浊生垢。经期右下腹疼痛（+++），情绪波动明显，经净后症状自缓。纳尚可，时觉口干。手足心热，寐浅欠安。面生色斑，大便时结。舌淡，苔薄，脉弦细。拟清热化湿、活血行瘀之法。

1. 柴胡 15g、赤芍 30g、炒白芍 30g、川牛膝 12g、红藤 30g、败酱草 30g、制香附 12g、黄柏 15g、炒苍术 12g、菝葜 20g、延胡索 20g、川楝子 15g。7 剂，2 日 1 剂，经净后服。

2. 吲哚美辛栓 1 盒，1 日 1 粒，纳肛。（备用）

二诊（2019 年 8 月 16 日）：本月行经腹痛缓，Lmp：2019 年 8 月 5 日。吲哚美辛栓未使用，拟初诊方加台乌药 15g，8 剂。

三诊（2019 年 9 月 30 日）：二诊中药 8 月中下旬即服毕，2019 年 8 月 30 日行经已无明显不适，诸症悉平而向愈，遂自行停药 1 月，Lmp：2019 年 9 月 26 日。刻下病症反复，腹部轻度疼痛，经量偏多，经前略见黄带。

1. 拟初诊方去延胡索、川楝子，加丹皮 15g、川芎 15g、当归 12g、三棱 12g、莪术 15g。12 剂，经净后服。

2. 吲哚美辛栓纳肛。

四诊（2019 年 10 月 30 日）：本次行经无异常不适，Lmp：2019 年 10 月 24 日，4 日净，量色如常。色斑消退明显，带下正常。效不更方，拟三诊方 15 剂。

结果：因患者常居省外，往来不便，后续通过网络复诊 3 次，已无异常，故均拟三诊方案改丸散剂巩固之。2020 年 10 月 14 日患者因病症轻度复发前来就诊，故再拟三诊方 10 剂，一诊复愈。

按：在中医理论及认知中，"子宫腺肌病"应归于"癥瘕积聚"范畴。

《医宗金鉴》有云："凡此诸证，皆有新产之后，经行之时，不知谨避，以致风冷外袭，邪正相搏，结于腹中而成也。"气滞血瘀，经络壅滞，血结蓄久不散而成"血蛊"（腺肌瘤）。子宫腺肌病作为子宫内膜异位症的一种症型（内在性异位），区别于普通痛经，其最典型的症状就是随月经周期性变化而产生的周期性疼痛，且疼痛具有进行性加重、加剧的特点。在本文所列病案中，病案一为"寒凝血瘀证"，是腺肌病常规且典型的辨证思路和治疗方法，虽然影像学检查腺肌瘤未完全消除，但已经达到了临床治愈的目的和效果；病案二则属"湿热瘀滞证"，是一种临床上较为罕见的特殊证型。二者虽然辨证治法不同，但归根究底都是为了达到"活瘀通滞，通则不痛"的目的。对此，临证医家在诊疗中切不可犯"想当然"的刻板错误，若看到血瘀，就想起寒邪气滞，"温阳行气，活血化瘀"上手就来，确难屡屡见效。殊不知湿热、气虚、血虚等皆可化生血瘀，而辨证准确，用药得当，才是关键。

古今许多医家，对于妇科疾病方面的辨证往往过于繁琐，一病八证，夸夸其谈，天马行空，自以为是，牵强附会，误人也！刚入医门的"小仔"照搬学用，根本把握不住治法的要点，何以治病？在实际临证中，子宫腺肌病辨证论治的大方向无外乎"宫寒""宫热"二者，抓住此要点，至关重要。

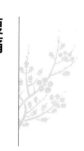

骆某，女，38 岁，农民。初诊日期：1992 年 6 月 13 日。

患者 7 年前做绝育手术，术后腹痛带下，延绵不已。病重时必须双手捧腹，腰不能直；剧烈时非蹲下不能缓解。如此时轻时重，时发时缓。月经期衍，经量或多或少。近年来发作频繁，甚则发热呕吐，每月剧痛 1～2 次，曾休克 2 次。地方计生委派人陪诊三家医院，行四次 B 超检查，示：①盆腔右侧复合性占位；②陈旧性宫外孕；③子宫内膜炎；④肠粘连。对症处理，终未见效。最后就诊于省级医院妇科专家，诊断为：①盆腔淤血综合征；②盆腔粘连症。患者痛苦面容，形神疲惫，食少便滞，舌质淡蓝，苔薄略黄，脉来细弦。久痛入络，瘀热互结胞脉，冲任之气难行。方用活血消坚、清热化结之剂。

1. 炒白芍 30g、红藤 30g、败酱草 30g、昆布 15g、海藻 15g、五灵脂 15g、生蒲黄 12g、延胡索 12g、制香附 12g、虎杖 20g、台乌药 10g。10 剂。

2. 玄明粉 50g，分 3 次冲服（便泻递减）。

3. 强骨丸（见"方药评述·内服方剂"），每晚睡前服 2 粒，用淡红糖水送下，服 15 天后停 5 天再服。

4. 太乙药袋（见"方药评述·外用方剂"）2 个，外熨腰腹。

5. 八髎拔火罐（见"方药评述·外治辑要"）。

6. 注意营养和休息。

7. 夫妻隔房 3 个月。

二诊（1992 年 7 月 8 日）：自诉服药 6 天后疼痛明显减轻，10 剂服完病退八成，停药 4 天，大便依然不畅。守前方全用。

三诊（1992 年 8 月 4 日）：患者激动地演示说："痛止已 11 天，你看我现在已能伸直腰杆了！"但心有余悸，担心祸根仍在，苦求拟方，以防再发。

1. 初诊方去虎杖、五灵脂、玄明粉，加桂枝 12g、茯苓 30g。8 剂。

2. 桂枝 60g、茯苓 100g、赤芍 80g、丹皮 60g、虎杖 80g、莪术 50g、瞿麦 50g、生大黄 50g、土鳖虫 50g、木香 30g、制香附 40g、台乌药 40g。炼蜜丸，每服 10g，1 日 3 次。

服法：1 方服完后再服 2 方，经期停服。

3. 八髎拔罐，10 天 1 次。

按：盆腔淤血综合征和盆腔粘连症，其主症为：重笃的腹痛，痛坠牵及前后二阴。是妇科痼顽之疾，一般治之很难奏效。本例患者于手术中脉络受创，血积成瘀，蕴结难化，导致冲任之气行运失调，厥阴之脉疏达不利。"肝主痛"，气血郁滞，筋膜粘连，剧痛乃作。郁久必化热，故发热带下悉见。按照传统的虚实标准辨治，屈腰喜按，当属虚证，然而剧痛者多属实证，此乃本虚标实，标实不除，本虚难复。以食疗扶正，药物攻邪。遵循"痛随利减"的先哲遗训，拟活血通络、软坚散结之法，并佐以清热排毒、行气定痛之品，依法处方，立见成效。

日本汤本求真氏认为，虎杖化瘀之功，类同虻虫、水蛭。本方加入药效多兼的虎杖，活血行滞，有助于消积止痛。妇人腹痛之重症，触诊虽无癥结之象，然善后必宗有癥之治，如此方能取得稳固的远期疗效，所以用桂枝茯苓丸加味，活血化癥，消坚通络，徐服缓消，有助于松解粘连，作为巩固剂较为适合。

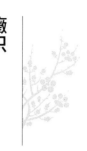

癥积

（陈旧性宫外孕、盆腔炎性包块、囊性占位）

病案一：

张某，女，26 岁，农民。初诊日期：1973 年 4 月 28 日。

患者停经 2 月，突发腹痛呕吐，继而崩血，休克 1 次，在基层医院治疗 20 余天，无效。于 1973 年 4 月 20 日入院，拟诊为陈旧性宫外孕，常规处理，输血 1 次。因家境贫寒，入院仅 8 天，无法再继续住院。主治医师邀余会诊，准备带药出院。患者漏血已止，腹痛隐隐，痛处积块如鸭卵，扪之略硬，失血面容，舌淡苔薄，脉虚软而芤。证属瘀血留于胞宫，结为癥积。治当活血消坚，行气止痛。代抵当汤（见"方药评述·内服方剂"）处之。

1. 生南山楂 50g（打碎）、全当归 20g、赤砂糖一撮（冲）、黄酒一酒杯（冲），8 剂，1 天 1 剂。

2. 太乙药袋（见"方药评述·外用方剂"）外熨。

3. 带药出院，观察治疗，并注意营养和休息。

二诊（1973 年 5 月 22 日）：患者面有华色，积块消如核桃大小，有时不易触及，予前方 8 剂。

按：本例为出血留瘀，瘀积成癥，因家境贫困，无法继续住院治疗，当然也无力服用大黄䗪虫丸、化癥回春丹之类的高档药物。况其真元已损，脱血未复，虚中夹实的复杂证候，拟用抵当汤、丸，药力峻猛之类，未免损血伤正。于是仿《达生篇》中独圣散方意，即以南山楂为君，加全当归为臣，配赤糖、黄酒为佐，组成辛通活血、行瘀消坚之轻剂——代抵当汤，用之即验（此方在当时每剂仅一角五分钱）。师训："治疗贫困之病，必须'知人善药'。"即应当选用价廉效捷之方，蠲疾济贫，功德两全。如此可谓"仁术之至诚，苍生之大医也"。

病案二：

汪某，女，40岁，职工。初诊日期：1998年5月5日。

患者正产1胎，人流3次，月事不轨，或迟或早，经量或多或少，近年来少腹拘急疼痛，连及腰尻，经期加重，带下黄浊，常尿灼如淋状。妇检：①双侧附件压痛；②宫颈糜烂Ⅱ度。B超示：盆腔炎性占位（左侧39mm×44mm×51mm，右侧41mm×43mm×48mm）。妇产科专家诊断：①双侧附件炎；②宫颈炎；③盆腔炎性占位。久治无效，且惧怕手术，万般忧虑，前来试诊。舌质偏暗而紫，苔薄白，脉细弦。湿热互结，凝聚成积。治以燥湿清热，软坚散结。

1. 炒苍术12g、黄柏12g、红藤30g、败酱草30g、制香附15g、生薏米30g、桂枝10g、茯苓30g、丹皮12g、赤芍15g、海藻15g、莪术15g。8剂。

2. 太乙药袋外熨。

二诊（1998年5月28日）：带下已少，腰腹疼痛减轻，余证如前。

1. 守服前方8剂。

2. 水蛭胶囊（见"方药评述·专用胶囊"）2粒，随汤药送下，每天2次。

三诊（1998年6月19日）：自诉行经如常，诸症悉平。奈何闻药即吐，汤剂实在难服。要求更方，即以丸剂缓图。

炒苍术80g、黄柏80g、桂枝60g、茯苓120g、丹皮50g、赤芍40g、炒白芍40g、三棱50g、莪术50g、土鳖虫60g、木香50g。炼蜜丸如绿豆大，每服50～60粒，日服3次，饭后服。

四诊（1998年8月4日）：B超复查未见明显异常，痊愈。

按：盆腔炎性或囊性占位，均为借B超诊断的"小癥"。按照现代医学抗炎处理，有时疗效并不理想。而中医中药治疗此病却具有较好的疗效。其病机为湿热之邪，下注胞宫，冲任之脉，行运不畅，形成湿、热、瘀三邪互结，凝聚成积。针对病机拟用相应的治疗方法，并注意生活调摄，疗效甚佳。本病已不再视为疑难杂症。

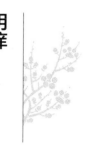

阴痒

（顽固性外阴瘙痒症）

黄某，女，45 岁，商人。初诊日期：1995 年 10 月 24 日。

患者阴痒及肛，1 年不愈。带下或多或少，或腥或臭。历诊数家医院，均诊之为滴虫性阴道炎、霉菌性阴道炎、外阴湿疹等。治以内服外疗，夫妻同治，诸药用尽，疗效不佳。近年来每天必用盐水烫、浴、洗涤 1 ～ 3 次，方能入眠，难言之隐，折磨欲癫。舌质偏红，六脉弦劲。肝胆湿热下乘，化风入络，邪伏已深，根结蒂固，非轻治易愈。

1. 内服方

土茯苓 30g、泽泻 20g、车前子 15g、草薢 15g、乌梅 15g、地骨皮 15g、徐长卿 15g、刺蒺藜 15g、龙胆草 12g、柴胡 12g、黄柏 12g、炒苍术 12g。8 剂。

2. 外治方

（1）鲜桃树叶，切碎煮水，连药坐浴外洗前后阴。

（2）鲜牛西西（羊蹄根）全草，砸碎用法同上。

（3）蛇花汤（验方）：蛇床子 30g、川花椒 12g、黄柏 12g、白矾 12g、肉桂 12g、苦参 20g。煮水取汁用法同上。

以上 3 方，7 天交替用之。先用温水洗净外阴之后，坐浴 15 ～ 20 分钟。

（4）陆氏艾熏法：大枫子肉 40g、苍耳子 20g、硫黄 10g、雄黄 10g、樟脑 3g，共研细末密藏。将艾绒（或干艾叶搓碎亦可）拍成直径和厚度为 8cm×2cm 的艾饼，放入痰盂内，再均匀撒入以上药末，四周点燃后，令病人坐浴洗涤，擦干外阴，旋即坐在痰盂上，前阴部略留空隙，令烟逸而防熄火，腰四周以被单罩之，勿令烟外逸。燃尽 10 分钟后，外擦塌痒散结束，每天 1 次，7 天为 1 疗程，停 1～3 天再用。

（5）塌痒散（验方）：大黄粉 5g、黄柏粉 5g、枯矾 5g、青黛 3g、冰片 2g，每用少量，调雪花膏，外擦大阴唇内。建议"隔房"2 个月，注意外阴卫生，忌食辛辣椒酒。

二诊（1996 年 6 月 10 日）：患者一诊痊愈。自愧经商聚富，遥遥 7 个月，未暇复诊，现又复发，无奈再诊，持病历前来取药。

按：阴痒一症，为妇科常见小恙，通过妇检，对症治疗，一般疗效较好。但临床每见顽固阴痒久治不愈者亦复不少。因肛阴相近，久之二阴俱痒，祸根难绝。论其病因，非虫即菌，甚至有些病人自行滥服甲硝唑、制霉菌素、灰黄霉素等，久不停药，酿成"药源性疾病"后，阴痒依然存在。何以无效？其一，治不规范；其二，产生耐药性；其三，交叉感染；其四，可能是大量外用药诱发皮肤黏膜过敏的一种特殊病症。否则，岂有多方求治 1 年（或更长时间）而不愈者？"肝之脉，循股阴入髦中，环阴器。"前阴为肝经之所聚，顽疾之治，法可"以经取之"。内服以龙胆泻肝汤、三妙汤化裁，加清热燥湿、祛风止痒之品，并辅以多途径、多方位的系列外治之法。以"顽疾顽治"的综合措施，再嘱其禁食辛、辣、椒、酒等化燥动风之品，注意外阴卫生，杜绝交叉感染，故一诊愈。值得一提的是，上海名医陆士谔先生的药艾烟熏法，构思奇特，疗效迅佳，笔者每遇阴痒、肛痒久治无效者，用此法结合坐浴、外擦，定为"阴痒三联疗法"，每用每验。

不孕

（输卵管堵塞、继发性不孕症）

陶某，女，28 岁，商人。初诊日期：2000 年 2 月 29 日。

患者新婚即孕，因故孕后人流。术后未足 10 天，情不自制而频繁同房，以至一度带下阴坠，自取抗炎药服用而愈。至今 4 年不孕，情志抑郁，渐趋肥胖，经期无恙。妇检：①外阴已婚未产式；②阴道（－）；③宫颈（－）；④宫体大小正常；⑤附件略增粗。B 超：子宫未见异常。碘油造影：①左侧输卵管不通；②右侧输卵管通而不畅。拟诊：继发性不孕症。带下一般，舌脉如常，治以活血消癥、通络开闭之剂，观察之。

1. 桂枝 12g、茯苓 25g、丹皮 12g、桃仁 15g、炒白芍 20g、红藤 30g、制香附 12g、当归 12g、王不留行子 12g、川芎 10g、路路通 4 个。12 剂，经净后第 7 天服用，2 天 1 剂，连服 6 剂。

2. 甲蜈胶囊（见"方药评述·专用胶囊"）200 粒，每服 2～3 粒，随汤药送下。

3. 太乙药袋（见"方药评述·外用方剂"）2 个，温熨少腹。

二诊（2000 年 6 月 18 日）：停经 44 天，时欲呕，食纳不香，有尿急之象。尿胶乳（HCG）（＋）。玉麟在身，喜出望外，要求服药保胎。

结果：于次年 3 月顺产一男婴，母子康健。

按：人流之后不孕者，临床并不少见，加之久治未果，给患者精神上带来了沮丧、忧郁和后悔。其病：一为冲任失调，肝肾亏损；二为湿热下注，胞络郁滞。然后者最为多见。由于患者正处新婚之际，术后未忌房事，浊污之邪，乘虚而入，化热积瘀，阻遏胞络，以致精血不能相融，终致不孕。桂枝茯苓丸加味，功能开气血之郁滞、助下元之生化，可谓方证合拍，恰中病机，故一诊即孕。至于治疗双侧输卵管完全堵塞者，能否得效？笔者不敢奢言。不过本门诊修制之甲蜈胶囊，立足一个"通"字，本例治疗成功，亦显示其效可取。

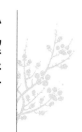

小儿黄疸
（新生儿黄疸）

徐某，男，40天。初诊日期：2001年10月20日。

患儿出生后全身发黄，日益加剧，住某院儿科。经该院小儿外科会诊诊断：①新生儿黄疸；②先天性胆总管狭窄。住院2周，黄疸持续不退，有增无减。第二次肝功能：总胆红素（STB）122.5μmol/L，丙氨酸氨基转移酶（ALT）65U/L。B超示：①肝脾轻度肿大；②胆总管（−）；③少量腹水。建议剖腹探查，家长拒绝，出院来诊。患儿面目黄疸鲜明，如橘子色，舌质偏红，中有积苔如乳块，牙床青暗，指纹暗紫。拒乳或吐乳，昏蒙少啼，便稀而白，尿赤如油。治以疏泄行瘀、芳化利湿之剂。并嘱其母按低脂肪食谱饮食，以减少乳脂。

柴胡5g、炒苍术5g、茵陈10g、过路黄10g、郁金6g、赤芍6g、虎杖6g、半边莲10g、蒲公英10g、藿香叶5g（后下）、姜厚朴5g、生大黄2g（后下）。6剂，浓煎频服，大便泻甚去大黄，2～3天1剂。

二诊（2001年11月8日）：黄疸渐退，吮乳正常，大便日行4次，依然腹胀。拟前方去虎杖、大黄，加炒莱菔子6g。6剂。

三诊（2001年11月21日）：复查肝功能，总胆红素（STB）53μmol/L，大便已有黄色，乳食正常，腹胀已消，拟二诊方6剂。

四诊（2001年12月13日）：复查肝功能（−）。B超：①肝胆（−）；②腹水（−）。患儿眼转有神，食寐俱安，以健脾调中法善后。

炒白术10g、炒莱菔子6g、生麦芽15g、白扁豆10g、藿香叶5g（后下）。4剂。

按：新生儿黄疸，2周不退者是为病理性黄疸。本例已40天，且黄疸日益加深，难怪小儿外科准备手术探查。患儿黄疸鲜明，如橘子色，结合诸证，是为湿、热、瘀三邪互结，留滞中焦，抑遏气机，乃至脾失旋运，胆失疏泄，精汁不循常道，外溢发黄，发为"胎黄"。以疏泄行瘀、芳化利湿之剂治之，使湿化于中焦，热泄于下焦，湿热双清，瘀滞通涤，黄疸可退。

临床每见新生儿黄疸羁滞无证可辨之例（除严重先天性肝胆病变或胆总管狭窄外），亦可守服通治方，自拟疏泄利胆汤（茵陈15g、郁金5g、赤芍5g、生麦芽10g、藿香叶5g、甘草2g），亦有良效。

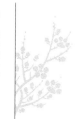

　　孙某，男，2个月。初诊日期：1988年7月8日。

　　患儿出生后，吮乳即吐，大便时溏或稀，曾住院10天，某儿科专家拟诊为：①幽门增厚（幽门痉挛）；②婴儿腹泻；③营养不良Ⅱ度。治之无效，出院来诊。患儿形神两惫，吮奶即吐，干哕而嗳，腹凹骨立（舟状腹），几成疳羸。舌淡，苔薄，指纹淡红。治当急以降逆止呕，以保后天之本。

　　1. 生半夏10g、茯苓20g、生姜3片、金沸草5g。8剂。

　　煎服法：半夏、生姜冷水下锅先煎20分钟，再下他药煮沸后，文火再炖20分钟，纱布过滤，得汁300mL，每服1～2匙，每日4～6次；徐徐缓喂，不拘时日。

　　2. 耳穴脾胃点、内关穴（双），王不留行子贴之，轻许按压，每日6次。

　　二诊（1988年7月25日）：母代诉，服药5剂后，呕吐渐止，现已3天未呕，偶见乳后嗳气。

　　1. 前方4剂。

　　2. 陈夏六君子汤料作煮散剂，每用10g煮水，缓缓频服作为巩固。

　　结果：1988年10月11日追访痊愈。

　　按：董建华先生阐述胃的生理特性："以降为顺，不降则滞，反降为逆。"该患儿吮乳即吐，得自先天遗患，"反降为逆"生具禀赋之疾，是为儿科难治之症。尝谓："药能疗疾扶赢，不能移禀回天。"姑以和胃化饮、降逆止呕之剂，《金匮要略》小半夏加茯苓汤加味，观察之。服后果然移禀回天，一诊而愈。医圣制方之神奇，令人惊叹！加金沸草一味，功能舒肝气、通肺气、开郁气、降胃气，颇有裨效。全方味淡略辛，患儿易服（因甘能引呕，故不能加糖）。后以陈夏六君子汤，安中和胃，令其脾胃升降有序告愈。

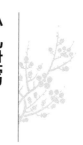

小儿泄泻（慢性肠炎、菌群失调、肠功能紊乱）

陆某，男，10 个月。初诊日期：2000 年 4 月 11 日。

患儿母乳喂养，发育正常。感冒之后，泄泻 2 月，反复不止，先后住院 2 次。初时泻下黏滞，色为黄绿相兼，杂有泡沫。现溏薄不化，夹有乳块，或如蛋花，或如"鸭溏"，馊腥不臭，次数无计，肛门灼红，厌奶烦扰或神倦不啼。外院拟诊：①慢性菌痢；②慢性肠炎；③肠功能紊乱。2 个月来，服用各类抗生素和中药收敛之剂等，始终无效。家长意欲再看中医，顾及中药实在难投，听闻我有散剂，善治此疾，特来就医。诊其：面色萎黄，目凹神惫，舌淡苔薄，根积腻，指纹清淡。此为久泻脾伤，气陷滑脱。治以内服健脾敛肠粉为主的综合疗法。

1. 健脾敛肠粉（见"方药评述·内服方剂"）100g，每服 3g，用沸水冲搅均匀，再煮如糊服之（亦可加糖），1 日 3 次。

2. 丁桂暖脐散（见"方药评述·外用方剂"）10g，贴脐，外加热熨。

3. 单刺足三里（双），刺入后稍捻动，立即出针，每日 1 次。

4. 捏脊疗法（见"方药评述·外治辑要"），每日 1 次。

5. 饮食疗法：酌情喂以锅巴粥、粥精（大锅稀饭中间的浓汁）。

6. 乳母控制荤餐，常吃大蒜。

结果：针刺 3 次，捏脊 5 次，并令其母经常捏之。按此调治，10 余天痊愈。

按：周岁左右的小儿顽泻，是最为多见的难治之疾。由于当前娇儿宠养是为普遍现象，一旦患病，父母急于求愈，医者接诊之后，亦出于好意采取各类抗生素联合应用，"强压猛攻"，致使稚幼之体不堪重负，娇脏受损，肠中菌群失调，破坏了人体生禀自然的"微生态内环境"，形成脾虚气陷、滑脱难敛之顽疾。本人应用健脾敛肠粉，再结合其他疗法，一般3～5天即可获效。缠绵之例，可配合针刺疗法，单刺足三里（或取不定穴于足三里至上巨虚之间的联线上）是北京儿童医院任守中主任治疗此病的"绝招"。20世纪50年代有大量的病例报道，值得参考应用。针刺之苦，奈何家长不乐意接受，然愈疾为先，我每用之验。

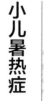

周某，男，4岁。初诊日期：1967年7月11日。

患儿入夏以来，大便常泻，治愈后发热12天不退。住院16天，拟诊：小儿夏季热。对症处理，拟用抗生素类，配合物理降温（酒精擦浴、冷敷），体温或高或低。近日下午体温高达39℃～40℃，抽搐2次，由于"文革"时期，医生上班不轨，家长毅然决定自动出院，抱来门诊。患儿神疲气羸，形容干瘦，口渴引饮，小便清频，舌干红少津，苔薄略黄，指纹青紫，脉来细数（100～110次/分），体温38.8℃。脾虚气弱，阴伤液涸。治以益气养阴，清暑退热。李氏清暑保幼汤（见"方药评述·内服方剂"）。

1. 李氏清暑保幼汤加生地黄12g、知母10g，6剂。

2. 鲜鸭跖草茶（见"方药评述·佐治饮料"）。

3. 儿宝（见"方药评述·外用方剂"）外贴。

4. 推拿：天河水，分阴阳，推三关，运太阳（向外），揉曲池，切合谷，每天1次。（见《推拿广义》）

5. 温汤擦浴法（见"方药评述·外治辑要"）。

二诊（1967年7月14日）：其父代诉，近日由于气温陡增，患儿昨晚体温高达40.8℃，发生第3次抽搐，抱去急诊室，注射退热针，冷巾湿敷额部，下半夜热渐退，今晨体温38℃。

1. 初诊方加白蚤休10g、生石膏30g，6剂。

2. 其他辅助疗法坚持进行。

三诊（1967 年 7 月 23 日）：其母代诉，近十几天来，其热渐低，体温停留在 38℃以内，晨间 37.2℃，能进米粥和西瓜汁，口渴已止，夜能安睡，舌色转淡。然入睡后汗出涔涔，头汗如洗。津液已布，邪热已退，气阴未复。以调元生脉饮（《幼幼集成》）加味。

1. 黄芪 20g、西洋参 8g、麦冬 15g、北五味子 3g、炙甘草 5g、生麦芽 20g、怀山药 25g、生地黄 15g。6 剂，频频口服，每剂服 3～4 天。

2. 鲜西瓜翠衣，煮水代茶。

按： 小儿为稚阴稚阳之体，脏腑娇嫩，形气未充，真元不足，体温调节中枢功能尚未健全。每当盛夏酷暑之季，或干旱少雨之时，暑邪外燔，伤阴耗气，往往发热难退。此为体虚邪客，暑气使然。本例为泄泻初愈继而发热不退，其病机正是如此。又兼中元初伤，母虚子累，以致肺金不固，肌肤腠理不密，暑热之邪外袭，留于肌表，正虚邪恋，而发热不退。以李氏清暑保幼汤加减，突出健脾、养阴、清金、泄热之法，方证切合，可谓本病的专病专方。不过治疗此病以酒精擦浴、冷敷等物理降温手段为法，实非良策，有"冷掩热伏"之弊，只有应急之效，而不利于退热除蒸。

由于本病截至目前尚无特殊治疗方法，部分家长和医者常隐怀"秋凉自愈"的侥幸等待方式处之，是为冒险。因为在漫长高热的病程中，很难避免并发症，所以应更新观念，不可不慎。

中医中药治此病，大有用武之地。在确立邪正兼顾、标本同治法则之后，以"益气""养阴"等具有整体免疫综合调节功能的方药为主体，结合多方位地助治，坚持 1～2 周，大都可以稳定病情，渐见向愈。对于少数应时发热、连年发病、特别体弱的患儿，尚需采取"夏病冬治"的方法。"立冬"之后，用调元生脉饮料加怀山药、制黄精、炒白术、生地黄、枸杞子、大枣等，常规熬膏服之，有助于扶正截病，常能缓解次年发病症状或控制复发。

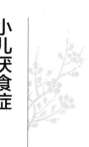

小儿厌食症

（『四二一』综合征）

许某，男，6岁。初诊日期：1996年9月6日。

其母代诉，患儿厌食消瘦，烦躁多汗，常易感冒，就诊于儿科专家门诊，一切理化检查均属正常。拟诊：小儿厌食症。奈何久治无效。诊其形瘦面黄，手心灼热少汗。舌质偏红，苔薄根厚。此为脾阴不足，胃气不振，化生乏源，将成疳羸。即与家长商订治疗方案。

1. 家长必须懂得"过爱即害"之至理，狠心笃意，断绝零食，不饥不喂，不得强食。

2. 晨起喂饮开水，早餐忌食糖、油、荤，以玉米糊为主，结合其他稀粥，不断更换食谱，以臭豆腐乳（青方、红方）及其他小菜佐餐。早餐至午餐之间，酌情喂其红糖（淡）煮糟酿（甜酒糟），有利于助纳消食。绝对禁食香脆之品、碍胃之物，如炸、烤、烘、炒、炙之类的糕点零食，以及方便面。

3. 投其所好，添置玩具，令其多动。

注：切实执行以上3条后，再服下方，否则无效。

4. 复方山鸡粉（见"方药评述·内服方剂"）150g，每服3～5g，将新鲜生麦芽捣碎，煮水冲服（煮沸即可，勿久煎，冲后搅匀如糊，再煮沸则更佳）。

5. 参考小儿厌食症疗养须知（见"专病论治·疗养须知"）安排生活。

结果：如法调治，坚持3个多月，痊愈。

按：《幼幼集成》有云："藜藿之儿，壮健之质。"当今物质文化生活如此丰裕，儿童理应更为壮健！为何不少儿童反却羸弱如疳，长年多病？不难看出，主要由于其父母视子如宝，过分溺爱，随情顺意，纵其所欲，形成了"四二一"综合征，"厌食"是其主症。究其故，缘于家长盲目强调营养，零食终日不断，于是食积停滞中焦，气机枢运失调，影响了脾胃纳化、升降、转运、输布的正常生理功能，从而导致胃口不开、消化不良、形瘦气弱、烦扰不宁之症。家长不明所以，只好滥用各种滋补口服液和零食来代替饮食。如果家长仍然不知喂养之道，每到三餐时间，再不择手段地采取"哄、骗、嬉、吓、诱"乃至"逼"等方法，不厌其烦地执行变相"填鸭式"的"不食强食"，最终使患儿原已受伤的脾胃"雪上加霜"。故治此病，首先必须征得家长密切配合，要有决心、耐心、狠心，先议调，后议治，方可取得成功。

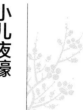

小儿夜嚎

（夜游症）

罗某，男，6岁。初诊日期：1979年11月21日。

患儿近3年来，常于夜半熟睡之际，突发惊惕嚎叫，然后一跃坐起，号啕大哭。虽三九严寒，亦大汗湿衣，发如水洗，霎时即止。严重时须对臀部猛击数掌，方能清醒。白日则惺惺无恙，每3～4天发作1次。省级医院儿科专家拟诊：夜游症？诊其：发育正常，无证可辨，惟山根青络暗隐，舌质偏红，手心热汗润浸，指纹略紫。拟凉肝潜镇、养阴宣窍之剂，观察之。

1. 珍珠母20g（先煎）、生铁落20g（先煎）、炙甘草8g、小麦20g、大枣4枚、知母10g、百合20g、石菖蒲8g、天竺黄10g。8剂。

2. 丹参80g、石菖蒲30g、小麦500g。各味分包，按比例各取少许煮水，午晚饭后代茶时饮，作巩固剂。

3. 嘱其平时要避免受到惊吓。

结果：本例一诊不复。直到半年过后，患儿腹泻，于1980年5月13日再次来我门诊就医，方知痊愈。

按：周岁左右小儿夜啼者，是为常见；但6岁儿童，子夜如此惊叫，且症状又如此特殊，尚属少见。故称之为"夜嚎"。"谨守病机，各司其属"，据上述诸症，系稚嫩之体，娇幼之质，元阴未充，心失滋奉，或兼客忤，以致其自我调节功能失控，魂不藏肝，神不守心，深寐之后，突发斯疾。治当镇肝宣窍，养阴宁心。首选甘麦大枣汤加味。日本·渡边熙氏对此方最为欣赏，他说："此方治小儿夜啼亦有速效，又可愈人癎。"（《东洋和汉医学实验集》）在此方基础上再加镇肝宁心、活血通窍之品，为相须配伍，以增强疗效。最后以活血宣窍、凉心安神之剂巩固之，果验。

医家用药，应常须顾及节约药材资源，以及节约经济。斯证斯方，拟用青龙齿最为合适，但用珍珠母配生铁落，相须为伍以代之，其效亦佳。

尤某，男，15岁，学生。初诊日期：1978年9月22日。

患儿自幼常尿床，就读中学住校，依然每夜必发，尴尬、羞愧、难言之苦，折磨得恍惚神滞，成绩下降。诊其发育、舌脉均属正常。此为禀生肾气不强，膀胱摄束之力失张。治当针药并用，益肾补气，固摄下元。

1. 炙黄芪20g、煅牡蛎30g、怀山药20g、桑螵蛸15g、益智仁12g、覆盆子12g、菟丝子10g、山萸肉12g、补骨脂10g。10剂，每剂煮头汁得500mL，每日16点服200mL，20点服300mL，22点就寝；二煎如法，2日1剂。

2. 针灸：

（1）次髎（双），燔针点刺（圆利针），速进速出，深约1cm许，再以无菌敷料保护针孔，只针1次。

（2）①中极+，三阴交++；②关元+，阴陵泉++。

两组交替刺之，睡前施术，连针4～8次后改为指针。

3. 指针：平卧位，取关元、中极二穴交替用之，他人或自己施术均可。用食指尖或中指尖，按压在穴位上，指力由轻→中→重，边按边揉3～5分钟，睡前1次。10次后改为2～3天1次，坚持做，以愈为期。

4. 硫黄10g、细辛3g。共研细粉，稍加麦面，加葱同捣为糊状，填脐中，外以胶布固定，晚贴早去。

5. 定时排尿：闹钟对准0点、2点、4点，闹醒排尿（建立大脑皮质夜间排尿"警觉点")。

6.憋尿锻炼:白天,根据实际情况,尽可能忍尿不解,用最大限度进行憋尿锻炼,或尿尿停停,停停再尿。这种行为疗法可以激发和调整膀胱括约肌的弛张动态功能。

7.晚餐以干食为主,下午和晚上少饮水。

结果:按上述方法治疗,服药16剂,针刺7次,计2个多月,基本治愈。尔后以加味覆盆子丸(赵锡武先生方)1料巩固之:黄芪150g、红参80g、桑螵蛸80g、炒白术50g、覆盆子50g、补骨脂50g、益智仁50g。共研极细粉,用金樱子500g(打碎)水煎,取浓汁纳诸药加蜜作丸如绿豆大,每服40~50粒,1日2~3次,指针改7天1次。

按:一般认为超过3岁以上的小儿每周尿床2次,半年以上不愈者,方称"遗尿"。然而临床接诊病例,远远超过这个年龄极限,20岁或20多岁,已婚男女,亦为常见。此类苦楚顽隐的小恙,治之非易。必须针药并用,结合行为疗法,精心调治方能取效。

世界医学的发展,每见巧合事例。燔针捷刺次髎穴法,是来自20世纪50年代《苏联医学集锦》的一篇报道。俄罗斯一位儿科院士,用不锈钢卷棉子(探针),在酒精灯上烧红,迅速点刺已消毒的第二骶孔中央,深约1cm许,再以无菌敷料保护之,只针1次,加以生活调摄,共治疗260多例遗尿儿童,有效率和治愈率均很高,自以为是新奇而先进的发现和发明,总结成文,公之于世。从事后的反馈信息中,这位医家方知第二骶骨孔正是中国针灸学的次髎穴,早有治疗泌尿生殖系统疾病的记载。由此,他对卓越的中国传统医学肃然起敬,并感到自愧而扫兴。本人业医以来,常用此穴治疗遗尿、遗精、滑精、慢性盆腔炎等疾病,再配合其他疗法调治,得心应手。而治疗遗尿症最显著的一例,当属"限期治愈遗尿症"(见"诊余话医")。

本病在治疗过程中,尚需叮嘱患者在下午和晚间之时,要限制嬉戏和狂欢,否则将影响疗效。民间常说:"小孩晚上勿玩火,晚上玩火必尿床。"其用意是吓唬儿童,起到防火作用。然其所引申的意义在于:狂欢则神荡而志乱,会影响中枢神经对排尿反射的调节功能。因此,必须嘱咐病人,在治愈后的相当长一段时间内,仍需注意下午和晚间勿纵情谈笑狂欢。

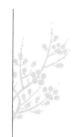

孙某，男，12 岁，农民之子。初诊日期：1996 年 1 月 9 日。

父代诉，患儿 1 年来每逢受到精神刺激，即晕倒如厥，口吐白沫，四肢抽动，不知人事，家长便随情顺意以避免诱发。然而夜间左腿常震颤如挛状，霎时即止。于 25 天前（1995 年 12 月 14 日）夜间突然嚎叫一声，癫痫大发。自此，每 4～5 天必发 1 次，每次 15～30 分钟方醒。日前夜发 2 次，脑电图异常。外院诊断为原发性癫痫，拟用苯妥英钠、谷维素等治疗。其父听信"此药能以制痫，但久服后必痴呆"的传言，惧而停药，专来求医。诊其发育正常，发黑肤泽，无证可辨。痫发多因风痰交凝，上蒙清窍所致。拟镇肝、涤痰之剂消息之。

1. 代赭石 20g（先煎）、灵磁石 20g（先煎）、珍珠母 30g（先煎）、陈皮 10g、姜半夏 10g、茯神 20g、郁金 12g、石菖蒲 8g、胆南星 8g、远志 5g、丹参 12g、僵蚕 15g。6 剂。

2. 蝎蜈胶囊（见"方药评述·专用胶囊"）60 粒，每服 1 粒，1 日 2 次，汤药送下。

二诊（1996 年 2 月 12 日）：其父代诉取药，药后 33 天来，仅小发作 1 次，不到 10 分钟即醒。

1. 前方 6 剂。

2. 蝎蜈胶囊，服法同上。

3. 八味定痫丸（见"方药评述·内服方剂"）1 料，作巩固剂，每服

30～40粒，1日3次。

4.注意避免"七情"干扰，不必苛求学习成绩。

三诊（1997年8月25日）：其父代诉取药，前方丸剂服后，一年半未发病，喜其已愈，故未再服药。现感冒高热后，病发10天，但病情较轻，已发3次，余无恙。予二诊方案治之。

四诊（1998年9月17日）：其父代诉取药，说道："听说此病为易发病种，难以根治，近1年来，虽安然无恙（孩子现已读初中），但恐他再发，请赐方巩固。"拟《医学心悟》河车丸1料继续服用。

自制胎盘1具（约50g）、茯苓150g、茯神150g、人参100g、丹参80g、远志50g，炼蜜为丸，如绿豆大，每服30～40粒，1日2～3次。

结果：治愈此例，名传一方。2002年4月，追访痊愈。

按： 小儿癫痫，原发者居多。因稚幼之质，神气未定，气血未充，正当萌春年华，内环境在不断改变，童年时代，且少七情，往往有根治的希望。而成人患者，本人从医以来，成功验案阙如。本例为单纯中药治愈之例，倘若诊治常服抗癫痫西药者，务必叮嘱不能骤停西药！必须在服用中药的过程中酌情递减缓停，否则会引起病情反跳，形成大发作。病人将怨医忧药，甚至形成"持药质医"的被动局面，医家不可不慎。

本病治法，不外镇肝、豁痰，镇肝能息风，豁痰可宣窍，风制窍达，可以控制复发。程钟龄谓："既愈之后，则用河车丸以断其根。"（《医学心悟》）其方胎盘与人参相须配伍，寄于回天再造之功，有可能改变其生赋禀质（与现代的基因表达调控疗法相似），辅以宁心益智、活血化痰之品，气血同行，标本兼顾，制方构思严谨，配伍精练有度，其疗效之佳，不言而喻。故程钟龄果敢称道："可以根治。"本人用此方治疗小儿癫痫，其复发率亦是较少，至于全部"根治"，则不敢妄言。

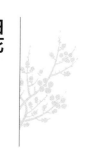

白疕

（银屑病）

吴某，男，26岁，汽车司机。初诊日期：1996年2月12日。

患者通体奇痒，皮肤红斑朵朵如豹纹，夜间搔之，脱屑如麸。皮肤科专家拟诊为银屑病。多方求治，用药无效，一年不愈。青年英俊，皮若烤鸡，苦楚不堪言表。舌质偏红，脉细弦数。肤风血热，发为白疕。法当清热凉血，祛风止痒。白疕一号方（见"方药评述·内服方剂"）加减治之。

1. 土茯苓30g、菝葜30g、紫草15g、乌梅15g、生槐米25g、甘草8g、地骨皮15g、徐长卿15g、生地黄30g、红花10g、莪术15g、刺蒺藜15g、川蜈蚣1条。8剂。

2. 乌蛸蛇1条，去肠杂，切断炖汤，佐餐。

3. 牛西西、千里光、桃树叶任选1味，切碎煮汤洗澡。

二诊（1996年3月8日）：自诉服药4剂，初见成效。8剂服完，病减八成，其痒渐止。现其红斑基本消退，表面鳞屑脱落，残留皮损病灶。患者如脱笼之鸟，欣喜若狂，守前方再服8剂。

三诊（1996年7月30日）：服药4个月后患者特来报喜，痊愈。观其全身肤润光洁，只留下隐隐白斑，要求拟方巩固。

1. 白疕二号方（见"方药评述·内服方剂"）8剂。

2. 菝葜500g，每用50g煮水代茶，做最后巩固剂。

3. 坚持严格忌口。

结果：2002年3月12日追访，已6年未发。

按：牛皮癣（银屑病），中医外科称为"白疕"。病因为"风邪客于皮肤，血燥不能荣养所致"（《外科大成》）。血热血燥为本，客邪外感为标。以红斑、奇痒、白屑为主症，是皮肤科之顽疾，亦是世界医学之尖端。《韩氏医通》云："医者，圣智之长，神明之业也。"医家对此美誉，当受之无愧，须悯怀疾苦，不应见顽而退。本人素事内科，很少涉猎皮肤专科，故为此而广征博采，问道前贤，经多年临床探索，拟定专方，用之多效。故立此案，以作示范之治。然则本病为易发病种，愈后必须坚持忌口，调畅情志，以防复发。

潘某，男，28 岁，教师。初诊日期：1993 年 3 月 22 日。

患者顽固性荨麻疹 15 年。全身及发际遍发风疹块，时发时隐，或轻或重，发作时大便常稀，每天 1～3 次。发病与季节无关，然冬日较剧，变应原不明，诸药无效。症见乏力肢软，精神疲惫，且常易感冒。诊其面色欠荣，舌质淡红，苔薄，脉细软（68 次 / 分）。脾肺气虚，腠理不固，风邪乘虚外袭，郁留肌表，发为瘾疹。以脾肺同固、疏风止痒之剂。

1. 炙黄芪 30g、炒白术 15g、防风 8g、甘草 8g、红参 10g、乌梅肉 15g、蝉衣 15g、僵蚕 20g、刺蒺藜 15g。8 剂。

2. 鲜红浮萍，煮水洗澡，首次必用浴罩，熏洗汗出。

二诊（1993 年 11 月 12 日）：自诉春日来诊，一次获效，一夏一秋，均平安度过，历 7 个月来未发，自以为痊愈，而未再诊。入冬以来，病发如前，病情倍剧，搔之皮肤燥热。

1. 拟初诊方去红参，加荆芥 15g、徐长卿 15g，8 剂。

2. 黄芪 200g、炒白术 100g、防风 40g、甘草 50g、淫羊藿 80g、红参 50g、乌梅 60g、僵蚕 50g、补骨脂 60g、黄精 100g。熬膏冷藏备用，每服 2 汤匙，1 日 3 次，送服胎盘胶囊（见"方药评述·专用胶囊"）4 粒。

3. 桂附地黄丸 1 料，每服 50～60 粒，每日 3 次。

服法：1 方服完后，2、3 方 6 天交替服之。

4. 常吃"喜蛋"（连毛鸡胚）。

5. 足三里（双）瘢痕灸三壮（艾炷如绿豆大），15 天 1 次（建议继续自灸）。

结果：患者二诊之后，一去不返，时隔 6 年（1999 年 12 月 23 日）来诊胃病，方知 15 年顽疾二诊痊愈，至今未发。

按：荨麻疹一般分为风热（急性）和风寒（慢性）两大类——风热者多兼表证（实证），治以疏泄风热，治之较易；风寒者多兼里证（虚证），法当温中固卫，治之较难。本例患者四季均易感冒，神疲乏力，大便常溏，每剧发之前，均以便泻为先兆，肺、脾、肾三脏俱虚的证候特征，极其明显。按绮石先生"三本之治"（《理虚元鉴》），固肺、健脾、温肾，契合病机，收效良好。并借助足三里瘢痕灸，以厚脾胃之气，培补后天之本，增强非特异性免疫功能，从而彻底改变其过敏体质，对于远期疗效，起到一定的作用。

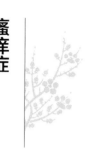

瘙痒症

（老年性皮肤瘙痒症）

葛某，男，62岁，干部。初诊日期：1997年5月12日。

患者全身皮肤瘙痒4年余，轻重有时，绵绵不已，剧发时每天必须烫澡2次，晚间须两人帮助挠痒，影响睡眠，深为痛苦。皮肤科诊之为老年性瘙痒症，服药能止，或止而又发。观其搔之皮肤发红，不起风疹块，而丘疹如粟，下肢有成片的苔藓样变，稍突出皮表，皮肤干燥，血痕结痂。其人形瘦性急，舌质偏红，苔根黄燥（吸烟），脉来弦细而数（100次/分）。气枯血燥，发为顽痒。治以凉血润肤、祛风止痒之剂。润肤止痒汤（见"方药评述·内服方剂"）出入之。

1. 生地黄30g、当归12g、赤芍15g、土茯苓30g、菝葜30g、紫草15g、乌梅20g、地骨皮15g、徐长卿15g、刺蒺藜15g、红浮萍20g。8剂。

2. 乌蛸蛇1条，去肠杂，切段炖汤，可加调料分数次佐餐。

3. 食疗：将大枣四周划裂，用猪油稍炸，每晚嚼2枚；常吃玉米山芋糊（选用黄色玉米和山芋）、胡萝卜糊、南瓜粥等。

4. 鲜红浮萍、牛西西、田字草、千里光、苍耳草或桃树叶，任选1味，切碎煮水洗澡，首次须加浴罩，熏蒸出汗。

5. 嘱其严禁烟、酒、辛辣之品，以及牛肉、羊肉、狗肉、河虾、海鲜等动风助火促发之物；内衣以棉质宽松为宜，洗澡勿用肥皂，保持安定情绪，尤为重要。

二诊（1997年6月23日）：自诉4年顽疾，一诊得效，病退八成。

瘙痒显著减轻，皮损已痂落平滑，神采十足，激情陈述。效不更方，守前方再服 8 剂。辅治食疗，如法进行。

三诊（1997 年 7 月 17 日）：痊愈。以益气养血法巩固之。

黄芪 200g、炒白术 80g、防风 40g、生地 80g、当归 60g、赤芍 50g、红浮萍 60g、乌梅 60g、僵蚕 60g、甘草 50g。打粗末，取 25g 煮水，1 日 2 次分服，服 10 天后，停 5 天再服。

按：老年性皮肤瘙痒症（老年皮肤退行性变）是老年病之顽疾，病因很多，但不外乎因营血内亏，肌肤失养，风燥渐生，郁积于肌表，久久不得宣泄而成，是为病轻苦笃、方药难效之疾。现代医学，治无良策，中医中药，功效颇著，门诊收治病例，大都为西医同道推荐来诊。本人自拟润肤止痒汤，治疗此病必须随证加减，以此方内服为主体，再酌情辅以单方、食疗、熏洗等法，以增强润肤止痒的功效，即现代所谓的"鸡尾酒疗法"，收效较为满意。在治疗中和治愈后，必须严格忌口（参照银屑病疗养须知，见"专病论治"），不得用肥皂洗澡，水温不宜过烫。谨防蚊虫叮咬，保持安定情绪，以防诱发。

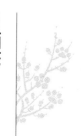

日晒疮

（日光性皮炎）

张某，男，82岁，寿县人，农民。初诊日期：2016年7月12日。

老人身高体壮，虽值盛夏，仍身穿黑色夹衣，头戴古佛家紧领风帽，不敢露脸，撑伞入室。患日光性皮炎（沪地某院诊断），皖沪多家医院治之无效，两年不愈。通体瘙痒，脸、面、发际皆发，漫布而体无完肤。"关公朱砂脸"，不敢见日光，每半月至一月剧发一次，浑身燥热如燎，发烧身痛，瘙痒加重，体温不超过38℃，非吊水（静脉滴注）抗过敏药不止。平时瘙痒稀疏发疹，皮损隆起，甚至破溃出水，脱皮如糠麸，见日光则剧。刻诊：面暗红如棕，酷像"印尼棕红人"，巩膜如"火眼"，舌质红，苔中灰略焦黑，脉弦大而滑（78次／分）。血压190/100mmHg（2小时后再测之为140/86mmHg），血沉43mm/h，血生化（－），肝胆彩超（－）。光毒化热，蕴结腠理。拟清热凉血、祛风泄毒之剂。

1. 水牛角刨片30g（先煎）、生地黄25g、赤芍15g、丹皮12g、土茯苓25g、生槐米20g、蝉衣15g、生薏米30g、乌梅20g、徐长卿12g、荆芥12g、甘草8g、鲜红浮萍（自备）40g。12剂。将自备新鲜红浮萍草洗净放入锅中待用，依照常规煎药法把余下诸药煎取头、二汁，皆冲入锅中，搅匀，再煮沸即离火，计得药汁2000mL左右（六中碗），2日1剂，6次分服。

2. 用鲜浮萍，沸水下锅，再沸离火，取水洗澡，第一次罩浴，取微汗。

3. 荷稻清暑粥（见"方药评述·药膳食疗"）。

4. 暂时避日光。

二诊（2016 年 8 月 8 日）：老人怕途中往返见光见风，影响疗效，故令儿子持方捡药。代诉病减七成，全家欢兴。抄方 12 剂，余法同前。

三诊（2016 年 9 月 25 日）：老人面带笑容来诊，已脱去风衣风帽，改穿单衣，面色转淡。脱衣观之，皮肤呈现浅红，或正常不匀；痘疹已没，脱屑已少。两月来，只轻微发热一次，未再吊水。不戴帽子，能在树荫下散步。舌质仍现鲜红，脉如前，血压 140/96mmHg，同法更方。

1. 土茯苓 30g、生槐米 20g、地骨皮 15g、徐长卿 12g、生地黄 25g、乌梅 20g、紫草 15g、白鲜皮 12g、生薏米 30g、蝉衣 15g、豨莶草 20g、甘草 8g、鲜红浮萍 40g（自备）。12 剂。煎煮服用方法如前。

2. 本方去鲜红浮萍，配 6 剂，混匀打粗末，作煮散剂，常规用法。

3. 鱼肝油丸。

四诊（2016 年 10 月 28 日）：自述三诊之后，渐渐告愈。现偶见阵发燥热，一过而逝。计诊 3 次，服药 36 剂，3 月治愈。本次儿媳、女儿四人陪诊致谢，拟善后康复巩固方。

1. 干品红浮萍 400g、土茯苓 200g、生槐米 150g、地骨皮 120g、徐长卿 100g、蝉衣 80g、薄荷 50g、甘草 50g。水蜜丸如绿豆大，干燥后，每服 5g～8g～12g，缓慢递增，1 日 2 次，饭后服。

2. 鱼肝油丸。

3. 忌食辛辣烟酒，试探性接触阳光。

按：日光性皮炎，中医学称之"日晒疮"。因三伏炎天，酷日曝晒而成，非血热肉生之痛。急性者，类似烧灼外伤之病，但若迁延日久，则血热内生，皮损发病。虽非大病，但痛苦胜似大病，本例病发，曾被误诊为湿疹性皮炎，治不规范，最后在上海某院皮肤科确诊为日光性皮炎，对症疗法未果。此类顽难之疾，较为少见，虽为久病，但初诊医者必须放量重剂，足以顿挫病邪，为今后治疗康复铺路，拟用犀角地黄汤，加入众多清热、凉血、泄毒、护肤之剂，其中，鲜紫背浮萍和水牛角刨片，发挥了主导作用。自始至终，均实践和贯彻了中医皮肤科大师赵炳南先生，治疗此类顽症的理法方药，以及善后护理的方案。收尾结局，还是复方赵氏浮萍丸，追访 1 年未发。十全之功，医患两喜。

附：疗养须知（健康教育处方）

临证每见部分顽绵难治之病，往往是药疗和医嘱并重，甚至是医嘱的作用大于药物的功效。比如慢性胃炎、前列腺炎、支气管炎、痛风等，对这些疾病，若不讲清生活宜忌等注意事项，治之很难奏效。而内容过多，病人又瞬时即忘。因此只好分别编成比病历本略小的"疗养须知"小卡片，诊后贴附在病历之中，供做参考，有助于提高临床疗效。

（一）慢性胃炎，溃疡病

1. 立戒烟酒，保持乐观，切忌忧郁忿怒！

2. 勿暴饮、暴食，不吃零食，严格控制饮宴聚餐！做到定时、定量，饮食规范化。

3. 每晨起床前必须坚持自我按摩上腹部（胃部），左右各 50 ～ 100 转，起床后饮白开水 200 ～ 300mL，继而慢跑或快步走 20 ～ 30 分钟。

4. 早餐三忌：忌糖、油、荤类食品（油条、烤饼、肉包、牛奶、麦乳精、麦片、豆奶粉、面条等）。以清淡半流饮食（玉米糊、米粥、面糊、面疙瘩、烫饭、小菜等）为主，必要时可略加面包和馒头。

5. 忌饮浓茶，尤其是空腹饮用浓茶。胃酸偏多、脘腹胀甚者，忌食糖类、薯类、豆类。饭后两小时，方能喝水。

6. 忌用汤或茶水泡饭吃，或边吃边喝。饭后不可立即参加劳动。忌饮冰啤酒，忌吃冰西瓜。慎服感冒药！

7. 忌食粗纤维、不易消化、刺激伤胃之品，如韭菜、芹菜、茭白、竹笋、猪瘦肉、牛肉、羊肉、狗肉、虾、年糕、元宵、饺子、粽子、煮鸡蛋、辣椒、所有咸腊货、伤胃的药品（如感冒药）等。

8. 宜食细纤维、易消化之品，如：冬瓜、萝卜、茄子、菠菜、四季豆、青菜芯、豆腐、五花肉、梅花肉、里脊肉、鲜鱼、炖鸡蛋等。

9. 瓜果类，不宜吃柿子、梨、西瓜、甘蔗、葡萄等。瓜子、花生只能少吃或不吃。

10. 注意保暖，重症可配合背俞（肝、胆、脾、胃俞）拔火罐，4 天 1 次，每次平行两罐，依次循环拔之。

本病必须做到"三分治疗，七分调理"！总之，饮食宜"热、烂、淡、少、慢"，忌"冷、硬、咸、多、快"。再参考上述 10 条，好生调摄，方可奏效。单纯依靠药物治疗的观点，是错误的。而且本病病程缠绵，最易反复，很难速愈。必须耐心疗养，才能康复有期。

（二）慢性结肠炎

1. 每天起床前自我绕脐按摩腹部左右各 50～100 转，洗漱后饮用白开水 300～400mL，慢跑或快步走 30～40 分钟。

2. 早餐三忌：忌糖、油、荤。以玉米糊、米粥、蒸烂咸菜、臭豆腐乳、小菜为主。限制食用油条、大饼和各类点心，特别忌喝牛奶、麦乳精、麦片、豆浆、豆奶粉等。

3. 忌食椒、酒、辛、辣、油腻之物，以及粗纤维的蔬菜、肉类（韭菜、芹菜、纯瘦肉等），尤其是各类卤菜。以素食为主，常吃大蒜。按时就餐，杜绝宴请。晚餐宜用二宝粥（糯米、籼米、大枣、莲子）配馒头为主。

4. 保持乐观情绪，切忌忧郁忿怒，不要终日考虑疾病。

5. 注意休息，勿过度劳累，勿熬夜。加强保暖，尤其是腹部，最好在入睡前戴肚兜。

6. 慢性过敏性结肠炎、激惹性结肠炎者，注意寻找"过敏源"（诱发食品），避免食用，可以防止复发。

7. 本病为自发性疾病，除急性发作，其他细菌趁机作祟，病情加重外，一般不宜滥用抗生素。

8. 病情缓解后，宜用中药丸剂调理善后，以期根治。

9. 本病为易复发性疾病，中药治疗在 4～6 个月可愈，愈后应当坚持以上注意事项，二三年后可逐渐放宽。

（三）习惯性便秘

1. 必须养成定时排便的习惯，每天起床前，绕脐自我按摩腹部左右各 50～100 转。然后，起床正坐，用左手拇指指侧（第一掌骨），从左肋下方至腹股沟，自上而下的擀按 30～50 次后，立即入厕，即使无便意者，也要象征性蹲厕，形成习惯（条件反射）。

2. 每晨洗漱后，饮用白开水或淡盐水 200～300mL，接着慢跑或快步走 30～40 分钟。

3. 收腹、鼓腹运动：平卧深吸气将腹鼓起，深呼气将腹收缩，反复做 3 ～ 5 分钟。

4. 提肛运动：平卧位，进行收缩肛门运动 50 ～ 100 次。

5. 排便姿势以蹲位为佳，蹲位可以加大腹压，有利于排便。

6. 常吃菠菜、空心菜（连叶）、萝卜、洋葱、海带等。胃气好者可吃韭菜、芹菜、竹笋等粗纤维蔬菜。

7. 常吃粗粮、杂粮，如：玉米面、红薯、粗麦面、燕麦、花生、芝麻等。

8. 适当嚼些干豆（炒豌豆、炒黄豆等），容易在肠中发酵产气，有利于排便。禁食酒、浓茶、咖啡、柿子、糯米等收敛滞肠之品。

9. 睡前可适当喝一勺芝麻油，用温开水，加生蜜适量搅匀送下。

10. 便秘患者，最好采取以上综合措施进行疗养，只是依赖药物的治疗，容易"成瘾"，终难治愈。

（四）胃下垂

1. 每天起床前，自我按摩腹部左右各 50 ～ 100 转，并进行仰卧起坐运动 10 ～ 20 次（锻炼腹肌）。

2. 洗漱后饮用白开水 200 ～ 300mL，慢跑或快步走 30 ～ 40 分钟，以增强综合体力。

3. 避免站立工作，尤其是饭后不要久行、久立！白天尽量限制饮水，以减轻胃肠和其他内脏的位置下沉。

4. 量力常做仰卧起坐运动，以锻炼腹直肌，使之支托有力。

5. 倒卧式：床尾垫高成 20°～ 30°角，每天午饭后倒卧（头低脚高位）20 ～ 30 分钟，并配合缓揉腹部。

6. 蹲式进餐（坐矮凳亦可），若饭后再蹲 10 ～ 15 分钟更好。尽量多吃高脂质食品（如肥肉）增添皮下脂肪，填充内脏衬里。

7. 戴胃托或系宽腰带，上松下紧，下面的带子要略宽。

8. 睡前喝 1 杯牛奶，或吃 1 盏小米糯米大枣粥（食物中的脑白金），大补脾胃之气，可以加深睡眠，有利于康复。

附：巧食肥肉法。怕吃肥猪肉者，可以取五花肉（猪软肋）每市斤加盐 25g，豆瓣酱少许，充分攪拌腌制半天（冬日 2 天），再用适量的玉米面炒焦黄，趁热将肉倒入，充分翻炒，稍倾即可，之后曝晒 1 ～ 2 天即成。连面稍加水蒸吃，可以改变腻人的肥气，香美可口。是消瘦的胃下垂病人，增添腹壁脂肪的可靠食疗。

（五）痛风

痛风的发病主要是因嘌呤代谢紊乱及（或）尿酸排泄减少，引起血尿酸增高，尿酸会在关节腔等处形成沉积，进而引发急性关节疼痛。以下根据湘雅医院的研究结论，对食品嘌呤含量的多少进行比较分列，以供参考。

1. 第一类是富含嘌呤的食品（＞100mg/100g）：动物内脏、沙丁鱼、鹅、鱼子、海参、干贝、浓鸡汤、肉汤、骨髓、骨头汤、啤酒等。

2. 第二类是多含嘌呤的食品（50～100mg/100g）：大部分鱼类、贝类、肉食类、禽类等。

3. 第三类是较多含嘌呤的食品（25～50mg/100g）：青鱼、鳜鱼、牛肉、羊肉、鸡肉、虾、蟹、芦笋、花菜、扁豆、菠菜、蘑菇、花生等。

4. 第四类是少含或不含嘌呤的食品（≤25mg/100g）：牛奶、鸡蛋、大米、麦面制品、玉米、水果、豆酱、豆制品（大豆制品，因嘌呤随黄浆水压去，故可适当吃之，但不能喝豆汁）、植物油以及大部分蔬菜等均属此类。

痛风患者不吃第一类，常吃第四类，能否吃第二、三类食品？摄入多大量？要根据个体差异和病情轻重的实际情况，酌情而为。但在缓解期内，三类食品还是可以适当选用，不过食用量不宜过多。

总之，痛风患者，应当保持乐观，切忌忧怒，坚持晨练（快步走），戒除烟酒，常吃水果蔬菜，注意多饮水，不喝或少喝荤汤，以低盐、低脂肪、低热量的食物为主。如此可以防止血尿酸的升高，有利于血尿酸的代谢，尤其注意病变肢体的保暖，做到已发时能治，未发时能防。痛风发作时，建议以素食为主，多饮白开水，可服用中药和调节嘌呤代谢、促进尿酸排泄的西药，绝对不能乱用抗生素和阿司匹林等，以免影响尿酸的排泄。

（六）高血压病，高脂血症，冠心病

1. 学会"心理自助"，自我调整心态，勿急躁，勿郁怒，避免紧张情绪，至关重要。

2. 坚持晨练，每天不少于40分钟，慢步走，快步走，慢跑，量力而

行，兼做其他体操。选择有氧运动，心脏负荷量，即最大心率，不超过"170 减去年龄"次 / 分。

3. 立戒烟酒，节制饮食，控制肥胖，勿熬夜，勿疲劳。

4. 低盐食谱，忌食动物内脏，少吃猪油。可适当地少吃鱼类、蛋类、奶类、瘦肉（猪、牛、狗、鸡、鸭、鹅）等。

5. 常吃新鲜蔬菜水果，如：青椒、青萝卜、青大豆、青皮南瓜、洋葱、大蒜、西红柿、芹菜，以及橙子、苹果、香蕉、山楂、鲜枣、杏子等。

6. 最好常年用黄玉米面做糊当早餐，每天吃 3 次大蒜（少量生吃或腌吃），1 次水果，1 ～ 2 个鸡蛋（1 ～ 2 个鸡蛋能降血压，超过 2 个能升血压）。

7. 醋有利于维生素 C 的吸收，因此，常吃糖醋青椒、糖醋凉拌萝卜丝、糖醋蒜、糖醋山药等，确是高血压患者的最佳食疗（血糖高者，不忌调味糖）。

8. 常吃长寿保健油：麻油、豆油、猪油各 500g，混匀吃之。绝对不吃猪油是错误的。

9. 冬日出入避免忽冷忽热！夏日不能身热突入空调房，或电扇直吹头顶心。节日最忌暴食狂欢，以防卒中。

10. 在医生指导下，坚持服药，并常测血压和查小便，定期复查血脂。

（七）脂肪肝

1. 立戒烟酒，杜绝宴请，少荤多素，采用低盐、低糖、低脂、少碳水、多蛋白食谱。

2. 常吃蔬菜、豆制品、瘦肉、淡水鱼、低糖水果等。

3. 做到少吃多动，降低体重，保持身高和体重相符合。

4. 不熬夜，忌食夜宵，不喝含糖饮料，保证一日三餐，规律饮食，不能不吃晚饭。

5. 启动晨练，坚持一生。晨间按时起床，勿恋床！入厕，洗漱，饮水，跑步（由散步、快步、健步、慢跑、快跑逐渐加强，70 岁以后再努力倒过来锻炼，强度逐渐减弱）。

6. 常默背防治脂肪肝歌诀：能坐勿卧，能站勿坐，能走不站，能快不慢；管住嘴，迈开腿，时时不忘，永不舍。

（八）糖尿病

1. 正确认识和对待本病为终身性疾病的现实，保持情绪稳定，学会"心理自助"，建立良好的精神状态最为重要。

2. 保持足够的睡眠，并坚持晨练，以散步、快步走、慢跑这三种形式为主（30～40分钟），兼做其他体操，量力而行，最为方便。绝对禁止剧烈运动。

3. 每天食用主粮（大米、麦面、玉米、山芋等）250～300g。除黄豆外，其他豆类（含淀粉）均包含在主粮之内。粗加工的粮食，含抗性淀粉，可以维持胞腹感的时间，应予选用。

4. 蔬菜类副食品：大青豆、黄豆、黄豆制品、青皮南瓜、洋葱、蒜薹、蒜苗、豆芽菜、甘蓝菜、萝卜、海带、冬瓜、四季豆等，均含膳食纤维，进餐做到菜饭各半，可以显著地降低血糖生成指数（GI）。

5. 肉食类副食品：第一类，煮鸡蛋（每天不超过2个）、猪瘦肉、黄鳝、鱼类、牛奶等（可以常吃）；第二类，鸡、鸭、鹅、牛、羊、狗肉等（适当少吃）。但晚期糖尿病患者，都要加以限制。

6. 在血糖控制理想的情况下，可以在两餐之间，适当地少吃些水果，如：苹果、鲜枣、樱桃、杏子、草莓、橙子、西红柿、黄瓜、香瓜。但含糖量较高的山楂、荔枝、香蕉、鲜梨、柿子、西瓜、葡萄干等均不宜吃。

7. 少吃或不吃肥肉，以及煎、炸、烘、烤等含脂肪过多的食品，以免增高血脂。平素嗜食甜者，可以吃蛋白糖。

8. 饮用绿茶，有利于本病的治疗。另一方法：用绿茶粉末10g，冷开水浸泡1夜，次日分3次连渣服之，服20天停5天，有利于防治糖尿病。（日本《茶叶之研究》）

9. 立戒烟酒，但偶尔或少量饮用干红、干白葡萄酒无妨。

10. 坚持做到：有效的药疗，合理的食疗，坚强的心疗，适当的体疗。再坚持定期复查，掌握病情变化，以期稳定病情。

（九）慢性气管炎，哮喘

1. 立戒烟酒，保持乐观。因肺的代偿能力很强，只要精心疗养，可以寿登百岁。

2. 注意防寒，尤其是顶心、背心、足心，"三心"不能受寒。气候变化及时令交接之际更当当心。控制气管炎的复发即可防止肺气肿、肺心病。

3. 天气适宜，坚持早起，参加晨练，并去野外、林旁做呼吸体操，能提高肺活量，保护呼吸功能，并借以"吐故纳新"，是最好的肺保健。

4. 呼吸体操：立正，足同肩宽，插手弯腰屈背，口呼气（深呼）；展臂扩胸（手掌向上向外）伸腰，鼻吸气（深吸）；反复20次，动作要缓慢，呼吸细、深、长，呼吸时要意守丹田（脐下）。

5. 忌食咸、辣、辛、燥食品，如：煎、炸、炕、烤之品及麻辣火锅等。

6. 黑芝麻1000g（淘净、晒干、炒焦）、胡桃肉500g，共研极细粉，睡前吃1汤匙，用沸水冲，待温稍加蜜服之。便稀者减量，是补肾纳气的最佳食疗（即郑相国方去补骨脂）。

7. 常吃百合花生粥（百合凉水泡1夜后下），是补肺食疗。上两方最能提高自身抗病力。

8. 每年"霜降"后，拟用中药（丸剂或膏剂）培元扶正，做到平安过冬。

9. 素有冬春季节发病患者，每年"三伏天"，去医院做"冬病夏治"特殊疗法。

10. 常备手帕或口罩，务必避免吸入埃尘，并注意勿吸油烟和汽车尾气，以免诱发。

（十）肝炎（早期肝硬化）

1. 良好的心情最保肝，勿忧、勿惧、勿怒、勿悲，保持愉快的心情，是治好肝病的最佳精神支柱。

2. 绝对休息治疗，重症必须卧床休息。要做到思想平静，心身双休，才有利于治疗。轻症可根据情况，动静结合，以静为主，有利恢复。

3. 适当吃些高糖、高蛋白、多维生素、低脂肪的食物，如鱼、蛋、奶、豆制品、各类新鲜蔬菜和水果。切勿大量饮用糖水。

4. 以清淡食谱为主，忌食大油大荤，如：老母鸡、猪大肚、猪蹄等。可适当吃些猪肝瘦肉汤（猪肝用刀划开，冷水浸泡1～2小时，攥洗后再用）、泥鳅、黄鳝、黑鱼、甲鱼等。

5. 常吃些米醋，每日饮用蜜水（开水冷温后再倒少许生蜜，勿太甜）1～2次，有利于消退黄疸和恢复肝功能。

6. 立戒烟酒，肝病患者即使治愈后也必须终身忌酒。

7. 一旦食纳增加，就不能过分强调营养，以免陡胖，诱发脂肪肝。

8. 肝功能恢复比较理想后，即可以适当参加较轻的体育锻炼，以利康复。

9. 体力劳动者愈后必须休息 3～6 个月，才能逐步从事轻体力劳动，但不能过度劳累！

10. 愈后必须 1～2 个月复查一次肝功能，如表面抗原阳性者，不必恐慌，只有注意休息和营养，提高自身免疫力，才是最好的治疗方法。苛求服药"转阴"，目前尚不可能。

（十一）慢性咽喉炎

1. 此为缠绵的小恙，必须保持情绪的稳定，勿忧、勿怒，耐心治疗。

2. 立戒烟酒，忌食辛辣刺激性食物，如辣椒、花椒、洋葱、韭菜、麻辣火锅，以及炸、烤、烘、炒之品等。饮食不宜太烫，进餐要细嚼慢咽。

3. 常吃新鲜蔬菜水果，保持大便通畅。

4. 睡觉时抿嘴，保持用鼻子呼吸的习惯。有利于减轻咽淋巴滤泡的增生和缩短病程。

5. 避免赴宴，低声说话。

6. 注意保暖，避免感冒，避免曝晒。

7. 晨间饮用淡蜜水（开水冷温后，稍加生蜜），睡前常喝鸡蛋润喉茶（新鲜柴鸡蛋加少许麻油搅匀，沸水冲之，待温稍加蜜或盐）。

8. 吃得过饱，能增加病情，所以注意节制饮食。

9. 急性发作期，常用艾水浴足。

10. 本病久之与"神经"有关，形成"梅核气"，即咽感异常，如物之梗，吞吐不移。外国人叫作"癔症球"。甭紧张，没关系，休闲时常参加你所喜好的娱乐活动，转移大脑的兴奋灶，久之自愈。有胃病者，常伴"胃咽相关综合征"，胃病治好后，咽炎亦随之而愈。

（十二）慢性过敏性鼻炎，副鼻窦炎，慢性萎缩性鼻炎

1. 外出要戴帽子，避免曝晒，并注意保暖，预防感冒。

2. 立戒烟酒，严格忌食葱、蒜、韭菜、辣椒、花椒、牛肉、羊肉、狗肉、麻辣火锅，以及炸、烘、烤食品等。

3. 保持室内通风，天气干燥时，晚间地面要洒水，保持湿润。

4. 常吃新鲜水果，保持大便通畅。

5. 坚持刮鼻疗法：用右手食、中二指指尖从两眉之间的印堂穴向下沿鼻子两旁刮到鼻翼旁之迎香穴，每刮十几次，再揉揉迎香穴，刮 5 分钟左右，再揉揉风池穴，切切合谷穴，结束。每天 1～2 次，坚持刮 3～6 个月。

6. 急性发作期，可用艾水浴足（芥硫散浴足最好）。

（十三）前列腺炎，前列腺增生肥大

1. 立戒烟酒，勿吃辛辣等刺激性食物，尽量少吃肥肉，常吃洋葱、大蒜。

2. 勿憋尿，勿久坐（或坐中间有洞的椅子），尽量少骑摩托车和自行车，以减轻对前列腺的压迫。

3. 控制房事、手淫（性自慰）。一般 20～40 岁男子，7～10 天 1 次。这两件事既不能禁绝，又不能过度，否则会引起前列腺淤积和充血而加重病情。

4. 不能中断性交，不能忍尿性交，性交不能有意强行忍精不泄！否则会加重前列腺充血而导致淤血，为细菌感染创造条件。

5. 下半身不能受寒、受湿，久坐工作者，每天必须坚持工间操 1～3 次。晚间常用温水（40℃左右）坐浴 15～20 分钟，有助于治疗。但水温不宜太烫，如坐浴后偶感不适，可以间断之。未婚青年或已婚未育青年慎用或禁用。

6. 每天早晚坚持以仰卧位，专心致志地做提肛运动 100 次。

7. 每天坚持嗑南瓜子 1 把。并且常吃一些含"锌"高的食品，如瘦肉、鸡蛋、花生、核桃肉、黑芝麻、松子仁、葵花子、玉米糊等，有利于康复（根据条件，选用之，不是样样都吃）。

8. 抗生素一般不易透过前列腺上皮的脂膜，除急性发作期外，不宜滥用或过用各类抗生素，否则会引起"药源性"疾病。况且本病一般多为无菌充血性炎症。

9. 此为比较缠绵的小恙，很少引起前列腺癌。勿恐惧、勿忧郁，否则会引起失眠、忧虑的前列腺神经症。

10. 本病为青年男子（炎症）和年迈老人（肥大）常见之病，只要求得医患密切配合，耐心治疗，康复有期。不能轻信"广告医"，否则会陷

于小病大治，因病致贫，给生活带来窘困，精神带来苦恼！

（十四）慢性盆腔炎，宫颈炎，附件炎

1. 保持心情舒畅，切忌抑郁忿怒。

2. 忌食辛、辣、椒、酒刺激性食物，暂时不能参加体力劳动。

3. 严格控制房事，做到"性"卫生，男方养成"小浴"习惯，最好不用器具避孕。

4. 月经期必须洗淋浴，月经期绝对禁止房事，并勿吃冷饮。

5. 下半身勿受寒、受湿。要特别注意小腹部的保暖。

6. 服药期间注意营养，勿受风寒。

7. 重症可配合八髎穴拔火罐，每次两罐依次循环拔之，5～7天1次，经期停拔。

（十五）肺结核

1. 保持乐观心态，树立治愈信心，完全休息，安心治疗。

2. 注意保暖，预防感冒，室内必须通风（冬日自酌），晨间散步于田野，酌情做深呼吸运动（咯血者慎之）。

3. 经常晒太阳，衣被须经常曝晒！

4. 注意营养，常吃鱼、蛋、奶、鸡、鸭、猪肺、猪肚等。有条件吃些鳗、虾、鳅和连毛鸡（喜蛋）。

5. 常吃新鲜蔬菜（尤其是胡萝卜）及水果，每日3餐必吃少许生蒜或醋蒜，保持口有蒜味。

6. 重症者每日戴大蒜口罩半天。大蒜瓣捣如泥，薄薄摊在口罩内部，外垫两层纱布，以免刺激皮肤。

7. 控制房事，但不必"隔房"。

8. 适当以百合花生粥食疗。连皮花生，先炖半熟，后加糯米、大枣炖粥，粥成之后再加适量百合（若用干百合，必须用凉水泡1夜），再煮即成。如喜甜食可稍加白蜜。

9. 必须严遵医嘱，按时服药，彻底治愈。不得擅自停药，否则后果严重。中西医结合，疗效更好。

10. 3个月拍1次胸片，如何停药，服从医嘱。

（十六）腰椎间盘突出症

1. 休息治疗，睡硬板床，注意保暖。

2. 举止行动注意做到轻、缓、慢，勿跌跤，勿闪腰。

3. 乘车注意勿颠簸。

4. 夏季注意勿席地而卧，勿开空调，勿露宿。

5. 暂停早锻炼，不能做扭腰运动。

6. 不能久坐，不能擢水。

7. 可以按摩，但不宜针灸。

8. 坚持外用药袋热熨，越热越好，偶见熨了痛甚，可停停再熨。

（十七）失眠

1. 首先必须消除导致失眠的肇事因素。解除思想疙瘩，才有利于治疗。

2. 生活作息规律化，按时就寝，一般于晚 10 点钟之后，有睡意时才能上床，睡前不进行任何活动。

3. 不论睡眠如何，都得按时起床，进行晨练，这样才能固定睡眠与醒觉的规律（稳定大脑生物钟），有利于提高药物疗效。

4. 上午略饮绿茶（下午忌茶），量力安排体力劳动，或徒步 3～4 公里，或慢步于田野，力度以微微汗出为佳。

5. 体力劳动者可安排上午干重活，下午干轻活；或上午干轻活，下午不干活（休息）。

6. 一般不宜午睡。晚间不做剧烈运动，不会客，不访友。是否能看电视，根据个人具体情况而定。

7. 晚餐安排荤汤面条（高脂血症者，可吃素面），就寝前饮淡牛奶 1 杯，或吃百合小米（粟）粥 1 盏（食物中的脑白金），有利睡眠。

8. 入睡前用右手大拇指重推左右足心各 100 次，必须闭目凝神，意守足心，不能数错。

9. 入睡时思想要彻底放松，采取右侧向下的侧卧位，以减少梦幻。

10. 药物（西药）治疗失眠，原则上应使用最低的有效剂量，间断服用，以免形成药物依赖。中药坚持服用至睡眠基本改善为止。

（十八）神经症，更年期综合征

1. 立即戒烟、限酒。

2. 妥善处理好社会和家庭环境因素对自己心理的不良影响。

3. 按时就寝（晚 10 点后最好），睡前饮淡牛奶 1 杯，用右大拇指重推足心，左右各 100 次，必须闭目凝神，意守足心。

4. 睡不着者，次日不能"补睡"，必须按时起床，洗漱后喝白开水 1 杯，参加晨练。

5. 上午必须量力参加体力劳动，或徒步 3 ~ 4 公里，以微微汗出为佳。

6. 保健按摩：双手撒开，从前发际到后发际挠头 50 ~ 80 次，揉双风池穴 5 分钟，再稍揉双太阳穴，每天下午 1 次。

7. 培养一种个人爱好：观花养鱼、养宠物、喂鸟、学画、编织、刺绣、听乐曲等。

8. 上午略饮茶，晚餐宜吃荤汤面条（血脂高者吃素面），有利于调节大脑生物钟。

9. 做到"心理自助"，自我调整心态，走出去找知心亲友，聊天泄怨。

10. 实行边工作，边学习，边生活，边治疗。去田野、山村短程旅游。不宜住院，不宜待在家里服药治疗，否则最易产生终日思病、越思愈重的"精神交互"现象而久治难愈。这是最有效的森田正马氏（日本）疗法。

（十九）小儿厌食症

1. 为父母者必须懂得"过爱即害"的辩证法，决心做到医患配合，方能奏效。

2. 断绝零食，不饥不喂，不得强食（以逗、哄、骗、吓等方式逼食）。

3. 晨起喂些白开水，应用喜爱的玩具，诱儿徒步、跳跃、慢跑，进行晨练。

4. 早餐必须忌食糖、油、荤。食谱宜：白米粥、玉米糊（玉米糊含有大量的锌，是增强儿童食欲最需要的微量元素）、白水烫饭等，佐以小菜、青方（臭糟腐乳）或蒸臭豆腐干。如此早餐，可激发胃气，关系到一天的食欲。

5. 早、午两餐之间，可适当地喂些红糖（淡）煮甜酒（醪糟），酒糟含酵素，最能开胃醒脾、帮助消化。

6. 午餐吃软饭、馒头、萝卜烧肉、雪里蕻烧肉、炖鸡蛋均可。

7. 午、晚餐之间适当吃些水果，或加饼干 2 ~ 4 块。晚餐吃荤汤面、炖鸡蛋等。

8. 睡前轻轻按摩腹部 3 ~ 5 分钟。

9. 三餐按时，但要做到非饿不喂，家长甭心疼，饿不坏宝宝。关键是早餐，非素不可。

10. 一旦胃气乃复，食谱暂不更动，坚持 3 ～ 6 个月，可以康复。

（二十）遗尿

1. 早餐可吃些莲子、山药、大枣粥食疗。

2. 晚餐以米饭为主，尽量少喝水，玩耍不要过于狂欢和兴奋。

3. 睡前指针：关元、中极，二穴每天交替应用。取仰卧体位，用中指或食指尖点按在穴位上，由轻→中→重按揉 5 分钟左右即止。

4. 闹钟对到 1 点、3 点，各唤醒排尿 1 次。

5. 白天令其尽量憋尿，当忍不住时再解，并做到尿尿忍忍，停停再尿。此为锻炼膀胱括约肌弛张开合功能，是比较有效的行为疗法。

6. 酌情配合脏器疗法，常吃些炖猪尿脬（猪膀胱）。

7. 用少许硫黄加葱捣如泥填脐中，用敷料固定，外加热水袋稍熨一下。晚敷早去，连用 10 次。

8. 比较有效的单方：用带幼虫的露蜂房，干燥后，研极细粉，8 ～ 12 岁小儿每用 3g，成人每服 5g，稍加黄酒，沸水冲后再煮沸服之，每日 2 次。

（二十一）银屑病

1. 必须树立治愈信心，勿焦虑，勿急躁，耐心治疗。

2. 本病与精神创伤有关，因此，平时自我调整心态，勿被"七情"干扰。

3. 不能过分依赖热水烫澡来解决痛苦。应当用千里光、红浮萍、牛西西、鲜艾、中国槐的枝叶，任选一样煮水洗澡，有助于治疗。有条件的以上这些单方交替应用最好。

4. 立戒烟酒，严格忌食辛辣刺激性食物，如辣椒、花椒、牛肉、羊肉、狗肉、麻辣火锅，以及鸡、鹅、海鲜、椿芽、韭菜、芫荽等。

5. 常吃新鲜水果，保持大便通畅。

6. 经常用黄玉米糊作早餐，并常吃黄色食品，如黄山芋、黄南瓜、胡萝卜等，有时可以炖乌梢蛇下面条吃，做食疗。

7. 本病易于复发，且有休止期，坚持长期忌口（见第 4 条），可以避免诱发。

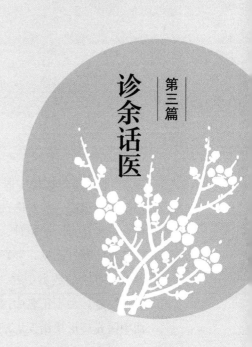

第三篇

诊余话医

《医话》好比是中医学术研讨大舞台上争鸣园地的一幕《曲苑杂坛》，包括范围很广，涉及医药领域中的方方面面。我认为，只要本着"弘扬岐黄，求实存真"的精神，围绕发展和捍卫中国传统医学主题，医者可以心随笔走，畅抒己见，褒贬相兼，无所不谈。对于佼佼学子要褒，见到医林莠草（草中的败类）要"锄"。家丑必须外扬，只有外扬家丑才能杜止家丑的蔓延。为了正名中医，捍卫国粹，杜绝"网上签名"和无稽非议地歪曲中医光辉形象错误思潮的再次发生，本篇专辟"医林轶事"一栏，其中仅揭露一小部分内容，旨在批判这些害群之马，纯洁中医队伍，与读者共讨之。

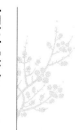

和谐医道

医患和谐乃医家之天职，医医和谐却成为千古之遗憾。过去由于文人相轻、同行是冤家等社会病态的影响，造成了中医界内部互为蔑视、相互贬低、貌合神离的不团结现象甚为严重。流毒之深，尚难肃清。"文革"之后，这种现象在少数地区，稍有复萌。

其一，嫉贤妒能。"事修而谤兴，德高而毁来。"（韩愈）旧时稍有名气、德术兼优的医家，总是被患"红眼病"的人视为攻击诬陷的对象，甚至殃及生命。扁鹊被刺，正是如此。

其二，笔战互诋。少数医家由于不同学派的门户之见，竟把正常的学术观点和方治经验，采取一棍子打死、全盘否定的态度。例如徐大椿著《医贯砭》、陈修园著《景岳新方八阵贬》，以及陆九芝对杨栗山"杨氏十五方"（见《伤寒瘟疫条辨》）的"贬"，竟把赵献可、张景岳、杨栗山的学术成果贬得一无是处，有损于学术尊严及医道和谐，更严重的是有碍百家争鸣和医道发展。"毁人者必自毁"，事出虽非同一时代，却给后世留下了极大的遗憾。

其三，医不见医。更谈不上面对面的"会诊"二字。薛生白与叶天士两位大师，同时悬壶姑苏，竟势不两立，格格不入，"鸡犬之声相闻，老死不相往来"，几乎形成不共戴天之势。薛叶之争，对峙很久，最后多亏一个打赌吃烧饼的蠢汉（一次吃下 100 个烧饼）才冰释前嫌。患者当时腹胀欲厥（急性胃扩张？），先就诊于薛，曰："无法可治，必死无疑！"病人要喝水，答之曰："喝水立死。"再转诊于叶，曰："必须喝水。"令病人喝水后旋即施以鹅翎探吐，着手成春。薛氏闻讯，憾愧交加，自知不及，终于改变了自己的观点，心悦诚服地备厚礼登门问道。叶天士也非常高兴地带领众学生，恭立门前，热烈欢迎。《素问·至真要大论》："其在高者，引而越之。"这经典中的一个治法，使两位医家化嫉为谊，上演了一幕类似《将相和》的闹剧，而良好的结局，诚然可喜可颂。为了医道共兴，我恳切地呼吁：当今医界如是者，也应效法之。

鉴于上述此类现象和弊端，特倡导：凡我医家，应以弘扬岐黄事业为追求准则，同心同德，共同打造一个文（医）人相亲、尊贤重道、和谐共荣、同谋发展的良好医学道德氛围，杜绝"窝里斗"而被人瞧不起。明代医家陈实功的言行是我们的光辉典范，他说："凡（对）乡井同道之士，不可生轻侮傲慢之心，切要谦和谨慎。年尊者恭敬之，有学者师事之，骄傲者逊让之，不及者荐拔之，如此自无谤怨，信和为贵也。"为了实现和谐医道，在当今大兴精神文明建设之风的社会里，古人能做到的事，我们也一定能够做到。

（本文曾发表于《中国中医药报》，2019 年 2 月 18 日，第 4 版。）

医必通药

"工欲善其事，必先利其器"。医必通药，医必兼药，对于中医之诊疗工作，具有十分重要的现实意义。精良的药物，是疗效的保证，故"药为医本，药为医魂"。

过去的中医学徒，都是先从学药着手，尔后学医。这种课程设置，对中医专业具有一定的科学性，所以医家在精研《本草》，熟谙药性的同时，还必须掌握识药、采药、辨药、制药、备药等实践知识和技能，对于生药标本、原装统货、切制饮片、修合丸散等都应熟悉掌握。药权在握，加以辨证论治，则攻无不克，应手奏效。否则，"药之是非真伪，全然不问，医者与药不相谋，方即不误，药之误多矣"（《医学源流论》）！

徐灵胎早就察觉到这个问题的严重性，他以"谨慎真诚"为宗旨，落实《兰台轨范》的要求，创立自己的药房——兰台药局。实现医药一体，大大地提高了临床疗效，医患两利，而蜚声寰宇。自国家《中医药法》颁布实施以来，全国民营中医院、中医门诊部、个体中医诊所、社区中医诊室蓬勃发展，在这种新形势下，"医必通药"就显得格外重要。中医工作者不仅要精通中药，还要积极创造条件实现医药一条龙。一手抓医，一手抓药（个体中医诊所的模式），做到"医药相兼"，方可避免"病准，方对，药不灵"的弊端，才不至于形成"老医迷旧疾，朽药误新方"（唐·耿伟诗），医被药羁绊不前或中医临床毁于中药质量的危险局面。

（本文曾发表于《中国中医药报》，2019年3月7日，第4版）

医贵多技

何以强调医贵多技？因为医学模式的改变，疾病谱的不断变化，人民健康意识不断地增强，故医生的临证思维和诊疗技艺也应随之更新、开拓、发展，做到多样化。临床诊疗以中药内服为主，可结合其他辅助方法，在遇到急症应急或沉疴难起的情况时，就可避免陷入"人患病多，医患道少"的困境。相比较医院的专科，基层中医诊所和社区中医诊室面对的病人群体和疾病种类是复杂多样的，更应重视诊疗技艺的多样化。

《素问·异法方宜论》："圣人杂合以治，各得其所宜。"诸如：针灸、刺血、拔罐、发泡、埋线、敷贴、灌肠、纳阴、推拿、捏脊、气功、理疗、熏蒸、药浴、矿泉浴、日光浴、森林浴（在松柏树林中，戴着大蒜口罩晒太阳，治疗肺结核）等，试举例如下（《内照法·脏腑相人第四》有云："针有一月之功，灸有终身之效。"说明灸法的疗效表达形式是缓释慢给，非常适合慢性病的治疗康复，故将灸法列为篇首）。

（一）耳尖瘢痕灸

用麦粒大艾炷置耳尖穴上，灸三壮，7～10天1次，共2～4次，治重症角膜溃疡、中心性视网膜炎。

（二）"六之"瘢痕灸

即肝俞、脾俞、胃俞，共三对穴位，故名"六之"。用绿豆大艾炷，置"六之"点上，灸法，次数同前，治慢性胃炎及十二指肠溃疡反复出血、积年不愈、拒绝手术者效佳，见《针灸薪传集》。

（三）足三里瘢痕灸

灸法、次数均同上，治疗重症慢性溃疡性结肠炎、肠易激综合征、慢性肠炎、胃肠功能紊乱者和非特异性免疫功能下降等，长年多病者效著。

（四）少商中间灸

麦粒大艾炷，放穴位上（双），灸三壮（当燃烧至灼热不可忍受时快速剔掉，是传统"灯火疗法"的翻版，叫作"中间灸"），治疗鼻血如涌难止者。

（五）隐白中间灸

灸法同上，1天1次，治血崩如涌或漏血难止者效佳，承淡安大师传授，我师徒三代已用百年余。

（六）天灸

又名"发泡疗法"，如"三伏"时节，选晴天中午用大蒜泥2cm见方，敷贴身柱穴，治疗哮、喘、咳。

（七）内关压豆疗法

用绿豆一粒，放内关或间使穴上，用胶布固定，由轻到重地按、捏、压、揉10～20分钟，1日2次，治心绞痛、胆绞痛、胃痛、神经性呕吐、自主神经紊乱、心脏神经官能症等效著。

（八）至阳压豆疗法

干的大青豆一枚，置穴位上，以胶布固定，坐在靠背椅上蹭、擂、压、揉，治疗心绞痛。

（九）击背疗法

捶击膀胱经第一侧线各腧穴，主治胆胃综合征、肝内胆管结石。

（十）甩手疗法

上肢伸直如杖，钟摆式前后甩动，幅度渐大，100次，再左右交叉30次，1日1～2次，兼用药袋热敷，治疗肩周炎可不药而愈。

（十一）揉腹疗法

腹部为"五脏六腑之宫城，阴阳气血之发源"，胃肠之疾，宜常用之。胃病患者（溃疡病除外），起床之前，按摩脐上（上腹部），左右各50转；肠病患者（如泄泻、便秘等），则按揉脐周及脐下（中、下腹部）。

（十二）提肛疗法

即有意识地收缩肛门，又称"撮谷道疗法"。有规律地收缩和放松肛门及会阴部肌肉，能防治前列腺炎、直肠炎、肛周炎、肛管炎、肛周脓肿、痔疮和老人尿频等。

（十三）自血疗法

自体静脉血、生理盐水各 2mL，充分摇荡后，推去前面血沫，臀肌选点，碘酊消毒，酒精脱碘，徐徐深注，7 ~ 10 天 1 次，做 3 ~ 4 次，主治重症痤疮、多发性疖肿、慢性毛囊炎此起彼伏和疮疡难敛者效著。

（十四）行为疗法

如脑梗死练讲话，小儿遗尿练憋尿收放。

（十五）意象对话疗法

有重点、有目的、有定向地细心交谈，沟通思想，进行暗示。

（十六）音乐疗法

音乐是神经的按摩剂，尝谓"听了《春江花月夜》能乐以忘忧"，舒缓的轻音乐可以增加睡眠的深度。

（十七）整体自治疗法

即打破中西医之间的专业界线，把西医的微观治疗与中医的宏观调理相融合，从食、药、心、体等各方面来进行整体调节，是治疗许多顽难之症的最佳的方案，凌锋教授创立此法。

（十八）基因表达调控疗法

即"扶正祛邪"与"形神双调"相结合，同时远离和避免诱发因素的干扰，可以调节遗传基因的表达，令其迟表达或不表达。例如：日本人发现低盐饮食可以延缓高血压的发病 20 年，甚至不发病；上一辈人患食管癌、糖尿病等，下一辈人只要做好饮食调护，学会正确养生，就不一定再患此病。

（十九）顺势疗法

即心理顺势，方药顺势，因病而施。

（二十）对抗疗法

即进行间歇性的精神情志逆反刺激，通过言语的巧妙施展，诈、恐、惊、吓、欢、劝，我国金元四大家的张子和善用此法。

（二十一）饥饿疗法

即节食、泻下、灌肠。汉代王充在《论衡》中指出："欲得长生，肠中常清；欲得不死，肠中无滓。"

（二十二）自然疗法

由古希腊·希波克拉底创立，言"自然是疾病的康复者"。即投入大自然去放松心弦，陶冶情操。比如常去山乡农家乐度假，怡情移性，谓之"更境忘忧"。

（二十三）反射疗法

即上病治下，下病治上，左病治右，右病治左。如：艾灸百会升血压，矾水浴足降血压；左边牙痛，针刺右合谷，右边牙痛，针刺左合谷等。

（二十四）离子感应透入疗法

即通过外用药袋及其他药物的体表热敷，使药物有效成分快速渗透皮肤的治疗方法。

（二十五）森田正马氏疗法

此法是治疗"精神交互"的最佳方法，由日本精神心理学专家森田正马创立。该疗法的现代学术继承者——室贺昭三氏，将此类病症统称为"不定愁诉综合征"，本人常用于治疗百合病、脏躁、癔症、抑郁症、更年期综合征等病症。

小结

以上各种疗法都类似现代美籍华人何大一教授的鸡尾酒疗法，具有一定的临床应用价值。"虽无主治之功，但有裨将之效"（《笔花医镜》）。奈何过去一度被一些自称"大方脉派"的医家贬之为江湖小道。本人却认为不管是大道还是小道，只要能治好病就是正道。

（本文曾发表于《中国中医药报》，2020年7月9日，第4版）

医忌守派

医家学派众多，百家争鸣，各展其能，彰显风采，争高竞秀地使医技发展如源头活水，生机蓬勃，有利于"传承精华，守正创新"，其积极因素是无可非议的。

本人欣赏以区域或地名命名的学派，如：新安医派、孟河医派、岭南医派等等。这些学派视野宽广，派中有派，互为牵制，互为促进，看问题基本上没有"一边倒"的现象。其治疗技艺和理论专著，具有一定的历史性、时代性、代表性、传统性，还带来了许多地方用药的特色，无疑是岐黄医坛上的锦簇花团。然而以脏腑、治法等命名的学派，在医事工作中往往有不同程度的恪守其派的现象。临证、著述、论道、传经，常见有些人（学派）牵强附会地坚持自己的学术观点，戴着有色眼镜看问题，对中医学术的互相渗透和发展壮大，难免带来了一些负面影响。甚至有人看了赵献可的《医贯》后，不敢用焦三仙，莱菔子也只用 10 粒，生怕"伤中伐脾，有损运化"。导致这味药效多兼、价廉效捷的常用药不被重视，实在可惜。慈禧太后"服参致滞，脾运难展"，太医束手，最后召见类似走方医的医生献上"小罗汉丸"，服之愈，还领赏一个"红顶子"。最后揭秘，是用莱菔子微炒，研粉，水泛为丸。虽为野史，足以借鉴（也许这就是"吃人参，忌萝卜"的来历）。所以本人认为：医可有派，医不守派；治必有方，治不泥方。必须深研遍览，博采众长。对于各家学说、流派特色，应做到"师其派而不悖其旨，循其法而不囿其方"，因时、因地、因人、因药，"四因"制宜。辨证论治和专病专方相结合，经方和时方相结合，疗与养相结合，因证化裁，融会贯通，广泛用于临证，方能因变施宜，游刃有余。

国医大师颜德馨："有句老话叫'无偏不成派'。各家各有所长，自成特色，合读则成，分读则偏。但接受在我，应用在我，变化亦在我。应以自身为主体，兼收并蓄，择善而取之，方能学得真谛。"

（本文曾发表于《中国中医药报》，2020 年 8 月 3 日，第 4 版）

医必自护

医者必须加强自我保护意识，避免自作冤案，咎由自取。世风不古，人心难测。医家强调"医德"，而部分病家却不讲究"患德"。有装病欺医者，有生事敲诈者，有借故行骗者，这些人除败坏医誉外，还会索要巨额赔款（屡见报载）。临床常见病人一旦就诊服药以后，身体发生任何情况（包括与服药毫无关联的不适状况等），都怀疑是服药之故。当然，除少数别有用心者之外，绝大多数都是由于医疗卫生知识的匮乏所致。例如，有位复诊患者竟奇怪地问我："服了你的药就'打摆子'（疟疾），怎么弄的？"令人惊异，所以医家不可不防。

因此，临证之际，对于某些疾病的预后、转归、并发症以及可能发生的突发病变，一定要向病人及其家属讲清楚，并用正楷字详细地写在病历上，以防万一。比如：重症肝炎患者可能发生肝性脑病；肝硬化患者由于上消化道静脉怒张，随时可能发生大出血（呕血）；风湿性心脏病患者可能发生心梗、脑梗；高血压病患者可能发生卒中；胆石症患者可能发生嵌顿性绞痛；哮喘病患者可能发生喘厥（窒息猝死或自发性气胸）；等等。以上情况都得讲清楚、写清楚，如果一旦发生意外，病历就是证据。我曾目睹一同道，用独活寄生汤治疗一位脊髓型颈椎病患者，由于病势的发展和预后未讲清楚，初诊患者走来门诊，复诊背来门诊，再诊则板车拉来门诊。其家属一口咬定吃药越吃越重，是医生把老人治瘫了，竟把医生从楼下揍到楼上，打得不可开交，吓得该医生两个月不敢上班。更可悲者，是一位夏姓副主任中医师。为人内向忠厚，其收治的一位糖尿病患者，服药30余贴（均是滋阴补肾、生津润燥类），反渐见手足麻木、双目失明（实际上是糖尿病常见的并发症），病家聚众生事，说："我家好好的人，叫你治残、治瞎了！官了告状，私了赔偿。"索赔12万，结果已筹47000元，病家仍然穷追凶逼，医者既胆小又爱面子，怕上法庭，一气之下，夜潜深林，割腕自尽，含冤而死（如果真打官司，肯定胜诉）。所以医者在有效地运用法律手段来保护自己的同时，临证尤需胆大心细，行方智圆，细心医嘱，以防不测。

就诊当天勿服药！这是我门诊一条特殊规定，具有不同寻常的自我保护意义。曾遇一位复诊患者向我说："张先生，前天那个来看病的沈老头，回去后当夜就死了。"我惊愕不已，他又说："你开的6剂药均扔了。"得知尚未服药，心里松了一口气，如果沈老头当日服药，是夜猝死，或许就成了冤案！事后了解，这位老人从百里以外的农村来到六安，儿女团聚设宴，谈笑风生，回去后兴奋加劳累，夜半突发"心梗"而死。

由于广大病员来我门诊就医，常须等1～2天方能诊上，加之旅程劳累、就医辛苦、情绪波动，当天回去后，支扩病者可能咯血，冠心病者可能心梗，发热病者可能加剧，漏血病者可能变崩，腰腿病者可能痛增……在几十年的医药生涯中，上述情况屡见不鲜。因此医者必须提高警惕，加强自我保护意识，不能一味地出于好心，让患者"早服药早得效"。故就诊当天勿服药（特殊情况例外），以免给自己带来不必要的麻烦，甚至含冤终身。

急于求名者戒

——看《老中医》学中医

电视连续剧《老中医》在中央电视台播出后，在中医界引起很大反响。对于治学治医、为人护道均很有启迪。其中有个精彩镜头，展示了一位"求名癖"的上海中医吴雪初，凡遇达官贵人、名人大亨来就诊者，便不失时机地与对方合影留念，以张扬自炫，沽名钓誉。此类现象在各行各业都不可避免，在中医界也是存在的。

中医之道，文古奥衍，意蕴深宏，浅尝辄止者难以成功。某些人自谓习医不难，稍加涉猎，便急功近利，苦于求名，时时、处处、事事总想显示自己，几乎形成"求名狂"。其求名的渠道无外乎滥散名片、做广告、制锦旗……除动用一切宣传方式外，便是想方设法地参加各种不三不四的非正式会议，会后获一张精制的证书，扛一块"金牌"归来，喜不胜收，洋洋得意，一跃而变成"当代名医""知名专家"等。凡此种种，实际已无形中成为专业出不了头，就拼命想出风头的典型代表。

清代医学评论家吴达说："医以名胜，不以学胜，实因医学之渊微，习是者不得其至理，惟以求名为急，而渐忘其实学矣。"（《医学求是》）可谓一语中的，痛砭时弊。这种把实学抛之脑后而急于求名者，即便一时得名，也是无基之名、泡影之名，名随声息，不能久长。

《抱朴子·循本》言："欲致其高，必丰其基；欲茂其末，必深其根。"故习中医者，实应遵循针灸大师王雪苔的劝学箴言："心宜诚，志宜坚，学宜博，业宜专，拓新知，谙古传，功夫到，自豁然。"有耕耘就有收获，有奉献就有赞语。道虽远，笃行可至；事虽巨，坚必可成。所谓水滴石穿，功夫不负苦心人。故医者应当尊贤重道，广征博览，深读细悟，精勤临证，真正做到"目如电，心如发，智足而周乎万物，然后可以道济天下也"（《温病条辨·苏序》）。把自己修养成名副其实的大医，将"名医"建立在"明医"的基础上，"梧高凤必至，花香蝶自来"，以实求名，可以长久也。

（本文曾发表于《中国中医药报》，2019 年 4 月 18 日，第 8 版）

临证与读案

医案是中医临床医学纪实的载体。章太炎曾说："中医之成绩，医案最著。"过去不少先贤的宝贵经验，都是通过立案才能保留下来。"治学重在真凭实据"（梁启超），医案就是前人临证裁治、辨证用药、承前启后、继往开来的真凭实据。医案无疑对中医学的发展起到了很大的推动作用，应予重视，不可不读。

由于社会大背景和各家学术观点的不同，医案学的发展非常复杂。著述医案的动机、目的、方式、题材各有不同，诸如传记式、炫艺式、自矜式、抨击式等，其内容或古奥晦涩，或隐秘难测，或有脉无证，或有药无量，或过于简略（如"梦泄溺数，猪肚丸"，七字也可立案），或拉杂冗长（一病千字论），或以文代案、修饰词藻，或大做文章、喧宾夺主，没有什么实质性内容，所谓"繁采寡情，味之必厌"（《文心雕龙》）。薛生白对此类医案颇为反感，他大概是读了《寓意草》后，敢于在"圣人"身上挑刺，批评喻嘉言"才宏笔肆，专以大言欺人"。其次，在浩瀚的医案学中难免会出现玉中有瑕、鱼目混珠的现象。吴达说："医案之刻，每炫其长而匿其短，有愧于心之作也。"（《医学求是》）如果不幸读到此类医案，则更为糟糕，误导难拔，受害匪浅。秦伯未曾言："医非学养深者不足以鸣世，书非抉择严者不足以为法。"故医案的学习，应当采取"多闻而体要，博见而善择"（葛洪）的治学精神，以学习近代医案为主，兼参古代论述，去粗存精，去伪存真，是为学习法度。

有人强调读案胜于临证，甚至说读案可以代替实习。本人对此有不同看法。因为学习他人的东西，毕竟是第二手资料，属于间接识记，不符合《实践论》的要求。陆游有诗云："挥毫当得江山助，不到潇湘岂有诗。""纸上得来终觉浅，绝知此事要躬行。"作为一名中医工作者，"不临证而专信前人，杂采诸说，无所折中，未免有误承之失"（《本草从新·序》）。因此本人认为，读案可作为临证的借鉴，临证则能使读案所汲取的经验得到升华。所以说：临证第一，读案第二。

（本文曾发表于《中国中医药报》，2020年7月22日，第4版）

中医不能纯

20世纪50年代有位老医，自患咳嗽，久治少效。儿子要带他去做胸透检查，他回答说："经云'上焦如雾'，什么都看不见，透啥？不透！"另一位年逾花甲的医者，仅有的一个16岁小儿子，因吃带鱼不幸食物中毒，吐泻交作，病势凶猛。他却拒绝输液抢救其子，并一再说："我有人参白虎汤，还要吊水干吗？"结果几经折腾，一命呜呼。这是受历史条件的影响和封闭、保守、僵化的思维所导致的。如此笑话及悲剧，今天还能重演吗？所以中医纯不得。

我认为高明的西医专家，能够开出几张较好的中医处方，真可谓珠联璧合，锦上添花，使国人能够比国外人享有更多一重选择的医疗服务。而中医工作者必须掌握一些必要的西医基础理论知识和临床诊疗技能，这是临床诊疗的需要，也是新时代赋予的使命。众所周知，单纯地以证代替病名，以四诊来临证，已远远不能适应现在医事诊疗的形势需要，辨证论治并不能发现肝肾功能异常、代谢紊乱指值及早期隐匿性疾病（肿瘤及健康带菌、带病毒者）等的存在。说实话，就当前情况来看，还有几位中医同道在用使君子来打蛔虫，鸦胆子来治虫痢，雄鸡肝来治雀目（夜盲）？有了方便、速效、价廉的"开塞露"，还用"蜜煎导法"吗？因此，中医工作者，须遵从"发皇古义，融会新知"（陆渊雷）的治学精神，在临证工作中应做到宏观辨证与微观辨病相结合，四诊八纲与声、光、化、电相结合，精心诊疗与谦诚荐医（客观地评价自我，估计中医药不能攻克之疾，不失时机地及早荐看西医）相结合，真诚而虚心地把自己修养成为一位"一体双翼"的、符合新时代要求的中医工作者。由"独角戏"变成"二人转"，两条腿走路总比一条腿走路更稳当。譬如食物中毒，本来就是一个常见的急症，输液能救命，等挽回危候后，如出现气阴两伤之证，再用人参白虎汤，益气养阴，扶正康复，西医西药唱"主角"，中医中药唱"配角"，完美的结合，有何不好？

本人赞成新中医，而不欣赏纯中医。"纯"有可能影响中医的前进、发展和创新。齐白石老人教人学画，云："学我者生，似我者死，妙在似与不似之间。"所谓"似与不似之间"，就是进步和发展。施今墨言："中国积累几千年之经验，必须与西洋医学相结合，始能窥究其真理。"章太炎说："融会中西，更造新医。"有人担心不"纯"则不专，会使自己"变异"，毋庸多虑！新中医医家与中西医结合医家、名中实西医家、不中不西医家等有着本质上的区别。张锡纯先生早就为我们制定了一个标准——"衷中参西"。国医大师周仲瑛也说："源于中医，衷中参西；继承发展，回归中医。"

针灸诱我入医林
——记旧时针灸疗法实施过程

1944年冬，祖母大人患腹痛欲厥，阵发如绞，审彻上下，诸医无效。最后投以德国拜耳的"加当"片（当时的王牌止痛剂）亦无效，更以"阿朴吗啡"，稍能止痛，但维持不长。病至3天，素来体弱多疾、年逾古稀的奶奶，呻吟凄切，气息奄奄，处于濒死。全家为之准备后事，擦棺材，做寿衣……正当此时，来了一位友人说道："快去抬官医（过去常为知县看病的医家，就当然称之为官医，不需任何考核）刘神针来诊，或许有救。"时近黄昏，刘惠卿先生的青布小轿停在门前。先生施诊严肃，通过问诊、察色、扪腹、切脉后说："此为奔豚气也，虽然病危，但仍可救治。"即吩咐："准备香烛（祭典药王），红布、皮纸（施灸之用），煮浓米汤一碗（养针之用），用艾水清洗患者腹部和下肢（以免污秽太乙针神）。"遂取笔拟方，连夜捡药，须用向东南方生长延伸的李子树根皮，洗净切碎，盐水炒干，作为药引。

诸事齐备后，点燃香烛，先生用清水、香皂充分洗手（尊重太乙针神）后，打开印有金字"中国针灸学研究社"的精制文皮藏针夹，取出自制马口铁锤炼的铁针（状若头号线针大小），用脱脂棉裹麝香擦净针身，然后横衔口中（用医生的真元之气温针，具有气功大师发功的含义），接着循经取穴，关元、双足三里、双三阴交，计5穴，指切留痕，定准穴位后，捏着银丝缠绕的针柄，将针身针尖在烛焰上点烧几次。旋而转入香烟中划绕几转，此时口中念念有词，默默祷告，叫作"咒针"，其内容大约为"针天天开，针地地裂，针山山崩，针水水截……"然后由上而下进行施刺，只见先生持针灵活，进针神速，学得一手《紫云上人运针不痛心法》，令人惊叹不已！5针进齐后，再施展"金龙摆尾"运针手法，边行针边问道："肚子还痛吗？"老人答之："还痛。"稍停片刻，再次行针，其痛顿止，留针约 30 分钟后，用泻法（摇大针孔）出针。旋即取出银质精美光亮的太乙藏针筒，其粗若玻璃杯，长尺许，一面刻有"仁术绍轩岐"五个大字，下署白水老人制。揭开后取出 1 支状如粉肠样的太乙神针（实际上是粗大的药艾灸条），先将四层红布放在下面，再铺上八层皮纸，将太乙灸条点燃的一端迅速插按在皮纸中心，用双手飞快地包裹捋紧，将点燃的一端按插、点熨针孔，待灼热不可忍耐时，再以缓慢点熨（时按时离），使药力渗透经脉脏腑，重点在于腹部（兼灸神阙），其他穴位，稍灸之。此时整个室内散发着一种特殊的艾麝之香，十分浓郁，沁人心扉，使人顿时沉醉在中国古朴典雅的传统灸法氛围中。灸毕，腹部"关元"处皮肤焮红如燎，面积大约 10cm×10cm，趁灸晕热炽未冷之时，再贴以麝香狗皮膏，并附耳大声对奶奶说："贴上此膏，保你永远不痛了。"（心理暗示）奶奶点点头，施术前后约 1 小时结束，之后让奶奶喝了米汤。老人熟睡约一个半小时方醒，此为三天三夜来第一次，以后再饮汤药半碗，又安然入睡。

夜宴之后，问先生是下榻客栈（以前的称谓）还是屈驾留宿舍间，先生说："就住在这里，以便观察。"先生的回答，顿使举家长幼欣慰之至，可以测知，如果病人有生命危险，医生是绝对不会留宿病家。黎明之前，老人呼吸声微，皆以为发生险情，先生诊脉后，摆手言道："安泰！"早餐后赠诊金 10 块银圆，全家欢送先生启轿回府。此时我（年 15 岁）亦萌发了矢志习针的心愿。然习针必先习医，于是在 1945 年秋天我正式拜师刘惠卿先生学习中医。

现在回忆起当年目睹那般带着神秘色彩的治疗过程和针灸的神奇功效，仍对中医学的博大精深而感叹不已。然而从现代科学的观点来看，其中某些做法不免失之于虚玄，但也蕴藏着许多科学哲理，故详录之。其一，可作医史故事欣赏；其二，使有志于中医学领域的青年能充分地了解过去，更好地珍惜现在。

蕺菜促我早成名

本人 16 岁（1945 年）师从皖西刘惠卿官医（以前凡为知县看好病的医生就是官医，不须考核），四年（包括针灸）期满，谢师（帮老师处理医事，不收学费）1 年，5 年毕业。1951 年（21 岁），私人开业。病人极少，十分焦急。虽然说"板凳要坐十年冷，文章不写一句空"，但仍寂寞难熬。只好以学待诊，案上常放《类证治裁》《中华医学杂志》《健康报》等，企望待邀。

恰逢镇上有一位如上海滩杜月笙式的人物——陈道三，时年64岁，患肺痈（肺脓疡）病笃，诸医无效。去寿县教会医院治之，盘尼西林（即青霉素，美国施贵宝药厂产品）5万～10万～20万单位亦无效。西医说："鸦片中毒之故，无法可治！"迁延月余，病势垂危！其家属和诸弟子开会研究再做最后一搏：其一，去抬官医刘惠卿，但他年老卧病，已不能出诊；其二，找他学生张琼林，但大弟子认为，一个乳臭未干的20岁小仔，看病绝对不可行；其三，找大仙（巫医）跳神，但陈老从来不信邪。岂不知我早在十几天前就得到了一些有关消息，抢做准备。实乃天赐良机，看到当时《中华医学杂志》中，北京协和医院用蕺菜桔梗汤治愈肺脓疡52例的报道，惊喜欲狂！奈何蕺菜是什么？请教诸多药师都不知道，有的说"就是包饺子用的荠菜"，有的连"蕺"字都认不出！查《本草纲目》有名无图，一筹莫展。恰巧接到邮购的《现代实用中药》一书，叶橘泉先生赐我"东风"，方知本药就是鱼腥草（清热解毒，排脓消痈）。遂备"飞马牌"香烟两包，深入山乡，拜老农为师，按图索骥，采得鲜品，再采一些肥大的鲜芦根，武器悉备，坐以待征。不出几天，果然他的儿子，带几位弟子持名片，登门求医，拱手礼道："英雄出少年！父亲病重，想请你一诊，如能从你手出灾，必当重谢！"于是前往陈府，面见陈老，合十礼毕。诊其面色暗红苍悴，额汗涔涔，咳喘气短，呻吟不息，咳痰脓血参半，臭不可闻，唇红齿垢，舌质红绛少津，中心枯焦少苔，脉来弦大而数。体温38.6℃。痈毒内陷，伤阴夺液。治以养阴清肺，排脓涤痰。

1. 桔梗12g、黄芩15g、石膏30g、知母20g、麦冬20g、南沙参20g、薏苡仁30g、川贝粉12g（分冲）、黛蛤散30g、甘草6g。本方随证加减守服之（注：原方单位为"两"，文中为折算剂量）。

2. 鲜鱼腥草和鲜芦根各半斤，切碎，沸水下药，再沸离火，频频代茶时饮，但每日总量不能少于两小碗。（保密自配）

3. 西洋参片，时含慢咽。

4. 百合花生粥（糯米、花生米、百合、银耳）食疗。

5. 陈荠菜卤（含噬菌体，治疗肺痈老方子），泡豆干佐餐。

6.鸦片降至维持量。

命家丁持方去许义和老字号药铺捡药。不料早已有两位中医先生闻风而至，欲看我处方，了解究竟。自此我住进陈府十几天，医药护理一条龙，还抽时间陪老人家聊家常，讲有趣故事，常博得他暗声苦笑。如此药疗、食疗加"心疗"。更重要的是得力于两味主药均为鲜品（千金苇茎汤中，苇根是君药，清泻肺热，干品少效，鲜品效捷，吾师刘惠卿先生从来不用干品），其生物活性较强，疗效倍增。7天后热退，15天后脓血痰渐少，20天后已能下床踱步，月余后渐渐康复。有一天陈老非常开心，令家丁强拽拉我上榻，递我一支烟枪，笑眯眯地说："小张先生，吸一口，快活快活！"见我执意推辞，又说："吸一口，绝不会上瘾，给我个面子！"我勉强地做做样子，边吸边吐，之后保姆盛上一碗两个瓢子（燕窝称瓢子）的燕窝冰糖羹过口。如此重症得以告愈，坚定了我矢志于医的信心。

"坐等专接二手恙，抓住一个就不放！"开业之前既定方针，初战告捷。苏家埠小镇凡茶馆、酒楼、浴池、书场广为传播："陈道三的绝症被张二先生治好了！"作了头条新闻。接着又针灸治好了大亨周福泰孙子的遗尿症（20岁结婚后仍尿床）和商会会长肖福五的忧郁症。21岁开业，22岁基本坐"热板凳"，23岁大行其道，24岁调去安徽省中医进修学校（即安徽中医药大学的前身）学习……"医海荡舟"风雨兼程已70余年矣！抚往思今，特抚文以启迪后学。

后记

鱼腥草、虎杖等，都是药效多兼、用途较广、药源广泛、价廉效捷的大众药物。以前鱼腥草未能引起重视，药商不备药，故很多药师也不知此药。直到1966年"文革"后期（缺医少药的年代），开展"一根针，一把草"活动之后，才逐步被启用。本品具有清热解毒、排脓消痈的作用，是肺系感染的专病专药，也可用于治疗下焦疾病，如小便淋浊、尿涩不利（内服）及痔疮肛瘘（外用坐浴）等。其鲜品效佳，捣汁沸水冲服最为理想，就如屠呦呦从《肘后备急方》中获得提取青蒿素的灵感和启发——使用鲜品且不宜久煎！

另经现代实践应用发现，鱼腥草还具有治疗核辐射疾病的特殊功效。1945年8月6日，美军在日本广岛上空投下并引爆了人类第一颗原子弹

"小男孩"之后，有许多距离爆心极点较远的幸存者得了放射性疾病（烧伤、失明、感染等）。因当时没有医疗条件，只好拟用鱼腥草（或加薏米）煮水内服、外用，让许多人得救，之后便在日本传播开来，掀起了"鱼腥草热"。1991 年上述信息传到我国后，在 1995 年暨第二次世界大战胜利50 周年时，我国也掀起了"鱼腥草热"，当时大量的相关科研成果直到 21世纪才陆续公之于众。现在许多医家将鱼腥草用在感染性疾病的治疗中，尤其是对耐药型病菌有良好的"抗生"作用，但干品效逊，重症必用鲜品。鱼腥草功效作用之妙，值得进一步研发和推广！

大蒜助我送瘟神
——一则验方的来源

新中国成立初期（1953 年），危害儿童健康和生命安全最为凶残的呼吸道传染病——百日咳，大流行。痉咳期（即疾病发展到最严重阶段），患儿顿咳不已，呼吸不利，憋得面紫唇绀，手舞脚蹈，二便失禁，鼻眼渗血，面目浮肿，能吐尽胃中所有食物。食则再呛，呛则再咳，咳则再吐……甚则并发肺炎和百日咳脑病。诸如中药西药、单方验方、鸡苦胆、猪苦胆、鸭苦胆……均无效。富有人家，拟用链霉素治之，但常引起耳聋。患儿痛苦难熬，家长心疼之至，医家束手无策。本人业医之初亦被贬之为无能。

穷则思变，于是奔走各大新华书店，终觅得一册吴曼青教授著《百日咳》，如获至宝。本书论述周详，洋洋大观，但处方只有一则——大蒜溶液。取紫皮大蒜瓣 50g，去皮，捣烂如泥，冲温开水 500mL（切勿用开水！）搅匀，密盖，浸一夜，再用纱布过滤后成乳白色溶液，密装瓶内备用。每服一汤匙（约 25mL），每日 4 ~ 8 次（痉咳期 8 次），加糖和蜜亦可。坚持服用，一周见效，再服可愈。并强调喂药时的围巾或手帕及衣领暂勿洗换，令其终日吸入蒜气亦有效（现在大蒜口罩更为便捷），如此大蒜已成为百日咳杆菌的克星。旋即试用，果然灵验。奈何患儿家长认为如此重症，大蒜岂能有效？！不敢相信，不如法服用者多。最后只好自制出售，加上食用色素，并宣称此秘方大蒜是"药引子"，以坚定家长坚持应用的信心，每治每效，一时众多患儿摆脱了疾苦，我亦医誉大振。

此则验方是保加利亚内科医生华希贽夫发明的，论文发表于《巴黎半周医刊》，1948 年 3 月 13 日，第 15 期。吴曼青教授译出后，编写了一个验方专著——《百日咳》。所以说，中医不能纯，中为西用，西为中用，历史悠久。另有传闻新加坡民间医生治此病，用大蒜瓣切断，以断面揉擦患儿脚心，每日数次，来治此病，据说有效，本人信不过。

随着计划免疫的实施，百日咳已经绝迹。现代青年医家可能没有见过此病的凶残症状。痛定思痛，今后倘遇斯症，一旦确诊，治疗上切勿再走弯路，首选特效药——大蒜溶液。

针灸绝学　拜师艰难

正宗传统的针灸疗法，正由于它是中医疗效显著、独具特色的外治法，因此，在旧社会常被人垄断，秘而不传。又兼经脉循行分布、腧穴精确定位，以及养气练指、手法运用等，不得师传很难掌握（例如肝经井穴“大敦”穴的定位，就有“诸经俱载三毛处，不遇师传隔万山”的说法），所以针灸疗法，直到新中国成立前夕几成绝学，如欲“继绝扬光”，更是难上加难。

我是刘惠卿先生第 17 位学生，以前 16 位师兄，都是学医 2 年之后提出学习针灸，却遭拒绝，扫兴而归，更操他业。老师年岁已高，我很幸运地充当了他的“关门弟子”。平时虽然尊师敬业，殷勤伺候，但他绝对不准我涉及他有关针灸的书件，对此时刻严加封锁，询及针灸之事，或支吾搪塞，或拒绝回答。老师先儒后医，儒夫子不善于绘画、雕塑、工艺、美术，只知写诗作赋。我早有准备，决不能再走以前诸位师兄的老路，眼看学医第三年即将到来，随时留心蓄意，寻找机会。首先为之制艾、修针，并毛遂自荐地为之精制太乙神针（即粗大的药艾条），通过精心设计，反复推敲，改良传统的制作工艺，使布艾筛药，非常均匀，制成后果然又粗又紧，再以金粉隶书“太乙神针”四个大字，外涂三层鸡蛋清，光亮如漆，敲之如木（卷得越紧，越耐用）。老师一见喜溢眉宇，高兴地称赞：“琼林手艺，超过我也。我梦寐以求的太乙灸条，今日如愿以偿。”以后在临床应用中比较之，老师自卷灸条（又松又软），每月用一支，我制的灸条三月用一支，且温灸面积大，效力持久。在得到老师的夸奖后，我想趁机再露一手，看到老师早年收藏的一具高约 130cm 的木制铜人（针灸腧穴模型），因制作工艺粗糙，五官不分，四肢不真，骨度不准，比例失调。便征得尊师意见进行重修，老师冷笑摆头，以为我是"吹牛"，他的不信任态度反而激发我的决心，遂进行精心雕刻修整，不分昼夜，奋战一月，结果把这具原像木偶的"铜人"，改修得指趾分明，五官端秀，四肢躯干，比例协调，再用木贼草（当时没有砂纸）打光，抚摸之细腻光滑，尊师拍案叫绝。老师晚年崇尚佛学，我又为之敬绘水墨观音，彩绘构金西方三圣，并观其所好，顺心从事，侍诊伺候，形影不离。精诚所至，金石为开，终于以笃学追求的坚毅精神，感化了先生垄断绝密的顽固心理，开始愿意接收我为单系独传针灸疗法的接班人，但要举行第二次拜师仪式。于是我便安排素斋盛筵，邀请地方名贤和老师的好友作陪（当说客）。席上老师表态说："择日拜师，由我决定。"

消息透露后，刘氏家庭竭力反对。师母平素对我甚好，但听到刘氏金针绝技外传他人的消息后，怒不可遏，和同儿子媳妇一时将所有的针灸书籍、腧穴挂图、针具物件等匿藏殆尽，声称："刘氏秘术，理当传代，绝不可外传。"尊师怒斥："你儿子，品德不够，不学无术，不具备接班条件，不传！"并暗地对我说："没有书，不妨碍，东西都在我的脑子里。"于是运用"调虎离山"之计，选择黄道吉日，遣全家外出探亲，于1948年农历五月初九上午，师徒俩举行了一场特殊的拜师仪式。在刘府佛堂所供奉的孙思邈坐虎针龙彩塑像前点燃香烛，将事先用红纸分封的银圆一百块，摆在香案两旁，令我跪在蒲团之上，双手恭举刘师起稿后，由我以蝇头小楷工整写在黄裱纸上的誓言折子，逐字逐句地庄严宣读："今有众生张琼林，捐资道费洋一百万元（当时银圆兑换关金币，一元值一万元），虔心跪在瑶池宫中，无生宝地、无极天尊、天地神祇、诸佛诸祖、诸真诸帝、诸圣诸贤、先归十五代祖、过去现在、众位师尊，莲台下，蒋师勒令弟子邓献章、左胜德、罗树仁、胡维镜、刘惠卿，亲口传授针灸秘诀，自得之后，一心不二，永归统系，成己成人，护道护身，不得妄泄，轻传非人，欺师灭祖，违道谬行，诸如此犯，甘受'雷威'！天运戊子年（1948年）五月初九日巳时，众生张琼林百叩奉申。"读完后燃着，让纸灰在香烟烛焰上升腾飞扬，表示针灸先师同意接收我为：祖师爷蒋世威→邓献章→左胜德→罗树仁→胡维镜→刘惠卿→张琼林，第七代针灸传人。刘师说："我当年拜师胡维镜先生，规定交一百块银圆，磕一百个头，你现在也得照此办理。"我遂磕头一百后，再转身跪向老师礼拜后，恭敬地说：

"尊师还有什么吩咐？"老师答之曰："看来我的儿子是没有资格继承家学，今后如幸运在我的孙子辈中能物色有品学兼优之人，望你务必传授针术，还我家学，勿落旁门！"我之回答："遵命！"并连连叩头，老师立即搀起，礼毕。

次日即汇款至"江苏省苏州市司前街 32 号，中国针灸学研究社"，邮购各类针灸书籍、经穴挂图、针具、灸具和各种型号的毫针（承淡安氏仿制造）等。当包裹打开后，刘师一看惊喜若狂，因为他老人家还未曾见过精制的不锈钢毫针，从此便以毫针代替了他的马口铁针，且锋利灵便，得气迅速。不久就拿出学习计划：第一，立即随师静坐养气，并天天练指，方法是用大的棉球，每天早晨先绕缠棉线 20 转，要我随时用针捻进捻出，天天如此，几个月后线球缠绕增大如皮球，越缠越紧，我依然持针能捻进捻出，不过慢些。之后要我在胶皮鞋底上捻进捻出，在日常生活中，凡是他家买回猪肉时都先让我在猪皮上练针，犹如学弹琵琶时"打轮子"似的练指法和指力，来练指力基本功。刘师训曰："必须如此，今后进针才能不痛，中穴准确而得气迅速。"第二，背诵十四经循行歌、十四经脉腧穴总歌、腧穴分寸歌。每读一经必精确地在人的体表上划经点穴，实验实习，四肢和能看到的部分在自身施行，背腰臀腘处，便呼他家雇工，脱去衣服当"模特"。用墨笔画经，火柴头蘸印泥点穴。经穴学完后，即将走向临床实习，便指定选读有关针灸治疗学的歌赋，如《玉龙歌》《百证赋》《肘后歌》《标幽赋》《胜玉歌》及《马丹阳天星十二诀》等，以便临证裁用。第三，临床实习，第一次在病人身上扎针，先要我刺足三里，再刺中脘。诊余之暇，尊师便问我："你年轻气壮，久练指力，今天第一次尝试刺人体如刺豆腐吧？"我不敢奢言而十分谦逊地回答："我的指力与尊师相比尚有霄壤之别。"从此凡施针灸者，复针均由我担任，针药并用，内治外疗，果然收效神速，应诊施针，越发起劲。最后无偿帮师处理医事一年，以作"谢师"。于 1950 年学习期满，回乡开业。现在我教授针灸的学生遍及江淮，为了弘扬国粹，以前的"单系独传"誓言，已成为历史故事。回顾当年，痛恨自己生不逢时，学医习针，如此艰难。联想现代学子，是何等幸运！抚今思昔，感而录之。

太乙神针、雷火神针的传统制法

由于现代灸法及各种热疗、理疗方法名目繁多，技术先进，广大医家却忘掉了中国传统的、效有专长的古代灸法——太乙神针和雷火神针的制法和用法。"神"字在中国医药学领域中无非是安捷效著的代名词。这种灸法由于造价较高，制作麻烦，应用也比较繁琐，而渐渐被医界所遗弃，十分可惜。殊不知这种药艾条，由于它火力猛烈，药物穿透力强，能深达经络、分肉、骨骱，对某些沉疴痼冷、阴寒内积、坚结不化的顽绵之疾，诸如寒咳久哮、泄泻清澈、虚寒胃痛、腹痛、痛经、痹痛、癥积内结（肝脾大、陈旧性宫外孕等）、痰凝阴疽（附骨疽等初期）等，具有一定的疗效。临证医家在运用其他灸法和热敷、热疗的同时，此种灸法不可缺少，应制作备用（尤其是太乙神针）。"医贵多技"，倘遇上述顽疾，便有多种有效的外治法。为了继承和发扬国粹，凡我辈老医，对于确有应用价值的一方、一药、一针、一灸，都应做到发掘钩沉、恢复运用。故录之于下，以免失传。

1. 配方

（1）太乙神针

①传统的配方：人参、千年健、钻地风、山羊血、枳壳、杜仲、皂角刺、麝香、乳香、没药、丁香、檀香、桂枝、雄黄、白芷、独活、细辛、穿山甲各等量，研极细粉备用。

②现代的配方：上方去前 7 味药，加硫黄（剂量加倍）研细粉，现用现配！前几味"不顶用"的药物，按承淡安氏所说："宜乎内服，断非熏其气味，能得功效者，故去之。"倍用硫黄，为承氏经验，是取其极为燥烈的辛热逐寒溶凝之功。

（2）雷火神针

①传统的配方：沉香、乳香、茵陈、羌活、干姜、穿山甲、麝香。

②现代的配方：去沉香、茵陈，加川椒。不过其较太乙神针功力薄弱，现已少用。

2. 制法

（1）铺艾：处理好铺艾，关系到灸条形态的粗细匀称和光圆。先用

传统方法制成的优质桑皮纸（书画用品社有售），取 60cm×42cm 大小

面积，横铺于桌面上，将精制艾绒拍铺于纸上，用 12 号铅丝制成长约 45cm 的擀条，以棉线缠绕一端作柄，由中间向两边，用力均匀地挨排捶打（如厨师剁肉馅），边捶边观察，做到厚薄均匀，务令摊平，最后调整为 0.3～0.5cm 厚的艾绒平铺面，如地毯状，以后按计划预留铺平的艾绒面积约 25cm×45cm（竖径 25cm，横径 45cm，横径越宽，制成的灸条就越粗），再用木尺固定预计留下的艾绒面积，划去四周多余的艾绒，形成长方形的原始基料。

（2）筛药：将以上准备的药料，均匀而薄薄地筛在艾绒上，以看不见艾绒为度，不必过厚。再将少量麝香，由上而下地捻撒在药艾的右边（卷成后正置中心），现因本品价格昂贵，一般已不用，或以少量樟脑代之。

（3）推擀：先将上、下、右三方多余的纸，按药艾的界线，向内折叠（左边不折），再用铅丝擀条作轴心，放在右边，慢慢卷起，用双手按在桌面上如擀面条，轻轻向前，反复推搓，使之成为圆柱状后，外面再裹几层废纸作磨损之用，用湿布擦拭桌面（防滑），然后再用搓板由轻到重地推擀数匝后，立即轻轻地抽去中轴的擀条，再正式用力反复推擀，以至坚实如木为度，越硬越坚越经久耐用。

（4）封固：除去外面破烂的防损纸，裹以洁白的封面纸，用胶糊封固，再涂以鸡蛋清数层，光亮如漆，既美观又防损。

（5）储藏：必须用镀锌白铁（刘师用银子制成，以示华贵）制成的藏针筒，密藏备用，以免药力外逸影响疗效。

3. 用法

本灸法是取其灸条在燃烧到熄灭的过程中，由药艾所产生的特殊热能而起到治疗作用，全过程由烈火灼热，到温和舒适，时间比较长，作用也比较持久。现在拟用胡维镜先生家传之法，比以前传统技法，有所改进，而方便实用。即以纱布四层，大如一尺对方的手帕（以前用红布），放在医者的左手掌心，再加上桑皮纸 6～8 层，将灸条的一端点燃后（不起火苗），对准掌心的皮纸上插入，左手飞快地反掌向下，迅速顺势地将纱布向下捋紧，换以右手紧握，将燃端点灸腧穴，随按随离，当针端火熄，热力减低，病人可以忍耐时方可紧按不离，如果病人呼烫，再行按离，终至由温和到不热为度，此为 1 轮。一般每穴灸 1～2 轮，不宜过多，否则有烫伤起泡之可能。

附：艾绒的制法。取老艾之叶，晒焦干后，先破碎（或放在碓窝中春之），然后再簸之、搓之、揉之、筛之，反复之则叶尘自去，艾绒即现。反复次数越多，其绒愈为精细。

刺血能手汪、邹、肖

《灵枢·九针十二原》谓："凡用针者，虚则实之，满则泄之，菀陈则除之，邪胜则虚之。"表明"实虚"（补虚）、"泄满"（泻实）、"除宛"（通郁）、"虚邪"（祛邪）是针刺手法的原则。而民间常见的一些刺血"专家"，他们既不懂医又不识药，更不知针刺补泻手法，只凭一针见血，祛陈除菀，清热涤邪，往往痼疾立起。此类针刺疗法，系口传师授的（走方医）针刺"攻下派"，在某些特定的社会环境中，每能大行其道，名闻遐迩。

我乡有位富商名汪五爷，以缝衣二号针穿线缠绕作柄，摸探定准"阿是穴"（压痛点），以针斜刺，狠挤出血，治疗头风（血管、神经性头痛），常一针之后，数年不发，甘作济世，不收分文。

邹聋子（豆制品老板）是位喉科"专家"。用左手（医患"虎口"交叉式）捏住患者大拇指，再用右手拇指的桡侧从患者桡侧自"曲池"至"少商"，由上而下地重擀32把（次），边擀边放松、边捏紧，使恶血淤积于拇指端，再以自制的三棱针速刺少商，狠狠挤捏出毒血数滴，再吹以"秘方"（冰硼散类），收费大洋（银圆）一块。1938年左右，日本侵华，安徽沦陷，白喉大流行（尤其是咽白喉），邹某大显身手，也大发洋财。据说，救治不少儿童。我家兄妹们也患白喉，刺4人，死1人，我当时8岁，是其中之一。

安徽蚌埠有位肖老先生，在日本侵华时期，鬼子残酷地使用细菌战，造成霍乱大流行，百姓呼之为"小鬼偷肉"（短时间内，失水脱肉），惨不忍睹，新坟堆叠，鬼哭狼嚎，苍蝇遮日，行人撞脸，瘟疫笼罩着全镇，肖某也日夜奔走于民间，刺双委中挤出血，收费大洋（银圆）一块。据说，不仅疗效好，且能视出血情况决生死。

更有奇者，有位汪氏老妪，以小刀针方式，挑刺患者"尺泽"出血如注，甚至休克，治愈不少躁狂性精神病。

本人业医以来，仿用汪、邹二法治疗血管神经性头痛、急性咽炎、扁桃体炎确有良效，沿用至今。执业之初（20世纪50年代），凡遇急性胃肠炎、食物中毒、腹痛如绞、吐泻交作者，首先急刺双委中出血，作为中医常规急救措施，往往顿时痛止泻缓，之后再议他法。然而汪氏老妪变刺血为放血，这种"大泻刺"的治疗方式，虽能愈疾，但风险很大，使人望针生畏，不敢一试。

整体调节　功力无穷

　　——化坚逐痹，真能化坚吗？

　　——病灶仍在，症状消失为什么？

　　张景岳言："医不贵于能愈病，而贵于能愈难病。"临床常见一些迁延不愈的难症，确实令人弗思疾首。诸如：慢性肝炎伴早期肝硬化、慢性胃炎伴胃肠神经官能症、慢性支气管炎伴肺气肿、慢性盆腔炎伴盆腔粘连症、慢性前列腺炎伴前列腺神经症等等。这些屡治难愈、缠绵不已的顽疾沉疴，如果只抓一个"炎"字，强调一个病处或局部症状进行论治，往往是从微效（或无效）开始，以失败告终。前贤云："必有非常之医，而后可疗非常之病。"中国医药学独具特色的"整体调节，综合疗法"，就是"非常之医"的特殊治疗方法。恰与北京宣武医院凌锋教授创立的人体自治疗法相似。随着社会经济的发达和医药科学技术的飞跃发展，人们对健康的要求和投入亦趋于提高和加大，往往一病当前，百药齐上，治疗失于规范，用药杂乱重叠，而走向另一个极端，形成"过度医疗"现象，导致病伤加药伤，致使变证百出，精神紧张。先由"身心疾病"而后变为"心身疾病"者屡见不鲜。治之必须借鉴传统、详察形证、法自我出、随证应变而不拘常制地，以一方为主、他方助治齐上的"鸡尾酒疗法"，其整体调节的综合措施大都可以获效。然而一部分疾病通过治疗，症状消失了，病痛解除了，但致病因素的病灶依然存在。比如：喘咳好了，肺气肿仍在；腰腿痛好了，X光透视提示腰椎增生依然如故，毫无改变。再如一位脊髓颈段胶质瘤患者，四肢麻木不利，权威专家结论：非手术不治，动手术又非常危险（因接近生命中枢），甚至下不了手术台，如果不治，3个月必瘫！奈何医药无措，就诊于余，经治3个月后初见成效，1年后康复，MRI复查，病灶仍在，如此等等。诸如此类，症状虽然消失，病灶依然存在，很难令人心悦诚服！这是为什么呢？

《慎柔五书》云："盖造化之常，生则必克，克则必生，不能以无亢，亦不能以无制焉耳。故又曰：制则生化。所以有病久自愈者，亦亢而自制，剥生复也。苟亢而不能自制，则汤液、针石、导引之法以为之助。"说明疾病的产生，总的为阴阳偏盛、邪正盛衰之故。当病邪亢盛，致人于病时，机体固有的正气（自我保护功能的抗病力）就来制伏它。正能胜邪，则邪去正安，趋于痊愈（制则生化）；正不能胜邪（亢而不能自制），一般情况下，采取相应的医疗措施，补偏纠弊，令其和平，此为治疗之常。特殊情况下，必用"非常之医"，采取宏观调节，综合疗法，方能取效。譬如治疗腰椎退行性病变、腰椎间盘突出症及其手术后遗症，拟用自制化坚逐痹汤、化坚逐痹酒（见"方药评述·内服方剂"），这"化坚"二字，示之以功效而言，并不是说服后就能软化骨刺，退回髓核，消除病灶。然外因是通过内因而起作用的，前方前药仅借助药物的行滞通络、活血达痹，来改善局部微循环，消除充血水肿，减轻神经根受压，保护代偿功能和自我调节功能，从而解除或减轻这一病变过程所反应的痛、麻、酸、胀等临床症状，并借助机体正气所表现的自然抗病力、自然修复功能、自然代偿功能、自然调节和适应功能而逐步康复。假若人体失去了上述固有的生理功能，则医药是为罔效。运用这种宏观调节的整体疗法，来处理临床某些不可逆转的疾病（包括肿瘤），往往能够意外地获得减轻、缓解、或幸存的功效。这种独特的疗法是其他疗法难以取代的。

所以说中国医药学"宏观调节，功力无穷"。陈竺院士曾说："现代医学目前也强调回归论、大综合，这是与祖国医学接轨的象征。"

良言赛良药

《汉书·刘向传》有云："和气致祥，乖气致异。"语言，是祥异荣辱的枢机，所以医生的一句话，即能治病，也能致病；既能左右病势的发展、转归，也能影响药物的疗效。西方医学之父希波克拉底，提出"医生有三宝，语言、药物、手术刀"，也把语言放在第一位，医家不可不慎。

病人生病的过程中，心理上处于最痛苦、最忧虑、最担心、最恐怖的非常时刻，若能听到医生最关切、最安慰、最有希望的言语，确是"大旱甘霖"，十分难得。有位作家曾说过："一个好医生，必须具备四个条件：一手好字（文采），二会双簧（口才），三个指头（医技），四季衣裳（派头）。"医生巧妙而温暖的言语能充分调节病人自身的精神、心理、内分泌、免疫等方面的状态，减轻病人的心理负荷，抚平心理创伤，使之萌生向往好转、战胜疾病的坚强信心，以建立期望效应。这就是人文关怀具有治疗效果的原因，往往这种关怀能起到"未药先瘥"的治疗作用，是单纯使用药物治疗所不能达到的。医语有云："安定病人心，疾病去三分。"例如郭沫若赞许耿鉴庭先生："好自口中出，春从手上生。"展示了良医治心、妙语回春的治疗手段。现代有人称之为"舌尖上的中医"，但绝不同于伶牙俐齿、摇唇鼓舌的江湖医生。在治疗过程中，要始终贯彻保护性医疗制度（最初由苏联乌克兰马卡罗夫斯基区立医院全体工作人员，根据巴甫洛夫氏生理学说制订而来），有些特殊情况，如病势的发展和不良预后等，必须客观仔细地向陪同的家属沟通。先施仁心，后施仁术。

有一则真实而生动的故事：董某，女，58岁，教师，禀赋神经质，有甲亢病史。除夕夜洗碗时，不慎将盛主菜的大盘子一掰两半，突然一惊，认为是不祥之兆，耿耿于怀，忧心忡忡。春节后，渐渐失眠梦魇，惊而呼叫，心悸肉瞤，忧郁寡欢，易急易怒，精神恍惚，或幻视幻觉，或默默呆坐，或暗自流泪，渐见不能任事。丈夫陪她看医生，适逢"文革"中期，医药市场一片混乱，有的名医被揪斗关进"牛棚"，只好去一个挂锦旗的医药相兼的店铺。坐堂医生诊脉良久后，以关心带恐吓的神态说："书云，'有胃气则生，无胃气就（则）死'！你的脉没有胃气了，必须三诊或可治愈。"听到"死"字，她顿时脸色一沉，旋即离位，刚出大门，即放声大哭。自此，她焦虑忧愁的心境雪上加霜，病情日剧。家属无措，带其转看西医进行全面体检，除心率偏快、血压略高外，未见异常。西医拟用安定、谷维素等，并建议看中医。不日又到另一家医院就诊，刚坐下即抢着问医生，说："有个医生说我没有胃气了，无胃气就死，请先生搭搭脉看个究竟！"接着潸然泪下，切切陈词。这位老医，怀仁决疑！通过问诊后，全悉病因，详细诊脉后，确切无疑地说："你的三部脉，胃、神、根悉旺，不仅有胃气，而且胃气充盛。请放心，很快就能治愈！"听闻此言，她顿时化愁为喜："对啊，我好歹也还是能吃一点的，怎么说没有胃气了呢！"诊断为百合病，拟用温胆汤、百合知母汤，加煅龙骨、生牡蛎、广郁金、石菖蒲，常规剂量10剂，2天1剂，4次分服。另配10剂打粗末，每用30g作煮散剂，1日2次分服，巩固善后。继续服用谷维素，建议暂时带药去农村过田园生活。二诊愈。

尝谓："良言一句三冬暖，恶语伤人六月寒。"如将医患易位，当你听到此番恶言后，有何感受？所以医者应当把"常将人病如己病，救得他生似我生"作为座右铭。

作为一个医生，必须具有哲学家的思维、科学家的敏锐、艺术家的灵气、政治家的口才、体育家的体魄和菩萨般的心肠。诚然！

（本文曾发表于《中国中医药报》，2021年4月8日，第4版。）

医心胜医身

《灵枢·师传》云："黄帝曰：'胃欲寒饮，肠欲热饮，两者相逆，便之奈何？且夫王公大人，血食之君，骄恣从欲，轻人，而无能禁之，禁之则逆其志，顺之则加其病，便之奈何，治之何先？'岐伯曰：'人之情，莫不恶死而乐生，告之以其败，语之以其善，导之以其所便，开之以其所苦，虽有无道之人，恶有不听者乎？'"重温这段经文，虽是通过君臣对话的方式来讨论医学，却也揭示了当时的王公贵族中，有些人只图安逸享受，不讲卫生保健，"以酒为浆，以妄为常"，骄恣从（纵）欲，妄作妄为。所谓"奢靡之至，必求乖异"，血食佳肴吃腻了，就去觅食野味（如蝙蝠、果子狸、穿山甲等），这种破坏自然生态的社会不良风气由来已久。医学就是人学，此段经文确是一则充满人文关怀、心理暗示、意义深远的医嘱。

以上所描述的这些特殊人物的骄横形象，在当今社会里仍不同程度地存在着。在某些权、贵、款、恶之流中，有些人得了病，就或明或暗地很难做到与医生密切配合，给治疗带来一定的困难。因此，秦越人提出的"六不治"之一，"骄恣不论于理，一不治也"，至今还具有普遍的临床意义。为了治愈疾病，医生如果严格要求他们谨守禁忌、按时服药、耐心治疗，就干涉了他们"逆于生乐"的奢靡生活，遭到反对或抵制（"禁之则逆其志"）；假若随情顺意，任其所为，便严重地影响疗效而加重病情（"顺之则加其病"）。如此，处于医患不能合作的僵持局面，将如何处置呢（"便之奈何，治之何先"）？深懂医学心理学的岐伯，主张用攻心战术，他说："人之情，莫不恶死而乐生（乐生恶死是人的天性），告之以其败（郑重地指出疾病的发展转归及严重后果），语之以其善（说明严遵医嘱，服从治疗，就一定能治愈），导之以其所便（针对治疗需要，指导其合理营养，注意摄生），开之以其所苦（开导其排除忧愁烦恼，平衡心理树立信心，强调只要做到医患合作，通过精心治疗，一定康复有期）。"说明了临证医家如果遇到了这些戕生亡命、冥顽不化之徒，医家要耐心地、与人为善地婉言相劝，做深入细致的思想工作，即使"虽有无道之人（文盲、法盲、医盲），恶有不听者乎"？

一般人际关系之间，总是以顺为喜、以逆为憎，乃人之常情也。医家为了治病救人，不管是招喜还是招憎，都必须坚持以人为本的原则，悉心救治。正如杨上善在《黄帝内经太素》中所说："正可逆志以取其所乐，不可顺欲而致其所苦，故以道语之，无理不听也。"这便是处理医患矛盾的一个准则。先哲遗训，铭彰千载，当代医家，尤应遵循。

（本文曾发表于《中国中医药报》，2021 年 3 月 26 日，第 4 版。）

醒脾开胃重在生活调摄

常谓"有胃气则生，无胃气则死"，所以《脉学》中形容生理性健康脉象为"有胃、有神、有根"，把胃放在第一位。脾胃学派的宗旨是：保护胃气，能战胜百病。当瘟疫大流行时，李东垣的补中益气汤便成了广泛的"预防药"。人在患病过程中，食欲如何，能决定疾病的进退、转归和预后。当亲友们探望病人的时候，第一句话总是问道："能吃吗？最近胃口怎么样？"已成了约定俗成的口头禅，脉诊之道是这样，预防医学是这样，临证施治也是这样。

临床每见食欲不振、食欲锐减或食欲全无的患者，除对症治疗解决主症外，"胃口不开，正气难复"却是一大问题。医者往往常用芳香健胃药（豆蔻丁）、苦辛健胃药（橙皮丁）和诸多酶制剂予以施治，却依然是"不开胃口"。为解决此恙，本人常常接到医院的会诊邀请单。中医之"健脾开胃"，法、方、药名目繁多，开胃助纳，也需辨证论治，是脾阳虚还是胃阴虚？是积滞中阻还是湿浊不化？抓住"舌诊"，结合脉证，立方遣药，此为人所周知，毋庸多述。然而最为重要的是，必须加强生活调摄，否则仍然"金口难开"。

本人多年来总结了一套较为适用的调摄方案：于黎明起床之前，令病人自我揉运脘腹，左右各 100 转，起床后立即入厕（无便意者也得象征性蹲厕，保持大便日日通畅），洗漱之后，饮用"开口水"（现烧的开水，盖着冷温，适当多喝，最能养胃排浊、醒脾助纳，俄罗斯称之为"复活神水"），接着酌情量力慢步、快步或慢跑 20～30 分钟（"脾喜健运"，但凡血证患者、大病初愈者、卧床患者例外）。早餐三忌"糖、油、荤"，以黄玉米糊、玉米羹为主，根据情况少嚼些馒头（酵母发酵）亦可。佐餐以糟腐乳（青方）或臭豆腐为主，可配其他小菜。早餐至午餐之间，适当吃些煮醪糟（即甜酒糟，稍加赤糖，沸后即可，勿久煮）。此外，杜绝所有零食和炸、烤、烘、炕（高温破坏了食物中所有的酶，最能败胃）之品，以及各类口服液、滋补品等，必须纠正用汤水泡饭的不良习惯。从营养角度来看，玉米、醪糟含有大量的锌、酵素、菌体蛋白、维生素 B1、维生素 B12 等，尤其是极其丰富的维生素 B1，实为开胃、醒脾、助运、消食的佳肴良药。

"调胃三餐在于晨"。只要把握住"开口饭"的早餐，其他可以按"气味合而服之，以补精益气"（《素问·藏气法时论》）。叶天士也说过，"食物自适者，即胃喜为补"，根据患者的喜好，用餐随意。这种"开胃助纳"的调摄方法和特护食谱，可广泛地应用于各类疾病的患者，尤其是老人和小儿，不妨一试。

表不厌宣

"宣透托邪"的发汗逐毒疗法，不失时机地用于某些疾病的初期，确能截断病邪内陷之势，以免留邪贻患。看似超越之治，实乃隐德于医，医家应予重视。临证常见新感外邪，医者误失"战机"，忽视宣发散邪之妙，而过早治里，关门留邪，酿成坏病，贻人夭殃，此为难以挽回的过错。吾师刘惠卿先生斥之为"缺德之治"。诸如对于新嗽、寒喘、风水、疮疹、面瘫（急性面神经炎）等病症，应"治不厌宣"地大胆运用疏风透表、宣解散邪之剂，越早越好，其功越著。我常用三拗汤、越婢汤、射干麻黄汤、麻杏石甘汤、大小青龙汤、面瘫一诊牵正饮等，随证应变，逐邪外达，以防内陷，对于提高疗效、缩短病程具有十分重要的临床意义。

仲师谓："太阳证当汗而不汗生黄。"王好古说："此证为风寒所伤，阳气下陷……医失汗之，故生黄也。"（《此事难知》）参研前贤经论，反思本人曾失手之治而又坏证救逆的一例"风水夹黄"的治疗经过，深为其精辟论述而感慨！

患者伍某，男，41 岁，渔民。于 1 周前夜间捕鱼，突淋暴雨，为了驱寒，遂饮热酒约三两（平时嗜酒），继则恶寒发热，身疼微咳，面目略浮。乡医以感冒治之热退。但见面目浮肿，皮肤发黄、恶心厌油之症，随即就诊于某医院门诊观察室。实验室检查：总胆红素（STB）63μmol/L，丙氨酸氨基转移酶（ALT）148U/L，HBsAg（-），尿常规（-）。B 超示：肝、胆、脾、胰（-）。并经流行病学检查，已排除钩端螺旋体病。拟诊：甲肝。带药回乡，输液 4 天，反见肿黄骤增，恶寒身疼。于 1992 年 6 月 22 日就诊于吾。患者体壮貌丰，面目皮肤肿黄如橘子色，腿肿板硬，腹胀如鼓，尿赤如油。时值初夏，虽厚衣复被，亦感肢体不温。舌淡，苔白滑，脉细数，体温 36.8℃。证属阳黄，湿重于热。治以茵藿胃苓汤加减（茵陈、藿香、苍术、茯苓、猪苓、陈皮、姜朴、田基黄、板蓝根、蒲公英、生大黄），5 剂。6 日后复诊，但见肿黄加剧，诸证悉增，肌肤顾痒，闻油即吐。复查肝功能：总胆红素（STB）130μmol/L，丙氨酸氨基转移酶（ALT）84U/L。劝其住院，因贫拒绝。综合脉证，再虑为"风水夹黄"之证。更以发汗解表、宣化疏风之剂。金匮麻黄杏仁甘草薏苡仁汤加味（麻黄、杏仁泥、甘草、薏米、苏叶、蝉衣、茵陈、藿香叶），5 剂，嘱其服药后 10 分钟，助饮热米汤 1 碗，厚被取汗。但病人求愈心切，服药之后改用芦席作围，艾水熏澡，汗出如雨，小便增多，顿觉身楚缓解，如释重负，自此每天熏澡 1 次。8 天后复查，浮肿全消，黄疸显著消退，神清语晰，诸症悉减。自述"大汗使内衣均染成黄色"，并问道："同是中药，前后疗效何以如此悬殊？"吾答之："得力于更变治法，内服外熏，邪从表解之故。"尔后随证调理月余，复查肝功能正常，告愈。此病例说明了凡治疗顽疾怪症，只要有表证者，早"宣"为宜，倘若误治、失治罹于"坏证"者，只要仍见表证一二，宣发解表，依然能以救逆。此例从误治内陷，到正治救逆，足为佐证，亦从中吸取成败教训，引以自咎。

再如：一位面神经炎重症面瘫的患者，发病方 6 天，耳后隐痛，略见恶寒。此时，正是应用"面瘫—诊牵正饮"来疏风解毒，宣发少阳、阳明经之风邪，以免内陷迁延的大好时机。如果应用及时，往往一诊而愈。倘若坐失良机，不假思索地刻守"治风先治血"的治法，拟黄芪、当归、牵正散类，再加以针灸、敷贴等外治，邪在"卫分"，而治在"血分"，是为

"引狼入室"，增加病情，医事之误也！

总结上述临证得失：对于某些复杂难辨的病例，医者审证稍有不慎，本来是表证能治成里证，轻症能治成重症，速愈之症能治成迁延之症，泛泛小恙能治成沉疴笃疾。倘若医者再不明误治之过，还以为"病势发展使然也"，最终就会形成医者失误、病者含冤的结果，难怪吾师斥之为"缺德之治"。

痹不厌蠲

"治痹必蠲，养正次之"是先哲遗训。肝主筋，肾主骨。顽痹历节，治之本于肝肾是为合情合理之法。不过以这种方法治疗痹证，除对虚实夹杂或善后康复之例外，往往难以收到预期疗效。以此论治，尽管有生花之笔，写出锦绣文章，徒属花拳绣腿之类而已，却无实战之功。清代名医林佩琴先生治痹，强调"须大作汤丸，不可例以常剂治"。

余业医之初，凡治痹证，一般沿用景岳三气饮、独活寄生汤、蠲痹汤等，多不应效。"痹者，脉不通也"，不通则滞，滞则疼痛，"诸痛为实，痛随利减"（王海藏），故临证治痹，必须辨证地予以辛通活络、舒展达痹之重剂，方可取效。其中仿《金匮要略》桂枝芍药知母汤、大乌头煎之类加减，确为实战之主方。例如本书对于风湿性关节炎、类风湿性关节炎、腰臀肌筋膜炎、腰椎间盘突出症、增生性关节炎等病的治疗，正是如此。待症状得到控制后，诸如补肝肾、壮筋骨、和气血、调荣卫之方，才可辨证参考运用。

譬如：曾收治一位腰痛患者，CT示：①第2、3腰椎退行性变；②椎间盘膨隆。骨科拟诊：综合性腰椎病。患者为年逾古稀、身体虚弱的瘦叟。自诉腰痛绵绵，牵及左腿，足趾麻木，日轻夜剧，夜间常以枕头垫在腰部，头昏尿频，恶寒喜温。循证辨治，当属肾阳不足、虚寒腰痛无疑。但医用桂附地黄丸、独活寄生汤、参茸补酒等温肾壮腰之剂治之，迁延2年罔效。更以化坚逐痹汤、化坚逐痹酒、强骨丸（见"方药评述·内服方剂"），三方4天交替服用，停药4天，再按序服之，采取攻、治、缓、急折衷措施，加以太乙药袋（见"方药评述·外用方剂"）外熨，蠲痹而不伤正，痹达正复，后期再以温阳通络、补肾壮腰之剂，告以痊愈。

服药之误 四失四得

病案 1: 何某，男，61 岁，干部。1991 年参加防汛，落水受寒，顽咳 1 年，治愈后常因感冒而反复，征方截治感冒。吾拟六味玉屏风散加味熬膏。黄芪 200g、炒白术 100g、防风 40g、红参 50g、党参 60g、淫羊藿 70g、补骨脂 50g、制黄精 100g、甘草 40g、大枣 100g。熬膏成 3000mL（6 盐水瓶），每服 2 汤匙，1 日 3 次。患者误按汤剂服用，3 天服完 1 月剂量，渐见通体浮肿，胸闷气壅，状若肾炎。尿检两次，均属正常。建议暂停中药，低盐饮食，坚持体疗（晨练），观察数日而愈，追访 3 年，从此未再感冒咳嗽。

病案 2: 陈某，男，38 岁。患者打工归来，患甲型肝炎 20 余天。形瘦体弱，肤黄瘙痒，大便不畅，尿黄如油，舌赤口干。肝功能：总胆红素（STB）176μmol/L，丙氨酸氨基转移（ALT）> 200U/L，HBsAg（-）。拟茵陈三黄汤加味：茵陈蒿 30g、过路黄 30g、田基黄 20g、生大黄 15g（后下，畅泻即减量或停）、虎杖 15g、蒲公英 20g、板蓝根 20g、炒苍术 10g、藿香叶 15g（后下），共 6 剂。药房工作人员为了省事，将 6 剂大黄计 90g 作 1 包，并写明分 6 次后下，变成 7 包中药。其妻晚间随手取 1 包，正巧是大黄，煎服后，是夜暴泻 8 次，致使脱水休克，住院抢救，4 日后出院。患者在指责妻子过错的同时，却发现黄疸明显消退，遂令其妻再来询诊，嘱其按法仍服前药，19 天后复诊，肝功能全部正常。其康复如此之快，令人惊叹！深究其因，确要归功误服大剂量大黄的通腑排毒之功。

病案 3: 傅某，女，58 岁，干部。患者肩胛臂臑，酸胀痛麻，颈项回顾不利，右上肢不能抬举。外院骨科专家检查，确诊为肩颈综合征，服药无效来诊。处方：①化坚逐痹汤 6 剂；②强骨丸 1 袋（马钱子制剂，见"方药评述·内服方剂"）。上午看病，女儿下午取药，再三嘱咐：强骨丸每次服 2 粒，1 日 2 次（2 粒含马钱子 0.4g）。病历、药袋均写得很清楚。老妪未老先衰，神惚颠倒，1 次竟服下 1 瓶盖强骨丸，试数之，约 14 粒，超过 1 次量的 7 倍（常规剂量 0.3 ～ 0.6g）。顿时下肢如瘫，头晕肢麻，心烦呕吐……中毒严重。随即住院，按士的宁中毒抢救，并饮以大量甘草绿豆汤，不日脱险而愈。问其故，答道："经常听医生说中药丸子（香砂养胃丸、逍遥丸类）吃 1 瓶盖，所以强骨丸我也吃了 1 瓶盖。"事后，如痴似癫，只是怀疑中毒之差。女儿再问前症（肩颈综合征）如何？她活动颈项和肩关节试试看，竟惊喜地说："咦！怎么一点疼痛都没有了。"追访1年，颈肩疼痛未再复发，真可谓因祸得福。

病案4： 林某，女，64岁，市民。老妪双膝疼痛，不能蹲立，左重于右，4个月。骨科专家拟诊为膝骨性关节炎，服萘普生等无效。诊之双膝冷痛略肿，下蹲屈伸不利。拟方：①化坚逐痹汤加减，6剂（先服）；②化坚逐痹酒1料（威灵仙40g、制草乌15g、制川乌15g、虎杖20g、制乳香10g、制没药10g、粉防己20g、土鳖虫20g、川蜈蚣5条、生麻黄15g、骨碎补20g、青木香15g。浸白酒2000mL），每服1小酒杯，每日2～3次（饭后服）。煎剂药袋是蓝字，药酒袋是红字，以示警诫。老人竟将药酒料误当煎剂，煎服头汁，顿感头眩心悸，四肢麻木，烦躁不安，呻吟汗出……经当地医院抢救，脱险。因老人素来对我之医道十分信赖，不几日后在儿女反对的情况下，仍坚持再服汤剂，月余后复诊，兴奋地蹲而立起，反复两次说："你看，我的腿已好百分之九十了！"并述说服药中毒经过，不禁令人惊诧！

按：《尚书·说命》云："若药不瞑眩，厥疾弗瘳。"药多剂重之方，治疗顽疾，每能一战成功，但服后必须有"瞑眩"的轻微中毒现象，方能发挥应有的作用，故古代称药物为"毒药"。如《周礼·天官》云："聚毒药以供医事。"这是我国医药学早期的医事情况，现代除特殊病例外，一般已不采用这种重剂投药方式。以上4例，皆为病家服药之错，巧在误中有得，结局安全，亦是幸运，否则将成医疗纠纷。服药之错，临证时有发生，也从中得到了一些启迪和教训：第一，中药常规剂量具有一定的弹性，伸缩性较大，只要运用得当，"轻可祛实""重可祛着"均有疗效；第二，非用大剂量不可的病例，必须明察药理，胸有定见，不能肆意扩大剂量，以人试药，自炫自矜，否则偾事，马兜铃酸引起"肾衰"正是如此；第三，凡属剧毒药物的服法和用法，医者必须再三讲清，并详细地写在病历上；第四，凡剧毒之剂的服法，最好是医生亲自交代，必须有1～2位亲属在场。

停药观察法的临证应用

当前社会飞速发展，人民群众生活优裕，自我保健的需求越来越强。

一病在身，自治乱治或过度治疗，形成药物依赖性疾病或药伤者比比皆是，数不胜数，轻者天天用药 2～3 年，重者 10～20 年。是真病还是假病，很难分辨。虽时代不同，但张景岳早就察觉到这个问题，有言："治有逆从者，以病有微甚；病有微甚者，以证有真假也。寒热有真假，虚实亦有真假，真者正治，知之无难，假者反治，乃为难耳。"所以医家诊病，凡是遇到服药不停，终无一效，久治不愈的沉疴痼疾、顽难之例，必须审慎处理，不能立即命方，否则徒劳无效。

"用药如用兵"，仿照兵家停战侦查，待彻底摸清敌情后再战的方法，应用到治病之上，就可以充分地掌握疾病的本质和真实情况，再论施治。让患者先暂时停服一切中西药物和保健品，生活起居一如既往，不能改变。待 7～10 天后，早晨不洗漱、不进食，再予诊查。医者必须审慎地四诊合参，并结合现代医学检查技术，彻底摸清病因病机再辨证论治，立法处方，往往能切中要害，一战告捷。不过，谈之容易，执行较难！因为某些药物久久服之，难免形成药物依赖性"痕迹反射"，在大脑中一时难以消失。应采取递减缓停的方法，防止戒断反应。同时需要对患者进行深入细致的思想工作，说清病因与药伤的关系，拟用内治外疗，可以康复。

这种方法，是笔者在面对棘手顽疾屡治不愈之时，穷则思变，默悟而出，也是不得已而用之。但对于患高血压、癫痫、糖尿病、风湿免疫病等需要长期服药的病人，以及神经质或精神异常的病人，不宜应用此法，以免偾事。

验案一则：

梁某，男，58 岁，工人，安徽铜陵人。初诊日期：2019 年 12 月 25 日。

主诉胃肠同病 11 年，胃镜 13 次，肠镜 3 次，结肠息肉已钳除。此次病发 8 个月，连续服用中西药治疗（中药每日 1 剂）3 个月。本次检查提示：①慢性萎缩性胃炎伴糜烂、肠化；②肠镜（－）。饭后即胀，脘腹隐痛阵阵，左上腹尤显。肠鸣辘辘，矢气频频，大便每日 4～5 次，痛泻而下，屁矢相伴。口干苦，夜饮 1～2 次，舌质红绛少津，苔黄中灰，脉弦。心率 76 次/分，血压 142/94mmHg，HP（－），血生化（－）。（所服中药处方：茯苓、厚朴、制香附、制附片、干姜、砂仁、炒白芍、甘松、炒莱菔子、炒麦芽、炒谷芽……共计 26 味药。）

处理：停服一切中西药物及保健品，一日三餐，起居生活不变，

7～10天后晨间不洗漱不进食来诊。

二诊（2020年1月6日）：腹胀嗳气减轻，胁痛已止，腹痛未停，大便同前，但矢气好转。自述停药以后，反觉好些。舌色转淡，略见润滑。治以肝脾双调法。

1. 左旋咪唑片，每服125mg，1日1次，2天。（忌酒）

2. 奥硝唑片，每服0.5g，1日2次，3天。

3. 炒白芍30g、炒白术12g、炒苍术12g、炒枳壳15g、炒防风12g、木香10g（后下）、砂仁5g（后下）、益智仁12g、仙鹤草30g、蒲公英25g、甘草6g。12剂，常规水煎服。服完后，停5天，再服下方煮散剂。

4. 上述汤剂方配6剂，混匀，打粗末，作煮散剂，每日25g，煮水，2次分服，服10天，停3天。

5. 脾俞、胃俞、大肠俞拔火罐，4～6天1次，做10次。

6. 太乙药袋（见"方药评述·外用方剂"）1个，外熨。

7. 参考胃病疗养须知（见"专病论治·疗养须知"）自我保健。

三诊（2020年7月29日）：患者严遵医嘱，今年春节期间仍在服药，汤剂服完时基本痊愈。体重增长5斤（2500g），七个月来状如常人，未见反复。由于路途太远，未再复诊。最近因酷热如焚，过吃冷饮、西瓜，旧疾复萌，特此来诊。其症与前大同小异，见舌苔白垢微腻。

1. 拟二诊汤剂方去木香、砂仁，加藿香叶15g（后下）、白豆蔻5g（后下），8剂。

2. 本方配4剂，作煮散剂，服法如前，结束。

按：本案病伤在前，药伤在后，一派辛温燥烈之品，灼伤胃阴，有碍脾阳，是病机的"着力点"。此时如果完全根据舌诊，拟用养阴护胃之品，则治胃失脾，很难两全。必须停药观察，待积蓄的温烈药性代谢排净，真相暴露，一诊而愈，此案是为典范。

冻疮的冬病夏治

常患冻疮者，非受冻而成疮。实乃脾肾阳虚的禀质（个体差异）不同所致。虽为小恙，治亦非易，难以根治。近年来"冻跟"已少见，来诊者均以冻手为主，多发生于白领女士和学生。治以隔蒜天灸，其方法：在"三伏"季节，选晴朗天气，于中午12～13点之间，将紫皮大蒜捣烂如泥，按手背手指上每年冻烂之紫暗色疤晕范围，薄薄地匀摊覆盖，厚如一元硬币。人躲在荫凉处，手伸出曝晒约 10 分钟即可，然后稍等片刻，轻轻拭去蒜泥，到晚间再洗手。继之再服桂附地黄丸（浓缩丸），每次 8 粒，每日 3 次，5 天后停。10～15 天后如法施灸 1 次，3 年为 1 疗程。通过追访，部分病人，施灸 1 次，当年得到缓解向愈，不肯再做。阳虚体质比较明显者，每年"大雪"之后，配服当归生姜羊肉汤。

"益气凉血"法治愈 20 年慢性荨麻疹

纵观古今医籍，诸多医家以"益气"为主，辅以他法，创造了许多治则治法和有名方剂，临床应用非常广泛。譬如：益气养血、益气摄血、益气活血、益气通络、益气固表、益气健脾、益气举陷、益气化痰、益气宣窍、益气固脱……最近还将"益气养阴，活血通络"法作为"非典"最后阶段扶正康复的协定治法。益气之法，虽为临证常用之法，但若要准确地辨通应用，尚需详察形候、审慎辨证，才能有的放矢、效如桴鼓。

本人曾用"益气凉血，疏风止痒"法治愈 1 例病程长达 20 年之久的顽固性荨麻疹，感悟甚深，有所心得。周姓老媪，年 70 岁，职任某蔬菜公司门市部主任，曾于 20 年前的某天，坐在被处理的烂菜堆旁，点数平时积余已久的破烂人民币，打算去银行兑换，身值其境，醒醒肮脏，浊气熏人。下班后顿觉一阵寒颤身麻，头部痒及颜面，布及全身，次日目浮如泣，唇肿翻突，去门诊就医拟诊为荨麻疹。自此全身漫发风疹块，瘙痒难忍，抓之，红痕隆起，斑斑如锦云，或心烦、或嘈杂、或腹痛、或泄泻，时发时止，时轻时重，几乎每日必发，四季如是，过敏原不详，百药无效。于 14 年前曾去南京某医院住院，服药内治，兼用"脱敏疗法"，正规治疗两月亦未获效。其宗弟周某因患此疾经我治愈，故为之荐。于 2003 年 4 月 2 日来诊，患者形质偏胖，禀性豁达爽朗，边陈述病史，边搔之以示，因病程久延，已累累瘢痕，体无完肤。舌质偏红，苔薄黄，根黄糙（吸烟之故），脉弦数。"肺主气，外合皮毛"，病久气耗，液枯血燥，血燥则生风，又兼痰湿之体，玄府宣泄失调，风邪外达不畅，滞留肌表，发为顽痒。治当益气凉血，疏风止痒，扶正祛邪，标本兼顾。

1. 黄芪 25g、炒白术 12g、防风 8g、生地黄 25g、地骨皮 15g、红浮萍 15g、乌梅 15g、徐长卿 15g、僵蚕 20g、蝉衣 15g、甘草 8g、刺蒺藜

15g。15 剂，常规煎煮，头、二汁计得药液 1500mL，每服 250mL，1 日 3 次，2 日 1 剂，5 剂后停 3 天再服。

2. 鲜紫背浮萍、青浮萍、田字草（蘋），任取 1 味煮水洗澡，首次必须加浴罩熏之，令其通体得汗。

3. 黑、白芝麻各半炒熟研粉，睡前服 1 汤匙，沸水冲，待温稍加蜂蜜服之。

注意：忌食辛辣椒酒、椿芽、春韭、芫荽、鸡肉、鹅肉、狗肉、牛肉、羊肉及海鲜，忌用肥皂入浴。

二诊（2003 年 5 月 27 日）：患者狂喜自述，病祛八成，20 年来的顽疾，得到控制，现在仅 3 ～ 5 天小发作 1 次，且稍见即止。

1. 前方 8 剂继服。

2. 黄芪 150g、炒白术 80g、防风 50g、生槐米 60g、连翘 60g、地骨皮 60g、徐长卿 40g、僵蚕 50g、蝉衣 50g、乌梅 60g、甘草 40g、荆芥 50g。打粗末，作煮散剂，每用 25g 煎水取汁，1 日 2 次分服。

3. 紫背浮萍 200g、生槐米 80g、僵蚕 80g、蝉衣 80g、防风 60g、徐长卿 30g、生甘草 30g，炼蜜丸如绿豆大，每服 50 ～ 60 粒，1 日 2 ～ 3 次。

以上三方各服 4 天，交替服用，12 天后，停 4 天再服，其他辅治可间断进行。

三诊（2003 年 9 月 3 日）：自诉如法服药，3 个多月来，基本痊愈，偶见微痒，可能为瘢痕尚未完全消失之故（实属 20 年来的痕迹反射），今略备土苴（土特产），前来致谢，并要求再次拟方冀图根治。

拟二诊 2、3 方，5 天交替服用，服 10 天停 10 天，递减停之。

按：著名中医皮肤科专家赵炳南先生治疗荨麻疹的经验：急性期治以疏风清热，慢性期调以益气凉血，善后康复多用一味浮萍丸（《医宗金鉴》）。紫背浮萍，"轻浮最甚，故上宣肺气，外达皮毛，发汗泄热，下通水道"（张寿颐）。《滇南本草》言浮萍可"发汗、解毒，治疗癫、疥癣，去皮肤瘙痒之风"。综合诸家《本草》，均论述本品尚有"清热凉血，疏风止痒"的特殊功效，是现代中医临床广泛用于各类过敏性皮肤病的专药。由于本品物贱药广，常被人们所小视，然而"至贱之物，有殊常之效"（许学士）。世俗常用鲜品，但干品亦同样效佳。因其叶背面和根系吸附水中许多污垢，在采集时必须淘洗干净，晒干备用。一般凡上述疾病，经治缓解或治愈后，常以紫背浮萍为主，再加入有关药物，剂量比例按3：1（浮萍3份、他药1份），为丸常服作巩固剂。每能减少或控制复发，但必须重视忌口。本人用以上方法，还治愈一例极其顽固的非植物性日光性皮炎（见"专病论治·日晒疮"）。

治疗急、慢性前列腺炎验方一则

急、慢性前列腺炎，前列腺增生，前列腺肥大，常见淋证、癃闭的症状。由于前列腺解剖位置的结构特殊，生理病理的变化特殊，易病难愈的病情特殊，所以该部位患病，是为男科难症。若久治不愈，就会严重地威胁患者的身心健康，甚则引起前列腺神经症。方药虽多，莫衷一是，不少病人掉进了广告效益的"陷阱"，弄得因病致贫。说实话，中医中药无论是辨证论治或专方专药，疗效也不够稳定。

有一次，一位老病号患前列腺炎，持某医院门诊部泌尿科专家病历来转方，说："服此方非常有效。"方组：半枝莲30g、半边莲30g、地龙干25g、败酱草30g、虎杖15g、瞿麦20g、王不留行子20g。观其立方大意仍未脱离活血化瘀、消坚败毒之法的框框。方中，瞿麦配王不留行子，化瘀通滞；我们应用时又加冬葵子配台乌药，滑利行气；以这两组药对作为"佐""使"，来完善方阵组合中的增效作用。炎症反应较重者加野菊花15g；前列腺肥大，小便点滴难下者加水蛭胶囊（见"方药评述·专用胶囊"），每服2粒，1日3次，汤剂送下，并结合芥硫散冲水坐浴。运用此法有不少拒于手术的病人，尚能拔去导尿管，再进行保守治疗。本方通过长期临证观察，疗效较为满意。方中主、辅之品的功效，姑且不论，然而佐使两组药对，功能行窜化坚、导滞散结，可能有穿透前列腺脂膜，引导诸活血败毒药直捣病所，以荡逐腐浊，涤除"脓栓"的祛邪作用。从而显著地改善或消除肛坠如痔、会阴胀痛、尿频、尿痛、尿分叉、尿等待等诸多症状。但观察治疗一段时间，待病情稳定后，仍须改服加味桂枝茯苓丸，配服地黄丸类巩固之，并坚持前列腺保健（见"专病论治·疗养须知"），以控制复发及前列腺肥大。

勿忘接骨木

提到接骨木，人们就知道它是骨伤科要药，也是治疗关节肿痛、肢体麻木等痹证的常用药。其作用类同三七，故民间称为木三七；扦插即活，极易栽培，又叫扦扦活。这种价廉、效著、用广、药源丰富的常用药，近时已被人们所遗弃。为了满足痹症用药，节约经济，应当恢复使用。

华东地区生长的一般都是西洋接骨木（原产欧洲），我皖西亦盛产之。医家可以自采标本（如不识生药，可请教植物学家和药农），分给定点农户栽培。本植物为忍冬科，亚乔木，因枝条发达茂密，又可用作篱笆防护墙，一举两得，乐意接受。本植物早得阳春生发之气，必须在每年"惊蛰"前后（深山略迟十几天），趁精华上达，萌芽如桑椹大小之时，剪取头年生长的嫩枝条，趁自然湿润，斜切成片，晒干入药。每用 20 ～ 30g，功能"接骨续筋"是言其效捷之意，并非言过其实。其"活血止痛，祛风利湿"的作用较为显著。广泛用于治疗跌打瘀痛、骨折肿痛、风湿痹痛、骨退行性变、腰椎间盘突出症、肌筋膜炎、肌纤维组织炎、痛风等病症，疗效甚好。至于同类作用的鸡血藤，可退居二线，减少剂量，仅取其舒筋和营、补血养正的专项功效，用于血虚痹痛和有关妇科疾病。如此应用，较为经济实惠。

藿香叶方居臣佐，能攻克三大顽疾

藿香叶，余从学徒后即听到这味药名。恩师刘惠卿的庭院中种有生药标本。本药产在广东省者，名"广藿香"；产于其他地方者，则名"草藿香""土藿香"等；两者都是唇形科藿香地上部分的叶片和嫩头。其枝干称为"藿梗"，另有他用。花叶性上浮走上焦，根茎性下沉走下焦，是为用药的一般常理。根虽有香味，但无效或少效。每到开花前期，枝叶茂盛之时，剪取带叶的小枝，摘下叶片，曝晒至干，密藏备用。一药在室，满堂皆香。具有芳香化浊、醒脾和中、止呕止泻、清利肝胆之效。

遗憾！"文革"之后，很少再用得到藿香叶。本人近 30 年多年来，只好委托农民或近郊菜农代种，每遇以下三大棘手的难顽之疾用之，组方列为臣、佐，常获良效，特为推荐。

1.肝胆之病，黄疸（胆红素）指数高至 500μmol/L 以上，持续不降，面目成橘黄色，浑身瘙痒，皮肤搔抓出血或显血痕者，拟茵陈蒿 30 ～ 40g、郁金 15g、赤芍 30g、虎杖 20g、藿香叶 15g 为小方组，加入处方中，并以鲜天胡荽煮水代茶饮（见"方药评述·佐治饮料"）。

2. 肝胆之病，谷丙转氨酶高达 1000U/L 以上，居高持续不降者，拟茵陈 30 ～ 40g、田基黄 20g、垂盆草 30g、平地木 20g、藿香叶 15g 为小方组，加入处方中，并配服鲜小蓟茶（见"方药评述·佐治饮料"）。

3. 慢性鼻炎、副鼻窦炎、上颌窦炎、筛窦炎，涕浊而臭，额痛缠绵，迁延难愈，手术和其他疗法无效者，拟藿香叶居方之君位，加龙胆草、白芷、辛夷花等（见"方药评述·内服方剂·五味藿胆丸"）。本病实属耳鼻喉科之顽症，往往引起萎缩性鼻炎和"臭鼻子"，折磨欲死。

应用藿香叶需要注意的是：

1. 处方配伍时，多列为臣、佐，丸剂例外；臣为反助，是方组的增效剂。

2. 一般剂量 12 ～ 15g（2 日量），《中国药典》标准 3 ～ 10g（1 日量）。

3. 煎法相对特殊，一般标注后下，但往往病家很难掌握时间，不过通常可用。但对难急之症必用冲浸法，可确保疗效。先将藿香叶放在锅中备用，将煎好的头汁药液，滗到锅中略搅拌，盖实；再炖二汁，药液煎成后，连药带渣一起倒入搅拌之，与头汁混合均匀，再次煮沸后旋即离火。至此煎煮毕，服法遵医嘱。

按： 医者司命之业，"圣智之长"（《韩氏医通》）。医必通药，是对中医临床家的特殊要求，否则不能济危克顽，起痼扶衰，遇到危顽之疾，束手无策，十分尴尬。大多"明医"，都是经方时方并用，验方单方兼行，博学广识，不拘一格，是为"全科大医"。本书"佐治饮料"中的满天星茶和自备藿香叶，就是生动的例子，望实践之。

淫羊藿疗效的临证观察

皖南地区，用淫羊藿根茎入药，而传统的习惯是用淫羊藿地上部分的茎叶入药。请教之，一位老药师说："根叫淫羊藿，茎叶叫淫羊藿。"其实这是误传，只有箭叶淫羊藿才被称作淫羊藿。据说羊吃了淫羊藿后"一日百合"，因此又叫淫羊合，说明有壮阳作用。我曾做过多次观察，单味用 15 ～ 25g，或加入复方中，对"性"的兴奋并不明显，但却能提高人体非特异性免疫功能，且功效比较显著。对于肺气不足、脾肾两虚的"慢支""哮喘"患者，针对其卫表不密、频发外感，常以大剂量淫羊藿加入其他方剂中，如六味玉屏风散、固本丸、猪卵五味子汤等，疗效比较理想。其另一作用，补肝肾、壮筋骨的功效亦是独特。《医学入门》说淫羊藿"治偏风手足不遂，四肢皮肤不仁"。这些证候主要由老人衰老性四肢痿软、步履不利，以及颈、腰、膝等筋骨退行性变所导致，对于腰膝酸痛、麻木冷楚等症，淫羊藿尤为效著，故又名弃杖草。我常以骨碎补为使与淫羊藿配对（肾阳虚明显者则与石楠叶配对），加入有关的复方中，或以汤剂、或以酒剂、或以丸剂，效果满意。柳宗元对此药功效以诗《种仙灵毗》赞之曰："神哉辅吾足，幸及儿女奔。"诚然。

药效多兼的虎杖启用过程

中医药界启用虎杖仅30多年，以前由于不少医家及本草学家不识此药，或误种谬传，使这种效著用广的临床优良药物久久淹沉。内科医家想用此药，犹如外科医家想用《十三方》中的臭牡丹一样，苦思而不可得。

宋代《普济本事方》载该药用以"治妇人诸般淋"。许叔微言："苦杖根俗呼为杜牛膝。"捣碎煎汁加麝香、乳香少许服之，治耿梦得之妻十三年久治不愈的砂石淋，"此方啜之，一夕而愈，目所见也。"他究竟用的是虎杖还是杜牛膝，无从稽考。明·李时珍已经正误，但仍未引起重视。到了清代，许多医家亦想启用而无法识取。《医门举要》云："通淋通瘀，虎杖汤为要方。"仅提数语，而未附其药。连临证大师叶天士先生也很难用到真品虎杖，他人云亦云地说："今世无识此药，每以杜牛膝（另有文'土牛膝根'）代之。"（《临证指南医案》）

虎杖为蓼科，杜牛膝（天名精根）为菊科（参考《本草易读》），土牛膝为苋科，科属不同，药物各异，其疗效又如何界定？正品虎杖，真正启用于"文革"后期"一根针、一把草"的运动中，经药用植物学家的指导，得到了广泛的采集应用，因为药源较广（有泥土的地方就有它的踪迹），现已普及应用到临床各科。其功效：祛风、利湿、利胆、化癥、破瘀、通经、通淋、通便、达痹，清热败毒效达上（心肺）、中（肝胆）、下（肾、膀胱、尿道）三焦，治外伤、疗烫伤、解蛇毒……药效多兼，无所不能。日本汤本求真氏则用虎杖代替水蛭、虻虫，专于活血化瘀，制代抵当汤（《皇汉医学》）。

据现代药理实验研究发现，虎杖具有广谱的抗菌、抗病毒和抗钩端螺旋体作用，尤其是对金黄色葡萄球菌、绿脓杆菌较敏感。目前广泛用于防止细胞癌变和恶性肿瘤扩散的"白藜芦醇"制剂中，虎杖含量最高，故虎杖抗癌研究前景十分广阔。

我们常以大剂量虎杖加入五味消毒饮中治疗重症痤疮、多发性疖肿。其中：金虎1号（虎杖、金荞麦、桔梗、甘草、鱼腥草、杏仁泥、瓜蒌皮、生薏米），治疗上呼吸道感染、肺脓疡、顽固性肺部感染等。金虎2号（虎杖、金钱草、过路黄、大黄、赤芍、郁金、蒲公英、茵陈、藿香叶），治疗重症黄疸型肝炎，急、慢性胆囊炎，急、慢性胰腺炎等。虎红煎（虎杖、红藤、败酱草、赤芍、丹皮、薏米、台乌药），治疗急、慢性阑尾炎，急、慢性盆腔炎，急、慢性前列腺炎等；均有较好的疗效。

我门诊部虎杖饮片有固定基地供应，严格要求收购鲜品，立即洗去泥土，趁自然湿润，切成薄片，晒干备用，虎杖饮片与其他花叶类药品一样，沸水冲浸有效成分即可逸出，用来颇为方便。但蓼科植物，不免苦寒败胃，且易致泻，对于中虚寒湿的慢性胃炎、胃溃疡、慢性肠炎、肠功能紊乱者，以及老人、小儿，应注意慎用。

党参非参小考

古时所言"党参"，是"真党参"，系指产于山西上党（今山西长治）的五加科人参，即"上党人参"。然而，今时之"党参"，已非古时之"上党人参"。党参非人参，现在的党参多用桔梗科长藤子的桔梗，名蔓桔梗。很多药用植物都有直立和藤本两个品种，例如：直立桔梗（桔梗）与蔓桔梗（党参）；直立龙胆（龙胆草）与蔓龙胆（秦艽）；直立百部（百部）与蔓百部（草百部）等。从以上三例可以看出，只有百部是一种药，其他都分为两种药。一般同科属的近缘生药，其性味、功效大体相同。比如刺五加与五加科的人参功效相似，而蔓桔梗（党参）与桔梗的功效也应当相似。

《中药志·第一册》说："党参之名，不见于清代以前的本草书籍，仅《本草从新》《本草纲目拾遗》等书见之。"可见蔓桔梗（党参）这种植物代人参入药只不过200～300年历史，当时正处于清代经济落后的社会环境，医家与病家只好用其代之以"参"，后传播开来，而载入本草书籍。当前五加科的野山参虽然稀少，但移山参的产量丰硕，参行林立，价格较廉，临床医家也应更新观念，如遇拯危救急、起痼扶衰，再用大剂量党参煎汁代独参汤，很不理想，甚至偾事。一则延误病情；二则剂量过大，咽入即吐（因党参含大量皂苷）。这种反应，以前屡见不鲜。

"党参代参"的时代已成为过去，应当正视其实际功效，才有利于医事诊疗。近现代中医药学专家叶橘泉先生，见识卓越，他在《现代实用中药》党参条下的附方，是取其"祛痰镇咳，用于虚弱性咳嗽"的功效，另将以党参为君组方治疗肺结核咳嗽作为范例，而不是用党参代替"补中益气"的功效来表达附方，这才是"知药善用"的切入点，令人敬佩。实际上党参的功效，应确立为健脾补肺、止咳化痰，有标本兼顾的双重作用，更为妥帖。本人临证，凡遇老年慢性支气管炎患者缓解期，须康复巩固者，或汤、或丸、或散、或膏剂皆必用之，确是一味性味甘平，且具有止咳化痰、双调脾肺之功效的理想常用药物。对于至虚之体，每与人参相伍，二参同用，其效更佳，而不避重叠用药之嫌。

（本文曾发表于《中国中医药报》，2020年9月16日，第4版。）

扶正祛邪药效双冠的仙鹤草

仙鹤草为蔷薇科植物黄花龙芽草的学名，全国各地别名22个，药源较广，价廉效著，扶正祛邪，药效双冠，性味中正平和，治疗范围较广，是较好的大众药物，值得推荐。但若盲目扩大本药治疗范围，认为其能补虚、止血、杀虫、消积、止泻、止痢、化毒、消痞等，是无病不治的"万灵丹"，不免太过失真，脱离实际。本人认为其功效主治大体分为四项。

（一）止血宁络

仙鹤草是血症常用药，次于三七而无其之弊，是广谱的止血宁络药，且价格低于三七许多倍。是咯血、吐血、衄血、崩血、尿血、痔血等症的常用药。20世纪40～60年代，上海中国药物建设公司出品的仙鹤草素（20mL安瓿瓶注射液和片剂），为当时中西医界最常用的止血药，还远销国外，占领医药市场40多年，最后又扩展应用，作强壮滋补剂，用于病后的康复治疗。

（二）益气补虚

仙鹤草性味苦、涩、平，归肺、脾、肝经。除宁络止血外，还能扶诸虚百损、脱力劳伤。过去我省江南以芜湖地区为代表，各县乡俗，有冬日进补的保健习惯。凡家庭主要劳动力，每到冬天要服"鸡药"，要将一年劳动损耗的气力补起来。冬至前后，必须买"鸡药"一大包（经济条件好的可另加配人参），取母鸡一只，用竹刀杀取全鸡，将"鸡药"拌鸡杂，填入腔中，以线扎封。炖之，必由一人慢慢吃完，不准他人分享。仙鹤草是"鸡药"的主药，所以民间又称之为"脱力草"。相传过去我国四大中药房（北京同仁堂、安徽张恒春、杭州胡庆余堂、武汉叶开泰，现均已发展为制药厂、药业公司）中的张恒春老字号，其发家之始就与卖"鸡药"有关，迄今已有两百余年。仙鹤草的功效，类似黄芪，常谓："仙鹤草是黄芪的弟弟。"两者虽科属不同，但仙鹤草补而不腻，治病较广，有黄芪之效，无黄芪之弊，笔者常伴补中益气汤、香砂六君子汤、枳术汤、四物汤、缩泉丸等用之，或入散、入酒用作男士冬日进补方。

（三）治泻止痢

仙鹤草能调脾胃、止泻痢，是消化系疾病的常用药。当前日子越过越好，消化系统疾病的发病率逐渐升高，积滞泻痢之病，最为常见。由于发病之初自治、乱治、治不彻底、治不规范或过度治疗，最后形成耐药性，菌群失调，胃肠功能紊乱，正气日衰，泻下难止，罹于难症。仙鹤草既能整肠治泻，又能化毒止痢，药效多兼，性味和平，可与黄芪相伍，常见于医家笔下。

（四）杀虫止痒

阴痒带下之疾，除服药内治外，药浴坐洗，相当重要。用仙鹤草50～80g（鲜品最佳，但用量要大），再加点鲜羊蹄根（砸碎）和鲜桃树叶，沸水下锅，再沸离火，待温坐浴（先洗净外阴），边坐浴，边抠涤，保持20～30分钟，治阴道滴虫及霉菌性阴道炎，难言之隐，一洗了之。

小结

正是因为仙鹤草药效多兼，治病广泛，故至今仍尚见个案报道或口传心授，说其能止咳化痰，外治疗疮肿毒、金疮骨折、蜂蜇蛇咬等。有的医林秀才，大加炒作，除上述以外，目前还有人说徐长卿能治失眠，亦说生地是治疗风湿病的通药，不需辨证，诸痹皆宜。最滑稽的是，鳖能抗癌，鸡能生癌，以致野生鳖绝迹，癌症谈鸡色变，破坏生态平衡。（见"养生保健·饮食卫生"）这是医林病态，弄得老医头晕目眩，学子无所适从！对于这些不利于中医药发展的负面信息，要有主见，本着科学发展观的正确态度，求真寻正。解决办法如下。

1. 多读诸家本草，对药物的性味、功效、主治突出等重点循本求真。

2. 参考现代中药的药理药化和实验研究的结论。

3. 通过自然辩证法的角度，来分辨评判是否符合逻辑。

4. 以"多闻而体要，博见而善择"（葛洪《抱朴子》）和"择其善者而从之，其不善者而改之"（孔子《论语》）为法度。

正名金钱草

金钱草一药，大家都知道是排石、溶石的专药。金钱草的名目繁多，疗效有别，究竟哪一种是真正的金钱草？在"文革"时期，我曾目睹有人把茅莓当作金钱草，出售给基层供销社代管的药材收购站（大部分员工都不识药材），这些以假乱真的"金钱草"，根本没有排石作用。所谓"市肆饮片杂，药效选专功"，医家不可不慎。据调查，市场上金钱草大约有 6 种之多，分别是四川大金钱草（过路黄，报春花科）、四川小金钱草（黄疸草，旋花科）、云南大金钱草（积雪草，伞形科）、广东大金钱草（龙鳞草，又叫排钱草，豆科）、江西金钱草（天胡荽，伞形科）、江苏金钱草（连钱草，唇形科）。此外，还有一种金钱草像石荠苧又像过冬青，另曾一度发现有人用鱼腥草当金钱草。所以，临床上时有医家发现处方金钱草药效不稳定，很可能就是药房的金钱草种类有问题，而且在处方上笼统地开"金钱草"似乎也不太确切。我院采备的两种金钱草是国内医药界公认的、具有排石和溶石作用的、药源较广的过路黄和连钱草。

肝胆系结石伴感染者用过路黄（四川大金钱草，是文献上唯一命名为金钱草的植物），又名神仙对坐草，报春花科，湿草类，匍匐蔓生，一节二叶二花，色黄绿，酷似初发的忍冬藤。临证医家若不认识生药，可辨饮片，目测感观：其色棕黄或棕红，无绒毛，茎圆细，断面中实，叶对生连花蒂四柄；润湿展开后，叶呈宽卵形或肾形，酷似忍冬之小叶。此药不仅生长在四川，长江流域各省均产，皖西大别山区亦盛产。性味甘、苦、凉，功能清热利湿、溶石排石，用于治疗急慢性胆囊炎、胆囊结石、急性重症黄疸型肝炎、高度黄疸等病症，是为首选，常用剂量 30 ～ 50g。1958 年，重庆某医院向卫生部报告了 36 例胆道感染伴结石，经中医中药保守治疗后，免于手术并治愈的成功病例，在其所用治疗方案中，最主要的药物就是过路黄。为此，毛泽东主席还亲自观看了过路黄的盆栽标本。

泌尿系感染伴结石者用连钱草（江苏金钱草），唇形科，湿草类，全国各地均产，江苏盛产（盱眙县）。其叶对生，节节生根，匍匐蔓生，叶深绿色，团如金钱，故清代医家赵学敏称之为"遍地金钱"；边缘有圆齿，常为 18 个，故又名"十八缺"。古代本草书籍常称积雪草为"落得打"，而江苏民间称连钱草为"偷鸡落得打"。据说，曾有一小偷偷鸡，被人发现，打得遍体伤痛，用鲜连钱草洗净，捣如泥，搓成团如桂圆大，加黄酒用沸水冲服即愈，该药故而得此怪名，也因此又被称作"活血丹"。其干品饮片，目测感观：叶黄绿色，有绒毛，茎呈紫红色方棱形，断面中空，部分节节有根；润湿展开后，叶呈半圆形或肾形。性味苦、辛、凉，功能清热利湿、散瘀消肿、利尿排石，常用剂量 30 ～ 40g，为排石冲剂的主要原料。

在临床上，如遇缺货，二药可以互代。一般过路黄可以代连钱草用，而连钱草代过路黄则很少用之。

由于医药相关的特殊情况，临证医家对于一些常用效专、品种混杂的药物，要有能辨识真伪、避伪用真的能力，这样才能保证临床疗效。

（本文曾发表于《中国中医药报》，2020 年 8 月 31 日，第 4 版。）

蛇葡萄与乌蔹莓

蛇葡萄、乌蔹莓这两种药，不管内服外敷，治疗痈、疽、疔、疖，均有良效，堪称疮科之圣药。过去在我皖西，蛇葡萄的用法被九龙观一老道掌握，秘藏垄断，作为结缘之用；乌蔹莓的用法被木厂埠一老农掌握，秘藏垄断，作为衣食之用。通过曲折而艰苦侦探式发掘，终被揭秘。

蛇葡萄又名野葡萄，民间通称"咽喉藤子"，农民大都认得此药，令其寻得标本后用绳索系之，作为标志。待"冬至"之后，再循落叶之藤，趁精华下达之际，挖取根茎，洗净泥土，趁自然湿润切片晒干备用。功能清热解毒、消肿止痛、祛风活络，常用剂量 20 ～ 30g。是为治疗诸般痈疡、深部脓肿、急慢性骨髓炎、淋巴结炎、风湿性关节炎、痛风、关节红肿灼痛（热痹）等病症的常用之药。尤其是"癌""炎"难辨的疮疡更为切用。

乌蔹莓，别名五爪金龙（《浙江民间草药》），具有与蛇葡萄类似的作用，功能清热利湿、解毒消肿。因物稀难觅，可退居二线，仅用于急性疮疡，内服外敷（必用鲜品）的辅助治疗剂，消炎止痛，疗效甚好。

胎盘、胎元、连毛鸡

人的真元之气，生生之气，源于先天，长于后天，是维护机体健康状态的内在原动力，即保持生长发育、维护健康、抵御病邪、延缓衰老的最基本的内在力量。如果人体一旦减弱或失去了这种真元之气的内在作用，健康水平就会日趋下降，乃至发生病变，或病后难以康复，非特殊药物，难以奏效。

《本经逢原》谓："紫河车禀受精血结孕之余液……故能峻补营血。"历代本草学家，均认为本品是一味功效显著、大补气血的血肉有情之品。《本草经疏》云："人胞乃补阴阳两虚之药，有返本还元之功。"更进一步地把胎盘的作用提高到近似"回天再造"的层次。《先醒斋医学广笔记》载有一则以胎元为君的名方——临杖预服方，据说被行刑的人杖前先服，杖后恢复甚快！胎元为流产而出的胚胎，功能大补气血，其力较胎盘倍甚。为何具有如此特殊而神秘的疗效呢？正是因为胎盘、胎元、连毛鸡（鸡胚）、麦芽、谷芽、黄豆芽、绿豆芽等动物的胎盘和植物的胚芽，"富含生物生命初始孕育生长的诸多要素，具有强大的生机活力"。服食后能发挥其诱发、促进、产生和增强人体健康原动力的"动力源"作用（《中医研究新领域——人体健康原动力》），这种特殊的"能源"作用，是其他药物无可替代的。因此，胎盘、胎元、连毛鸡，是治疗因先天发育欠佳、后天供养失调所造成的"诸虚百损，五劳七伤"的重要药物。吾师查少农教授曾以常吃连毛鸡（沪地名曰"喜蛋"，春日街头巷尾有售，亦可自制：取受精鸡蛋孵 17 天，蒸死冷藏，备用），配服河车大造丸，治愈两例无精症（？），并出示两张陈旧的婴儿照片作为佐证，令人十分信服。本人在临证工作中凡遇两性发育欠佳，如男性少精症、精子畸形、精子活动力低及女性子宫发育小于正常者，常以此作配方，大有裨益。对于属肺、脾、肾三脏元气虚损之证的疲劳综合征、亚健康症、非特异性免疫功能低下症等病症，除用复方胎盘（甚则用胎元）制剂外，亦令其常吃连毛鸡，每吃2枚，每周2次。胎元，现代医家已很少应用。但民间仍流传用以治疗肺结核之重症，瘦若尪羸者。

至于芽菜类蔬菜，营养丰富，所含养分为其他蔬菜所不具备，是保健和康复的最佳食品，本人每每荐用。

六神丸的服法

1915 年，雷允上的代表产品"六神丸"，获得了巴拿马万国博览会金奖。六神丸本为咽喉疾病的局部消炎药，但现在临床服法常以每服 10 粒，1 日 3 次，温开水送服，用作全身抗炎药，不免失之于"杯水车薪"，通过访查，疗效较差。我的用法是，在睡前（包括午睡）吞服 10 粒（巩固期用 5 粒），张口对准咽腔后倒入，再用自己的唾液咽之后，立即躺下，恰好附着于咽腔周围，作用于局部，一夜之间缓释徐溶，而消肿散结。次晨顿觉咽喉清爽，舒适自得。这种吞咽法，既节约药材，其效价不亚于"每日 3 次，每次口服 10 粒"的疗效，对于控制或消除咽后壁淋巴滤泡增生确有好处，用于食管炎更为得体。

"煮散剂"应予恢复应用

病有初、中、末，剂有汤、丸、散。根据证候的分类、病种的不同、病程的衍变和煎煮条件的需要，现代药房应该要做到剂型多样化。汤、丸、散、膏，内治外疗，多种剂型，各显优势，不一定墨守成规地沿用大包汤剂。如此，医家可以择宜而从，挑选应用，是为医患两利之举。

剂型的改革复兴有利于"药尽其用"。比如，由于历史原因，沉没已久的煮散剂，现称散煎剂，应当恢复启用。其法肇源于秦汉的"㕮咀"，宋元时期为应用极盛期。据统计：《和济局方》载方 769 首，煮散剂占 380 首；许叔微的《普济本事方》几乎全部都是"粗末"煎汁服用。其优越性是，药物打成粗末后，颗粒之间与水的接触面积要比常规饮片扩大了许多倍，其有效成分，只要稍加浸煮，即可完全溶出。少量的煮散剂，几乎可以代替大剂饮片煮汤的功效。近贤蒲辅周先生，最善用此法，他说："玉屏风散是治老年人或卫虚易感冒的方，我用粗末三至五钱（10 ～ 15g），煎服疗效较满意。有一同志用玉屏风散使用大剂量，服三剂胸满不适，改小剂煮散获效，而无胸满之弊。我对于慢性病，调其所偏，补其不足，推荐煮散。"（《蒲辅周医疗经验》）

煮散剂的优点可以概括为：用量小，水溶快，药尽其用，疗效持久，降低医疗经费，有利于缓解当前看病贵的问题，并节约大量药材，又不失汤剂的原貌，尤其对病情顽绵、疗程较长的慢性病及康复善后治疗，更为适宜。古法钩沉，应予复兴。

（本文曾发表于《中国中医药报》，2020年9月3日，第4版。）

关于中药的几种煎法和服法用量

疗效是中医药的生命力，为了确保疗效，中药的几种煎法和服法用量应当改革，也可以称之为创新。

（一）先煎

诸家本草和中医临床家沿用至今。有药坚实，药物通过久煮以后，其有效成分充分溢出，比如甲、骨、矿、石、金、铁等，必须先煎。但有些人认为，此类药物一般都含碳酸钙和其他矿物质，不溶于水，先煎无用；也有人说，这些药物合煎以后，通过众多药物性能互相作用，其先煎之品固有成分，反能互溶溢出，不影响其应有疗效。北京中医药大学王庆国教授认为，生石膏和谷物等含淀粉类食物同煎，其有效成分易于溢出，例如白虎汤的粳米，张锡纯用石膏常配山药等。本人近年来，凡用石膏者不用粳米、薏米、山药，而改用新鲜铁棍山药，其鲜品生物活性更强，有利于推进石膏的有效成分煎出。临床常见，有不少病人会把先煎之水倒掉，误认为有毒，另加水再炖，其事太麻烦！本人认为，只有重症才需先煎，非特殊情况，一般混煎即可。

（二）包煎

诸如葶苈子、车前子、旋覆花、蒲黄等必须包煎，以前用绢包、绸包、稀布包、纱布包等，皆稀松宽包。但常见路上病人倒得一堆堆药渣（心理依托，民俗之故）皆用细布，化纤布、尼龙布紧包如球，踢之流滚，有效成分毫未煎出，严重地影响疗效。本人业医以来，从不采用！直接混合煎煮后，用稀疏纱布或特制小药箩过滤，可确保疗效。但生蒲黄是剑叶蒲水草"蜡烛花"的花粉，服下容易附着胃黏膜，可能会引发胃部不适（胃炎），要过滤两次。

（三）后下

为了药尽其用，确保疗效，根据药物的特性和有效成分，有些药必须后下，如金银花、菊花、辛夷花、钩藤、薄荷、藿香叶、鲜藿香、砂仁、白豆蔻等一些花叶草果类、芳香辛透的药物。待所有饮片按规定煎煮到一定时间，将后下药倒入搅拌后再煮沸，稍倾离火，再煎二汁，如此只能煎取头汁，煎二汁则影响疗效，治一般疾病尚可，治危急重症医者总不放心，本人深有体会。例如急性肝炎疫毒深重者、慢性胃炎舌如积粉者、腹胀脘痞叩之如鼓者等，方中少不了藿香叶、白豆蔻、木香和砂仁等药。它们是推进药行、导入病所的先行者。本人认为，凡遇此类病症，采用冲浸再煎法，比较理想。将后下之药，不管多少，一齐放器皿中，将煎成的头汁药液倒入，略搅拌一下，盖实，等二汁药液煎好后再倒入略搅拌，之后一同再煮沸，稍倾离火即可。如此煎法，可保气味双全，确保疗效。煎药之事，大都他人代办，很少有病人自煎。故后下之事常无法医嘱，如此煎法，简单方便，利于掌握，可少费口舌，办事易成。

（四）代煎

他人代煎，可以方便病人，住院者必须代煎，而一般门诊，本人不提倡代煎。过去人工代煎，如果是忠诚事业、操守良好的医生和药师倒可以放心，否则难以确保疗效。机器煎药，缺少人工智能，一次煎出十几袋、几十袋药液，日久变质，难保效果。当下人人皆过着美好幸福的生活，有少数人好逸懒动，要求代煎。答之："如有空，还是自己煎药为好！"

（五）服法用量

一般服药1天1剂。为了方便病人，节约经济，减少就诊次数，保证煎出药液所含有效成分浓度的均匀，我院参照《中国药典》法定剂量，结合师徒传承的临证用药经验，合理组方，头汁、二汁煎成混匀，共得药汁1000～2000mL（依疾病种类、治疗方案和患者适应度不同而变化），2日1剂，1日2次或3次，饭后0.5～1小时温服，特殊情况除外。

顽咳

《古今医彻·杂证·咳嗽》云："咳嗽，微疾也。连绵不已，则又痼疾也。"说明：治之得法，是为微疾（速愈）；治不得法，是为痼疾（久延）。临证每见久咳不已，大都为邪束肺卫，初期治疗未予宣散，坐失良机。再兼医疗条件的优越，动辄即大量输液，滥用各类抗生素，以及桔梗片、可待因等强力镇咳之剂，外邪未解，内寒复生，内外合邪，深伏肺系，而郁闭肺窍，蒂固难拔。仅凭机体自我保护性的反射——咳嗽，难以逐邪外达。若医者忽视宣越肺金、驱邪外出、护肺宁嗽之理，片面地执迷"肺属金，喜敛不喜散"的论点，大肆投以收敛镇摄之剂，就会"关门留贼"，掩邪增病，羁滞难起，形成最为棘手的"顽咳"。鲁迅先生谓"博识家的话多浅，专门家的话多悖"，洵不诬也。对于各家之言，应予分析应用。

本人曾收治一例中年男性患者，4 年顽咳，干咳无痰，缓急有时，咳甚则二便失禁。两次胸片示：肺纹理增粗。CT 示：（－）。仍以宣肺开郁、温金宁嗽之剂（辅之以背部拔罐贴药），自拟白前三拗汤（见"方药评述·内服方剂"）加味，并辅以细辛辛通肺窍，苍术燥湿运脾，一开一托，以调其肺系宣肃之功能，服药 18 贴，顽咳渐愈。一般认为，久咳多虚，宜补宜敛。此例 4 年之咳反用宣达之剂，似乎违背常制之理，这便是"治非常之病，用非常之法；治复杂之病，用复杂之方"。久咳宜敛的传统治法，当三思而行。

顽哮

本例患儿为娩出后冻之将死，获救后贻患顽疾之例，临床较为罕见。

患儿胡小五，小名兵子，船民之子。其母连生四女，酷想儿子。小五子隆冬出世，产母惯以自我接生，当爱子娩出后，自己头昏目眩，视男为女，置之不管，令其冻死。在其四肢冰冷、吐溢白沫、奄奄一息之时，其父一见，惊诧大喝："呀！是男孩。"遂急忙抱起，以身暖之，霎时身热啼复。由于出生受冻，寒邪深伏肺腑，经常哮咳而喘，着凉尤甚，冬日必剧，反复往院。拟诊为慢性喘息性支气管炎，已成儿科"常客"，遍用"丙球""核酪"等，周折 6 年，于 1973 年 10 月 4 日来诊。患儿面色不华，肢体羸瘦，动辄多汗哮咳，常因感冒而诱发。检查：舟状腹，胸骨隆起，略显鸡胸。舌淡，苔薄白，脉细数。

1. 发作期以宣肺涤痰、定喘宁嗽法。

射干三拗汤加桔梗、白前、苏子、地龙干等。

2. 缓解期以补肾固本、培土生金法。

（1）六味玉屏风膏加北五味子、补骨脂、制黄精。

（2）猪卵五味子汤（见"方药评述·内服方剂"）。

（3）注：（1）、（2）方 6 天交替服用，结合三伏贴药法和食疗，并常

吃连毛鸡（鸡胚）。

结果：如此方案，坚持治疗，2 年康复。1975 年冬，不慎落水，棉衣湿透，其病亦幸而未发。成人后参军，转业回来，现已经商致富。

脐（奇）证两则

病案 1：脐蛔

罗某，男，18 岁，禀赋不足，体弱多疾，腹痛积年不愈，诸医无效，疑为虫积，然反复治以中西驱虫药亦无效。甲午春邀予诊之，扪腹瘕聚如索，汩汩有声，鼻孔红晕，常啮咬爪甲至肉。回忆师训，有此征者，虫积无疑。奈何以虫论治，皆未获效。再读《本草纲目》雷丸条，李时珍引《遁斋闲览》杨勔患"应声虫"之治，虽近似神话，但不无道理。遂用雷丸粉 30g，嘱分 3 晚睡前温水送下。第 4 天子夜，其腹痛剧，自揉之，觉脐中痒痛异常，呼母掌灯观其究竟，只见虫头蠕动如蛆从脐中出，以钳夹之，随取随出，计 8 条，次晨又由大便排出色红体细之蛔虫数条，自此霍然，渐趋康复。可见雷丸驱虫优于他药。有报道的异位蛔虫者多，然从未见有虫自脐出者，故公诸同道，以探讨之。

病案 2：脐吹

脐可为施药治病之所，人恒用之；然脐能透气定喘，实为罕见。室女金某，年 20 岁，其父陪伴来诊，突发抬肩大喘，额汗淋漓，令其看急诊、针灸均不肯。候诊者皆担心会气脱，然其父却若无其事，约 8 分钟许，喘缓而平（每日发作 3～6 次）。问诊之际，患者对我窃窃耳语道："在家发病时，旋即进入房中，宽衣解带，敞露脐孔，自觉气从脐中呼呼逸出，顿时喘平，今羞难解带，故喘亦难止。"患者平素心悸多汗，寐浅梦险，善恐易惊，激则身颤，唇舌偏红，六脉细数。所做理化检查，均属正常。外院诊断为：癔症性哮喘。迭进肃肺平喘、化痰降气之剂，以及安定、苯巴比妥、谷维素等均罔效。综其脉症，系心肺气阴两伤，神不藏舍，气失摄纳。仿甘缓潜宁，佐以养阴镇纳之剂，百合知母汤、百合地黄汤合甘麦大枣汤，加白芍、五味子、紫石英等，10 剂，不复再诊，未知究竟。两个月后其父患眩晕来诊，询之，方知其女一诊而愈。临证每见蹊跷之病虽多，若能谨守病机，辨证施治，则法可有宗，治必能愈。

（本文曾发表于《中医临床与保健》，1989 年，第 1 卷，第 1 期。）

怪病——神经性多尿症

某电机厂工人，女，28 岁。自诉外感之后，突然尿少，每天仅 1～2 次，4 天后又突然尿多，每天达 30～60 次，怪哉！饮食如常，并不口渴，数日之后，身体陡瘦，已 2 月之余。于 1976 年 4 月 18 日住院，应做检查一切正常。诊断：神经性多尿症。治之无效，周折 40 天，转省级医院就医。实验室检查：尿比重 1.008，尿常规（－），尿糖（GLU）（－）；血糖正常。省医同意地方医院首诊意见，令其回原地治疗。1976 年 6 月 22 日来诊，患者自述，每夜小便一脸盆，饮食减少，然水从何来，奇怪！观其形神两伤，以泣代诉，体重由原 61.5kg 降至 46kg，唇舌偏红，六脉细劲带数（92 次／分）。证属阴分内亏，肾失封藏。以麦味地黄汤合滋肾通关丸，加益智仁、煅牡蛎、金樱子、台乌药等涩敛之剂治之。8 剂服下，17 天后小便减少到每日 7 次（夜间 3 次）。共计服药 20 剂，35 天后（1976 年 7 月 27 日）来诊，痊愈，再以麦味地黄丸巩固康复。本人在临证中发现，滋肾通关丸，只要化裁配伍得体，能起到"开"与"阖"双向调节的特殊作用，运用之妙，存乎一心。

厌油重症

厌食油荤，为外感疾病、肝炎、部分慢性胃炎及肿瘤病人的一个常见临床症状，还有极为少见的神经性贪食呕吐症，也怕吃油荤。生理性者如妊娠早期之"恶阻"。厌食油荤一般不算一个独立的主症。余曾收治一例患者，症状比较突出。

卞姓患者，男，54 岁，农民，于 1994 年 3 月 2 日就诊。主诉怕吃油荤 3 个月，凡鸡、鱼、肉、蛋不仅不能下咽，连在烹饪过程中所散发之气味，嗅之也非呕即吐。对荤油之气味，亦是特别敏感，虽距离较远，也闻之则吐。近来越发加剧，连植物油也有所反应，只能吃无油之餐，状若"天戒"，似女子"害喜"。大便或结或溏，余无恙。经两家医院诊之，检查：肝功能（－）；肝、胆、脾、胰 B 超未见明显异常；血、尿常规均属正常。外院以多酶片和复合维生素 B 糖浆维持治疗未效。患者妻子、儿子虑其长期下去，营养乏源，恐致大病，而担忧不释。刻诊：面色正红，舌质偏淡，苔薄中厚，六脉细软。此为湿浊之邪，弥滞中焦，肝胆疏泄之机不得宣畅。拟燥湿宣化、疏利肝胆之剂为治。尝谓："脾胃怪症，应责之于虫。"

1. 左旋咪唑，25mg×10 片，每天服 5 片。（忌饮酒）

2. 茵藿平胃散（见"方药评述·内服方剂"）加郁金 15g、白豆蔻 5g（后下）、生麦芽 30g。8 剂。

结果：患者一诊不复，通过其邻里来诊者追访，得知处方 8 剂，只服药 6 剂，其病渐愈，现荤食正常，因病人怕吃中药，故而亦未再复诊。

按： 余在临证工作中，凡遇一诊得效（或愈）之顽、重、怪疾，常用心征索病历，录之于册。

转筋 28 年，腿肚"吸烟"20 年

胡姓农妇，年 62 岁。自诉夜间腿肚抽筋疼痛（腓肠肌痉挛）28 年，腿肚"吸烟"20 年。患者于 34 岁时身患时疾，发热咳嗽，治愈后不久即夜间两腿肚（或左或右）痉挛抽痛，日益剧增，一阵痛来硬如木，大如茄，不能伸屈，啧啧呼叫，每夜发作 1～2 次，有时 4～5 次。发作时必须坐起轻揉按摩，甚则下床，试以轻蹀，方可缓解。更诊数医，遍服钙片、鱼肝油等亦无效。痛剧时必须用香烟 4～6 支，一齐点燃，熏烤最硬的一点，5～10 分钟后其痛渐缓而平，且能相对的减轻复发的次数。营养和生活弄得好些，不甚劳累时，也能一月或数月不发，如此 20 年来，用去香烟无以计数。患者以幽默炫奇的口吻说："人家用嘴吸烟，我却用腿肚吸烟，近几年来烟瘾渐增，虽用 10 支也不止痛，终至无效，故来求医。"我问之："何人授以此法？"答："投医无效，奈何找巫婆求神，她口念咒语，并以线香熏烤，果然止痛，故悟出以烟代香，更为方便。"老媪为乡僻贫困农户，面容憔悴，体虚气弱，花甲之年，发疏背驼，舌淡红，脉沉细。尝谓"无风不抽，无积不痛"，此为劳役伤气，荣血内亏，肝木涵养乏源，筋经失濡，而风从内生，循经下行，触发拘挛抽痛。治以养血柔肝、祛风解挛之剂，芍药甘草汤合四物汤加减之。

1. 炒白芍 40g、炙甘草 8g、当归 12g、生地黄 25g、生薏米 30g、川木瓜 15g、地龙干 25g、川牛膝 12g。8 剂。

2. 蝎蜈胶囊（见"方药评述·专用胶囊"），1 次 2 粒，1 日 3 次，汤药送下。

3. 强骨丸（见"方药评述·内服方剂"），每晚睡前服 2 粒。

4. 建议休息治疗，加强营养，常吃虾皮、瘦肉、海带汤和各类水果。

结果：按以上方药出入增损，就诊三次，服药 20 余剂，基本治愈，然每逢劳累过度，天气变化，偶尔小发，稍见即逝。

按：以香烟代替灸条，早有先例。20 世纪 50 年代，中国新针灸学派朱琏同志，有一次在旅途中突发吐泻，躺在火车卧铺急以香烟温和灸双足三里，顿时愈。香烟与针灸确有分外之缘，吾师查少农教授常用脱脂棉裹烟灰擦针具，格外光泽滑利。

重症疤痕性痤疮伴感染的治验

夏某，男，19 岁，学生。初诊日期：2003 年 12 月 1 日。

患者面生痤疮，迁延 3 年，由于青春年华，酷于爱美，终日对镜修面，不时挤、捏、抠、揉，由当初稀疏小疹，渐渐密集成片，联连隆起，结成疙瘩累累，有碍洗涤，以致垢腻溢面，成为"花脸"。现已蔓延到颈项及后发际，因继发感染，白头硬结之脓栓样毛囊炎，粒粒如粟，蔓延到胸膺。更为可怕的是，由于毒热与腻垢久积不化，疤痕结节，簇积成团，状若菜花，大若乒乓球凸起于"山根"之中，酷似观赏金鱼之"大红狮子头"，此症之剧，十分罕见。3 年来越治越重，于省内外权威医院就医，诊断：重症疤痕性痤疮伴感染。奈何经治无效，终于由小恙而变顽疾，只好休学。患者为大贾之子，英俊少年，身躯健壮，苦愁面容，沉默不语。舌质偏红，苔略腻，脉沉细。此为酒肉之家，湿浊久蕴，瘀热内积。青春雄健之体，气血旺盛，阳气勃发，内积湿浊瘀热之邪，随元阳升发之气，循经充溢于面颊胸膛，玄府壅塞，外窍不利，发为斯疾。治当化浊凉血，清热散结；佐以辛开利窍，淡渗滑泄。并嘱其严格节制饮食，禁食荤腥油腻、辛辣椒酒、鸡、鹅、牛、羊、狗等，调节情志，轻洗脸，勿抚摸挤捏！

土茯苓 30g、生槐米 20g、生薏米 30g、甘草 6g、桔梗 10g、蛇舌草 30g、白芷 10g、白蚤休 12g、白鲜皮 15g、泽泻 20g、野菊花 15g、刺蒺藜 12g。8 剂，2 日 1 剂，1 日 3 次，饭后服。

二诊（2003 年 12 月 17 日）：面部症状有所改善，颈部脓疱未见控制。

1.前方 8 剂，服法同上。

2.自血疗法：抽患者自己静脉血约 2mL，注射器内留 2mL 空段，充分摇撞后加生理盐水 2mL，再次摇匀，推去血沫后，水血约得 4mL，严密消毒（皮肤需用碘酒消毒，酒精脱碘），臀肌深注，先 2 天 1 次，做 5 次后改为 4 天 1 次。

三诊（2004 年 1 月 7 日）：面颊部、山根处瘤状赘生物显著消退，颈后脓栓样毛囊炎亦明显凋萎。父母激动地说："病去五成。"

1.拟前方 10 剂。

2.继续行自血疗法。

四诊（2004 年 2 月 2 日）：基本治愈，已经复学。拟煮散剂巩固之。

1.土茯苓 150g、菝葜根 100g、生槐米 80g、甘草 30g、泽泻 100g、刺蒺藜 60g、夏枯草 60g、野菊花 80g。打粗末，取 25g 作煮散剂，得汁 300mL，1 日 2 次分服。

2.自血疗法继续用之。

五诊（2004 年 3 月 10 日）：计服药 26 剂，煮散剂 1 料，自血疗法 20 次，历时 100 天（2003 年 12 月 1 日～2004 年 3 月 10 日），3 年顽疾 3 个月治愈，现已恢复俊秀之体，再现青春华色，局部仅留下平复的隐隐褐色疤痕。

1.菝葜、连钱草（最好用积雪草，奈何缺药）各 300g，打粗末，每取 25g 煮散分服，以消疤痕。

2.嘱其继续控制饮食，坚持忌口，以防复发。

小结：本人认为，中药配合自血疗法的特殊疗效，是其他疗法不能代替的。临证中凡遇顽固性疖肿起伏，毛囊炎连片，发于项后，久久不愈者，此为必用之法。

头痛误诊一例

头痛为多种疾病的一个症状，往往极易误诊，临证应予以警惕。

吴姓患者，男，32 岁，小学教师。初诊日期：1996 年 6 月 4 日。

主诉头痛、头昏、头晕、健忘，时发时止，4 年不愈。不能用脑，用脑则剧，甚至痛及枕后，病发时神倦疲软，乏力贪睡，昏蒙不振，卧床难起，约 4～5 天渐缓而止，每 1～2 个月发作 1 次，中西医药，每治无效，本次发病已迁延十几天不止。患者形质瘦弱，面少华色，舌质淡红，苔薄，脉沉细带数（88次/分），血压110/70mmHg。此为肾阴亏乏于下，精气不能上贯髓海。治以益气养阴、生精填髓法。黄精丹合二至丸加味。

制黄精30g、炙黄芪20g、当归12g、女贞子15g、旱莲草15g、生地黄20g、怀山药30g、枸杞子20g、升麻8g。8剂。

二诊（1996年6月28日）：自述服药无效，舌脉同上。再为审慎，以为是证是方，方证切合，可能药力未济，守方再服。

1. 抄前方8剂。

2. 刺五加片1瓶，每服3片，每天3次。

3. 杞菊地黄丸（浓缩丸）1瓶，每服8粒，每天3次。

4. 自揉风池、太阳穴，每次5分钟，每天1～2次。

5. 注意休息、营养。

注：1方服完后，2、3方6天交替服之。

三诊（1996年8月4日）：自诉按时服药，如法调理，症状依然如故。建议暂停中药，转诊神经内科专家门诊。

四诊（1996年11月13日）：自述上次转诊之后，做脑电图、脑CT等多项检查，均未发现异常。专家拟诊：①神经性头痛；②神经症。拟用西比林、吡拉西坦、谷维素、安定等治之，初则稍缓，终至无效。最后遇一年轻乡医诊治，说："可能为鼻炎所致，不妨去耳鼻喉科就诊。"按此导医，通过造影和其他检查，果然发现是慢性重症副鼻窦炎。虽已确诊，但服用藿胆丸及其他滴剂依然无效，如此逗留周折4个月后再次来诊。仔细询问之，确有偶见鼻塞和回缩涕痰味苦气垢之象，是为鼻源性头痛，但每次主诉，均未提及该症，此为首诊问证（症），疏忽遗漏之故。失手之治，当应自咎。现辨证不验，则舍证从病，遂以龙胆泻肝汤合清空膏加减内服，外以鼻炎散（见"方药评述·外用方剂"）滴之，辅以刮鼻疗法（见"方药评述·外治辑要"），并建议按鼻炎疗养须知（见"专病论治·疗养须知"）调养。

结果：最后以自制五味藿胆丸（见"方药评述·内服方剂"）两料，守方服药，坚持治疗而愈。

按：通过此例失治的反思，深切地感悟到医家临床经验的积累，犹如"滚雪球"，不仅从同道之间汲取治疗经验，有的甚至来自病人的反馈信息。通过这位青年乡医的高见，提示：凡治头痛者，不管主诉如何，问证（症）的重点首先勿忘鼻窍！

先哲明训："凡一事长于己者，即可为师。"医生是终身学习的一个特殊职业，"无贵无贱，无长无少，道之所存，师之所存也"（韩愈《师说》）。

临考综合征

常见有些考生平时学绩显著，可谓优秀。临考则心悸汗出，丢东忘西，不能发挥而累试不第。这是由于复习迎考期间精神高度紧张，思想压力过大，超负荷地拼搏，伤及心神所致。不少家长忧心忡忡咨询征方试服，以调节精神，安抚心态，使之入场不慌，正常应试。并风趣地说："借此东风，金榜题名，定送上喜酒喜糖！"

展读宋代《政和经史证类备急本草》对五加皮（应该是刺五加）的特殊功效的记述，的确令人目眩。再参考 20 世纪 60 年代，俄罗斯科学家对刺五加做了大量的药理实验研究，表明本品具有抗疲劳、抗高温、抗严寒、抗高原反应、提高耐力、诱发灵感、启迪智慧、增强连续记忆等多功能的调节作用，能使人体在不良或恶劣的环境中，提高自身非特异性的抵抗力和适应力，这种"自控调节功能"称之为"适应原样作用"（人参也有同样作用，但较差些，而偏于兴奋）。宇航员早就服用而畅游太空，刺五加已成为航天医药之首。据说，清·翁同龢殿试之前，喝了人参汤，神清气爽，满格夺魁，故而被人称为"人参状元"，后来当了同治、光绪皇帝的老师。这两味药一先一后，相须配伍，用于临考综合征，岂不是相当合拍？

处方：

1. 刺五加片（东北生产），每服 3 片，每日 2 次（若选用刺五加流浸膏，则每服 10mL，每日 2 次）；谷维素，每服 20mg，每日 3 次。临考前 7 天开始服用。

2. 国产西洋参 20g（切片），煮取汁 400mL，入场前 1 小时服 100mL（停服 1 方）。

据暗访表明，除学习基础太差者，大都有效。为何要"暗访"？因主动反馈信息者太少。出于自尊、自重、自胜、自强的心理和面子观念，一旦成功，家长及考生本人都不愿透露此事，不承认借助药效的"东风"，应试及第。这也是人之常情，无须责怪。社会效益的收获，医家倍为欣慰。不过在每年高考揭榜之后，也能吃到几份喜酒和喜糖。此方已用多年，在皖西知识界已逐渐传播开来。

限期治愈遗尿症

史某，女，19 岁，学生。花季少女，高挑漂亮，品学兼优，又逢时年（1984 年）高考得中，金榜题名（合肥工业大学），举家欢庆，亲朋贺喜，好不热闹。然本应是开心欢快之际，其父母却心事重重，强颜欢笑，应酬来往。因女儿有难言之隐，自幼至今，近乎天天尿床，若住集体宿舍，肯定现丑，还有月余就将入学，如何是好？因此一筹莫展，烦愁叹息，坐立难安。虽然慈母可以摆脱十几年来洗晒褥垫分外劳役之苦，但漂亮的闺女如何才能度过此次难关？其父紧锁眉头，思虑再三，说："现在情况紧急，就算难以启齿，也不能再拖，只有一法，找我最熟悉的医师，隐私就诊，期望能在一个月内限期治愈。"于是，父母陪诊（1984 年 8 月 6 日），三人待坐候诊室，直到病人皆散，夜幕降临之时，方进入诊室。姑娘面红耳赤，忸怩不安，低头无语。寒暄过后，其父一脸苦笑，拱手哀求道："女儿患'赖尿'，羞愧之疾，难以启齿，隐曲之苦，折磨十余年，此次高考幸中，即将入学，马上就要过集体生活，无法再行拖延之计，特来哀求张伯伯，拿出绝招，期以月余治愈，我将设佳宴，奉茅台，送喜糖……否则女儿将因苦恼而'神经'！"问之："为何不早告知于我？要知此病幼时治疗为佳。"其父回答："幼时未曾在意，以为正常；长大后，女儿家家，羞隐不堪，怎好……"我言道："糊涂啊！此番下来，苦了姑娘，也折腾了你们！这顽疾可能治愈，而限期治愈太难。情况特殊，我当竭诚一试，或可幸中。"

遂拟治疗方案如下：

1. 炙黄芪 30g、煅牡蛎 40g（先煎）、怀山药 25g、桑螵蛸 15g、益智仁 12g、覆盆子 15g、菟丝子 12g、山萸肉 12g、补骨脂 10g。10 剂，2 日 1 剂，头、二汁混匀，6 次分服。

2. 针刺疗法：取次髎穴，皮肤常规消毒后，用圆利针在酒精灯上烧红，采取"燔针捷刺"的方式，对准穴位，快捷点刺深约 1cm 许，针孔用无菌敷料保护，只针1次。再取两组穴位，关元（补法）、三阴交（泻法），中极（补法）、阴陵泉（泻法），每天刺一组穴位，留针15分钟，中间运针一次，二组处方交替用之，每晚21点施针，22点就寝，连针7天后，再隔日1次，得效即停针。

3. 指针疗法：睡前用中指尖按在中极穴上，力度由轻→中→重，边按边揉3～5分钟。

4. 硫黄10g、细辛5g，共研细粉，加面少许用葱捣，调匀，填脐中，再用胶布固定，晚敷早去。

5. 定时排尿：闹钟对准0点、2点、4点，闹醒排尿。

6. 憋尿锻炼：白天尽可能憋尿，待忍不住时方入厕，最好在排尿过程中，忍忍再尿，边忍边尿。

7. 晚饭宜吃干食，少喝水，勿看戏剧、电视，勿会客，勿谈笑，勿狂欢。

8. 可做短程旅行，平时适当运动，舒缓情志，有利恢复。

9. 黄芪150g、红参80g、桑螵蛸80g、炒白术50g、益智仁50g、覆盆子50g、补骨脂50g、自制胎盘1具（约50g）。共研极细粉，用金樱子500g（打碎）水煎，取浓汁纳诸药加蜜适量作丸，每服10g，1日2～3次，作巩固剂。

结果：计服药14剂，针刺9次，丸药1料。经过月余治疗，针药并用，加以行为疗法，心理调节，特殊护理，果真应期而愈，未再复发。一家三口喜极而泣，特来奉礼道谢，感激不尽。

患者大学毕业后结婚，夫妇留学美国，之后在日本大阪工作。时隔二十年后，患者已是一位39岁的电脑软件公司董事长，在日本生下两个儿子，大儿子9岁，也患遗尿症，连午睡都不例外，经常戴尿不湿睡觉，在日本久治无效，奈何之，回想起当年自己在我手下治愈的经历，于2004年7月13日携子回国，专程来我处为其子求治遗尿症。其遗传基因在大儿子身上表达敏感，二儿子则幸免。后经治疗，亦是痊愈。

按：遗尿症又称为夜间尿失禁或尿床，是指5岁以上儿童不能自主控制排尿，常在晚上睡眠时反复出现不自主的排尿现象。该病遗传倾向明显，受生理发育因素和心理调节因素影响较大，中医责之"禀于先天，肾气失固"。

此案患者之况，理应及早诊治，却因家长思想守旧，谓之"难言羞隐"，以致拖延日久。其之痛苦，仅医家与患者能知，旁人难以理解。更何况时间紧迫，仅月余期限，治疗难度极大。我认为，医贵多技，凡疑难之疾，必中西并用，针、药、内、外、身、心同治，不可拘泥，不得偏见，充分利用"整体自治疗法"（凌锋教授创立，中西结合，神形双调），否则难以验效。根据现代医学临床研究表明，多靶点、多点位的综合治疗手段，要比单靶点、单点位的单一治疗手段，见效快、疗效好、复发少，这也印证了本人一直推崇并提倡延伸扩展"鸡尾酒疗法"（美籍华人何大一教授创立）的正确性。

此案的治疗方法，从汤剂内服、穴位针灸、穴位贴敷、穴位按摩、反射调节、行为锻炼、心理调节、丸剂巩固等多方面着手，充分协调和补充机体的自我调节和修复能力，将"整体自治疗法"发挥得淋漓尽致。而若仅用汤剂内服治疗，虽必会见效，却无此康复之神速，甚至拖沓难痊，极易复发。

关于"次髎穴"燔针捷刺治遗尿的方法，是我在20世纪60年代时，无意于旧书摊处看到一本《苏联医学集锦》，书上有篇短文，报道一位苏联儿科专家（院士）运用烧红探针针刺第2骶后孔（速刺，深度1～2cm）治疗遗尿效果极好，因此受到启发，翻阅《针灸大成》，经反复印证比对，确认此刺激点，正是"次髎穴"。此穴在中医针灸疗法里，早有主治泌尿生殖系统疾病的记载。本人常用此穴治疗遗精、滑精、遗尿、慢性盆腔炎等疾病，临证应用，疗效极佳。

绝症非绝

随着现代高科技医疗技术设施的发展和完备，对于某些沉痼笃疾的诊断，真可谓"隔垣见腑"，精确之至。然有些疾病，虽诊断明确，但因病位特殊、病势凶险，往往被权威专家宣判为无药可治，无法手术，其他疗法亦无能为力，非死必残的"绝症"。在无路可走、无法可施、陷入绝境的情况下，病人本身及其家属往往怀着"与其坐以待毙，不如孤注一掷"的侥幸心理，求助中医。医乃岐黄事业，仁术为先，对于绝症治疗，虽然没有把握，也没有前人经验可以借鉴，但只要有一线希望，就应怀着同情悯恻之心，竭诚赴救。病家诚心侥幸一试，医家诚心侥幸一治，"两幸"

相得，或可幸中而奇迹见矣！所谓"山重水复疑无路，柳暗花明又一村"，如是者，不乏其例。

病案 1：一例脊髓颈段胶质瘤治愈始末

何姓老媪，女，67 岁，教师。初始但觉颈项拘滞板硬，右上肢及同侧下肢麻木、酸胀，或痛如电击。5 个月来，病势发展较快，就诊于某医院骨科，X 线示提示颈椎 C5 ～ C6 骨质增生，拟诊为神经根型颈椎病，治以推拿、理疗、牵引月余，症状非轻反剧。于 2001 年 12 月 25 日转诊省级某医院神经外科做 MRI 检查，提示：颈椎 C2 ～ C3 脊髓占位性病变（肿瘤）。又于 2002 年 1 月 7 日转诊首都两家权威医院，最后确诊为：脊髓颈段胶质瘤或神经髓鞘肿瘤。专家们认为，病灶位置险要（生命中枢附近），如果手术，风险大，效果差，说不定下不了手术台，目前尚无有效的保守治疗方法，并预计 3 ～ 6 个月内必瘫痪致残或殃及生命。遂开根痛平、氢氯噻嗪、氨苯蝶啶（安慰剂）带回服用。在京诊治月余以来，不仅前症日益加剧，而且血糖逐渐升高。于 2002 年 3 月 26 日来诊，患者倦苦面容，两颊潮红，项痛手麻，右上肢抬举困难，已不能握笔作书，两下肢灼、麻、酸、楚，踏平地如履沙滩，头昏目眩，动则多汗，神惚寐浅，纳谷不香，舌尖红，中心苔剥，脉弦细带数（88 次 / 分），血压146/90mmHg。年迈之体，病久伤阴耗气，气阴两亏（正虚）；病邪久羁，笃结成瘤（邪实）。法当扶正祛邪，标本同治。拟益气养阴、消坚散结、活血通络法。

1. 炙黄芪 25g、太子参 20g、麦冬 20g、北五味子 8g、地龙干 20g、生地黄 25g、生牡蛎 30g（先煎）、制鳖甲 20g（先煎）、穿山甲 20g（先煎）、昆布 15g、海藻 15g、赤芍 20g、炒白芍 20、土鳖虫 10g。

2. 水蛭胶囊（见"方药评述·专用胶囊"），每次 2 粒，每日 3 次。

3. 蝎蜈胶囊（见"方药评述·专用胶囊"），每次 2 粒，每日 3 次。

煎法及服法：1 方常规煎煮，头、二汁得药 1500mL，每服 250mL，日服 3 次，饭后服，每次伴吞 2、3 方胶囊各 2 个（计 4 个），2 日 1 剂。

结果：患者如法服药 8 剂后，自觉症状明显好转，肢体非常舒适，认为生机已现，信心倍增。连服 30 剂，60 余天后，四肢麻、木、灼、痛症状消失 80%，右手功能恢复，食寐俱佳，已能参加晨练，举家欢庆，惊喜不已。复查血糖正常，因长期服虫类破瘀药，定期复查血小板及凝血功能，未见异常。病势已挫，稳中向愈，蠲邪殆尽，不得姑息。守前法前方，根据邪正进退的证候表现，权衡治法，随证出入，除上述药物外，曾用过桑寄生、葛根、片姜黄、王不留行子、制川乌、桂枝、天麻、当归尾、川芎、红花等。服药 15 剂后，胶囊减为每次 2 粒，每日 3 次，两组胶囊，7 天交替服用。并嘱其调整心态，均衡营养，适当锻炼，坚持服药。期间除适当服用降压药及钙片、黄金搭档外，未曾用过其他治疗肿瘤的药物。自 2002 年 3 月至 10 月，历时 7 个月，共服药 80 余剂，胶囊 1000 余粒，症状基本消失，功能完全恢复。于 2002 年 10 月 21 日复查 MRI，示 C2～C3 水平脊髓增粗，并见不规则空洞，与 2000 年 12 月 25 日摄片比较之，病变进展不明显。症状消失，病灶仍在，特咨询两位神经外科和肿瘤外科军医专家，结论：可能是肿瘤细胞已经凋亡，失去了发展和致病的能力。遂拟丸剂，巩固之：地龙干 60g、土鳖虫 60g、白芥子 60g、丹参 60g、海藻 50g、昆布 50g、水蛭 50g、炮山甲 50g、制鳖甲 50g、王不留行子 50g、蜈蚣 10 条，炼蜜为丸，每服 10g，1 日 2 次，饭后服。2005 年春节前追访，患者康健如常。

按：总结本例，其逆转绝症，死里复生，之所以能够获得成功，客观和主观两大因素相结合，缺一不可：①再次体现了中医学的辨证论治，往往不胜，并说明了虫、甲类药攻克肿瘤，确有良效。②医患密切配合，做到严遵医嘱。③患者心情豁达，心理状态较好，尤其脾胃功能旺盛，能耐"毒猛之药"久服。④家庭和睦幸福，儿女孝顺可嘉。

病案 2：痰湿论治沉疴立起

储某，男，36 岁，某公司经理。于 4 个月前（2005 年 10 月 29 日）突患奇疾：左颌下红肿结节，如重症痄腮之状，轻度面瘫。住市某院按感染治疗，2 周反剧。遂转诊两家省级医院，首次活检，已排除肿瘤，按淋巴结炎治之，亦无效。渐见肿至颊、颞，语言咀嚼受限。于 2005 年 12 月 27 日赴沪，先后就诊 5 家权威性医院，第二次活检，亦未见恶性肿瘤细胞。经中国疾病控制预防中心寄生虫研究所检查，已排除华支睾吸虫、包虫、肺吸虫、囊虫、曼氏裂头蚴、弓形虫感染。友人荐看某耳鼻喉科院士专家，考虑为淋巴瘤。第四次活检，第 2005-6868 号病理报告：左下颌、颏部纤维结缔组织水肿、脂肪……中性粒细胞浸润。拟用泼尼松，每次 10mg，每日 3 次，配合口泰漱口，嘱其回皖观察治疗，两月无效。于

2006 年 3 月 8 日转诊中医。观其左颌、颊，面硬肿光亮，扪之颌下淋巴结肿大如蚕豆、黄豆大小数个，活动度大，疼痛不显，口眼㖞斜，语嚼不利。舌质淡胖，苔薄白根微腻，脉细带数（82 次 / 分）。治以疏风解毒，清热散结。

1. 柴胡 12g、黄芩 12g、天葵子 20g、白蚤休 15g、蛇葡萄根 25g、虎杖 15g、野菊花 15g、生薏米 30g、连翘 15g、夏枯草 20g、僵蚕 20g、皂角刺 15g。8 剂。

2. 蝎蜈胶囊（见"方药评述·专用胶囊"），每次 2 粒，每日 3 次。

3. 嘱其忌食辛辣动火之品。

后续分别于 2006 年 3 月 21 日、2006 年 4 月 8 日、2006 年 4 月 22 日、2006 年 6 月 10 日就诊，皆以此方加减，曾用生牡蛎、白芥子、玄参、白芷、金银花等。计 5 诊 62 天（2006 年 3 月 8 日～ 2006 年 6 月 10 日），服药 42 剂，蝎蜈胶囊 460 粒，乍缓乍剧，反复难已。建议再次赴沪再诊。因工作缠身，天气渐热，患者以其他疗法姑息之。延至 2006 年 12 月 20 日，病情加重，再次赴沪就医。2006 年 12 月 29 日第 5 次活检：上唇病变符合肉芽肿性疾病，左颊黏膜慢性炎症伴上皮下血管纤维组织增生，棘细胞水肿，未见肿瘤细胞。国家级权威医院某院士、专家最后诊断：两颌下硬肿原因不明。再次启用大量激素，又嘱其回当地观察治疗，依然无效。

在距初诊时隔一年后，患者于 2007 年 3 月 2 日第 6 次来诊。自 3 个月前由沪回来后，病势益剧。其母代诉，患者食麻尚好，但有非荤不餐、不吃蔬果、贪凉懒动的不良习惯，要求医生劝告之。患病一年，两颌肿如鼓气之蛙，结节变硬，面色㿠白，如戴面具，目不能闭，泪涎渗流，吐词不清。舌质淡胖色淡蓝，苔薄白，脉细软。此时我们正在细读《中医湿病证治学》，路志正教授说："从湿从痰入手，能治愈许多疑难杂症。"结合患者生活习性，路老一语，道出证候的症结。更以健脾燥湿、化痰散结法，选用化坚二陈丸、苓桂术甘汤、黄芪五苓散等化裁之。

1. 茯苓 30g、炒白术 10g、炒苍术 10g、生黄芪 20g、桂枝 10g、猪苓 15g、生半夏 15g、白芥子 12g、浙贝母 12g、黛蛤散 25g（冲）、炙蜂房 15g、炒僵蚕 20g、黄药子 15g。8 剂。

2. 蝎蜈胶囊，每次 2 粒，每日 3 次。

3. 坚持晨练，先饮白开水 200 ～ 400mL，之后散步、快步或慢跑，量力活动 30 分钟左右。

4.彻底改变全荤食谱，忌食辛辣油腻、炙炸、海鲜等食品，以蔬菜、豆制品为主，常吃水果。

5.以后尽量不住空调房。

6.面部常用姜巾湿热敷：生姜剁成末，撒在毛巾上，折叠蘸浸热水中，拧干后打开，用有姜末面，擦面部。

结果：患者服药两周后奇效突显，硬肿渐消，结节变软。守法守方，随证出入增减，曾用泽泻、陈皮、苏叶、制南星、山慈菇、蝉衣、白芷、海藻、昆布等。服药 16 剂后，停用黄药子（恐肝损害），其后连续就诊 7 次，历 130 余天，计服药 57 剂，服蝎蜈胶囊 600 余粒，痊愈。

按： 该患者酒食之家，贪凉懒动。嗜食肥甘，则湿从内生；身重不动，则脾运不展；行寒饮冷，则益损脾阳。寒与湿同为阴邪，具有一定的亲和关系，一拍即合，寒湿互结，如油入面，胶着难解，以致邪聚痰成，发为痼疾。所以说，脾为生痰之源，湿为致痰之质，寒为成痰之助。路志正教授曾说："湿为土气，兼证最多……给辨证带来不便，因此要善于在错综复杂的症状中抓住主症。"此例初诊，痰湿体征已经明显，但未引起足够重视。红肿结节，治以疏风散结、清热败毒，看似方证合拍，但未抓住主因"湿痰为患"，是为失误。怪病多痰、顽症多湿，诚然。此顽危之症治之获效，至少说明了四个问题：其一，学习前辈临证经验未能深入；其二，药对证（症）一碗汤，药不对证（症）一箩筐；其三，由失败到成功，启迪无穷；其四，传统中医药学与现代医药学优势互补，超越世界。

病案 3：鼓疸复活

李某，女，36 岁，农民。初诊日期：2005 年 3 月 21 日。

患者有肝炎家族史、乙肝病史。春节期间，劳累病发，黄疸、腹胀、腹痛，病势凶猛。于 2005 年 2 月 7 日住入省级某医院感染Ⅲ科。检查肝功能：总胆红素（STB）330μmol/L，直接胆红素（CB）172μmol/L，间接胆红素（UCB）158.1μmol/L，谷丙转氨酶（ALT）200U/L，谷草转氨酶（AST）234U/L，总蛋白（STP）59.1g/L，白蛋白（A）34.0g/L，γ- 谷氨酰转移酶（γ-GT）119U/L。B 超：①肝脏弥漫性病变；②腹水；③胆囊炎。确诊：①慢性重症乙型肝炎；②自发性腹膜炎；③胆囊炎。拟用较高档的治疗方案，并间歇输入大量的白蛋白和血浆。住院 42 天，黄疸逐渐加深，腹胀隆起，口腔渗血，病势恶化，于 2005 年 3 月 19 日第四次复查肝功能：总胆红素（STB）由入院时 330μmol/L 升至 561.6μmol/L，直接胆红素（CB）279μmol/L，间接胆红素（UCB）282.5μmol/L，谷丙转氨酶（ALT）49U/L，谷草转氨酶（AST）85U/L，血清碱性磷酸酶（ALP）118U/L。遂下病危通知书。主治大夫建议：准备 5 万元赴沪诊治。病家业已支付 4 万余元医药费，无法赴沪，自动出院，抱着一线希望来诊。患者形羸神惫，额汗涔涔，声低息微，面目黄如橘子色，白睛血缕漫布，浑身瘙痒，搔之出血，腹胀如箕，青筋暴露，下肢浮肿。饮食难下，闻油即吐，便结七日，尿赤如油。口腔血染，舌苔难辨，脉来沉细带数（93 次 /分），腐浊之气（肝臭）逼人。此为疫毒之邪，冲彻三焦，内陷营血，罹为危候。即以茵陈三黄汤合犀角地黄汤化裁。观察服用，预后难卜。

1. 茵陈 30g、过路黄 30g、田基黄 20g、虎杖 15g、水牛角片 30g（先煎）、赤芍 15g、郁金 15g、黑栀子 12g、半边莲 30g、蒲公英 30g、柴胡 12g、藿香叶 12g（后下）。10 剂。

2. 生大黄 15g（后下）、元明粉 15g（冲）。5 剂，间歇加入 1 方，泻甚即停。

3. 鲜满天星、鲜小蓟各 150～200g。任选 1 味，切碎，水沸下锅，再沸离火（勿久煎，勿装保温瓶），频频代茶，4 天交替。

4. 清淡素食，常吃米醋、蔬果，忌食油腻荤腥。

二诊（2005 年 4 月 18 日）：服药之初，泻下大量污秽黑浊之物，自此黄疸见退，身痒渐止，尿量增多，腹胀依然，生机已见。然而腹胀牙宣，不能洗漱。脉沉细（76 次 / 分）。在当地医院复查肝功能：总胆红素（STB）由 561.6μmol/L 降至 242.5μmol/L，直接胆红素（CB）224.6μmol/L，间接胆红素（UCB）170μmol/L，谷丙转氨酶（ALT）52U/L，谷草转氨酶（AST）81U/L。患者及家属不相信服药仅 27 天如此效速，要求在我门诊部复查。查之：总胆红素（STB）223μmol/L，直接胆红素（CB）137μmol/L，间接胆红素（UCB）112μmol/L，谷丙转氨酶（ALT）67U/L，谷草转氨酶（ALT）79U/L。疫毒之邪渐去，脾运之机未复。

1. 前方去柴胡、藿香叶，加猪苓 15g、大腹皮 20g。10 剂。

2. 生大黄 12g（后下）、元明粉 15g（冲）。5 剂，用法如前。

3. 北沙参 20g、麦冬 20g、生地黄 25g、全当归 12g、枸杞子 20g、黑栀子 12g、生白芍 20g、郁金 12g、女贞子 15g、旱莲草 15g、蒲公英 15g、生麦芽 30g。5 剂。

注：1 方服 2 剂，3 方服 1 剂，以助育阴养肝。交替服用，以期效速。

4. 饮料同上。

5. 生槐花蜜 2 瓶，每用少量，晨间冲以温开水服用。

6. 建议试探式地吃些奶、蛋、鳅、鳝类。

三诊（2005 年 5 月 9 日）：服药 48 天，今日步行入室。腹胀显消，黄疸渐淡，身痒已止，神清语爽。已能吃些清淡的荤汤、鱼、蛋。患者高兴地说："我真是两世为人啊！"复查肝功能：总胆红素（STB）72μmol/L，直接胆红素（CB）40.5μmol/L，间接胆红素（UCB）32μmol/L，余（－）。守二诊方继续服用。

四诊（2005 年 6 月 9 日）：经治 78 天，基本痊愈。食寐如常，荤餐不拒。闭经 4 个月复潮，然量多期长。除刷牙偶见渗血外，余无异常。复查肝功能：总胆红素（STB）18.4μmol/L，直接胆红素（CB）7.8μmol/L，间接胆红素（UCB）11.0μmol/L，其他均（－）。B 超：肝、脾（－）。鼓疴复活（当时皆以为死症），举家欢腾。随赠精美锦旗一帧，"神医治愈疑难症，妙手挽回幸福家"，以资鼓励。再以疏理健脾、养阴柔肝之剂，平麦逍遥散、加味一贯煎、胎盘胶囊交替服用，善后康复。

后续：为了整理有临床价值的个案，建议去首诊省级医院复印病历，以便总结。患者夫妇于 2005 年 11 月 15 日（出院后 7 个月）专程前往。当会见主治大夫和护理人员时，他们极其惊诧地问道："去上海哪家医院治好的？花去多少钱？"其夫说："未去上海，而去六安中医医院用中医中药治好的，花去 2000 多元！"主治大夫感叹地说："我们祖国医学，确有神奇之处啊！"令其当天做全面体检，除胆囊炎外，余无异常。

按：此例类似暴发性肝炎（急性黄色肝坏死），传统中医药学称之为"急黄""疫毒发黄"。《医学入门》云："疫疠发黄，杀人最急。"患者因疫毒弥漫，正不胜邪，内陷营血，热逼血溢（齿衄）；伤及脾运，发为暴鼓（腹水）；有可能上犯心营而致昏迷（肝性脑病）。急以败毒逐邪、清营凉血法，荡涤疫毒，以保真元。然而，"硝黄"只能通腑排毒，不能行水消鼓；"苓术"能以行水消胀，当时据证用药，实属禁忌。思忖良久，选用败毒、行水、凉血、消鼓之半边莲，恰到好处。血家最忌辛散芳化动血之品，但本方如没有藿香一味，则大阵苦寒之剂功效难展。日本草医近藤明昌氏说："凡事不患不详，患其多而惑也。"（《藤氏谈医》）面临急症，不能顾虑多端，犹豫不决。故首诊用之，二诊减去。满天星茶、小蓟茶在整个治疗过程中也功不可没。"肝臭"不等于"汗臭"，中医学称之为"尸气"，刘师遗言："凡见尸气者，必死！"作为一位临证医家，能遇此凶猛险恶之症，为数不多。然能赢得西医同道"祖国医学确有神奇之处"的评价，也备感欣慰。

冒险大会诊 针药显神威

1980 年 4 月 30 日下午，突接由政府组织的某医院全院大会诊的邀请通知书。患者为戎马一生、战功赫赫的老军官。刘某，男，77 岁，感冒迁延月余，无痛血尿 2 天后，做肾盂逆行造影检查，因机械故障，操作约 2 小时，本来形体虚羸、弱不禁风的瘦叟，术中折腾后，正气日衰，腑实难行，以致矢屁不通，8 天来腹胀如箕，叩之如鼓，肠鸣音几乎消失。拟诊为麻痹性肠梗阻，保守治疗无效，而法罄技穷。患翁今晨神识昏蒙，气息奄奄，处于濒死。血压 80/50mmHg，心率 62 次 / 分，律不齐，已下病危通知书。会诊有两派意见：①转院，但怕不能到达目的地；②手术，又怕下不了手术台。两派争论不休。两种意见，家属俱不接受，最后要求服用中药观察，一切后果自负。诸西医同道闻之，则说："同意！"顺势一推了之（其中难免有人想看我们中医药治疗方法有没有胆量来"走钢丝"）。我亦胆怯难任，犹豫不决。业务院长喝道："欲得高，险中操！家属业已表态，张先生拟方吧！"

遂拟处方如下。

1. 炒莱菔子 50g（打碎，其实只有 40g，之后了解到被胆小的药师叩掉 10g），玄明粉 20g（冲）。

2. 人参 15g，制附片 12g，浓煎备用。

3. 麝香 1g，贴脐。

4. 太乙药袋（见"方药评述·外用剂"）1 个，外熨腹部。

5. 针刺疗法：服药后半小时针刺双足三里，中刺激，留针 15 分钟。

上述治疗方案，于当晚 23 点 50 分施行。2 小时后放屁 6 次，听到微微肠鸣。次日早上 6 点，矢气频频，继则屎、尿 3 次，达一小痰盂。老人如鼓腹胀，随之消去大半，呻吟之声亦渐消而止。但心慌、气促、额汗等虚脱之症显现，随即嘱其频饮参附汤，1小时后方缓，稍候啜半小碗稀粥（5天来第一次进食）后，酣然入睡至下午14时，诸位主任第二次查房时方醒。观其精神转佳，但体质极虚。专家组的同道西医，无不惊叹中医中药之神奇。继以开胃醒脾、理气通腑之法，香砂枳术汤加炒莱菔子、玄明粉、生麦芽、炒山楂、炒干姜等，化裁交替服用。配合针刺上巨虚、温熨、按摩，以调节和增强胃肠功能输布运转的动力，结合特护调理，11天康复出院（最后查明，该病人血尿为前列腺结石引起的）。此次会诊病例能够逆险回生，可见中医传统的针药并用疗法不可小觑。

按： 本例冒险大会诊虽然获得成功，当时作为主治医者也额汗心惊，胆怯难任。根据诸位医家讨论情况和家属迫切要求，在此生死攸关的紧要时刻，势必把中医药推上第一线。"医无成见心才活，病到垂危胆亦粗"（袁枚），于是果断地利用大剂硝蒌通结汤（见"方药评述·内服方剂"）内服以涤滞通腑，助以针刺宣导、贴脐通窍、热熨舒肠、温补固脱。一方为主、多方齐上的"鸡尾酒疗法"，内治外导，获得成功。使中国传统医药学在拯危救逆中大放异彩，赢得了会诊各席专家的啧啧称赞，医者也感无比欣慰。

（本文曾发表于《中国中医药报》，2020年9月23日，第4版。）

辨证治漏汗　激励学子心

上例麻痹性肠梗阻的刘姓患翁，性命多乖，旧疾方瘥，新病复起。出院才27天。因大汗难止，于1980年6月8日再次入院，入院时患者已虚脱。输液用药，其汗越大，又陷于棘手之疾，再次由政府组织内外科第二次大会诊，我仍任前席。

会诊展开讨论时，西医同道以为是久病体虚，康复过程中的正常现象，除补液和加强营养外，别无良策，但已用之无效。其家属说："虽为虚汗，也不至于如此之剧。"老人自述："白日汗水湿发，夜间汗溢如洗，必须换内衣3～4次，甚至拧下水来，心悸心慌，食寐不香，只是口干欲饮。"观其舌质偏红而暗蓝，苔根略黄，中心苔脱，脉虚而缓（66次/分），血压130/88mmHg。年近八旬，久病伤正，以致阴不敛阳，卫阳不固，发为汗溢。当以益气固表、养阴敛汗为治。

1. 炙黄芪 30g、炒白术 15g、防风 5g、煅龙骨 25g（先煎）、煅牡蛎 25g（先煎）、浮小麦 30g、碧桃干 15g、北五味子 8g、糯稻根须 20g、大枣 4 枚。3 剂。

2. 止汗散（见"方药评述·外用方剂"）10g，用自己口津调匀如糊，填脐中。

二诊（1980 年 6 月 14 日）：患翁自述，服药无效，病情同前，感觉体质更差。于是再读《类证治裁》，林佩琴说："汗为心之液，肾主五液，肾虚则玄府不闭。"故更以大剂滋肾敛汗之剂。

1. 山萸肉 30g、炙黄芪 20g、鹿衔草 15g、炒白术 15g、煅龙骨 20g（先煎）、煅牡蛎 20g（先煎）、生地黄 25g、浮小麦 30g、麻黄根 12g、大枣 4 枚。6 剂。

2. 西洋参 10g（薄切片），频频含咽。

3. 止汗散 10g，外贴。

结果：二诊方服 4 剂后其汗渐收，6 剂服完漏汗全止，尔后相继辨证拟方，调理心、脾、肾三脏，不日康复。

按：《医学衷中参西录》指出：山萸肉大能收敛元气、固涩滑脱，其救滑脱之功，较参、术、芪更胜。用之颇验，洵非虚语。鹿衔草配白术，为上海名医何时希阐发《内经》之旨所创立的止汗效著的药对，吾每用之甚效。

此病例从麻痹性肠梗阻，针药并用险中得生，到大汗不止的辨证施治，无不体现中医药学的特色与优势。适逢当时是我地区"高级西医离职学习中医班"的学员在院实习阶段，他们都参与了本例的大会诊和治疗经过，中医中药实实在在的临床疗效，在这些西医同道学员中，产生了巨大的震撼！更加激发了他们学习中医、使用中药的热情。

以巫扬名

某"名医"有神仙之称，身居农村小镇一单位，胸无点墨，目不识《经》，中医不懂脏腑气血，西医不明生理解剖。病人问："何谓胸痹？"答之曰："伤食病也。"又问："何谓冠心？"答之曰："心脏肿得像戴了一顶帽子。"如此"医道"，病人有时竟多得门庭若市。而另一位中医学院毕业的副主任中医师，正派坐堂，反而门可罗雀。其中奥妙何在？通过访查悉知，此"名医"假装吃素，晚间则香烛拜经，晨旦必跪地祈祷，诊脉则合目暗语，哈欠连作！貌似与神灵相通，故发药"奇验"。行家贬之为医骗，妇孺则奉之为神仙。如此，他竟把中国医药学历史"倒退"了三千多年，再现了"医巫混一"的"毉"字。深入访查，基层如是者，还不只一处，应当绳之以法，从而净化中医队伍。

以贵自矜

尝谓："贵药能以治病，治病不在药贵。"某医者，医道尚能明理，但心计不甚纯正，常以自贵处世，昂首戴面。自称以擅用贵药著长，常出入于权贵之家，实可谓贵医用贵药治贵人，"三贵"名世。一说心悸不寐，便用珍珠、洋参、蛤士蟆油迭进；二遇腰膝酸软、眩晕乏力等虚损之证，不论轻重，鹿筋、龟板、鳖甲、人参、燕窝、蛤蚧、鹿茸、冬虫草等，乃笔下常用之药。观其处方，羚羊角、乌犀片、至宝丹等，屡见不鲜。一则处方，币以百计到千计，造成公费医疗超支，经济损失重大。但以此能迎合部分权势、大款、巨贾及当代贵族们保健长寿的心理，他们错误地认为药越贵越能治病，从而一时大行其道。

由于他年迈气弱，又终日走堂于各诊所之间，故诊脉常"打盹"。病人呼之："喂，别打瞌睡！"他便睁开眼睛，一本正经地说："甭胡扯，我正在用心为你考虑脉理。"当病人问他："先生，服你的药，病怎么未见好转？"他把眼一瞪强辩道："我号你的脉，病已好多了，你怎么说没好转！"（以脉掩故）

其出行则威风凛凛，"峨高冠，窃虚誉"，俨然像一位"大医"，平素盛气凌人，冷酷傲慢，不睬同道，蔑视后学，把祖训"医道博爱"早已抛之脑后，"孜孜汲汲，唯名利是务"（《伤寒杂病论·原序》），碌碌一生，终于积劳成疾，溘然长逝，给中医界留下一个不好的印象，未能体现一位苍生大医的人生价值，诚可叹哉！后世医家应引以为戒！

以囚名世

"凿开心窍"是传说中张洁古成为名医的故事。据说易水老人张洁古曾过做一个噩梦：夜半突然狂风四起，雷雨交加，一厉神青面獠牙，手持巨锤，用钢钻凿开他的胸腔，随手塞进一摞天书。惊醒后一身大汗，从此智慧大开，医誉显赫。这是一则医史神话故事，来颂扬张洁古的绝妙医技。而当今果真有囚犯出狱后，心怀不轨，趁机编造在狱中受身怀"绝技"的死刑免死的囚犯某某，口授"验方"，能治疗某病、某某病！按常理说以身怀医技"绝招"能够减刑免死者，必然是一个了不起的人物。其所传绝招肯定能愈某病，因此能以此欺骗、蒙蔽一些不明真相的患者，不惜一切代价，诚心求治绝症，结果使患者雪上加霜、人财两空。故其由一个"医盲"＋"法盲"的出狱囚犯，顿时变成一个"名医"。暴利敛财，数以千万计，以少数捐资到处"铺路"，以"赞助"来收买"地方保护主义"，以求得"保护伞"和新闻媒体、报纸杂志一时的大肆宣传，甚至有人拟用个体"中医"之名，将其塞入"史册"，并使之诈骗合法化。如是者，全国各地，不乏其事。如王叔华（还阳草治癌）、张香玉（宇宙气功）、胡万林（终南山仙医）、江南草药王等等，这些医林巨骗业已受审判刑。然还有些不法之徒继续采用"糖衣炮弹"护身，干着谋财害命、败坏中医药名誉的勾当，应当引起中医药界的足够重视。建议中医药管理机构掀起"中医打假"运动，除绝害群之马，以纯洁中医药队伍。

恃脉自炫

凭脉论治单一的诊断方法，早已被中医界所否定。由于历史背景和旧礼教的束缚，过去的太医不得不以脉立案。因此"医案"原先叫作"脉案"。以脉推理，以理定法，以法统方，以方遣药，脉一错，错以连锁，本事再大的医家，也难保万全。当前仍有此类现象出现，究其因有二：第一，病人愚昧自欺，闭口不说，只伸手让医生搭脉，考验医生；第二，医生或"医骗"故弄玄虚，戏剧性地把诊脉神秘化，来炫耀自己，招揽病人。此为"无师之术，笼人，最为可贱"（喻嘉言）！

我乡有一医者，读薛已《内科摘要》入迷，喜用补中益气汤，并常以温中振阳法治血症。患者汪某，男，54岁，呕血（胃出血）就诊，正当病人将要开口主诉时，他把脸一冷，说："甭讲，要你讲，还要医生干吗？快把手伸来。"随即搭脉拟方，一剂附子理中汤投下，旋即便黑、吐血，住院抢救。此外，他曾以诊脉来判断一位寡妇怀孕，弄得啼笑皆非，不好收场。苏轼说："择医之特出者，先告以病状，然后使脉以合之。吾但欲愈吾之病尔，何必考其术。"指出病家本不应以诊脉来考验医生，否则必然造成"世俗讳疾试医，医复讳情妄臆……往往不得望、闻（问诊），岂不大错"（《韩氏医通》）？医家应当崇尚医德，更不能明知故犯，凭脉论治，玩弄花招，来害人害己。"源远流长济仁济世，堂堂正正执业行医"这副名联，可作座右铭用。

诊脉之弊

本人有个习惯，每到之处，常与患者杂入诊室，观察和学习同道们临证应诊的情况，但令人遗憾的是，所见绝大部分医家均是一边搭脉，一边进行望、闻、问，四诊一条龙。更有甚者，搭脉谈天、搭脉打电话、搭脉……赤裸裸地暴露了其搭脉是骗人的，是做戏，是装腔作势。难怪有人说："中医搭脉是假的。"最后在沪走访，每见上海名医却不是这样。他们的诊疗程序严谨，问诊、望色、看舌、录案，三诊既毕，再放下笔来，专心诊脉，"使脉以合之"，诊毕继而提笔立案、定法、拟方、命药，最后又放下笔来口述医嘱。如此正统而审慎的临证诊疗程序，体现了医家精神凝聚、稳重沉着的气质，给病人以"未药先瘥"的良好感观，诚为可法可师。针灸大家窦汉卿强调，持针之道，"目无外视，手如握虎；心无外慕，如待贵人"。而"持脉之道"何尝不可借鉴而效仿之？

医林怪杰

20 世纪 50 年代，某农场有一位服刑的新中国成立前联保主任，由于其中医有道，死刑免死。能以有免死之医技而得到广大病人的向往和信赖。求诊者趋之若鹜，一时该农场变成了一个兴盛的门诊部，四周农民也开起商店、旅社，挂号看病须提前 3 个月，医誉名播三县。

这位老医身材魁梧，貌丰体健，古稀之年，步如壮夫，擅治内科杂症和不孕症驰名。用药有其独到之处：息风镇痉常用蚕休；导滞醒脾则用通曲（五谷虫）；偏正头风喜用石楠叶；温熨止痛辄用鸡矢白。开方以行楷墨笔书之，药多剂重，素有"大包"之称，并掌握一手"燔针捷刺"武针之术。胆大心细，中穴尚准，针具粗如锥子，烧红后速刺速出，"兹啦"一声，肉烟熏人，发现晕针者令陪属挽卧地铺，从不抢救，或令人切切人中而已。窗外围观病人有胆小者，未针先晕，便吓倒在地。40 多年来我门诊还常见到不少病人仍在留恋他的火针效验，其中就有一位病人说她的"寒哮"（哮喘性支气管炎），经火针背部，已 30 年来未发，观其火针疤痕，有的还是禁针穴，令人惊讶不已！此人刑满释放后被招至某院门诊部任职，继续利用他的一技之长。他毕竟是中医学徒出身，不懂解剖学，适逢一位归国侨胞，探亲来六安，闻名求医，被他一针（肩井后 1 寸处）刺出气胸，入院抢救，几乎丧命。再结合其他情况，又判刑 3 年，再次入狱。

他烟酒兼嗜，烟瘾极大（70 ～ 80 支 / 日），从早到晚，手不离火，并患有前列腺肥大，夜间尿频，每次起床后必须抽两支烟方能入睡，满口黑牙，通体散发烟味，诊务疲劳又加一生坎坷，竟能年逾九十而终，堪称医林怪杰。

游医与医骗

打着中医的牌子，干着骗人的勾当，叫作"医骗"。而持一技之长，走门串户为人治病，收费适中，不敲诈勒索，像《串雅》中，赵学敏笔下所描述和称颂的人，叫作"游医"，又名走方医、草泽医、铃医。古代不少名医一般都有过"走方医"的行医历史过程。如秦越人、华佗等，他们常出乡、出省、跨国行医，李时珍的祖父就是著名的铃医。有些有效的验方，如黛蛤散、生肌膏等，都出自铃医之手，他们在不同程度上对中医药学有所贡献。章太炎说："不尚儒医，下问铃医。"游医与医骗截然不同。当代真正的游医已经没有了，皆变成唯利是图、伶齿俐舌、坑蒙拐骗的"医骗"了。这些人游食社会，恣睢侈功，打着中医义诊或免费检查大会诊的牌子，干着推销某药、牟取暴利的勾当。广告满天飞，走穴如地鼠，流窜作案，"打一枪换一个地方"，卫生执法人员无法干预，而乡僻妇孺百姓上当者众。实为医林之大骗，应予彻底铲除。

绝技与绝种

绝技由于人为的使之"绝种"，实在令人感叹、惋惜和愤慨！解放不久，有位身怀绝技、名副其实的痔瘘专家，拿握和垄断了一些秘方，自制"灵药"，对于枯痔、挂线、药栓经验独到，其秘制的生肌黄灵药，用于各类痔疾无不效验。经其治疗，有不痛、不痒、不出血、不需休息，"四不"的特点，名扬大江南北，就诊者户如蜂簇。然而他却是术精德薄，像刘禹锡所指出的"啬术以自贵，遗患以要财"之类的医生。地方政府多方做思想工作，请他公开秘术，以免失传，但是他连自己的儿子（认为愚颛不可信赖）都不传，谈何容易。省主管部门又以高薪金、高荣誉、高待遇、配备高级轿车（上海红旗）和高徒伺候的"五高"之聘，并集中组织众多病例及部分疑难痔疾进行观察治疗，其疗效确实过得硬。但工作做尽，仍守口如瓶，或传法不传药，药用完了，独自溜回家，夜间关门秘制。直到"文革"开始，被打成反动的资产阶级学术权威，遭到红卫兵和造反派挂牌批斗游街，毕竟80高龄，不经一斗而气脱不起，身技俱殁。一手绝技和他的"花岗岩"头脑一同进了坟墓。若与云南曲焕章、江苏季德胜的光辉形象相比，简直太渺小了，这便是"啬术以自贵"。

痔疮好了，就能洗澡。因此，"洗澡"二字便是他治愈标准的"行话"。明智的首诊者酬以重金，问他："多久能洗澡？"答之曰："两周。"若无"重金"，便答之"两月"，并叮嘱每周要换药一次，这就是"割韭菜"式治疗。某日，一老农左耳堵塞失聪，肩挑松柴也来就诊，他看后发现耳中病灶，便以刀针划破出血后再吹以药，当面见效，告之曰："血瘤。"问诊金多少？答之曰："就丢下这担松柴吧！"月余又发，老翁又如此再办，经治年余。一天适逢他外出打牌，恰好老农又担柴来诊，他儿子当诊一看，用钳子轻轻夹出一个头爪淋血的狗螨（狗虱，状若人疣，色紫如茄，晶晶发亮，再生修复力极强），从此断根。时隔已久，偶尔在家聊天，他忽问："奇怪！那位耳疾老人许久没有来了。"他老伴讥笑地说："你的医技还不如儿子，他发现是狗虱，夹出来了，已经根治了。"他一听便声色俱厉地拍桌大喝："笨蛋！你竟把老子的柴禾房烧掉了。"这便是"遗患以要财"。此事耳闻目睹，感触非常，故详录之，以警后学。

绝见与绝学

（一）活人生蛆，食见颅骨

1952 年，余方 22 岁。当时农村依然贫困，缺医少药，往往一家请医生，其他村民也纷涌而来求诊之。一次应邀出诊山乡，有一位中年妇女，牵着一个七八岁大的小男孩，前来求诊。只见男孩头上，扎着一条蓝色宽布带，宛如伤兵。她苦楚欲泪地说："儿子头上生个疮，月余久不收口，生怕出血，已多天不敢揭开查看。"我答道："我是中医内科，不懂外科、疮科，且又无器械，无法诊之。"妇人旋即下跪哀求："请您揭开看看再讲。"于是解开带子，其疮面盖着一层包香烟的锡皮纸，外面还用丝瓜叶子护着。揭开一看，竟是生了一窝蛆，吓我一跳！因失去束缚，蛆芽乱窜，爬入头发之中，方见一直径 3～4cm 的溃疡，边缘密密麻麻的蛆虫扎在肉里，只露出尾部如黑点般的肛门，中间部位露出水红色的头颅骨，异常腥臭！随即将之复原处理。孩子哭诉："又疼又痒……"母亲连喊带哭："我的乖乖……我的乖乖呀！"我亦恶心欲呕，尴尬无比；围观者皆撮眉吐舌，纷纷后退。遂立即嘱其速去镇上看西医门诊。

（二）蚂蟥入肉，一年自出

1970 年，正值"文革"后期，我随医疗队去偏僻农村巡回医疗。有一方姓农民，叼着香烟，前来诊病，顺便提到3年前下田劳作时被蚂蟥叮咬的事情。他说，当时有一条小蚂蟥叮在腿上，听说重重拍打蚂蟥即可脱落，不料越拍越进，终于入肉。以后蚂蟥慢慢上行，皮肤时发奇痒，所行之处留下了一条弯弯曲曲、宽约1cm、不规则的紫红色"线条"。一年后的某天，他正在外面打牌，突觉膝下又痒又痛，回去一看，一蚂蟥头破皮欲出，如蛆般蠕动，有欲全部钻出状，因怕弄断了，故不敢夹出，只能听之任之。约一小时过后，一条深红色略紫、状若粉丝、不到三寸长的蚂蟥完全钻出，慢爬如蚯蚓，伤口处还有点滴出血。我因好奇，令其撸起裤子察看之，只见入口处约在左"绝骨穴"之前，出口处在膝下，未达到膝关节腔。一条小蚂蟥，竟在人体内"短程旅游"1年。

（三）针刺穿人，后进前出

2017年夏，安徽寿县三觉镇一陈姓农妇，约40岁，来诊胃病说："不久前，被一位游医用长针从后背刺入，前面摸到针头子刺手！"我说："不可能，我不相信！"站在其身边陪诊的丈夫说："是真的！不信我来掀开她衣服，请老先生看看！"只见进针处约在左"脾俞穴"附近，出口处（摸到针尖刺手处）约在"下脘穴"附近，吓得我瞠目结舌。

（四）直刺百会，吓人至哭

解放初期，安徽省芜湖市，赭山广济寺住持大师释印波和尚，时年60岁上下，身材魁梧而偏胖，俗家蒙城霍邱人。他慈祥敦厚，大智若愚，平易近人，讲起话来"嘻嘻哈哈"，自幼拜师学得一手针灸妙术，起疾如神，比唐代鉴真和尚还技高一筹。平时以金针结缘，从不收诊费。庙里的生活来源，部分依靠一些善男信女朝山进香供奉的香钱；另一部分依靠庙里附设的特厨，仅做"炸酱冬菇面"这一大特色素斋，分为大、中碗二等，物美价廉，深受香客和百姓喜爱。因我曾于1954年在安徽省第三届中医进修班（安徽中医药大学前身）学习，故我也是庙里特厨的常客。大概在1952年前后，为了修建庙宇，印波大师下山开办了一家中医针灸诊所，就诊者众。以后逐渐发展为芜湖市中医联合诊所→芜湖市中医门诊部→芜湖市中医医院，衍生出芜湖中医学校→安徽省中医学校→安徽省中医药高等专科学校。

1964年夏，在一次小型针灸座谈会上，印波大师主动提出要做一次"金针直刺百会穴"的表演。大家纷纷摆手说："有危险，不可不可！"等到会议结束后，大师执意表演，让大家看看他的《紫云上人运针不痛心法》。于是登台站立，慢慢摸准穴位，皮肤常规消毒，手执不锈钢毫针，捻入渐进，直到针刺深约 3cm。观众无不大声疾呼："大师赶快退针，有生命危险！"还有位女士，大概素有"神经质"，被吓得捂着脸，连喊带哭："我的妈呀！我害怕！我害怕！"待印波大师捻退出针之际，众人一拥而上，只见针孔无血，针身挺直，无不惊叹。大师执棉球压着针孔，慢慢坐下，不言不语，闭目养神。少顷，他睁开眼睛笑着说："怕什么，之前都已做过一次表演了，这次再做主要是让你们开开眼界。"真是比季德胜表演生吞眼镜蛇还要厉害！

按：以上四则见闻，从生理学、解剖学、生物学、寄生虫学、微生物学等多层次现代科学角度来看，均不好解释。还有一位女佛教徒，名白斋居士，年 70 岁上下，20 年不吃盐，连青菜都不吃。问她为何？答道："青菜也有生命，你吃它好可怜！"只捡枯老自落的黄叶子煨饭吃。一位生理学副教授不相信，还带着一帮学生攀登海拔 500 多米的六安市九公寨云峰寺专访。说明了自然界还有许多未知之数。这些事例，如若不是身临其境，亲眼所见，我也不会相信。浙江一位方姓读者来信说："《临证碎金录》，字字是真言。"本人愧不敢当。但起码不是道听途说，捕风捉影，有意添油加醋，大力渲染炒作，以猎奇之事，幻人视听。

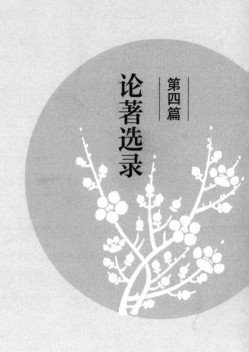

第四篇

论著选录

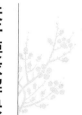

关于要求解决中药问题的紧急呼吁书

本呼吁书由原卫生部转新华社全文发表于 1982 年 7 月 19 日第 56 期《内部参考》，意在使全国县委以上干部都能知道当前中医中药的状况。

尊敬的各位领导、主任、专家、教授：

新中国成立后在党的中医政策光辉照耀下，中医中药由濒绝而复生，在社会主义大花园中，正在焕发她的青春，为人民保健事业发挥着重大的贡献。我辈应当更加热爱和关心自己的事业。医药本是一家，关系至关密切，有医无药等于无兵之将或无弹之枪。"十年浩劫"以来，主管部门对于中药工作抓得不够，或者说无人过问。伪、贵、缺、乱、滥等现象相当严重，直接影响了中医事业的提高和发展。本人十数年来通过九个县、六个市和一些区社、大队以及镇肆山村收购部门的走访，所见诸情，不能不使人忧心忡忡。为了继承和发扬祖国医学遗产，曾向省、地、市内呼吁喊叫数年，始终未能得到处理，现将调查情况如实汇报如下。

（一）品种混乱，真伪不分

当前农村中药材的收购工作，大部分是由基层供销社收购站或者"废品收购门市部"（收破烂）等单位代为收购。这些人一般都是商店的营业员、知青、家属等，懂得中药材知识的人很少。农民和药农送什么就收什么，至于产品的鉴别、质量检查、等级的评定一概不管，由此造成品种混乱，真伪不分。例如黄鹌菜当蒲公英，一年蓬和薪莫菜当败酱草，紫茉莉根当天麻，毛紫芸英当紫花地丁，野芝麻当刘寄奴，苘麻子当冬葵子，箭杆风子当砂仁，马鞭草当透骨草，鱼腥草当金钱草，射干根中混入鸢尾根，白苏子中混入荠苧子……最近从一家中药房中捧一捧紫背天葵，从中只检出三枚是真品，其他不知是什么植物的根茎，更令人可笑的是竟把棺材板当沉香收购。

（二）泥土杂质，肮脏不堪

"清洁饮片"这句话基本落空，由于收购加工部门不加检点，露天堆放，储存运输失于管理，饮片中混入烟头、杂草、果壳，鸡内金中包鸡屎，根茎类药附着砂泥，腐败的兽皮熬阿胶，秽浊难看，臭不可闻。一捆淫羊藿中，有个老鼠窝，从中发现烟头和排骨。鼠窝、鼠粪、鼠尿之味在药中常见。糖质滋柔类药虫蝇乱叮，甚至蜂蜜缸中泡死鼠……这些中药，能内服？！服之不中毒，也令人动呕。

（三）质量之差，令人吃惊

1. 保管失职

由于管理不力，供销失调，致使大量药品霉烂虫蛀，发酵变质，党参霉烂成片，赤芍滋生黄菌（也可能是黄曲霉菌），山药变黑，破故纸蛀成空壳，泽泻、羌活、蛇类等药虫蛀成粉，严重地影响疗效。

2. 违法加工

当前中药材加工人员，大部分是供销社和药材公司的家属或知青，他（她）们根本不懂得什么叫"加工炮制"。当炒的不炒（香附、地别虫等），或炒即成灰（苍术、神曲等）；该切的不切（郁金、槟榔等），或切即成末（黄芪、丹参等）；应煅的不煅（花蕊石、自然铜等）；须飞的不飞（青黛、辰砂等）。易加工的就加工，难加工的就不加工，什么《炮炙论》传统加工十七法一概不管，将要失传，现在只用一个"水泡法"，常见把木香、黄芪、当归、大黄等放在池中长时间浸泡，其大量有效成分随水溶而丢失，名为饮片，实质上是药渣了。有些医疗单位为了保证医疗质量，想批点未经加工的原药统货，公司坚决不发，因为怕他们的家属经济收入受到影响。从部分药品来看，其收购价并未提高，而提高的是加工费。

3. 粗制滥收

收购不检验，不评级，粗制滥收，以致银花无花（叶柄占1/2，以前仅供兽医用），苡仁无仁（或连壳，或空壳），有一批蒲公英约一半是杂草。

4. 强销劣货

按药政管理要求，凡变质失效的药品皆应销毁，可是当前有关部门却目无法纪，违背这条规定，为了营利竟把霉烂变质的药品如乌鸡白凤丸、当归养血膏、薄荷锭和其他饮片等，按滞销商品搭配法强行推销，这是有害于人民健康的罪行。

（四）品种之缺，无人问津

我国幅员辽阔，地大物博，天然的药用植物比比皆是，确实是取之不尽、用之不竭的天然药园，然而为什么长期缺药得不到解决？

1. 收购价格太低

有些常用药品，收购价格压得过低，药农跋山涉水，辛辛苦苦，一天收入仅几角到元余，还不如砍柴或做工。例如银杏 3 角、平地木 2 角、斑蝥 2 元、地榆 1 角、王不留行子 0.18 元、瞿麦 1 角、仙鹤草 8 分、糯稻根须 1 角、臭梧桐 1 角（每斤）。

2. 无计划的收购

由于产、供、销失去联系，形成了无计划的收购。多则大砍，缺则大赶；大砍则缺，大赶则积。因此造成供销失调。并热衷于收购外调利润较高之品，不乐于收购常用利润较低之药。我地区位于大别山的腹地，却常缺二花、蒲公英、柴胡、瞿麦、旱莲草等，甚至连分布极广，有土即生的萹蓄、虎杖、地榆等都缺，岂不令人可笑！

3. 走私犯的套购

例如我大别山区出产天麻和龟板，福建的私营药商，深入产地，高价抢购，运销国外，造成产地无药用的局面。

4. 砍掉药材培植场

随着实行农业生产责任制以来，农村部分（或者是大部分）社队级的中药材培植场相继砍掉，固有药园种上果树和庄稼。

5. 滥制滋补成品

为了赚钱，竟把大量的参、芪、杞、胶等紧张药品加工成糖浆、冲剂、膏剂，加以器具装潢（茶杯、旅行杯、酒瓶等）当商品出售，给某些单位和个人制造拉关系、走后门的有利条件。有些人竟用单位结账卡拿取以上"药品"，长年无病进补，造成紧张药品更紧张，给财物都带来了极大的浪费。这似乎不像社会主义经营方式。

6. 医药长期失去联系

医药一家，由来已久。由于医属卫生，药隶商业，因体制不同而分了家，彼此长期失去联系，互不通气。什么季节性用药不足、药品短缺等情况无法沟通，终于形成药品常缺之"积重难返"。

（五）总结方案

由于中药存在着大量问题长期得不到解决（基层更为严重），中医同道常流露出灰心气馁现象，基层正统中医不得不改用西药（曾走访区社级几位名老中医，每天西药处方占 1/3 ～ 1/2），中医学徒信心不大，部分中医学院、校毕业生改行，西医学习中医的大夫产生怀疑，综合性医院中医科大部分名中实西，怪哉！既然中医后继乏人，但每年中医专业的毕业生到基层又难以分配或分不掉。鉴于以上，若要振兴中医，必先振兴中药，若要振兴中药，就必须彻底改变中药工作的体制。如果中药问题不彻底解决好，振兴中医将是振而不兴，或者是句空话。以上情况可能是管窥之见的个别现象，也可能具有代表性，为了使中医队伍更加兴旺发达，继续为人类保健事业作出更大的贡献，故怀着急切的心情向你们发出紧急呼吁，要求从速研究解决。解决办法就个人不成熟的意见如下：

第一，中药工作由商业部门改为卫生部门领导和管辖。

第二，从中央到地方成立中药局：

1. 药政科——处理中药之伪、乱、脏、差、缺等问题，落实中医政策，巩固中药队伍的专业思想。

2. 学术科——提高中药人员的理论和技术水平，加强中药人员专业训练，改变中药人员的素质。

3. 供销科——主持中药之产、供、销。周密调济，保障供给，克服缺药。

出于中医事业的赤诚之心，对中药现存问题，敢于如实反映情况，提出自己的意见和建议，若有误谬之处，敬请予以宽恕或批评。

　　致以

崇高的敬礼！

中华全国中医学会、内科学会委员

中华全国中医学会安徽分会常务理事

中华全国中学会六安支分会副理事长

中华医学会安徽六安分会理事

安徽六安地区医学学术鉴定委员会委员

安徽省六安卫生学校中医学科主任

安徽省六安地区中医院主治医师

安徽省六安市人大代表

张琼林

1982 年 5 月 20 日

附：卫生部中医局对《关于要求解决中药问题的紧急呼吁书》的相关回复文件

（卫中科字第 820024 号）

张琼林同志：

你好！你对当前中药材产、供、销工作中的问题和建议的来信早已收悉。我们认为你在信中所提的问题具有普遍性，因此，我们转请新华社在《内参》上能予以刊登。该社已采纳了我们的意见，于 7 月 19 日《内部参考》第 56 期上已全文刊登了你的意见。

另国家医药管理局目前在积极筹备，召开全国中药工作会议，以解决中药工作中的问题。

此复。

致以

敬礼

卫生部中医局

1982 年 8 月 2 日

师德与医德

"师者，所以传道授业解惑也。"（韩愈）道无德不兴，学无术不精，"道""德"相依，谓之"道德"。医道之德，称为医德。由于医务工作的特殊性，师者不仅传道，尤重育德，寓德于教，仁术兼优，用师职之德，循循善诱，"以高尚的精神塑造人"，必将培养出一大批德才兼优、白衣红心的人民医生。《礼记·学记》说："善歌者，使人继其声；善教者，使人继其志。"师德，具有极其强大的感召力。

一、教与学

在医学教育领域中，医德教育是德育的重要组成部分。在各学科教学中都含有医德教育的丰富内容。比如解剖与外科、骨科，生理与内、妇、儿科，药理与临床治疗等都有较广泛的德育内涵，稍加思索联系，即可启发。在进入临床教学阶段，直接涉及诊疗施治，贯彻医学论理教育机会更多，内容广泛，事例也更加具体，更便于联系。"教育者，必先受教育"，作为一个医学教育工作者，必须首先加强自身师德修养。"仪端方称表，品正可为师"，其政治品德、治学精神、情感意志、工作态度、言行准则、衣冠仪表、待人接物以及日常生活细节，无不对学生起着耳濡目染、潜移默化的作用。因此，教师要勤奋学习，精通业务，敬业乐业，重道爱生，甘为人梯，坚持培养目标，刻苦钻研教材，研究教学方法，提高教学质量，以教学为中心，积极圆满地完成教学任务。用高尚的师德去影响、感化学生，再突出医德教育，更为有力。

二、德与术

"医者，圣智之长，神明之业也。"（韩懋《韩氏医通》）这是对医家身份和人格的最高嘉誉，也是对医家神圣职业的高度评价。医道的性质具有仁爱救人的高尚情操，赤诚济世的事业准则，"红十字"意义的内涵精髓，亦在于此。希波克拉底说："在所有的艺术中，医学是最杰出的；在所有的幸福之中，健康是最宝贵的。"医生这一职业是为人民健康服务的，当然是无上光荣。因此，凡医学生跨入校门，于专攻业务技术的同时，在老师的指导下，认清自己今后职业的特殊性，理解自己的神圣职责，内心当萌发医德修养，准备今后做一名"心为民所系，医为病所施"——德术兼优的人民医生。否则，将有愧于先哲的赞许、人民的期望。

中医学在其产生和发展的几千年过程中，始终贯穿和重视医德修养和医德教育。浩瀚医海，博大精深，作为一个德术兼优的医生，首先要具有"博极医源，精勤不倦"（孙思邈《大医精诚》）的刻苦学习精神。学术上应精益求精，"医本活人，学之不精，反为夭折"（徐春圃《古今医统》）。随着病种的不断增多，病情复杂多变，世界医学科学发展日新月异，医者必须坚持在职进修和业余学习。以"传承精华，守正创新"为治医治学的宗旨，在继承传统的基础上，不断更新知识，善于引进新科技、新设备、新疗法，并做到能者为师、谦虚好学、博采众长，以忠于事业的献身精神，不断提高自己的技术水平。

"做一个名医，应当把在外的优美体形和在内的气质修养结合起来，从而给人一种健康、愉快的信任感"，医者必须保持稳重端庄的仪表态度，谈吐和蔼，举止有度，尊重患者，彬彬有礼，从而使病人在最佳的心境状态下接受治疗，方能收到最佳的效果。在临床工作中，要以病人为中心，竭诚竭智，全力救治，同情疾苦，实行救死扶伤的人道主义，无条件为病人服务。对病人要一视同仁，同等看待病人，是医护人员崇高的美德，是真正人民医生应具备的素质。"常见官医迎送长吏，马前唱诺，真可羞也。"（张子和《儒门事亲》）某些逢迎权势，阿谀献媚，缺乏群众观念的卑劣行径，均有损于神圣职业的光辉形象。

"人命至重，有贵千金"（孙思邈《千金方》），对于病人来说，医者是生死所寄，性命相托。因此，医家受到人们的尊敬、爱戴、信任也是由来已久的社会现象。对病人应当有高度的同情心和责任感，不得有丝毫恃技自矜、草率从事、粗枝大叶、孟浪轻率、极不负责的工作作风，否则会造成人为的医疗事故，给病人带来了不应有的伤残，甚至夭亡。

德行高洁的医家，不仅善于处理好医患关系，而且善于处理好同道关系，要克服和纠正文人相轻、医不见医、唯我独尊、嫉贤妒能的不良作风。孟子曰："爱人者，人恒爱之；敬人者，人恒敬之。"马克思说："希望别人怎样对待自己，你就应该怎样对待别人。"只能以高尚的医德、精湛的医术、优质的服务，来展开技术上的平等竞争，以此确立自己在社会上的地位，是为正道。医界同道之间应树立谦虚团结、和睦相处、尊贤重道、有过不推、有功不揽、互学互勉、互为关切的良好道德风范。明代医家陈实功已作出了很好的总结："凡乡井同道之士，不可生轻侮傲慢之心，切要谦和谨慎，年尊者恭敬之，有学者师事之，骄傲者逊让之，不及者荐拔之。"为了医界共兴，谨集萃联录，于师道医德，互为共勉。

三、名与利

应当勉励后学成名成家，开展争鸣。否则，学术界就没有活力，缺乏竞争力就失去生机。教育学生通过不断学习，刻苦钻研，一旦步入临床，思想上要准备首先当好明医（术精）和民医（德厚），而后方能成为名医（名扬）。德术兼优的人民医生会广泛地受到社会各界的拥护、尊敬、信赖、爱戴，以及互为荐引，由之而来，医道大兴，名噪乡野。"桃李不言，下自成蹊"，不需扬名而名自扬，此为有根之名，可以久长。广告扬名，巧语诳人，名随声息，不能持久。作为一个医生，以广告扬名是最不明智的。按照社会主义按劳分配的原则，正常的薪金、奖金以及享受国家津贴和其他应得的酬金等，是医家正常的收入。"允许一部分人先富起来"，并没有排除医生。"君子爱财，取之有道"，关键在于其致富的途径和渠道。在社会主义市场经济大潮的形势下，医者不能忘掉"红十字"的标志，必须充分而清醒地认识到医生毕竟不是商人，药品与商品有别，"欲救人学医则可，欲谋利而学医则不可"（费伯雄）。如果丢掉仁术，一味以医谋利，一切向钱看，则会小病大查，小病大治，轻病重治；更有甚者，无病揽治，把病人当作推售药品的对象；或盗名窃誉，代为配方；或以敷贴、发泡等外治法为名，揽骗钱财；或容心挂齿，向人示意，收受"红包"；等等。这些不择手段、唯利失德的不轨做法，为"人神之所共耻，至人之所不为"（孙思邈《大医精诚》）。应当自觉地抵制行业不正之风，保持和发展医家固有的精神文明美德，是为至要。"愿天常生好人，愿人常做好事"（罗大经《鹤林玉露》），"天道无亲，唯德是授"（左丘明《国语·晋语六》），德术兼优的医生，总是以他自慰的情怀、美好的心态，印证他的人生旅程。心理学认为这是意识效应。"好人一生平安"，不仅是单纯的祝福，也是人类伦理思想"因果律"的具体总结。

四、知与行

德育修养，易知难行。叶圣陶说："身教最为贵，知行不可分。"以身作则，是不言之教；不言之教，胜有言之教。因此，身教是师德实质的体现。为人师者必须做到表里如一、言行一致，以自己的实际行动，把"文明行医""医德十则""救死扶伤"等向社会承诺的口号变为现实。如承而不诺，不能兑现，必将成为"轻诺必寡信"（老子《道德经》）之人，美好的辞藻恰变成自讥的写照。行医的道德规范不可能用监察手段来督促，完全在于自己的修养。上述是临床医家临证带教所必须具备的基本条件，不具备这些条件，就没有资格指导实习。伟大的思想家、教育家董仲舒在《春秋繁露·玉杯》中说道："善为师者，既美其道，有（又）慎其行。"他指出，一位真正的好老师，必须既要有十分雄厚的学术底蕴，又要有"欲人行之，身先行之，知行统一，德副于身"的实际表现。

加强社会主义精神文明建设，落实到医务界，体现在医德启蒙、医德建设，赖之于师德的先导。"千教万教，教人求真；千学万学，学做真人。"（陶行知）1997年颁布的《中共中央、国务院关于卫生改革与发展的决定》指出："各级各类卫生专业教育，都要突出职业道德教育，为全面提高卫生队伍素质打好基础。"

（本文曾发表于：《安徽医学教育》，1998年1月，第1期；《中国中医药报》，2020年9月25日，第3版。）

课堂教学是传知发智的主要形式，是教学工作中心环节，关系到教学质量和培养目标。由于教学内容的特殊性，中医教学一般以课堂教学为主。作为一位教师，怎样才能上好一堂课？我认为首先必须对本学科要具有较牢固的学术功底（基本功）和运用技巧（方法论），其次再加以其他相关的得力措施，一堂课的预期效果就有了保障。

一、认真备课

上好一堂课，备课是关键。首先要按照教学大纲吃透教材，了解教学对象，明确重难点，考虑教学方法，再广泛地精选有助于解决疑难问题的参考资料（包括古、今、中、外），做到密切联系临床实际，旁征博引，为我所用。关于段落大意、时间安排、示范举例、提问标题以及教具图表等皆应写出详细的备课笔记。对于文衍奥繁、博大精深的中医学，特别要注意其通俗化、简明化、条理化、科学化。思维要清晰，符合逻辑规律。

二、选择教法

根据教学内容需要，合理地选择教学方法，是备好课的内容之一。在全面钻研和熟悉教材的同时，还得对本节课的教学方法进行周密地设计。教师是向导，讲授是帮助学生获得知识，发现奥秘的阶梯。如何能真正地发挥其"阶梯"作用，引导学生进出入祖国医学的知识宝库，方法是很重要的。课堂教学一般以讲授法为主，无论是讲述、讲解、谈话，总是围绕"启发式"来进行。怎样启发？必须虑事在先，胸有成竹。

三、熟悉讲稿

教学方法既定，就得按照教材熟悉讲稿，进行自我默讲，对教学内容力求做到"懂、透、化"。其中，"化"就是教师的思想感情和教材的思想性、科学性融化在一起，达到非常熟练的程度。熟能生巧，巧能发微，讲起课来自能运用自如，洒脱不羁，"理形于言，叙理成论"（刘勰《文心雕龙·论说》），"思若泉涌，辞若藻发"（李士材《医宗必读》），而滔滔有趣，循循善诱。

关于时间、人名、数据、结论等，必须牢记。并充分利用红笔的作用，显目可辨，一瞥即见。重点部分标个"√"，板书部分标""，疑点打"？"，难点打"！"，以免遗忘。

四、教态严怡

"仪端方称表，品正可为师"，教师应当注意衣履整洁，仪表端庄。教态既要严肃，又要和蔼。对知识科学性的导入要严肃，其表情当容色和悦、怡怡可亲，必要时还可以"以姿势助说话"，毛泽东同志很重视这一形象直观。心理学认为，"良性诱导"能有便于学生对知识的分析、理解、记忆，在大脑皮质中建立兴奋灶。如果上起课来，所谓"严肃"而板着面孔，一本正经地照文宣读，只能扼杀教与学应有的生机，将生动活泼的课堂气氛弄成"死水一潭"，教者非常吃力，学者最易疲困。然而教师毕竟与演员有所不同，应做到文质彬彬、沉着幽默、严而不死、怡而有节，是为适度。

五、语言精练

语言是传授知识的重要工具，对于保持课堂秩序，提高教学质量，具有决定性的作用。应当力争语言精练、清楚、准确、生动，抑扬有节，快慢适中，并具有逻辑性、系统性、趣味性。遇特殊情况时，注意充分利用"语言直观"，以趣激智，绘声绘色地描述问题，使学生如闻其声、如见其人、如触其物、如临其境，做到层层深入、头头是道、娓娓动听、逼真有神。如此，才能有很强的吸引力，把学生们的"心"都集中到讲台上来，以激发他们的"探索反射"、悟性思维和求知欲。正如德国教育学家苏斯多惠所说的"精神感染着精神"那样，教学成功在握。

六、板书有法

1. 板书的内容由大小标题、有关程式、重难点、机理、词汇、名词等组成，以精简为原则，切忌泛、滥、多、乱。

2. 黑板上面用作章名，左侧用作节名、段名，中间留作零用，右边机动。做到计划用板，留擦有数。

3. 必须书写清楚，大小适宜。应当先写后讲，写为讲用，写后必须审视一遍，以免贻误，并注意条理性、系统性。在某些特殊内容方面，要掌握适当时机，使用简单的板书，突出重点，画龙点睛，是为运用板书之巧，最能撼人心灵。

4. 板书与板图相结合，导入问题，解决难点，事半功倍。因此，作为中医教师，应当具有一定的美术修养，时常练习简单素描，能够当堂速画草图，对教学大有帮助。所谓"书导不如语导，语导不如图导"，图导实际上就是变相直观的一种。比如中药标本、针灸骨度、划经点穴，拟用板图，则事半功倍。

七、提问有度

课堂提问是强化理解、记忆的手段。借助提问，有利于开展启发诱导，活跃课堂气氛。一堂课根据教学内容的需要，酌情选择课前、课中、课后三个阶段进行提问，能起到复习旧课，理解新课，巩固新知的作用。其方式方法应当先提出问题，目光再移动地洒向学生的泛问式。稍停片刻，让几十颗"心"都在凝神思索，然后再提出学生的名字。如果先喊人名，再提问题，便失去提问意义而事倍功半，现在一般很少应用。

八、计划用时

一堂课的授课内容，要按教学计划突出重点地科学划分时间，避免松紧不一，或"放野马"式地超过授课时数。最后留 3 ～ 5 分钟作巩固小结用。

九、复习巩固

一堂课结束之前，必须把所讲的问题运用比较、分析、综合、归纳等逻辑思维方法，以"珍珠穿成线，铁环套成链"的方式加以系统化。结合不提名的泛问启示，抓住学生方兴未艾的瞬时之机，引导学生共同复习巩固，这是符合心理学"有意识记"，建立"长时记忆"的规律和要求的。所谓长时记忆，是对短时记忆的加工复演而成。也就是说，在接受新知识之后，复习得越快，记忆就愈牢固，可见复习与小结的重要性。

十、课后回忆

科学无顶峰，世界上的事并没有止于至善的，屠呦呦的青蒿素，现在还在研究其耐药性，教学工作也是这样。在教学过程中，要不断地总结经验，每堂课后都应进行审视既往、自我评价，肯定成绩，找出差距，回顾中加以思索，探索中力求创新，如此循环往复，久之定有长进。《礼记·学记》指出："学然后知不足，教然后知困。知不足，然后能自反也；知困，然后能自强也。故曰：教学相长也。"

（本文曾发表于：六安卫生学校《校刊》，1990 年；《安徽医学教育》，1992 年，第 1 期，总第 8 期；《中国中医药报》，2020 年 8 月 7 日，第 3 版。）

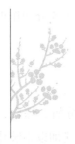

治胃八法

　　脾与胃的病理表现，不外乎是纳与化、升与降、燥与湿、寒与热、虚与实的运动变化失衡的结果。一旦出现外感（六淫）、内伤（七情）或饥饱劳逸的失调，就会产生以脾胃自病（急慢性胃炎、十二指肠炎、胆汁反流性胃炎、萎缩性胃炎、胃溃疡、十二指肠溃疡、胃黏膜脱垂、胃下垂、胃肠神经官能症、胆囊术后综合征等）为本，波及他脏的复杂而缠绵的病症。本人制定"和、疏、温、润、升、降、通、调"治疗八法，方随法定，随证化裁，应用临床，得心应手，特介绍如下。

一、和中快胃法

　　主治：胃病之初，中脘不适，饭后作胀，胀痛交集，嗳气吐唾，或脘中如灼；舌苔正常或微腻，脉和缓；寒热虚实俱不典型者。此症（证）临床最为常见，通常胃镜示：慢性浅表性胃炎，钡餐造影（－）。

　　方选：加味平胃散。

　　炒苍术 12 ～ 15g、厚朴 12g、陈皮 12g、甘草 5g、炒白芍 20 ～ 30g、蒲公英 20 ～ 30g、川椒 5g、生麦芽 30g。

　　加减：

　　1. 浅表糜烂者，加海螵蛸 20g、白及 20g。

　　2. 疣状胃炎者，加生薏米 30g、白芥子 10g。

　　3. 苔腻而滑者，加藿香叶 12g、草豆蔻 10g。

4. 痛偏于左者，加莪术 15g、青皮 8g。

5. 痛偏于右者，加郁金 15g、白豆蔻 5g。

6. 脘腹窜痛者，加炒防风 12g、香附 12g。

7. 嗳气频作者，加金沸草 12g、苏梗 12g。

8. 呕逆吐唾者，加茯苓 25g、生半夏 15g。

9. 酒客，加葛花 20g、白豆蔻 5g。

按： 宋代《太平惠民和剂局方》的平胃散，沿用至今已 800 多年。胃气以通为顺，以降为和，平其胃气，则通降和顺，中畅胃快。脾胃学派的一代宗师李东垣先生崇尚此方，刊于《脾胃论·脾胃胜衰论》，仅此一方，列出十二项加减方法，在该书中，尚属少见。到了明代，此方运用更为广泛，赵氏《医贯》："当今方家，以平胃散为主，出入增减，亦可为（调）脾胃之准绳。"当时曾一度把此方当作滋补剂，风行于世，亦可谓"以通为补"。清·雷少逸创茵陈平胃散（《时病论》），治湿郁发黄有著效，我们又加藿香叶名茵藿平胃散，用于肝炎（甲、乙型）之初，对证不典型的患者退黄疸、降酶均快。《医宗金鉴》则指出，用平胃散加明粉，能下死胎，故孕妇忌服。胃病之初总是偏寒、偏湿者多，用此方比较平稳中正，疗效较好。加蒲公英、川椒，苦辛和降，缓中安胃；加白芍、生麦芽，消食行气，舒肝解郁，以杜气逆犯脾。临床运用，随症（证）制宜，斟酌尽善。

二、疏理调中法

主治：上述诸病，症见胃痛牵及胸、膺、背、胁、肋，行则窜痛不定，停则留滞胸胁，性急易怒，忧郁寡欢，寐浅梦多，嗳哕频作，或嗳吁，或嗳腐，或嗳酸，或嗳则痛止，或摸触即嗳，或腹痛便泄；舌质偏红，苔薄白或薄黄，脉细弦劲而带数。多见于食管炎、贲门炎、胃小弯溃疡、贲门口溃疡、浅表性胃窦炎、胆汁反流性胃炎、胆囊术后综合征、胃肠神经官能症等病。

方选：加减柴胡疏肝散。

柴胡 10～15g、炒白芍 15～30g、炒枳壳 12g、甘草 6g、陈皮 12g、香附 12g、川芎 8g、生麦芽 30g、娑罗子 15g。

加减：

1. 食管炎、贲门炎者，去陈皮、川芎、娑罗子，加蒲公英 30g、川椒

5～8g。

2. 胃小弯溃疡者，加海螵蛸20g、白及片20g。

3. 胆囊术后综合征者，去陈皮、川芎，加过路黄30g、虎杖15g。

4. 胃咽相关综合征（梅核气）者，加射干12g、威灵仙12g。

5. 胃肠神经官能症者，加百合20g、知母15g。

6. 嗳酸嘈杂者，加煅牡蛎40g、黄连水炒吴茱萸6g。

7. 吁嗳长息者，加代赭石30g、金沸草12g。

8. 左膺痛者，加青皮8g、木蝴蝶10g。

9. 右膺痛者，加薤白头12g、全瓜蒌15g。

按："胃脘痛"，清·王旭高主张改为"肝胃气痛"。肝与脾胃的关系是相克的"所胜所不胜关系"，在正常的情况下，脾胃的运化输布功能必赖于肝木的条达、疏泄、升发之性，方可枢转中宫之气机，不致壅滞而纳化正常。由于当今社会的飞跃发展，竞争激烈，人类已进入情绪负重的非常时代，其生活节奏加快，心绪紧张复杂，肝气易动、易激，一触即发，而致"木旺土衰"，势必自然。因此，胃病之发，除"饥饱劳逸"失调以外，与"七情"的"怒"关系至密。叶天士说："肝为起病之源，胃为传病之所。"因此，将"胃脘痛"称为"肝胃气痛"，并不过分。张景岳制柴胡疏肝散，发展经方，构思巧妙，融"升、降、疏、敛"于一体，共建疏肝理气、安中和胃之功。加生麦芽、娑罗子为佐，以增强疗效。然而"药能医病补虚，不能移情易性"。程杏轩更具体地说："草木无情之物，难以治有情之病。"必须配合积极的精神上的"舒肝"和"疏肝"，制怒息愤，化郁为乐，条达自我，方可完善。

三、温中逐寒法

主治：上述诸病，症见胃脘冷痛，如吞冰块，呕呃吞酸，畏寒肢冷，或肠鸣辘辘，或脘痞腹胀，大便溏薄，小便清长，面色青惨，舌质蓝暗或淡嫩，苔或白腻、或白滑、或灰润、或正常，脉沉细或缓或数。多见于胃溃疡、十二指肠溃疡、慢性胃炎合并自主神经功能紊乱、慢性萎缩性胃炎后期等。

方选：椒附建中汤。

党参15～20g（人参8～12g）、炒白术8～15g、炒苍术8～15g、

干姜 10g、炙甘草 8g、制附片 10～20g、川椒 5～10g。

加减：

1. 胃、十二指肠溃疡者，加海螵蛸 20g、白及片 20g。

2. 萎缩性胃炎者，加乌梅 15g、山楂肉 15g。

3. 痛甚者，加延胡索 15g、香附 15g。

4. 胀甚者，加木香 8g、砂仁 5g。

5. 呕吐涎沫者，加炒吴茱萸 5～8g、茯苓 25g。

6. 大便溏泄者，加赤石脂 15g、诃子肉 12g。

按：李东垣说"脾为死阴"，意味着脾为至阴，是阴多阳少之脏，最易被寒湿所困。"同气相合"，脾脏对寒湿之邪具有一定的易感性。所以脾胃本脏自病，寒证多于热证，尤其是溃疡病。治之当以逐寒行滞、温中舒脾为主。根据脉、舌、证的变化，判断其阴寒的严重程度，立方遣药，各制其宜。轻者以厚朴温中汤，重者以附子理中汤，严重者则以椒附建中汤。本方为大建中汤与附子理中汤复方，因"甘能令人满"，故去饴糖，以防助湿留邪。此方虽为"重阴固寒，凝聚作痛"而设，然则椒、附、姜均为辛温燥烈之品，剂量宜由轻到重，斟酌递增为宜。寒去阳复，再以温中健脾之通剂——良附六君子汤、藿朴六君子汤巩固之。并可配合药袋外熨，以增药效。

四、养阴运脾法

主治：上述诸病，症见脘中灼痛，引及胁肋，心烦口干，黎明饥嘈，知饥而不欲食，或食后复有饥意，手足心热，大便不爽。舌质红而少津，苔薄黄或花剥、或光脱（舌光如镜）、或正常。多见于慢性胃炎、胃窦炎伴部分肠化、慢性萎缩性胃炎的早期、胃黏膜脱垂等。

方选：加味一贯煎。

生地黄 20～30g、北沙参 15～20g、麦冬 20g、甘枸杞 25g、当归 10g、川楝子 10g、生麦芽 30g、炒白芍 25g、木蝴蝶 10g。

加减：

1. 慢性胃炎伴部分肠化者，加蒲公英 30g、甘松 8g。

2. 胃黏膜脱垂者，加白及片 20g、赤石脂 15g。

3. 萎缩性胃炎者，加黄精 30g、乌梅 15g。

4. 知饥不食（脾阴虚）者，加怀山药 30g、白扁豆 15g。

5. 食后复饥（胃阴虚）者，加石斛 15g、玉竹 20g。

6. 大便干结者，加火麻仁 30g、桃仁泥 15g。

按： 脾胃之阴不足，肝贼倍以乘害，气郁化热，阴伤益剧。治当"甘凉濡润，以养胃阴，津液来复，使之通降而已矣"（叶天士）。可见"通降"二字在脾胃病病机和治法中，占有重要地位。近贤董建华先生著有《通降论》，述理详明，颇切实用，垂惠后世，开导末学。胃以通降为顺，各种致病因素均能导致通降失调、气机不利，并非仅有寒湿、气、积。然则阴伤气逆之例，临床较为少见，此皆病程延绵，久病伤阴之故。一贯煎治疗此病，已成通方，国内名著颇为推崇，各有专论。加木蝴蝶、生麦芽、炒白芍三味，是增强疏肝敛阴、行气止痛之效。张锡纯谓生麦芽"为补助脾胃药之辅佐品……其性善消化，兼能通利二便，虽为脾胃之药，而实善舒肝气"（《医学衷中参西录》）。本品疏不伤阴，消不耗气，效冠肝脾，一药两用，为治疗脾胃病中正和平之品。运用此法，辨舌固然重要，但临床若见证候典型，而舌苔如常者，当舍舌从症（证），舌（舌质红，苔光脱）、症（证）俱备，而证对、法准、药不灵，久治无效者，当考虑已不属脾胃自病，不少病例，最后查出缺"锌"，当以药食兼补，可以康复。

五、升清建中法

主治：上述诸病，症见脘腹作胀，饭后胀甚，隐隐坠痛，站立不适，平卧则缓，头昏神倦，四肢疲软；或动则脘中有水声荡漾；或收腹吸气，腹中辘辘肠鸣；大便或溏或结；形瘦面黄，舌淡，苔薄白；或舌淡而小，苔根腻；脉沉细或虚豁。多见于低张胃、"丁"字胃（胃轻瘫）、胃液潴留、胃下垂、内脏下垂等病。

方选：

1. 形体修瘦、血压偏低者，加味补中益气汤（补中益气汤，用枳壳易陈皮，加葛根 30g、桔梗 8g）。

2. 脘中荡漾、中焦停饮者，苓桂升陷汤（茯苓 30g、桂枝 10g、炒白术 15～20g、炙甘草 8g、升麻 8g、柴胡 8g）。

3. 脘腹皆胀、叩之如鼓者，枳术升陷汤（枳壳 10～20g、炒白术

20g、升麻 8g、柴胡 8g）。

加减：

以上三方——

1. 便秘者，加火麻仁 30g、桃仁泥 15g。

2. 便溏者，加煨葛根 30g、赤石脂 15g。

3. 胀甚者，加木香 8g、砂仁 5g。

4. 痛甚者加炒白芍 20g、炒防风 12g。

按：纳与化、升与降是脾胃生理功能的"动力源"。纳化升降受到破坏，脾气不升反降，中宫不固，收摄无权，即出现一派"中气下陷"之象。具体表现于胃壁失去弹性，松弛不收，其位下移。所以说"脾宜升则健"。《素问·经脉别论》云："饮入于胃，游溢精气，上输于脾，脾气散精。"阐明了脾与胃互为协作的生理关系。在病变情况下，脾运不健，不能为胃行其津液，生化乏源，越陷越下，罹于缠绵难起之病症。治之必须辨证审慎，斟酌选方，运用药疗、食疗、体疗、气功、按摩等综合疗法，即现代所谓的"鸡尾酒疗法"，随症（证）应变，愈疾为期。近贤岳美中先生指出："治急性病要有胆有识，治慢性病要有方有守。"顽疾顽治，守方久图，是为正治。枳壳，根据实验观察，具有收缩内脏平滑肌的作用，是一味很好的"胃动力"药。按传统观点，气虚之证，用破气之药，岂不倒行逆施；但实践之，疗效甚好，其药理作用，有待进一步探索。

六、降逆平冲法

主治：上述诸病和其他杂证，症见干哕、呕吐、嗳气、呃逆或呕吐酸涎；或嗳则胸痛，上冲咽门，如灼如嘈；舌质淡，苔薄白或薄黄，脉弦紧或正常。多见于反流性食管炎、急慢性胃炎、幽门梗阻、幽门痉挛、神经性呕吐、胃肠神经官能症、膈肌痉挛、倾倒综合征、妊娠反应呕吐重症及其他外感热病等。

方选：

1. "嗳、哕、呕、吐、呃"只是一类症状，一般病愈逆自平。如果该症状变为主症，就必须拟用专方，方选二陈汤（陈皮 12g、生半夏 15g、茯苓 25g、甘草 6g）加减化裁：

（1）反流性食管炎者，加煅瓦楞子 40g、海螵蛸 20g、白及片 20g、生姜4片，先煎20分钟。

（2）慢性胃窦炎者，加蒲公英30g、川椒8g。

（3）幽门痉挛者，加炒白芍30g、炒枳壳10g。

（4）神经性呕吐及倾倒综合征者，加代赭石30g（先煎）、金沸草12g。

（5）习惯性嗳哕者，加金沸草12g、苏叶5g、苏梗5g。

（6）膈肌痉挛者，加代赭石30g、炒白芍30g、丁香5g、金沸草15g、柿蒂4个。

2. 小儿杂病呕吐者，改用小半夏加茯苓汤（生半夏、茯苓、生姜）。

3. 外感热病呕吐难止者，用王孟英连苏麻沸饮（黄连、苏叶）。

4. 妊娠呕吐之重症，多方无效者，用连苏麻沸饮加鲜竹茹。

按：胃为阳土，其性易动、易逆、易升、易越，因此"胃宜降则和"。外感、内伤、饮食不节或肝气犯胃，或术后气逆（倾倒综合征）等，皆能引起胃气不降，上逆作呕，甚则上犯胸宇；肺胃之气，闭塞不通，势皆宣发向上，则胃失和降、肺失清肃，呕逆更剧。因此，善降逆者，必须先通肺胃之气，使之宣降相得，冲逆自平。吴鞠通制上焦宣痹汤，方中用射干、枇杷叶，即为轻宣肺痹，而止呕逆，可以借鉴。选用金沸草、苏叶、苏梗、射干以及枇杷叶等轻宣行气之品，加入沉降之剂中，体现了"宣、通、降、和"的协同作用。生半夏加姜同煎，其力雄倍，并无毒副作用，沪地著名中医机构，从来不用制半夏。金沸草即旋覆花的全草，江浙一带称为旋覆梗，其性较花为缓，善通肝气、和肺气、降逆气。小半夏加茯苓汤、连苏麻沸饮，方组简单，屡愈顽疾，临床医家不可轻视这些单捷之剂的小方。

七、消积导滞法

主治：上述诸病，症见嗳腐吞酸，脘腹饱胀，疼痛时作，按之则剧，矢气恶臭，大便不爽；舌质暗，苔黄厚腻、或糙、或垢。多见于急性胃炎、轻度胃扩张、慢性胃炎急性发作、急性胆囊炎、胰腺炎等。

方选：

1. 硝莱通结汤。炒莱菔子30g、元明粉15～20g（冲）。先服。

2. 加味平胃散。平胃散加山楂20g、生麦芽30g、莱菔子20g、生半夏 15g。后服。

按：暴饮暴食的酒食家，胃纳过胜，脾运障碍，食积停滞中焦，破坏了脾胃的纳化、升降互为协调的生理功能，出现了食积停滞之症。邪居中焦，先用张锡纯的硝菔通结汤下其积滞，荡邪务快，勿使上逆；其后再以加味平胃散巩固之。嘱患者节制饮食，加强锻炼，康复较快。所谓"实则泻之易"，但自古及今，众多脾胃派的温补学家，反对"消导"二字，唯恐挫伤中土。明·赵献可云："至若山楂、神曲、麦芽三味，举世所常用者，余独永弃。"赵氏治疗食积（消化不良、急性胃炎等），主张"补火生土，以助脾运"，拟用桂附地黄丸来治疗食积停滞之症，是不符合客观事实的。李东垣却不然，他在《内外伤辨》中推出的三棱消积丸等 7 个方剂中都有巴豆、莪术、神曲等。所以只要辨虚实、分标本，"焦三仙"也是具有其特殊疗效的。传闻脾胃派的一位医家，用葶苈子 14 粒，莱菔子 8 粒，不免过分谨慎，成为千古笑柄。关于急性胰腺炎、急性胆囊炎，应用此法，再另立他方。

八、调理心脾法

主治：上述诸病，迁延日久，症见精神恍惚，郁郁寡欢，呻吟带语，涕泪俱下，积虑善感，失眠多梦，口淡乏味，纳呆厌食，时时疑有恶变，天天无处不苦，状若"脏躁"；舌淡红，苔薄白或薄黄，脉细带数。多见于胃肠神经官能症、自主神经功能紊乱等。

方选：

1. 甘缓潜宁汤加减。珍珠母 40g（先煎）、炙甘草 8g、小麦 30g、大枣 4 枚、百合 30g、知母 15g、白豆蔻 5g、生麦芽 30g、生地 20g、石菖蒲 10g、远志 8g、朱茯神 30g。

2. 艾条两支，睡前温和灸涌泉穴 10 分钟；或意守脚心，用拇指尖重推涌泉穴左右各 100 转，勿数错。一晚灸，一晚推，交替进行为佳。

3. 内关压豆疗法（见"方药评述·外治辑要"）。

按：因病致郁，缠绵难愈。"病久必虚"，脾虚不能化生气血，上奉心神；"子病及母"，心脾同病；"子盗母气"，心气益亏。可见失眠多梦、精神抑郁等，精神、神经症状。此为本脏自病波及他脏，是为"寐不安，则胃不和""心者，五脏六腑之大主也"，欲安其胃，必先养其心。张景岳言："善治脾者，能调五脏，即所以治脾胃也；能治脾胃，而使食进胃强，即所以安五脏也。"况乎患此类疾病者，大多已久服治胃之药而效机难立，故拟用甘缓潜宁之剂，安神定志，恢复睡眠，气郁顿解，脾胃自和；并以关切的态度做深入细致的思想工作，"告之以其败，语之以其善"，借助语言暗示，进行良性诱导，建立"意识效应"。同时，令其坚持体疗，加强食疗。除此之外，患者务必贯彻执行日本·森田正马氏疗法，走出静养遣休的困境，做到按时作息，边工作、边劳动、边生活、边治疗，可安排短程旅游，或培养兴趣爱好，顺其自然，优哉游哉，随它去；逐步进入"悠游闲岁月，潇洒度春秋"的精神境界，使自身注意力从心灵深处转移到外部世界，从而截断"精神交互"的恶性循环，胃病自然痊愈。

讨论

1. 胃镜象与中医客观辨证相结合，显然是延伸了中医四诊的深广度，使中医的辨证论治体系增添了客观成分，对创造现代化的中医临床医学具有深远意义，值得倡导。如果再进一步，将胃镜象与中医舌诊相结合，互为参证，作出结论，来指导治疗，可谓珠联璧合、锦上添花。

2. 现代中医临床家，主张辨证与辨病相结合，是个可行性措施。中医的一个证，包括了现代医学许多病；现代医学的一个病，又可以出现许多证。上述八法是按照"有是证必用是法"来循证立法、据法处方、随法加减、灵活运用的，但也不能脱离专病专方的对症治疗。岳美中先生主张，专病、专证、专方、专药，与辨证论治相结合，才是较有成效的可靠性措施。证型既准，舍病从证；证型不明，舍证从病，拟用专病专方；从而增添了辨证论治的灵活性。

3. 胃病，民间俗称"寒食气"，这三个字既是病名，又是病因，非常符合客观现实。"寒、食、气"在胃病未发前是主要的诱发因素，既发后又是决定转归的重要条件。寒则凝聚，凝聚则痛；食则壅滞，壅滞则积；气则逆乱，逆乱则变。中医学认为，尤其是"气"（怒）最为敏感，"胃是第二张脸皮"，面容的表情是胃的外候，说明了精神因素对胃的影响很大，这种朴素的高级中枢（君主之官）起主导作用的认识，比巴甫洛夫学说要早 2000 多年，是祖国医学的骄傲。李东垣在《脾胃论·卷中·安养心神调治脾胃论》中言道："善治斯疾者，惟在调和脾胃，使心无凝滞，或生欣欣，或逢喜事，或天气暄和，居温和之处，或食滋味，或眼前见欲爱事，则慧然如无病矣。盖胃中元气得舒伸故也。"化郁怒为欢乐，欢欣喜悦的心境，能使"胃中元气得舒伸"，这种先进的精神疗法，显然是超凡卓越的。

4. "饥饱劳役"亦为胃病的致病因素。"劳役"二字，均为"动"，意指过分劳累能以发病。然而，贪图安逸也不例外，故王孟英认为，应改成"饥饱劳逸，皆能致病"比较合适。陆九芝更具体地提出："自逸病之不讲，而世但知有劳病，不知有逸病，然而逸之为病，正不小也。"(《逸病解》)由于物质文明的不断提高，人们动辄以车代步，以逸待劳，缺乏锻炼。因此，当前食少形瘦或腹大肢削的"肌肉饥饿症"屡见不鲜。脾主肌肉，脾主四肢，脾喜健运，"欲令脾实，气无滞，饱无久坐"(《素问·刺法论》)。意味着，要想脾胃功能旺盛，必赖之以"动""劳者温之，逸者行之""行"即动也。坚持适当的体育锻炼，确能调理脾胃，有利康复。"闲暇则病，小劳转健。"这便是陆久芝先生早在100多年前提出的"运动处方"。

5. 胃病强调忌口，但在某些特定情况下，也可以放宽食谱，让病人在日常生活中，逐步摸索自己的胃对食物选择的"喜"和"恶"。《素问·藏气法时论》云："气味合而服之，以补精益气。"叶天士说得更为具体："食物自适者，即胃喜为补。"(《临证指南医案·卷一·虚劳》)比如，胃病通常忌食大蒜(辛辣刺激)，但有些人吃了大蒜反而舒适，就可以不忌。叶天士更明确地指出："其人素好之物，亦可酌而投之，以醒胃气。"胃病患者只要血脂不高，舌苔不腻，可以不忌油荤，常吃些肥肉，有利于康复。李东垣深有体会地说："须薄滋味之食，或美食，助其药力，益升浮之气，而滋其胃气也，慎不可淡食，以损药力，而助邪气之降沉也。"(《脾胃论·卷上·升阳益胃汤》)故胃病一味强调清淡饮食是不科学的。

6. 治疗胃病，当开始时临床用药可以中西结合，此病看中医者，首诊病例很少，治疗过程中，只要有利于治疗，可以暂不停西药，过一阶段可以递减而停之。

7. 关于Hp(＋)的问题。为什么有一部分慢性浅表性胃炎的病例，胃镜象很轻，而临床症状表现很重，提示Hp(＋)，服了大量的庆大霉素、阿莫西林等抗菌药治疗，却是无效，直到转看中医后，症状才渐渐缓解而痊愈？这是中医药学整体疗法的结果。到目前为止，从中药中寻找直接杀灭幽门螺旋杆菌的特效药很少。辨证地服用"平胃""四君""理中""枳术"等汤，安中和胃，枢转气机，增强了人体自身抗病力、免疫力、修复力和自我调节功能，使"胃中元气得舒伸"，达到"扶正祛邪"的目的，幽门螺旋杆菌不攻自灭，这就是中医药学的一大特色。还可以令病人常吃大蒜（生吃、半生半熟吃、腌吃、醋泡吃均可，但不能熟吃），可以杀菌防癌。

（本文曾发表于：《安徽中医临床杂志》，2001 年 8 月，第 4 期；《安徽中医临床杂志》，2001 年 10 月，第 5 期；厦门大学"清阳客栈"，2003 年 7 月，收录）

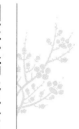

国医大师路志正『调脾胃法十八字诀』研学心得

国医大师路志正教授曾言道："调脾胃法十八字，执中央，运四旁，怡情志，调升降，顾润燥，纳化常。"深入研究学习之，实可谓"清言宣至理，古意发高文"，寥寥十八字，升华了整个《脾胃论》之精髓，道出脾胃病治法之真谛，拜读之后，虔敬潜心，感悟良久，受益匪浅。兹将研学心得浅述如下。

一、执中央

"执"者，统御持守；"中央"者，脾胃也，仓廪之官，通于土气。土能生万物，在人为脾胃，后天养先天，故云："脾胃为后天之本，气血生化之源。"中医所言"脾胃"，非解剖学上的脾与胃，而是泛指整个消化系统，"脾胃功能"即泛指消化系统生理功能。李东垣所著《脾胃论》有云："内伤脾胃，百病由生。"调节好脾胃功能的状态，对任何疾病的预防、治疗及愈复，都起着至关重要的作用。在临床诊治中，无论何种类型的脾胃病症（包括其他疾病），其治疗都要把握住"脾胃为本"的原则，通晓"有胃气则生，无胃气则死"的道理，先执其"中央"，再根据不同的症状和证型"对症（证）施治"，从而增强疗效，事半功倍。

二、运四旁

所谓"四旁"，东方肝木，南方心火，中央脾土，西方肺金，北方肾水，脾在中央，"肝心肺肾"为"四旁"；脏腑互为表里，合体于四肢百骸，亦可统称为"四旁"。五脏六腑一旦病变，因生克乘侮之故，会互为传变，亦可将异常表现于骨肉皮毛。脾胃是人体气机升降调节之枢纽，更容易受到"四旁"病变带来的影响。脾胃病中的肝气犯胃证、脾肾阳虚证，消渴病中的肺胃热盛证、气阴两虚证，以及"治痿独取阳明"的痿证等，都是以脾胃病为主或相关的，脏腑经络等处病变相互传变影响的典型代表证候。"运四旁"的意义，就在于对发生传变的脾胃病证候，有针对性地进行相关传变部位（脏腑、经络、气血、津液等）的调理，以达到平衡阴阳、标本兼治的目的。

三、怡情志

《灵枢·天年》曰："血气已和，营卫已通，五脏已成，神气舍心，魂魄毕具，乃成为人。"只有形与神俱，才能身心康健。五脏藏神，称之"五神"（神魂魄意志），五神运转，化生七情六欲。情志过极，易生内伤；脏腑失调，情志亦异。脏腑之中，肝藏魂，为情志之本；脾藏意，为情志之枢；肝喜条达，脾喜健运。脾胃之气的正常运行（消化纳常）与肝木之气的舒畅调达（情志调和）有直接关联。张仲景所著《金匮要略·脏腑经络先后病脉证》云："见肝之病，知肝传脾。"肝脾不和（木乘土、土侮木）诱发脾胃病、情志病，其发生发展的过程常有"情志＋脾胃"双病相伴的症状。临床上常见的七情内伤、郁症、脏躁、肝胆病等引起的脾胃不适，脾湿气郁、湿热蕴脾等引起的肝胆（情志）病症，以及慢性脾胃病长期不愈导致的抑郁、焦虑、自主神经功能紊乱等精神、神志异常，均是"情志＋脾胃"双病相伴的典型代表（心身疾病）。这是当前社会及临床上的常见病，也是脾胃病中最复杂、最棘手的难症。针对此类疾病的治疗，要在调理脾胃的基础上，依照实际病症的轻重缓急，主次有别地加以疏调情志的治疗方案，例如以柴胡疏肝散、逍遥散、柴胡桂枝龙骨牡蛎汤、百合知母汤、甘麦大枣汤等为代表的中药疗法，以取穴神门、内关、三阴交、足三里等穴位为代表的针灸疗法，以抗焦虑、抗抑郁、安神镇静为代表的西药疗法，以及以谈心交流、心理疏导、劳作运动、山乡游乐、旅行度假等为代表的心理行为疗法（即古老又时尚的，古希腊·希波克拉底的自然疗法及日本·森田正马氏疗法），等等。临床上多推荐综合使用上述治疗方案，而其中心理行为疗法尤为重要，必不可少。心理行为治疗的目的在于将患者注意力从身体和内心深处，转移到外部世界，从而截断"精神交互"的恶性循环，逐步进入"悠游闲岁月，潇洒度春秋"的良好精神环境（境界），这是仅靠"针砭药石"治疗所不能达到的。所谓"怡情志则气机畅，气机畅则百病愈"，如是此理。

四、调升降

叶天士《临证指南医案·脾胃》云："脾宜升则健，胃宜降则和。"临床上常见的脾胃病症（证）中，约有半数以上会出现气机失调、胃失和降的症状，如脾虚中气不足（下陷）所致的脘中虚胀（低张胃、胃下垂），胃气上逆所致的嗳气、呃逆、反流、呕吐，肝胃气滞所致的胃痛、胃胀、痞满，胃部手术后产生的倾倒综合征等。作为脾胃病治法中相对常用而又重要的一环，临床辨证"升与降"的准确性，直接关乎疗效和预后。对此类病症最具有代表性的治疗方剂就是小补中益气汤（升—轻症）、补中益气汤（升—重症）、小半夏加茯苓汤（降—轻症）、旋覆代赭汤（降—重症）。此外，在对其他类型脾胃病症的治疗中，也要依据实际情况，适当地加以调理气机的方案（药物、针灸、火罐、心理行为治疗等），为治疗增添助力。

五、顾润燥

论脾胃之辨，二者虽同土脏，却有阴阳之别。《临证指南医案·脾胃》云："太阴湿土，得阳始运；阳明阳土，得阴自安。以脾喜刚燥，胃喜柔润也。"脾为阴土，以阳为用，恶湿，宜温燥；胃为阳土，以阴为和，恶燥，宜滋润。阴土得阳无寒湿之忧，阳土得阴无风燥热之患，阴阳平衡，脾胃调和。若内外寒热过极，寒则脾阳折损（实证—脾胃寒湿，虚证—脾阳虚），热则胃阴亏耗（实证—脾胃湿热，虚证—胃阴虚），其对应的典型证候有：理中汤证、黄芪建中汤证、附子理中汤证、平胃散证、白虎汤证、沙参麦冬汤证等。而对于寒热虚实错杂的复杂证候，温凉润燥兼顾，是为效法。临床上常适用于慢性萎缩性胃炎、肠化、低级别上皮内瘤变的治疗。

六、纳化常

"纳化"是脾胃最基本的功能，无论是对于哪一种类型的脾胃病症（包括其他疾病），维护"纳化功能"都是最为基本的治疗要诀，这正与首三字"执中央"相呼应，常用治疗方法有健脾、开胃、消食、化滞、助运等。临床中时有见到因治疗脾胃病辨证不当，或在治疗其他疾病的过程中过度用药，伤及"胃气"，严重影响脾胃纳化功能，引发"药伤"（如药物性胃炎），致使患者旧疾未愈，新病又生，缠绵反复的情况。因此，"纳化常"是我们每一位临床医生在治疗任何疾病的过程中，都务必要引起关注并加以重视的一个环节，也是一项非常重要的治病原则。综上所述，只要能够熟练掌握并灵活运用"调脾胃法十八字诀"，按舌苔脉证调理之，自然纳化正常，症消病愈，而无患矣！

后记

1985年，家父张琼林在中华中医药学会第二届理事会任职理事期间，两次邀请医界泰斗路志正教授、董建华院士、焦树德教授、朱良春教授、方药中教授、颜正华教授和赵绍琴教授赴皖讲学。当时轰动华东五省（江、浙、皖、鲁、豫），前来听课者多达700余人。时光荏苒，岁月穿梭，辗转至今已有36年矣！时至2020年，家父91岁，喜逢国医大师、医界寿星路志正教授101岁寿诞之庆，张、路两家相会北京，为路老祝寿祈福。我们再次聆听路老讲述"调脾胃法十八字诀"的临证应用，谆言教诲，晰隐发奥，又增新意。前辈所赐要诀，定当虔心研学。研其道，学其法，会其意，明其理。整篇行文仅有十八字，却道破脾胃病治则治法之"天机"。观之行文法意，处处妙笔生花。"执中央"与"纳化常"首尾呼应，天乾地坤；"运四旁""怡情志""调升降""顾润燥"不分彼此，互根互用。十八字浑然一体，宛如太极，阴阳有序，变化无穷，形成了一个整善精炼、完美无瑕、巧奥神妙的"调脾胃法诀"，实乃医家之至宝，临证之指南！路老虽已至期颐之年，却依然坚持临证诊病和学术研传，这种治医治学的精神是何等的崇高和伟大，是我等后辈的标榜，难以望其项背。前辈所总结的临床经验，恰似浩瀚烟海中孤岛灯塔上的明灯，指引我等后辈在茫茫医海的航途中的前进方向。

书文致此，谨向为祖国中医药传承事业，不知劳倦，奉献一生的路老前辈，致以最崇高的敬意！

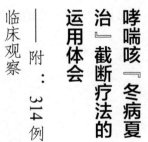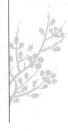

哮喘咳「冬病夏治」截断疗法的运用体会
——附：314例临床观察

本院自 1979 年开始，运用"三伏针和贴药疗法为主，扶正固本中药内服为辅"的综合疗法，对 314 例哮、喘、咳（慢性单纯性支气管炎、慢性喘息性支气管炎、支气管哮喘）患者实施休止期的"冬病夏治"截断疗法，其缓解症状，控制复发，疗效较好，分述如下。

1. 病例选择

（1）年龄以 4～16 岁的儿童的慢性哮喘型支气管炎为主要对象。

（2）每年发病持续 2～3 个月，连续 2 年以上者。

（3）发病有明显季节性，秋冬必发，或因着凉、感冒而四季均发者。

（4）无中度以上肺气肿及肺心病者。

2. 一般资料

本组男 166 例，女 148 例。慢性单纯性支气管炎 51 例，均为 50～60 岁患者；慢性哮喘型支气管炎 254 例，均为 4～16 岁儿童；支气管哮喘 9 例，均为成人病例。其中有 21 例曾做过脱敏疗法，全部为门诊预约，曾反复住院而病情难制的经治病例。

3. 疗效标准

（1）显效：通过贴治，哮、喘、咳基本控制在 2 年以上未曾发病者。

（2）有效：通过贴治，症状明显减轻，发作次数减少者。

（3）无效：通过贴治，症状没有丝毫改变者。

4.治疗方法

（1）三伏针贴药疗法：于每年"入伏"后选择一个晴好天气，取身柱穴，皮肤常规消毒，用不锈钢针刺入得气后，稍加捻转，立即出针，复加火罐，形成深度瘀血（如针孔出血过多，可以立即起罐），起罐后拭去血污，针孔处置放温肺逐寒散 3cm×3cm 面积，外用胶布固定。小儿 6～8 小时，成人 8～12 小时，必须按时揭去，轻轻擦去皮肤上的药粉，不要擦破小水疱，再用无菌敷料保护之。15 天后于身柱穴下，脊突间凹陷处，再如前法，施术 1 次。每年 2 次，为 1 个疗程，一般连续 3～4 年。

按：本病多为"寒入背俞，内合肺系"所致。叶天士提出，以"温通肺脏，下摄肾真"为主治法则。陈修园主张，必须佐以各家灸法，或"三伏贴药"方能"断其根株"。两位大师对这种顽绵之疾，提出了确切的治则和治法。温肺逐寒散，辛温大热，功能祛寒平喘。选择盛夏施术，天时药性，两阳相得，其力雄倍。再加以针刺、拔罐，除其固有的作用外，且有利于药物的性能透皮导入，直达肺系，深入固寒顽痰聚结之窝巢，发挥强大的温化逐寒之功。本疗法在其他"冬病夏治"贴药疗法的基础上，又改进了一步，从而提高了疗效。但必须按时揭去外敷之药，否则会因溃破难敛而发生意外。除此，别无任何副作用。

（2）猪卵五味子汤（见"方药评述·内服方剂"）：于三伏针贴药疗法施术当年的"霜降"以后，连服 6 剂（12 天），继则每周再服 1 剂，连续 4～8 周，用于小儿。

按：本方功效为"固摄肾真"，以补肾益气为主，来增强人体免疫力和抗病力。据报道，肺、脾、肾三脏之虚，影响免疫功能的程度是肺虚＜脾虚＜肾虚。无论是细胞免疫、体液免疫还是非特异性免疫都基本是这样一个规律。因此，补肺不如补脾，补脾不如补肾。从补肾着手来防治本病，具有一定的临床意义。"虚则补其母"，隔两脏补法，其疗效方可持久。也可以说本疗法是建立牢固的远期疗效的得力措施。肾为生命之根，诸阳之源，以温补肾阳、上病治下，来截治哮、喘、咳，亦体现了中医学整体观和方法论的固有特色。小儿为稚阴稚阳之体，拟用桂、附、参、茸等温烈之品，似乎不甚妥帖，猪卵五味子汤之功效，可谓周到得体，且物美价廉。

（3）补肾固本丸（见"方药评述·内服方剂"）：即陈夏六君子汤加

胎盘、钟乳石、北五味子、补骨脂组成。炼蜜丸如绿豆大，每服 50～60 粒，每日 3 次，或用淫羊藿 30g 煮水送下；连服 15 天，停 5 天。成人在三伏针贴药疗法的当年"霜降"后服之，效佳。

按： 由于成人的生理、病理和病变情况的不同，预防截治的方药也有所区别。20 世纪 70 年代，国务院组织攻克老慢支座谈会，征得各位名家的学术见解和临证治验，共同总结并达成共识——"咳、喘、痰、炎"在发病过程中，内在变化的病机转变是防治本病的重要手段。"咳喘"是标（症状），"痰炎"为本（病因）。"脾为生痰之源"，因此，脾为本中之本。脾不化湿，湿聚痰生，浊痰留滞气道，致使清肃障碍而炎症加剧；炎之加剧，又会渗出成痰；痰炎互为因果，故病情难制，复发难已。所以健脾化痰、固肾培元是一项广义的标本兼治的有效措施。基于这一病机特点，十分契合补肾固本丸方证，故而非此莫属。

（4）温肺逐寒散：白芥子 25g、白胡椒 25g、硫黄 25g、斑蝥 10g。共研极细粉，密装备用。

按： 白芥子味辛、性温，辅以白胡椒、硫黄之辛燥大热，佐以斑蝥之穿透引经功能，深达肺系，涤除阴寒久凝之老痰顽饮（宿邪）。三伏外贴，时令与药性两阳相得，以增强祛寒温肺保元（增强机体免疫力、抗病力）之功，截断病势，控制复发（新感）之效。

5. 疗效观察

见表 3。

表 3　314 例疗效分析

病种分类	例数	显效	有效	无效	有效率（%）
慢性支气管炎（成人）	51	10	24	17	66.7%
慢性喘息性支气管炎（小儿）	254	82	166	6	97.6%
支气管哮喘（成人）	9	1	2	6	33.3%
合计	314	93	192	29	90.8%

注：本疗法对儿童慢性喘息性支气管炎疗效比较显著，254 例中显效 32.3%、有效 65.4%、无效 2.4%。对老年慢性支气管炎，疗效较差，51 例中无效率占 33.3%，支气管哮喘疗效更差，9 例中无效率占 66.7%，不过病例较少，不能说明问题。

6. 病案举例

病案一：朱某，男，13 岁。初诊日期：1979 年 2 月 12 日。母代诉，患儿 8 个月早产，缺乳喂养，4 个月体重仅 5250g。3 岁时患慢性喘息性支气管炎，不分季节，受寒即发，间隔时间，最多不超过 2 个月。反复住院，屡医屡发。6 岁时患黄疸型肝炎，8 岁时患肺门淋巴结核。自此，体质日衰，一蹶不振。哮喘发作频繁，秋冬之季虽闭户不出，亦难控制。今发病三天，用茶碱和抗生素类无效。诊其形瘦面黄，气短神惫，额汗涔涔。舌淡，苔薄，脉细数。桶状胸（+），全胸片示肺纹理增粗。证属先天不足，脾肺两虚，外邪乘虚而入，发为斯疾。先拟清金宣肺、化痰定喘，以治其标；再拟针药并用、培补脾肾，以治其本。处理：①加味白前三拗汤（见"方药评述·内服方剂"）6 剂，辅以止嗽定喘散（见"方药评述·外用方剂"）外贴"身柱"。②预约当年 8 月来接受三伏针贴药疗法，配合服药（猪卵五味子汤），冀于根治。家长爱子心切，按时预约施术。1980 年 8 月 13 日第二次接受施术。母代诉，通过治疗病势已去六成，去年秋冬仅小发作几次，稍事处理即可平息。入春以来，已停用各类西药。1981 年 7 月 8 日其母来咨询，去冬仅小发 3 次，今春 2 次，病情基本得到控制。今年暑期打算去沪地外婆家度假，要求带药如期自贴，不欲再行针刺。预约按时（霜降后）来取药巩固。1982 年只在"国庆"之后来取内服方药巩固，未再贴药。1984 年 11 月 2 日追访，痊愈。今夏已能入池游泳，冷饮亦无妨。已成长为一位健美的高中生。

病案二：李某，女，36 岁，菜农。初诊日期：1980 年 3 月 12 日。患者 4 岁时患慢性喘息性支气管炎。6 岁时出麻疹病势加剧，着冷即发，冬日必剧，医药无效，而失去医治信心，听天由命，17 岁时而不药自愈。23 岁时，因产后沐浴，不慎冒风。旧疾复发，病情益剧。住院拟诊：①喘息性支气管炎；②支气管哮喘。拟用麻黄素、茶碱类及平喘气雾剂为常年必备之药，迁延十几年不愈。刻诊：面色惨淡，舌质淡小，苔薄，脉细濡。胸片示肺纹理增深，伴轻度肺气肿，膈肌下移。现正处于缓解期，以温肾、健脾、益气、固表之剂维持。预约"冬病夏治"截断疗法。兼服补肾固本丸和六味玉屏风散"煮散"剂（见"方药评述·内服方剂"），送服胎盘胶囊（见"方药评述·专用胶囊"），交替服用，计 4 个疗程（1980 ～ 1984 年）皆应约治疗。自述从第二疗程之后从未剧发，病情由渐渐减轻到基本控制，体重由 46kg 升到 52kg。

7. 几点体会

（1）慢性支气管炎和慢性喘息性支气管炎，属于临床常见顽绵难愈之疾。一般只重视发作期的应急被动治疗（祛痰平喘），而忽略了缓解期的积极预防措施（扶正培元）；只强调被动免疫，而疏忽自动（主动）免疫。甚至对于儿童病例怀着"男二八，女二七"自然缓解的侥幸心理，往往延误病机，成年之后，罹于痼疾（心肺器质性改变），虽无性命之忧，但有终身之苦。本疗法尤其是对于"稚阴稚阳"之体效佳，因正值青春前期，肾气日充，中元渐旺，紧紧抓住这个人体生理变化最大转折点的时机，坚持防治。再加以精心调摄，往往病情很快得到控制，走向康复。其根治意义，洵非夸耀。

（2）本疗法以"未病先防，预防为主"的精神，参考诸家"冬病夏治"方药之长，组成外贴内治的综合疗法，在非发作季节进行贴治，近发作季节兼服中药，一般均能减轻症状或控制复发。6 年来，选择收治 314 例，除 29 例无效外，一般接受施术 1～3 年，均可以增强体质，提高抗病力，控制外感，病情得到缓解或截治成功。比单项贴治或服药，疗效更为牢固。

（3）314 例中，有 3 例 9～14 岁儿童（男 1、女 2），1 例 62 岁老人忘了或误记按时揭去外敷之药，竟贴了 8～15 天之久。由于药物对皮肤刺激性较强，局部竟形成 2cm×2cm 至 3cm×3cm 大小面积的，表面覆盖坏死组织结痂的深黑溃疡，看来非常惊人。通过清创敷药，很久才愈合，但疗效却十分可观，一次获得成功，控制复发。居然收到了全国有名的湖北洪湖"重创化脓灸"般的临床疗效。然而总归是一失之得，不敢重复。

（4）通过 314 例临床观察，发现发育前比发育后疗效高，青年比老年疗效高，病程短比病程长疗效高。支气管哮喘因病例少，其疗效尚难肯定。本病为易发病种，因此在治疗中和治愈后仍须避免诱发因素的干扰，做到慎风寒、节饮食、调情志、常锻炼，以利彻底康复。

（本文曾载于《中华全国中医药学会第二次学术年会汇编》，1986 年，重庆）

化坚逐痹酒治疗痹证 255 例临床报告

"痹者，闭也。"（张景岳）本病为正虚邪客，壅闭经络，气血不行，不能随时宣散，郁久而成。邪郁既久，故疼痛肿胀、酸麻重着、伸屈不利、苦楚不堪，而缠绵难愈。《临证指南》指出："有周痹、行痹、肢痹、筋痹，及风寒湿三气杂合之痹。"较之《素问·痹论》的"五体痹"分类更为现实。显然包括了风湿、类风湿性关节炎，肌炎，肌筋膜炎，骨质退行性变等骨伤科疾病。笔者 5 年来（1987～1991），运用自拟方化坚逐痹酒，治疗各类痹证 255 例，疗效满意，报告如下。

1. 临床资料

本组 255 例，基本均非首诊患者，治疗前大都经外院专家确诊，治之效逊，复来门诊。其中腰臀肌筋膜炎 50 例，肩关节周围炎 44 例，风湿性关节炎 31 例，腰肌纤维组织炎 24 例，颈椎增生（神经根型）23 例，类风湿性关节炎 20 例，腰椎间盘突出症 18 例，腰椎增生 16 例，跟骨增生 11 例，梨状肌综合征 8 例，腰椎间盘突出症手术后遗症 6 例，硬皮症 3 例，强直性脊柱炎 1 例。年龄最小 18 岁，最大 67 岁。

2. 治疗方药

化坚逐痹酒

组成：威灵仙 40g、制川乌 15g、虎杖 30g、制乳香 10g、制没药 10g、土鳖虫 20g、麻黄 20g、青木香 20g、制草乌 15g、骨碎补 20g、川蜈蚣 5 条。

制法：上药打碎装入玻璃瓶中，浸粮食白酒 1750～2000mL，密封，每日摇荡 1 次，10 天后服用。每服 1 酒杯（约 20～30mL），每日 2～3 次，饭后服。服完 1 料为 1 疗程，一般须 2～3 疗程。

方解：该病系风、寒、瘀、痰久凝不化，阻遏经气及脉肉筋骨，困滞不展，而致酸麻僵痛，缠绵难愈。其病机和治法，古有明训："邪入于阴则痹。"（《素问·宣明五气》）"诸痛为实，痛随利减。"（王好古）故非辛通攻达，不能蠲邪。本方以威灵仙配麻黄，辛达透骨，荡痹力雄；川乌配虎杖，寒不滞邪，温不伤阴，活血定痛之功益彰；两组药对配伍，相使相制，以增强乳没、土鳖虫、蜈蚣诸品消瘀通络之效。青木香专行经脉之气，以推进药力。引经药骨碎补"功专入肾补骨……俾其肾补骨坚，破瘀生新，而病即除。"（《本草求真》）为骨伤科近贤之经验用药。诸药相合，使气运、血行、脉通、痹达而诸症悉平。

加减：

（1）分类

①风痹者，加秦艽 20g、蕲蛇 20g。

②寒痹者，加桂枝 15g、细辛 15g。

③湿痹者，加炒苍术 15g、羌活 10g、独活 10g。

④关节僵肿者，加全蝎 12g、炮甲片 20g。

（2）分部

①上肢痛者，加白芷 15g、羌活 15g。

②脊背痛者，加桂枝 15g、川芎 15g。

③腰尻痛者，加淫羊藿根 20g、狗脊 20g。

④下肢痛者，加粉防己 20g、独活 20g。

3. 疗效评定

症状完全消失，肢体关节伸屈自如者为治愈；疼痛酸胀显著减轻，肢体活动基本正常者为显效；服药 3 个疗程，临床症状与服药前毫无改变者为无效。

4. 治疗效果

见表 4。

表4　255例痹症各型疗效统计表

病种分类	例数	治愈	显效	有效	无效
腰臀肌筋膜炎	50	43	5	2	0
肩关节周围炎	44	40	3	1	0
风湿性关节炎	31	22	4	3	2
腰肌纤维组织炎	24	17	5	2	0
颈椎增生（神经根型）	23	20	2	1	0
类风湿性关节炎	20	4	5	4	7
腰椎间盘突出症	18	11	2	2	3
腰椎增生	16	8	3	3	2
跟骨增生	11	7	2	2	0
梨状肌综合征	8	6	1	1	0
腰椎间盘突出症手术后遗症	6	5	1	0	0
硬皮症	3	0	0	1	2
强直性脊柱炎	1	0	0	0	1
合计	255	183（71.8%）	33（12.9%）	22（8.6%）	17（6.7%）

注：治愈病例中，风湿、类风湿性关节炎患者，血沉、抗"O"、血胶乳均基本转为正常；腰臀肌筋膜炎部分肌肉萎缩病例（以臀大肌、腓肠肌为多见），可见不同程度的恢复。

然而有些骨质退行性变的病例，经X线复查，增生状况未见明显改善，但症状基本或完全消失。这种疾病缓解或控制而病灶仍在的现象，中医临床是为常见。本方除已知疗效外，是否具有保护和调整机体代偿功能和自然修复力的作用，有待进一步探讨。

5. 典型病例

病案一：王某，男，40岁，农民。初诊日期：1990年11月5日。患者腰痛3年。月余前，重度闪腰，以致腰痛及腿，左重于右，循太阳经下行至足，麻木酸胀，扭切不知，倚杖而行，状若痿废。X线检查：①第3、4、5腰椎增生；②腰椎骶化。舌暗苔薄，脉来细涩。血阻脉络，瘀凝肾府。先以行气通络、活血荡痹之汤剂（化坚逐痹汤，见"方药评述·内服方剂"），内服12剂，病势已挫，但再服效差；更以化坚逐痹酒加川牛膝15g、红花15g、细辛15g，2料。加以太乙药袋（见"方药评述·外用方剂"）外熨。一诊疼痛减轻，二诊弃杖能行，三诊愈。

病案二：吴某，女，56岁，干部。初诊日期：1992年8月18日。患者年逾"天命"之后，经常落枕，近半年来，项板枕痛，痛及背脊，下循肩、臂、肘（左），指端麻木，夜半为剧，活动不利，有碍伸展，"手三里"处压痛明显。舌正红，苔根白腻，六脉弦劲。X线检查：①肩关节（-）；②颈椎4、5前缘增生，椎间隙变窄。外院拟诊为肩颈综合征。症属气血内亏，三邪久羁，郁于太阳经脉，不得宣散，发为痛痹。首以温散宣达、行气活血之剂（化坚逐痹汤）煎服为先导，继服化坚逐痹酒加桂枝15g、细辛15g（3料）；辅以甩手疗法（见"诊余话医·医贵多技"）、"划梅花"颈椎操（见"方药评述·外治辑要"），四诊愈。摄片复查，结论同上。

6. 几点体会

（1）尝谓："治痹必蠲，养正次之。"心主脉，肝主筋，脾主肉，肾主骨，顽痹历节，治之本乎脉肉筋骨示为规矩。前人常据此制方，如景岳三气饮、独活寄生汤等，常集补血、祛风、养肝、壮骨诸法为一方，通治诸痹，冀于面面俱到，而失之于精专制胜。笔者初入医林，用之很少见效。"诸痛为实""痹不厌攻"，在正气未伤之前，以行气、活血、软坚、散结为法，制化坚逐痹酒，随症（证）加减，使邪气去而经脉通畅，气血调和，营卫充盛，诸痹自愈。

（2）痹证日久，血行凝滞，深入骨骱，酸痛益剧，而致根深难除者，《内经》谓之"深痹"，如此重症，常配合强骨丸（见"方药评述·内服方剂"）四天交替服用，再辅以太乙药袋外熨，内外合治，可以增强疗效。

（3）瘀滞液积，凝聚成痰，痰瘀互结，交阻于关节之间，久之则骨节僵肿、畸形。凡此例者，睡前加服强骨丸2粒，淡红糖水送下，服15天，停5天，其效益彰。

（4）服用本方过程中，如复感外邪，病情出现"反跳"，轻者应停止服用，观察再服；重者停药后再采取其他应急措施，俟机再服。

（5）制剂偏温，以攻邪为主，中病之后，递减而停。本着"常毒治病，十去其七"（《素问·五常政大论》）的原则，更以益气养血、舒筋壮骨之剂善后。热痹、阴虚之体及孕妇忌服，经期停服。

（6）痹乃正虚邪客之患，愈后当慎起居，避风寒，注意摄生，以杜复发。

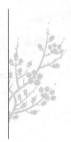

金虎桔梗汤治疗顽固性肺部感染54例临床观察

1. 临床资料

本组54例，年龄10～20岁7例，20～40岁16例，40～50岁23例，50～70岁8例；病程20～30天37例，30天以上17例；其中病毒性肺炎4例，支原体肺炎5例，绿脓杆菌肺炎3例，金黄色葡萄球菌肺炎2例。所有病例均是已作数次胸片、CT及痰血培养等检查，经治难愈（长期大量应用多种抗生素），急性期已过，转诊中医者。

2. 治疗方药

金虎桔梗汤

组成：金荞麦根30g（先煎）、虎杖12～20g、桔梗12g、甘草8g、鱼腥草30g、生薏米30g、羊奶参30g、黄芩15g、全瓜蒌15g、杏仁泥12g。

加减：

①痰白而黏者，加白苏子15g、金沸草12g。

②痰黄而浊者，加南沙参20g、天门冬25g。

③脓痰腐臭者，加合欢皮20g，另用鲜芦根200g切碎煎汤代茶时饮。

④痰中夹血者，加白及片20g、黑黛蛤散24g（即黛蛤散按3∶1加蒲黄炭，分6次冲服）。

⑤痰绿而浓者，加白蚤休12g，并可增加虎杖剂量。

⑥胸腔积液者，加葶苈子 15 ～ 20g、白芥子 12g。

⑦低热者，加青蒿 20g、地骨皮 15g。

⑧便溏者，酌减虎杖、杏仁，加怀山药 30g、炒白术 12g。

煎服法：常规煎取头、二汁，共得药 1500mL，每服 250mL，1 日 3 次，2 日 1 剂，连服 10 ～ 30 天。

3. 疗效观察

（1）疗效标准

①痊愈：临床症状完全消失，胸片复查，病灶完全吸收。

②有效：临床症状基本消失，胸片提示病灶大部分吸收。

③无效：服药两周，临床症状和胸片复查无改善者。

（2）治疗效果

表 5　54 例顽固性肺部感染治疗结果统计表

病种分类	例数	痊愈	有效	无效	作废	总有效率（%）
病毒性肺炎	4	4	0	0	0	100%
支气管肺炎	21	19	2	0	0	100%
间质性肺炎	11	7	2	2	0	81.8%
肺脓肿	8	6	0	0	2	100%
支原体肺炎	5	3	0	2	0	60%
绿脓杆菌肺炎	3	2	0	1	0	66.7%
金黄色葡萄球菌肺炎	2	0	1	1	0	50%

注：其中肺脓肿原为 8 例，6 例服药达 40 ～ 50 剂告愈，1 例嗜烟酒疗效欠佳，1 例未坚持服药，均不予统计。绿脓杆菌肺炎 3 例，2 例效佳，1 例年迈恶化转院作无效计。金黄色葡萄球菌肺炎 2 例，1 例未停用西药作有效计，1 例怀疑恶变转院作无效计。

4. 讨论

顽固性肺部感染多因：病初邪在肺卫，失于表散，上受之邪，郁遏难化；或邪盛咳频，滥用收涩敛肺止咳之剂；或治不规范，正伤邪恋；痰、热、瘀、毒互结，上壅肺系，以致咳逆胸痛，迁延难愈，酿成坏证（耐药性，医源性疾病）。选用仲景桔梗汤，宣肺开痰、疏达逐邪为主；合金荞麦根、鱼腥草、黄芩、生薏米、全瓜蒌、杏仁泥等，清热败毒，开郁行气，专入肺经之大阵；凭借虎杖苦寒泻火、活血通腑为先导，使壅肺难化之痰热，泄于下焦，排自二便。肺与大肠相表里，腑气既通，清肃有权，上宣下达，咳逆自平。辅以质柔善滋的羊奶参，以濡润邪热久耗之肺阴，共奏宣肺清热、消痈败毒、祛痰排脓、清金保肺之效。最有意义的是其中两则癌、炎难辨之例，服之居然渐见吸收向愈。色质多变的多层痰，是肺部反复感染的特殊表现，辨痰增药，可以提高疗效。肺为清金，质属娇脏，寒热俱恶，尤畏辛燥，当忌食椒、酒、炙、炸之品。据临证观察，鱼类有导致"食复"的可能，应予暂时禁食。可适当佐以药粥食疗，如百合粥、花生粥、珠玉二宝粥等（见"方药评述·药膳食疗"），以培元补肺，有利康复。

（本文曾发表于《安徽中医药学报》）

八味苓桂术甘汤治疗充血性心力衰竭的临床探讨

肺源性心脏病、风湿性心脏病、高血压心脏病等，迁延日久，极易导致充血性心力衰竭。其所出现的阳微饮泛、咳逆倚息、脉微欲绝等证候，以及疾促、屋漏、雀啄、虾游（房颤、心衰）等危急脉象，属于"水气病"中"心水"之类。《金匮要略·水气病脉证并治》云："心水者，其身重（肿）而少气，不得卧，烦而躁，其人阴肿。"心水之为病，主要是心肾阳虚，不能化气行水，水留饮伏，瘀积胸中，终致阳微与水饮，互为因果，罹于危候。因此，治疗必须采取"温阳化饮"，措施果断，不得迟疑。本人遵照"病痰饮者，当以温药和之"（《金匮要略》）的治则，运用自拟八味苓桂术甘汤（以下称基本方）治疗本病，收效尚好，分述如下。

1. 方药组成

茯苓 20～30g、炒白术 12～15g、桂枝 10～12g、炙甘草6g、制附片 10～15g、北五加皮 8～10～12g、葶苈子 15～25g、丹参15～20g。

按：本方重用茯苓，主要取其健脾、宁心、行水之效。《医门法律·痰饮留伏论》言："痰饮积于心包……阻其胸中之阳，不能布水精于土也。茯苓治痰饮，伐肾邪，渗水道。"配合桂枝通阳化气，白术健脾燥湿，甘草补脾和中；加附子、北五加皮以重温心肾之阳；加葶苈子、丹参以逐瘀滞之水。《类证治裁·痰饮论治》曰："水湿阴凝，必阳气健运，则浊阴下降，如烈日当空，则烟云消散。"因此，本方对于振奋心阳、化气行水，卓有成效。"凡大寒大热大毒之药，虽有起死回生之功，不无偏胜之害。"（《医门秘旨》）所以当心衰控制之后，附片、葶苈子、北五加皮，应递减为维持量，巩固之。

2. 辨证施治

本病是一种影响全身，危笃而错综复杂的病变。在整个病情演变过程中，往往引起各脏腑之间的功能紊乱，表现出饮积、血瘀、阳脱、阴伤等虚实交错的病机。为了摸索本病的治疗规律，除"大腹胫肿，咳喘身重"的基本症（证）型外，应结合兼症（证），予以分型，辨证施治。

（1）水湿内渍，心阳衰微

症见下肢冷肿，上达脘腹，心悸气促，不得平卧，面色苍白或灰滞，舌淡而暗，脉细微或疾促。重在温阳化饮为法，基本方合真武汤出入用之。

（2）血瘀水阻，心阳衰微

气促水肿，卧则气窒欲死，唇爪发绀，面色秽滞，目眶暗黑，舌紫苔白，舌下紫脉怒张，脘腹癥积坚满（心源性肝病、肝大），脉涩而结。治用温阳、化饮、活血、行水。基本方加平地木、楮实子一组药对，或加桃仁、红花、三七等。

（3）水饮射肺，心阳衰微

咳喘胸闷不得卧，痰出白黏，肢冷脚肿，面目略浮，舌暗而紫，苔白腻，脉细微或促。饮邪犯肺，肺失宣肃，百脉瘀滞，治节失司，以致心阳受渍，由衰而微（肺淤血、肺水肿严重）。治以温阳、涤饮、降气、行水。基本方加车前子、白芥子、苏子、金沸草等。

（4）心阳不展，阳损及阴

汗出气促，呼吸浅短，平卧则剧，心烦口干，心中怵怵难平，动辄欲脱，通体浮肿，下肢尤甚，舌红少津，脉虚散而促。积饮伤阳，阳损及阴。法以育阴化饮，标本两顾。基本方合生脉散加玉竹、滑石、薏米等。

3. 病案举例

病案一：吴某，女，67岁。初诊日期：1979年4月19日。

患者夙患风痹，百节酸痛，并见心悸，确诊"风湿性心脏病二尖瓣狭窄"已10余年，病重半年。尔来胸闷、气促、胸痛，腿肿过膝，食入欲吐，本次出院已两周。刻诊：唇颊舌俱紫暗，苔白根腻，舌下紫脉曲张，六脉细涩而促（126 次 / 分），已见"雀啄脉"，血压 100/60mmHg。胸透：①全心增大；②心衰。心电图：①房颤；②完全性右束支传导阻滞。证属气滞血瘀，水湿凌心（风心心衰）。急当温阳化气，逐瘀行水。

基本方加桃仁 12g、红花 10g、川牛膝 12g、石菖蒲 9g。4 剂。

二诊（1979 年 4 月 25 日）：病随药转，水去喘平，唇舌转淡，脉细涩不齐（104 次 / 分）。拟前方 6 剂。

三诊（1979 年 5 月 13 日）：多年跗肿，基本消尽，已能从事家务，然而劳累之后，仍感心悸气促。背疼及项，转侧不利，脉细涩不整（76 次 / 分）。

拟基本方加石菖蒲，6 倍剂量打粗末，每 25g 作煮散剂，1 日 2 次分服，巩固之。

病案二：王某，女，49 岁，农民。初诊日期：1981 年 8 月 12 日。

患者素质偏虚，肝阳久亢。近因暑热伤气，又兼情志怫郁而心悸胸闷，汗出如洗，口干欲饮，腿肿喘促不得卧已七日夜。外院拟诊为"高血压心脏病心力衰竭"，建议住院，限于条件，转看中医。舌红少津，苔薄，脉来弦细，疾中有促，血压 170/114mmHg。胸透：左心显著增大伴心衰。心电图：①左心室肥大；②心肌劳损。证属水饮内渍，阳损及阴。治以阴阳兼顾，化气行水。

（1）基本方去附片，加麦冬 20g、太子参 15g、北五味子 6g、肥玉竹 15g、煅龙骨 20g、煅牡蛎 20g、川牛膝 12g、天仙藤 20g。6 剂。

（2）芥硫散 60g，每用 10g 冲沸水浴足，每日 1 次（暂不停降压药）。

二诊（1981 年 8 月 19 日）：药后溺增肿消，喘悸皆平。脉弦细不整（92 次 / 分），血压 110/94mmHg。再进 6 剂。

结果：四诊之后，心衰基本得到控制，继以育阴养肝之法，佐以潜镇之剂，巩固之。

4. 几点体会

（1）充血性心力衰竭，主要是因久病伤阳，水饮停滞，外溢则水肿腹胀，射肺则喘咳痰鸣，凌心则心悸气促，终致心、脾、肾三脏阳微，气、瘀、水三邪凝聚，形成阳虚阴盛、本虚标实之危候。故治疗大法，不离温通助阳与祛痰逐饮两大准则。"温通"更为重要，如"离照当空，阴霾自散"。以温通为法拟订八味苓桂术甘汤治疗充血性心力衰竭，在久服一切强心利尿的西药后，病情难制的情况下服之，常取得一定的临床疗效，正是体现了中西医结合的优越性。

（2）正确的辨证是分类施治的依据。在一方一证的基础上，结合具体的临床表现，酌情加减，化裁运用，以观察疗效，探索规律，再加以总结。这种方式对于恢复和发展中医急症工作，以及制定专病专方，具有一定的现实意义。由于现代医学技术的先进，急救设施的完备，此类急症看中医者极少，凡接诊者，大都为反复住院，病情难制，孤注一掷，转看中医，以及部分危急重症的会诊。因此，病例不多，尚难全面总结。

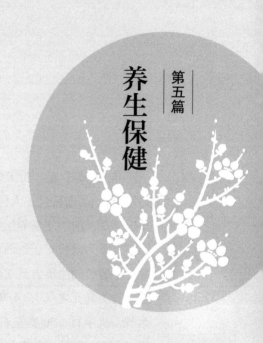

第五篇

养生保健

养生保健，是"治未病"的重要措施，其核心宗旨是"预防为主，未病先防"。适逢盛世，人民的物质文化生活不断地提高，一部分人只追求安乐享受，而不注意养生保健。生病滥服药，平时赖药"补"，不管虚实胖瘦，天天以枸杞子、西洋参代茶，生活放荡不羁，"以酒为浆，以妄为常（不健康的生活方式），醉以入房，以欲（心欲、性欲）竭其精，以耗散其真（真元之气），不知持满，不时御神，务快其心，逆于生乐，起居无节，故半百（50岁左右）而衰也"（《素问·上古天真论》）。酗酒、吸烟、贪吃、懒动、熬夜等等，违背了人类正常的生活方式，最后由于禀赋体质的不同，有的成了肥胖的"油腻人"，有的酿成"亚健康"状态，形瘦多郁（当代我国人民普遍以偏胖者居多）。久而久之，一些慢性病，尤其是各种"文明病"，纷纷找上门来。世界卫生组织前任总干事中岛宏（日本）曾说："（现在）许多人不是死于疾病，而是死于无知，只要采取措施（养生保健），就能减少一半的死亡，不要死于无知（愚昧）。"中国医药学的养生保健法就是得力的措施之一。当下，时有见到青少年患高血压、脂肪肝、痛风、肥胖症、糖尿病等，社会应当给予足够的重视。因此，本篇五讲，虽然偏重于中老年保健，但对青少年也不例外，且更为重要！文中所述，其实质内涵，基本性、纲领性地概括了整个"摄生"内容，无论长幼，参照学习，对身心健康将大有裨益。养生保健是健民强国的重要保障，作为本书的末篇，具有重要的历史和现实意义。

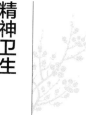

精神卫生

中国传统医药学很重视精神因素对健康长寿的影响。《灵枢·本脏》云："五脏者，所以藏精神血气魂魄者也。"把喜、怒、忧、思、悲、恐、惊等精神情志活动，分别隶属于心、肝、脾、肺、肾五脏，这是一种朴素的形神相印、心身统一的思想。人们随着年龄的增高，神经系统也难免于老化，产生老年性心理的变异，精神情绪处于不稳定状态，而易喜、易怒、易恐、易惊。如不加以心神修养，学会控制自己的情绪，驾驭自己的思想，就会影响脏腑生理功能，致使病变，加速衰老进程。这是老年人的心理特点，我国早在2000多年前就有了总结。《灵枢·天年》曰："六十岁，心气始衰，苦忧悲。"古今中外的学者都重视这个问题。瑞典心理学家伦纳特·利维说："心理社会因素的作用，不比细菌的作用低，也不比毒品的作用差，应当引起足够的重视。"不怕身老，就怕心老；不怕身病，就怕心病。在疾病分类统计中发现，40%～50%的疾病都称之为与心理情绪有关的"心身疾病"。因此注意精神卫生，做到"心理自助"，保持心身健康，来提高"心理免疫力"，是却病延年的重要环节。

一、情志致病的严重后果

1. 过喜

"人逢喜事精神爽。"（冯梦龙《醒世恒言》）然而过分地喜悦、狂欢、狂喜，反而对健康不利。"喜乐者，神惮散而不藏"（《灵枢·本神》），能诱发高血压、心脏病、失眠等，素有冠心病的人有可能导致猝死，高血压的病人可以造成"脑卒中"。范进中举，大喜成狂，"欢喜疯了"，最后被做屠户的岳丈打醒。（《儒林外史》）据传说，常胜将军赵子龙，一日洗澡立盆中，喜见完裸，哈哈狂笑道："老夫身经百战，体无寸伤！呃……"身随笑绝，一命呜呼。所以说"喜伤心"。高兴狂喜太过，还会"乐以忘形"，招来不测横祸。"十年浩劫"期间，有位蒙冤无罪的革命老前辈，被打成走资本主义的当权派，揪斗、罚跪、戴高帽子、游街，还被造反派红卫兵打翻在地，踩在脚下，受尽了苦难。平反昭雪后，他欣喜若狂，意欲精心保健，争取多过几年好日子，不料想黎明在马路跑步晨练时，被汽车撞死在路旁。此所谓"乐极生悲，过犹不及"，古今中外不乏此例。再欢乐的情绪，也要有节有度。

2. 大怒

"怒则气上。"（《素问·举痛论》）暴怒伤肝，暴跳如雷，怒火勃发，引起气机逆乱（儿茶酚胺上升）。慢支者可能引起自发性气胸，支扩者可能引起吐血，青光眼者可能引起暴盲，胆囊炎者可能引起胆绞痛。所以说，"怒是加速老人衰老和死亡的催化剂"。老人多怒，是脑动脉硬化的表现。明知山有虎，不向虎山行。风烛残年，应当避风。学习林则徐，常挂"制怒"二字。清·东阁大学士阎敬铭的《不气歌》，说得尤为精辟："他人气我我不气，我本无心他来气；倘若生气中他计，气下病时无人替；请来医生把病治，反说气病治非易；气之为害大可惧，诚恐因病将命弃；我今尝过气中味，不气不气真不气。"若能真正地领悟哲学家的名言，可以减少生气的机会。康德说："生气，是用他人的错误来惩罚自己。"诸葛亮用"气法"，派张飞埋伏于芦花荡"三气周瑜"，使其口吐鲜血，不省人事。周瑜少年得志，很有才华，心高气傲，但心胸不阔，"三气"中计，最后落得人死灯灭，着实可惜。此外，大怒之下，往往伴随着不可控的行为，会酿成不可挽回的后果。我乡有位徐姓女子，生性野蛮粗暴，因11岁的女儿成绩不好，她越想越气，越气越骂，越骂越恼，怒极动武，失手将皮带头抽在了正在写作业的孩子的后颈，导致其脑干受创，应声而死。可怜的女孩至死手中还握着写作业的铅笔。所以说，不生气，此为易知难行之事，必须耐心地慢慢修养。

3. 忧思

"忧思则伤脾"，脾伤以致饮食少思，寐浅梦幻，情绪消沉，叫做"思则气结"。正常的忧思是生理性的心理状态，过度的忧思则有损于健康。人们进入老年之后，接踵而来的"变态心理"（指心理变化）难以解脱，常易诱发忧思既往、现在和未来。常见老人回忆道说往事津津有味，这是衰老的表现之一。然只宜回忆好事，不能回忆坎坷！莎士比亚说："隐藏的忧伤如熄火之炉，能使心烧成灰烬。"回忆改革开放之前，经常接诊一些革命老前辈和老知识分子，言及既往，声泪俱下。在"十年浩劫"期间，他们多数被打成黑帮，遭受到了残酷的斗争和打击，还被挂上"牛鬼蛇神"牌子游街示众，身心受到无情的摧残，以致落下疾病，难以痊愈。蹉跎岁月已经过去，伤感、痛苦、含怨、流泪之事不必再思。"无遗忘即无幸福"，凡是有损于心理健康的事都要忘掉。"几度风雨摧残菊，一片闲情向白鸥"，过去的事早已经过去了，现在仍是高风亮节、清正廉明的老同志，老干部。"俯仰此身求无愧于天地，谦和自训留不尽与儿孙。"应当用自得、自喜、自信、自慰的心情来回忆既往之好事，在心理上自我良性诱导，才有益于心身健康。老子在《道德经》中言道："甘其食，美其服，安其居，乐其俗。""知足不辱，知止不殆，可以长久。"《增广贤文》里也有句话："知足常足，终身不辱；知止常止，终身不耻。"做到随遇而安，随俗而乐，有利于我们克服忧思当前。至于忧思未来，内容诸多，应当根据自己的心欲结合客观条件，预测一下需要与可能，在努力的情况下，也应作出相应退步的准备，以免思之不得，而致忧思变为忧郁。有一对道教名联，可以借鉴——"事在人为，休言万般皆是命；境由心造，退后一步自然宽"。

4. 惊恐

"惊恐则伤肾"。日常生活中一时性的恐怖和紧张，随事去而自缓。如果经常地恐怖和紧张，对健康长寿就极为有害，应当赶快排除肇事因素。如夫妇更年期者，要互为因势利导；邻里关系严重激化要迁居；儿女不顺心者，应立即赶出门……。否则时间长了，可能会大祸临头，带来灾难而百病丛生（癌、免疫功能低下、消化系溃疡、内分泌系统病变等），这叫作"惊则气乱"。因此外国学者说："精神紧张，情绪不稳，犹如一枚定时炸弹。"

5. 悲郁

"悲伤肺"。"肺藏魄""魄"即依附于形体而存在的精神，情绪的低沉、悲郁，会对人的精神产生直接的影响。冷落孤独感是当前老人界最严重、最普遍的问题。从目前情况来看，"四世同堂"的大家庭，为数不多。儿女成长之后，各奔东西，分居另住。有些子女尊老致孝的观念不强，对待长辈只讲"经济效益"，不讲"义务照顾"。随着家庭的解离，最后只剩下老两口，退休之后，精神无所寄托，或感到空闲无聊，冷落孤独，而悲观抑郁。衰老感、死亡感也羁之难脱，应当尽可能避免这些不良心理，以免影响精神卫生，促使老化。人们在进入老年之前，要及早做好思想准备工作，学习陈立夫（国民党元老，爱懂中医的养生家）"四老养生论"，即"老健"（心身双健）、"老伴"（少来夫妻老来伴）、"老友"（密友间宣发情感）、"老本"（有节余，不当伸手派），本着"老夫喜作黄昏颂，满目青山夕照明"（叶剑英《八十书怀》）的精神，使自己乐观自得，"童心随我在，稚气任天留"，诱发"恋童心理"（指年轻的心态），常与青年人交朋友，建立忘年之交，效法生理上老化，心理上年轻化，所谓"精神年轻，衰老迟来"。柯林斯说："使老年人精壮的真正方法，就是延长他青春的心。"要建立一个"时人不识余心乐，将谓偷闲学少年"（宋·程颢《春日偶成》）的心境，给精神状态带来生机。

二、心神修养的几种方法

1. 学习四时调神的养生方法

人与自然，息息相关，四时变迁的外部环境，对人的生理病理都有影响。《道德经》指出："人法地，地法天，天法道，道法自然。"养生学家根据"天人相应"的自然规律，按时序的特点，用顺时度势、取类比象的方法来安排生活起居，调节心理和精神状态。欧阳修说的"取自然之道，养自然之身"，是精神养生的重要内容之一。《素问·四气调神大论》的做法值得借鉴：更替

春三月，万物华荣，绿茵吐翠，大地呈现一派生机蓬勃的状态，应当迟卧早起，晨练踏青，怀着青春勃发的心理，呈现生生不息的状态，以心应时，即所谓养"生"之道；

夏三月，万物华实，自然生物的生长成为最茂盛的季节，迟卧早起，

勿嫌日长，避免郁怒，若所爱在外，放心于大自然，达到声色美好的人生境界，即所谓养"长"之道；

秋三月，自然生物发展到盛实而平定的阶段，秋风肃荡，山青水静，早卧早起，保持清静、安宁、收敛的心态，即所谓养"收"之道；

冬三月，万物发展到由收而藏的阶段，冰雪之地，应早卧迟起，保护阳气，使自己的心理和精神活动，既要保持沉潜而藏，又要意蕴喜悦，迎来春萌，即所谓养"藏"之道。

中国古代养生学家之所以重视"四时调神"的保健方法，其核心是将自己的意念，随着大自然的变迁，沉浮于春、夏、秋、冬四季的推移和生长收藏阶段的更替之中，来调节思想和精神活动，印象带入一年一度青春再现的精神世界，是为高层次的养神方法。熟谙此理，不难做到。

2. 坚持宁静养神的生活规律

第一，静坐。《素问·灵兰秘典论》云："心者，君主之官也，神明出焉……故主明则下安，以此养生则寿。"所以气功疗法的内养功，其核心是养心神。每天除午休外，安排适当时候（一般在晚饭后）静坐，双手交叉打腹部（脐或脐下），合目宁神，呼吸细、深、长，10～20分钟，所谓"恬淡虚无，真气从之"。如此心神宁静，达到"精神内守，病安从来"的目的。这是大众气功，未得道之前的功外功。生理学研究证实，人在入静后，生命活动中枢的大脑又回复到童年时代的大脑电波状态，也就是人脑的生化指标得到了"逆转"。

第二，睡眠。睡眠为人类提供精神养素，是食物无法代替的。莎士比亚说："睡眠是生命盛筵上主要的营养。"每天除保证足够的睡眠外，最好还能养成午睡的习惯。我国古代早有午睡的习惯，陆游《午梦》云："苦爱幽窗午梦长，此中与世暂相忘；华山处士如容见，不觅仙方觅睡方。"电视纪录片《追踪精灵》中有说到，在20世纪80年代，一群上海下放知识青年组了一支登山队，在甘肃省天水县（现为天水市）高山深处，跟踪研究一群金丝猴，发现每天12～13点，它们会留一只壮大的猴子登高放哨，其他猴子搂抱树枝，呼呼大睡。猴为灵长类动物，它都知道午睡的好处；人作为灵长类的"老大"，更应该知道午睡的重要。在一天生活中，能有灵机来到"打盹片刻"，是人类自我宁神于大自然的归顺，刹那间，百事皆忘，状若羽化，形成了大脑皮质短暂性的深度保护性抑制，是非常难得的养神方法。因此，美国科学家伊文思博士认为，"打盹，这才是长寿的象征"。历史风云人物周恩来、邓小平、丘吉尔、杜鲁门他们均有这种本领和习惯。据说，邓小平在访美时，有位记者问道："老人家如此高龄而健壮，有何长寿秘诀？"邓小平说："请允许我抽一支烟再回答。""可以。"邓小平抽完烟后答道："我来贵国访问，飞到檀香山上空时打盹了15分钟。"可见打盹小睡的重要性。不过经常低头垂涎，鼾声打盹，是为病态。

3. 建立和谐融洽的人际关系

老子言："知人者智，自知者明。"人际关系是人们在互相交往中各自寻求满足自己需要的心理状态。人类需要良好的物质生活条件，更需要健康的生活环境，健康的体魄＋健康的心理＝美好的生活，《健康报》经常有这方面的报道。日常生活中的夫妻不和、婆媳磨嘴、儿女争宠、应酬之恼、同事之争、朋友反目、邻里纠纷等人际关系失调，常影响人的精神状态，而致焦虑、忧郁、紧张、沮丧等心理创伤。如此强烈而持久下去，将致人于病，催人发白，折人寿命。孟子曰："爱人者，人恒爱之；敬人者，人恒敬之。"在家庭、单位或日常生活中，要发扬彼此尊重、互助友爱的精神，本着谅解的原则，妥善处理人际关系，大家坦诚相见，待人平等，不侮不卑，心情舒畅。马克思所说的"你希望别人怎样对待你，你就应该怎样对待别人"，就是这个道理。另外，有必要交几个知心朋友，倾诉喜怒哀乐，平静情绪，避免内心的纠结。心理平衡，是一种理性平衡，是人格升华和心理净化后的崇高境界，达到这种自我调神的思想状况，才有利于精神卫生，可以"尽终其天年"。

4. 维护家庭和睦的生活环境

家庭和睦是精神卫生的支柱，也是搞好人际关系的内容之一。世界卫生组织，对"健康"二字下的定义是："健康不仅仅是没有疾病，没有虚弱，而是一种生理上、心理上和社会上的完美状态。"常谓家庭和睦、身体健康才是幸福的标志，前者是条件，后者是结果，没有和睦的家庭，就不会有健康的体魄，没有夫妻恩爱，"白头偕老"就靠不住。上行下效，上慈下孝，老两口做出榜样，家庭中自然不会发生吵闹纠纷。"老年夫妻格外热，胜于青年度蜜月"，体现了老年夫妇相依为命的重要意义。据日本厚生省通过人口调查统计，在日本，离婚的家庭与生活美满和睦的夫妻相比较，发现离婚的寿命要短得多，男性平均要短 12 岁，女性平均短 5 岁，说明天下和睦夫妻皆长寿。

5. 幽默和笑是精神养生之宝

列宁说："幽默是一种优美的、健康的品质。""幽默是健康的源泉和标志"，微笑是人类社会的黏合剂，精神愉快，是健康的基石。"乐观者长寿"，笑一笑，关系妙（融洽）；笑一笑，清头脑（醒神）；笑一笑，痛苦消（解闷）；笑一笑，容貌俏（怡容）；笑一笑，十年少（延年）；这些都是具有医理的谚语。适当地笑、真诚地笑，可以调节精神，加快血液循环和吐故纳新，确能怡情移性，而"气和志达，荣卫通利"（《素问·举痛论》）。所谓"喜则气缓"也。世界最时髦的精神神经免疫学研究所证实，"笑"能激发杀死癌细胞的天生杀伤细胞（一种淋巴细胞）的活性，"每天笑三笑，癌症远离了"。幽默、诙谐、风趣皆能引人发笑。契诃夫说："不懂开玩笑的人，是没有希望的人。"英国有句熟语："一个小丑进城，胜过一打医生。"侯宝林、姜昆等，他们是笑的使者，也是人们健康的益友。喜附于心，笑显于色，乐观而喜悦的心情是为"暗笑"，暗笑更能使人健康长寿。一则美国保健格言："当你停止笑的日子，也就是您开始走向死亡的日子。"这话说得虽然有些过分，但终日愁眉苦脸，不开笑颜的人毕竟是很危险的。有人说，《水浒传》里的人，比《红楼梦》里的人活得自在，正是这个道理。

6. 度大心小是精神养生的宽容举措

人们在日常生活中总是"不如意事常八九"，往往会给精神上带来烦恼和失望，而致忧郁。所以必须学会宽容和谅解，加强心理自控勿使情志受创。此时要采取京剧名演员美猴王李万春"豪爽大度，豁达明静"的态度和"息事宁人"的方法，来调节心理上的失衡状态。常说"人心是第二宇宙"，这是万物之灵的人类，追求无止境的本性。但心欲过大，会欲火伤阴，则造成人体阴阳失调，产生精神情志上的病变，如忧郁症和妄想症，是为难治之症，应当引起人们的注意。

7. 养花种菜是怡情延年的田园保健

种菜养花，世界上称作"园艺健身法"。"常在花间走，活到九十九。""中国历史上'文星'＋'寿星'的袁枚，40 岁官场失意，回乡筑'随园'，植林种花，从此过着'用笔不灵看燕舞，行文无序赏花开'

的生活，耄耋之年，脚力强健，视听不衰，常有'八十精神胜少年'之感。"（摘录自《健康报》）所谓"乐花者寿"，养花种菜的劳动强度适合于老人，花之四时生态的递更，能意印人之心理上一年一度的青春再现。"惜花春起早"，又能纠正某些人的"恋床贪睡症"。花能给人类带来氧和美，花之芬芳，如茉莉之清香、桂花之甜香、白兰之浓香、玉兰之淡香、惠兰之幽香，给人们带来了至美至雅的享受。近来发现米兰之奇香嗅之，可预防鼻咽癌。离退休之后，养成种花的爱好，尽情观赏花卉之色、香、韵、姿，以陶冶性情，增添生活情趣，是搞好老年精神卫生的重要内容之一。家庭种菜一般不用化肥农药，自产自销，更有利保健。

小结

老年保健，精神卫生比饮食卫生更重要。所谓："药补不如食补，食补不如心补。"因此，必须注意保养精神，学会"宁心益志"的方法，不断提高自身抗御"心身疾病"和延缓衰老进程的功能。健康总归属于崇高的理想，永恒的追求，长寿是人们共同的愿望。因此内心一定要充满光明、欢乐、愉悦，并做些力所能及的公益工作和社会慈善事业等。孔子说："知者乐，仁者寿。"生活要丰富多彩，种花、养鱼、喂鸟、绘画、音乐、书法、编织、上老年大学、短程旅游等，其次安排有限制的恰到好处地打扑克、下象棋、打麻将等，都能调节精神，稳定情绪。辛弃疾在《沁园春·将止酒戒酒杯使勿近》中言道："物无美恶，过则为灾。"以上这些，都是寓保健于娱乐，可以尝试，但决不能过分。1957年，本人在六安县（现六安市）卫生院工作，亲眼看见——一位霍姓患者，男，62岁，是个麻将癖，经常憋尿搓麻将，有一次赢了，站起来兴奋地狂笑道："老子时来运转，连占三庄！"随后"啊呦"一声，腹痛蹲下，腹胀不已，急诊住院，腹穿发现都是血和尿（膀胱破裂），立即手术处理，结果还是因弥漫性腹膜炎而死，一时成为新闻，大家纷纷传言，"霍老头憋尿打麻将，竟把尿脬憋炸了"。

曹孟德在《龟虽寿》中说："盈缩之期，不但在天；养怡之福，可得永年。"唐·孙思邈补充说明："寿夭休论命，修行本在人。"衰老是必然规律，做到精神卫生，来延缓衰老，是验之已证的可行性措施。关键是"修行本在人"。清·邓石如的对联颇有养生意义，故录之以作结束语：

"小饮却愁，少思却梦，种花却俗，焚香却秽，容人却侮，谨身却病；静坐补劳，独宿补虚，省用补贫，为善补过，寡言补烦，息忿补气。"

（本文曾发表于《中医临床与保健》，1989年，第1卷，第3期。）

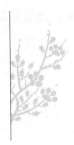

饮食卫生

保健延年，首先要节制饮食。按时按量，宜清淡，不宜偏食。中医学认为，"饮食自倍，肠胃乃伤。"（《素问·痹论》）"脾为后天之本"，是真元之气（机体动力、免疫力、抗病力、修复力等）的供养源泉，即"气血生化之源"。说明了消化系统在生理上的重要地位。当代中、西医及养生学家都认为，过食或择食不当，是中老年保健的大敌。人们的营养选择和膳食调配，应根据其生理状态和代谢特点作适当安排，做到"合理膳食，平衡营养"，这是长寿之道中的重要措施之一。

一、饮食七忌

1. 忌暴饮饱食

"尊年之人，不可顿饱，但频频与食，使脾胃易化，谷气长存。若顿令饱食，则多伤满，缘衰老人肠胃虚薄，不能消纳，故成疾患。"（《养老奉亲书》）董必武劝说道："吃饭不饱，走路不跑，遇事不恼。"由于老人消化系统生理功能的逐渐老化，各腺体的消化酶分泌减少，黏膜萎缩，蠕动下降，每"伤食"一次，都是对消化系统的一次摧残。久之形成消化障碍，导致胃病。此外，一次过食可迅速增加血容量，由于胃的膨胀，心脏受挤，进而增加了心脏的负荷量，最容易诱发脑卒中、心绞痛、心肌梗死，导致猝死。因此，即使参加宴会，也要有所节制，尤其是晚间，"晚饭少一口，活到九十九"。

20 世纪 30 年代，麦卡效应提示，无限制的饱食能折寿，使人短命。过饱产生过量的热能，并且产生大量的自由基。时隔 70 年之后，最新研究小白鼠摄食，甲组自由取食，乙组限量八成，丙组限量六成。结果以六成的动物寿命最长，八成次之，说明不要拼命吃得过饱。"限食长寿"的理论目前受到国际普遍关注。

2. 忌偏食偏嗜

孔子提倡"食不厌精"，养生学家则强调"食不厌杂""兼食则壮，偏食则殆"，广杂兼食的食谱能使食物的营养有互补作用，毒素亦能互制。因此，不断更换食谱，养成杂食习惯，才有利于健康长寿。偏食偏嗜的形成，是来自生活的不良习惯，不利于养生的要求。"物无美恶，过则为灾"（辛弃疾），除"天戒"或因某些疾病忌口外，不能绝对偏食、忌口，否则不利于养生。兹录数列，略述其弊。

（1）鸡蛋是食品中各种营养素非常全面的优质动物蛋白，畏其胆固醇高，"谈蛋色变"，弃之不吃，实为可惜。蛋黄中含有大量卵磷脂，有补脑、降脂、抗动脉硬化的作用。所含的维生素 B12 有补血作用。在正常生理情况下，人体每天必须摄取胆固醇 0.5g，而每个鸡蛋黄中含胆固醇 0.3g，因此每天吃 1 ～ 2 个鸡蛋，恰到好处。

（2）鸡肉并非含癌细胞。"谈鸡色变"，弃之不吃，实为可惜。鸡肉中含有对人体利用率最高的优质动物蛋白，尤其是鸡皮、鸡油。这种蛋白质，具有较强的生物活性，补虚最著。因此，久病体虚，新产或手术后者，吃之最有利于康复（血脂高、肥胖者，限吃鸡皮、鸡油）。但是误传癌症患者忌食鸡肉，民间普为流传，已约定俗成，最好勿劝强食，免生疑虑。

（3）鳖并非能抗癌，"视鳖如宝"，强食抢食，实为可笑。因为鳖肉能滋养肝肾，只是肝癌后期病人宜食之，有助于扶正祛邪。正常人如果偏嗜多吃，反能损伤脾阳，弄巧成拙。1962 年日本小岛孝治教授做个实验，把癌细胞分别注入鸡和鳖的体内，5 小时后活检，发现鸡身上的癌细胞依然存在，并有所滋长，鳖身上的癌细胞已经不见了。10 小时后再检，鸡、鳖身上的癌细胞都不见了。他人为了猎奇和炒作，转载后只报道前半段，以震听闻！因此，好了鳖，坑了鸡，造成鸡贱鳖贵的一场风波，40 年来迄今仍未消逝。以前无人问津的鳖，一度成为以鳖定档，盛宴珍肴的标准，使自然野生的鳖濒于灭绝。

（4）猪油（肉）并非能绝对地使人动脉硬化，禁绝之，有失营养。殊不知猪膏（油）有补虚、润燥、润皮肤的作用。含有脂蛋白和维生素 A、B1、B2、B12、E 等人体不可缺少的营养物质，应当适当吃些。不过中老年人和高脂血症患者应当少吃。本人自拟保健食油，供心血管疾病或 50 岁以上的人常吃之，最为适宜，即麻油、豆油、猪油各 500g，熬沸混匀备用。

值得提醒的是，凡腌腊的鸡、鸭、鱼、肉外面的黄油，以及久藏变质的动、植物油，均不能吃。这些油一旦发黄（哈喇味），就会产生有害物质——过氧脂质（又叫过氧脂酸），经常吃之，人体内的维生素和酶系统就受到破坏，使人加速衰老进程，皮肤暗黑，出现"老人斑"。所以称过氧脂质为"神秘的促衰老因子""它悄悄地使你衰老"。

（5）泡菜、咸菜近来常有致癌报道，但不尽如此，故不宜禁戒之。四川为著名的泡菜之乡，已有 1400 多年的历史。中国女排精英，决战夺魁，汗出纳呆，常赖泡菜佐餐。"泡菜和咸菜，密封腌泡，可产生大量乳酸杆菌，分泌乳酸，酵解后蔬菜中有一部分蛋白质分解为氨基酸，其中的谷氨酸与食盐中的钠离子结合成为谷氨酸钠（味精），乳酸与盐中的钙结合成为乳酸钙，禁绝不吃，实际上是减少了人体的钙源，对老人极其不利，所以适当少吃，有利保健。"（摘录自《健康报》）不过，以叶为主的、刚腌泡不久的、腐烂变质的咸菜，以及河南林县式泡菜（浅层水还加米饮汤），均不宜吃，因为含有大量亚硝酸盐，有极强的致癌作用！

（6）常有报道发霉的东西有致癌作用不敢吃，不过通过工艺发霉，合理加工的豆制品、豆瓣酱、青方、红方、臭豆腐、豆豉等，经检验均是对人体有益的食品，含有丰富的菌体蛋白，酵素，维生素 B1、B2、B12、K、磷、钾、钙、铁等，尤以维生素 K、维生素 B12 最丰富，基本不含黄曲霉素，没有致癌作用。但需要注意的是，玉米、花生及其他霉变的谷物绝对不能吃。

3. 忌恣食肥甘

"鱼生火，肉生痰，青菜豆腐保平安。"中医学所谓之痰火，实际上与现代医学之高脂血症、动脉硬化相似。韩非子说："夫香美脆味，厚酒肥肉，甘口而疾形。"肉食类含动物蛋白、饱和性脂肪酸、胆固醇等，尤以动物内脏、蛋黄、蟹黄、鱼子、猪蹄脚等所含为多。应当适当加以控制，杜绝"病从口入"，避免成为体重超常、大腹便便的"油腻人"，引发代谢综合征（肥胖、高血糖、高血压、血脂异常、高血黏、高尿酸、高脂肪肝发生率、高胰岛素血症）、冠心病、动脉硬化、痛风等疾病。老年人补充蛋白质，以瘦肉、牛羊肉、乳类、豆类、花生、淡水鱼最为理想。

4. 忌过食咸甜

嗜食咸者有诱发高血压、胃癌的可能，嗜食腌腊食品是"癌自口入"的可怕途径，腊货应当少吃，因腌制过程中会产生大量的亚硝酸盐，在进食过程中的胃酸等环境下，与食物中仲胺、叔胺和酰胺等反应，生成亚硝胺，是强烈致癌物质之一。万一偶尔赴宴，馋不忍舍，对于腊肉、香肠等多吃几口，饭后嚼点生蒜、吃个橘子或其他水果，或者嗑一把瓜子也就放心了，因为蒜素中的"硒"、维生素C，中和了亚硝酸盐的致突变作用。嗑瓜子随之吞下了许多口津，口津具有阻断亚硝胺在胃中合成的效果，这也体现了杂食"毒素互制"的作用。贪食甜者，对已衰老的胰岛功能是倒行逆施的，有可能导致糖尿病和动脉硬化，所以外国人说："白糖是老人剧毒的结晶粉末。"虽为夸大，尚可借鉴。有些体重超常的人，甘油三酯高的人，不仅糖，就连含淀粉类的谷物，都应加以限制。

5. 少吃烤炸食品

《养老奉亲书》说："若食炙煿燥热之物，故多有壅、噎、痰嗽、眼目之疾。"我国800年前就发现油炸、炉烤、炕烘、炙煿等数不胜数的食品（烤肉、烤鸭、油炸货等），有导致壅噎（食管癌、贲门癌等）和咳嗽（肺癌）的可能性，尤宜少吃。此类食品色香味俱备，悦目爽口，惹人垂涎。然食物经过高温油炸烤后，各种营养成分受到了破坏，而且在经过高温处理后，其营养被人体利用的效率仅占该食物的1/3。反复经过高温加热的油，产生致癌物质之首的"苯并芘"，这种毒素还能对食物中的酶和人体中的酶系统起到破坏作用，令人腹胀壅满，不知饥饿。因此，老人和孩子在日常生活中应加以限制。凡鱼和肉，经烟熏、烤、炸呈焦黑色后，产生的氨基咪唑氮杂芳烃（AIA），是最强烈的致癌物质。"文革"期间，有一位中学副校长被关入"牛棚"（即当时简易的牢房），恰好窗外就是烧烤炸炕的卖早点摊铺，每天早晨伸手就买烤饼、油条等炸烤食品吃之，如此不到10个月，即患食管贲门癌，保外就医。来诊时，含泪陈诉，自悟是与饮食有关。此外，据报道，"铝"能引起老年性痴呆症，炸油条必须加明矾（硫酸铝钾），一根约 50g 重的油条含铝约 10mg，假若一个人每天吃 2 根油条，一个月就摄入铝 600mg，而正常人体仅含铝 61mg，超过 8.8 倍的正常含量。这些食品虽然少吃无妨，也必须提高警惕，最好不吃！如油条不黄亮，呈灰黑色，更不能吃，是用反复使用、不加更换的"万代油"炸的，含有大量的致癌物质。

6. 忌郁怒未平时进餐

中医养生之道，最忌进餐前后，气郁而怒。就餐时应心情舒快，品尝菜肴，切忌忿怒未平或端碗舌战，而戕生进食。《长生秘诀》说："人或有事，争斗恼怒，不可进食，盖怒气未平，食又下咽，阻塞于胃之贲门，必成噎症。"现已查明，癌症与情绪有关，在不良情绪时进餐，虽非"必成噎症"（食管癌、贲门癌），但亦受害匪浅。

7. 餐食忌烫、冷、快、粗

《长生秘诀》说："食宜温热，不可寒凉；食宜缓些，不可粗速。"口、咽、食管、贲门、胃，长期反复受到物理和化学（摩擦、烫灼、烟酒等）刺激，最容易使上皮细胞突变，诱发癌症。据说拿破仑家族中四代死于胃癌，除遗传基因外，与火炉快食有关。过食冷饮，冀图降温防暑，结果事与愿违，冷饮会加速已衰老的消化器官蠕动，缩短营养物质在小肠停留时间，造成人为的消化吸收障碍，而引起肠功能紊乱，形成"飧泄"（消化不良性泄泻）。因此，冬季火锅，夏季冰砖，以及"战斗式"狼吞虎咽地吃饭，均为戕生。

二、饮食七宜

1. 宜清淡素食

古代健身功法《逍遥子导引诀》有言："淡食能多补，无心得大还。"说明清淡饮食即是滋补。毛泽东同志的养生十六字诀："基本吃素，经常走路，遇事不怒，劳逸适度。"第一句话就是"基本吃素"，素食为什么能长寿？第一，衰老的消化系统能以适应；第二，所含丰富的维生素、纤维素、不饱和性脂肪酸、植物蛋白等适合老年人的需要。素食可以控制循环系统（心、血管）的衰老，截断衰老的连锁反应。因此，"素食者可以长寿"。中外"人瑞"（对 100 岁以上老人的称谓）以素食为主的劳动人民最多。据目前实验观察结果，绝对吃素（宗教式素食）是不科学的，应做到荤素兼备，以素为主（保健素食），才能延年。

2. 宜杂食蔬菜

这是众所周知，而又知之不详的问题。因为新鲜蔬菜中都含有丰富的维生素 C，能抗癌、抗动脉硬化，含有的分解亚硝胺的酶（日本发现）和二硫酚流酮（美国发现），都有防癌抗癌作用。"老"和"癌"这两个截人长命的"干扰素"排除之后，尽终天年，才有保障。现推荐几种较好的蔬菜。

（1）蕹菜（空心菜）：营养价值比番茄高得多，维生素 A 高 3 倍，维生素 C 高 2 倍，维生素 B1 高 1 倍，其他所含微量元素、蛋白质、糖类，高 1 ～ 11 倍，且能利肠通便，是价廉物美、四季常备的蔬菜。慢性胃炎、溃疡病食之最宜。在孟加拉和印度等国家，民间甚至把蕹菜作为产妇必吃营养蔬菜。宜用不锈钢锅炒，以免变色（含单宁酸之故）。宜吃全菜（南方只吃叶，北方只吃茎，均不科学）。

（2）洋葱：美国民间一直视为防治高血压和前列腺增生的良药。

（3）白萝卜：下气定喘，消滞除胀。陶弘景在《名医别录》中言："主利五脏，轻身益气。"前者是作用，后者是效果。老年之体气血衰少，脏腑功能不免壅滞，利而畅之，其气自壮，是一种"消中补"的食品。并含有防癌的"木质素"，被日本人所揭示。

（4）青萝卜：所含的维生素 C，比苹果、生梨还多，真是开胃防老的"心里美"（红心青萝卜）。糖醋凉拌萝卜丝，适当吃点，确能防老。最近有报道，每天嚼生的青萝卜 50g，有预防胃癌的作用。

（5）嫩青椒：所含维生素 C 为蔬菜之冠，美国人称柿子青椒为"中国巨人"。选用不辣的嫩青椒，糖醋爆炒（勿炒黄），实为老少咸宜的保健食品。其作用有防病、防老、防癌，"三防"作用，故特为推荐。

（6）胡萝卜：有"土人参"之称，是保健、防老、抗癌的佳肴。含有丰富的胡萝卜素（维生素 A 的源物质），有悦颜色、润皮肤、养血明目的作用。老年慢性支气管炎、皮肤干燥、瘙痒症、两目干涩等食之最宜。对于"电视迷"更为重要。

（7）豆芽：富含生物生命初始物质的多种要素，具有强大的生物活性，可以促进和增长人体的健康源动力。《名医别录》云："主治五脏胃气结积，益气，止毒，去黑，润泽皮毛。"据美国医学家、营养学家说，"豆芽菜有意想不到的营养和医疗价值，几乎是一种完美、理想的蔬菜，含有丰富的综合性矿物质和氨基酸，大量的维生素，若干强有力的抗癌物质"（《养生保健集》）。也是四季有售，营养丰富的蔬菜。选购勿太胖而有根者佳（一般食用前先用水泡 1 小时，比较安全）。

（8）薯类：如山药、芋艿、马铃薯、红薯等，含有多糖类蛋白质的混合物，对人体有特殊的保护作用，这种黏蛋白，被誉之为"长寿因子"，马铃薯有"地下苹果"之称，常吃之最利养生。

（9）大蒜：百合科植物，古名"葫"，是张骞从西域（新疆）带回。世界各地应用大蒜防治疾病已有五千年的历史了。它具有抗菌、降脂、降糖、抗癌、防老、预防铅中毒等功效，用途甚广，是药食两用的蔬菜。

1）大蒜的医疗作用

①慢性菌痢：10% 大蒜溶液，150～200mL，作保留灌肠，每日 1 次，连用 10 天为 1 疗程。

②肺结核：常吃腌蒜或生蒜，有利于治疗和康复。因大蒜对杀灭结核杆菌很有效。

③百日咳：常吃大蒜能杀菌止咳。

④复发性口疮：睡前嚼生蒜少许，抿口入睡。

⑤鼻血不止：大蒜捣如泥，敷足心（先涂油脂类，以免起泡），10～12 小时去之。

⑥疟疾：大蒜切片于疟发前 1～2 小时，贴大椎穴、间使穴。

⑦预防流感、流脑：大蒜切断，蘸雄黄塞鼻孔，左右交替塞之或戴大蒜口罩。据传说，诸葛亮率军南征擒拿孟获，途中孟获施计把诸葛亮的军马诱至秃龙洞，此地山岭险峻，不但有毒蛇出没，更有瘴气弥漫，不少将士染病，出现高烧、头晕、呕吐等症状，有人因此送了性命。当地一鹤发老者来献医方，说道："此去正西数里有一隐士，其草庵前种有'韭叶芸香仙草'，口含一叶，瘴气不染。"诸葛亮依言而行，果真有效。之后才知道，原来"韭叶芸香仙草"就是家喻户晓的大蒜。这也算是神化了大蒜的医疗作用。

⑧预防钩虫病：大蒜捣烂如泥，拌菜油，擦手脚后，再下地作业。

⑨预防伤寒、菌痢：一日三餐，酌嚼生蒜。

⑩预防冻疮：每年三伏天，于局部应用隔蒜日晒疗法（大蒜头捣如泥，薄敷冻疮疤痕处，人躲荫凉之下，局部伸出暴晒 5 ～ 10 分钟后擦去，10 天后再做 1 次）。

⑪预防动脉硬化：有降低血脂、抗栓、抗凝、抗氧化（消除自由基）的作用。

⑫预防消化道肿瘤：大蒜抗癌，举世闻名。朝鲜人有吃大蒜的习惯，胃癌发病率低。山东临朐县与苍山县（现兰陵县）相距仅 200 公里，临朐县的胃癌发病率是苍山县（兰陵县）的 10 倍（《大蒜保护了苍山人》）。在苍山，大蒜是家常菜。除大蒜固有的防癌作用外，与大蒜素能杀灭胃炎、胃癌的帮凶——幽门螺旋杆菌有关。

山东医科大学，梅行教授实验证明，每天吃生蒜 5g，可以阻断亚硝胺在人体内合成，从而防癌，把大蒜防癌由一般认识提高到量化标准，受到了国家的奖励。正由于大蒜具有如此广泛的医疗作用，英国形成"大蒜热"，大蒜已进入药房，印度、日本已开起大蒜餐厅。大蒜鲤鱼汤、大蒜煲老鸭等名菜佳肴，不断呈现。

2）大蒜的选择：紫皮而坚，白皮而瘦，净白干燥无霉烂者为优，肥大茎粗者次之。

3）大蒜的吃法：生、腌、醋、酱吃均可。高热烧烂，没有蒜味者，大蒜素受到破坏，就失去了医疗和保健的作用。夏日之青椒醋蒜糊（取嫩青椒与大蒜瓣同捣如泥，再加醋、盐调成糊状），是最理想的吃法。秋冬可常吃青蒜茎叶，然而必须在菜肴离火之前加入，而旋即起锅。

4）食蒜的注意事项：采取少量常吃法，如嚼生蒜宜于吃在进餐之后，不宜空腹嚼咽。慢性胃炎、溃疡病者慎用。

3. 宜果食兼备

各种新鲜水果，如枣、杏、桃、李、梅、葡萄、西瓜、甜瓜、香蕉、山楂等，均是保健延年、健康长寿的"益友"。它们所含的养分和维生素比蔬菜高出许多倍，尤其是枣和杏，鲜枣每 100g 含维生素 C 540mg，高于柑橘 151 倍，较西红柿高 450 倍。杏富含维生素 B17，以杏为粮，被誉为"无癌之国""长寿之国"的斐济，引起举世科学家的重视。

水果能起到长寿保健的作用，可民间也有传言："桃养人，杏伤人，李子树下埋死人。"这句话虽然说得过于极端和瘆人，但也直观地指出和引申了吃水果应该注意的事项：

（1）不能以水果代餐，要有节制，一天吃一次即可。

（2）吃水果应该多样化，不能偏食。

（3）血糖偏高、糖尿病患者，不能吃含糖量高的水果，如葡萄、西瓜、香蕉、芒果、荔枝、榴莲等。

（4）任何水果都不能熟吃，如有需要可以略加热再吃。

（5）水果一定要去皮吃才安全，裸果尽量不吃或少吃。

（6）变质腐败的水果，坚决不能吃。

（7）不吃或少吃水果罐头。

4. 宜吃粥、糊、羹

苏轼言："多吃粥，常浴足。"陆游认为吃粥能长寿，并写下《食粥》一诗："世人个个学长年，不悟长年在目前；我得宛丘平易法，只将食粥致神仙。"所谓"致神仙"，显然是夸张的手法。不过，白粥、杂粮粥、腊八粥、皖西的玉米糊（玉米含卵磷脂、亚油酸、维生素 E、烟酸、色氨酸等，能抗动脉硬化）、皖北的油茶（高级胡辣汤）等，都是老年保健的"益友"。

5. 就餐时宜细嚼慢咽

老人进餐宜热、烂、淡、少、慢。饮食细嚼有宜于人者有三：一者，易于消化；二者，充分利用食物中的精华；三者，不致呛噎。更重要的是，可以减少对上消化道的机械摩擦，从而保护了咽、食管、贲门、胃，有利于防癌。当前科技界对细嚼慢咽奇妙保健作用的认识，有了更大的突破，除可以防止脑痴呆外，还可以充分利用口津的"自卫"（润滑、杀菌、防癌、助消化）作用。

6. 宜嗑仁吞津

每天适当地嗑点瓜子（最宜于在饭后），其中含有不可思议的，养生保健和防癌的作用。每嗑一枚瓜子，口津唾液溢涌如泉，口津中几乎含有血浆中的各类成分，黏蛋白、球蛋白、氨基酸、钾、钠、钙、荷尔蒙、溶菌酶等，具有神奇的保健作用。最主要的是唾液淀粉酶。唾液不仅是消化液的一种，科学家还证实，唾液具有破坏和阻断苯并芘、黄曲霉菌素、亚硝酸盐对人体的致癌作用，所以称之为"天然的防癌剂"。如果嗑的是南瓜子对老人更有好处。美国学者鲁达勒经多年研究，发现它有防治前列腺炎、肥大、癌变的作用。"服玉泉，可延年。"中国古代养生学家的吞津自补法，显然是超卓的。北宋文学家苏辙写有《食鸡头》一诗，诗中有言："细嚼兼收上池水，徐咽还成沧海珠。"他常在饭后或休遣时，细嚼煮熟的芡实米来"吞津自补"。

7. 宜晨间饮水

水是生命之源，水能冲淡体内毒素，排除废物，中医学谓之"洁净腑"的作用。人们通常只知道"外洗涤"（洗澡），而不知道"内洗涤"（喝水）的保健作用。因此，要克服不渴不喝水的不良习惯。晨间饮用"开口水"更为重要，笔者除作为长寿保健外，对于治疗慢性消化系统病变（慢性胃炎、溃疡病等），把每天晨间空腹饮用温开水 200～300mL，继而慢跑 10～20 分钟列入常规。我国古代养生学家提倡，清晨粥饭或迟，即先用（喝）百滚水（现烧的白开水）一碗，极能滋润五脏。据报道，每晨用现煮的开水 1 碗，约 200～300mL，盖之冷却到 20℃ 左右饮之，这种水最易透过细胞膜，有奇妙的生物活性作用。能把一夜间五脏六腑所积蓄的废物和有毒物质，通过小便排出体外。俄罗斯医学家称之为"复活神水"。日本学者发现其具有促进新陈代谢、加强肝肾排毒、增强机体免疫的功能，并调查有此生活习惯的老年人，有 82% 的比例，面色红润，精神饱满，牙齿不松，未曾生过大病。其主要原因，是每天一次"内洗涤"。

小结

孙思邈在《千金要方》中引用扁鹊所言的一句话："安身之本，必资于食……不知食宜者，不足以存生也。"俗谓"病从口入"，不注意饮食卫生，是影响健康长寿的重要因素。因此，维多利亚宣言，健康四大基石的第一大基石就是"合理膳食"。嗜好吃荤者对身体有害，单纯吃素者也未必长寿，《藤氏谈医》云："补元气者，草根树皮也；养元气者，谷肉果菜是也。"应当荤素相济，以素为主，"收支"平衡是为养生。饮食要多样化，养成午饭后"吃秋"（民间俗语，指吃山药、芋头、胡萝卜、莲藕、玉米、花生等，富含多糖体、黏蛋白、长寿因子）的习惯，营养互补，好处很多。宋代诗人邵康节对不知养生、不明事理、贪图口福、戕生自毁的人，感叹地以诗劝之，名《仁者吟》，曰："仁者难逢思有常，平居慎勿恃无伤；争先径路机关恶，近后语言滋味长；爽口物多终作疾，快心事过必为殃；与其病后能求药，不若病前能相防。"总之，膳食的宜忌，宜少忌多，宜慢忌快，宜素忌（少）荤，宜软忌硬，宜淡忌咸，宜广忌偏，宜热忌寒，宜鲜忌陈。

（本文曾发表于《中医临床与保健》，1989年，第1卷，第4期）

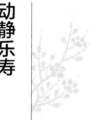

动
静
乐
寿

　　动静乐寿，"动"字在前，"静"字在后，动静结合，劳逸相济，加之乐观豁达，心情愉快，长寿就有了保障。《吕氏春秋·尽数》言："流水不腐，户枢不蠹"。华佗实践之，他说："人体欲得劳动，但不当使极尔。动摇则谷气得消，血脉流通，病不得生，譬犹户枢不朽是也。"（《三国志·魏志·华佗传》）并以此理论根据，创"五禽戏"，是世界保健体疗之先声。人进入老年之后，新陈代谢和免疫机能逐渐衰退，生命之火，光焰减弱，如何弥补？赖之以"动"，动则不衰，动则不（少）病，动则不（缓）老。《新俄罗斯言论报》根据18世纪法国思想家伏尔泰的理论发表专论——《生命在于运动》，刊行世界，影响甚大。因此科学合理地安排劳动或运动，是增强体质、预防疾病、推迟衰老、延年益寿的有效措施。

一、人若安于形，病魔将来临

　　古希腊思想家亚里士多德说："最易使人衰竭，最易损害一个人的，莫过于长期不从事体力活动。"随着物质和文化生活的提高，人们的衣食住行日趋优越和现代化，如果一味游手好闲，贪图享受、安逸、舒适，缺乏劳动锻炼，必将新陈代谢迟滞，脏腑功能失调，各器官结构功能逐渐发生一系列的老化性改变，出现了早衰多病。所以欧阳修说："劳其形者长年，安其乐者短命。"（《删正黄庭经序》）"安其乐者"多会患上高脂血症、动脉硬化、高血压、冠心病、糖尿病、老年性痴呆等所谓的"文明病"。由于长期不动，气血运行受阻而肌营养不良，导致肌肉萎缩，四肢软弱无力，或板滞而僵、活动不利，处于"肌肉饥饿"状态。上述诸症，中国医学家称之为"逸病"，在西方国家统称之为"运动不足症"。《黄帝内经》早有治法，"劳者温之，逸者行之"，寓动于行。虚劳之症治之以温补，逸滞之病治之以运行（动）。陆九芝言："凡人闲暇则病，小劳转健。"提示了防治疾病的唯一至宝灵丹——运动。这就是当前世界盛行的"运动处方"。陈立夫老人的长寿之道是："养身在动，养心在静；知足常乐，无求常安。"

二、人若劳于形，百病不能成

孙思邈的《保生铭》首冠之以"人若劳于形，百病不能成"，意味着若想延年长寿，首先就要做到持之以恒的劳动锻炼。大象寿命为200岁，一旦进入动物园，过着吃、喝、睡的生活，仅活80岁左右。所以说，运动是延续生命的唯一法宝。无数的科学实验证明，参加劳动和体育锻炼，能改善血液循环，促进新陈代谢，增强抗病能力，调节加强神经系统功能。适合于中老年人的运动项目很多，正规的如五禽戏、太极拳、八段锦、广场舞、老年迪斯科等。非正规的如家务劳动、园艺操作、厨工、烹饪、打扫卫生等。然而，最适合老年人、最简便易行的有效方法，莫过于散步、健步、快步（全球风行快步走）、慢跑，三者量力而行，持之以恒，可以收到以下效果。

1. 循环系统

动则"血脉流通"，血液循环加速，全身微循环得到了全面的调整，营养旺盛，血脂平衡，从而控制动脉硬化，延缓了衰老的进程。

2. 呼吸系统

"肺主治节"，呼吸随着循环加快而相应加快，有利于"吐故纳新"，且能减缓呼吸系统衰老的速度。

3. 消化系统

"脾喜健运""动摇则谷气得消"，运动能促进和保持胃肠的蠕动、分泌、消化、吸收功能。

4. 神经系统

运动则心神凝聚，野外步行浏览四方，寄情万物，乐在其中，有利于保持和提高神经系统的稳定性、灵活性。

5. 运动系统（肌肉、骨骼）

肝主筋、脾主肉、肾主骨，运动能使筋、肉、骨营养旺盛，从而保持肢体的轻健矫捷，能推迟"老态龙钟"的到来。

随着各大系统生理功能趋于正常和旺盛，内分泌系统、自身免疫系统等功能也得到提高，人体正气（综合能力）自然处于领先主导地位，"正气存内，邪不可干"。有了心身双健的体魄，就可以少生病，故达到保健延年的目的。因此，有些卫生谚语是来自实践的，如"常在田边走，活到九十九""每天跑几步，不要进药铺""每天溜个早，保健又防老"，等等。德国医学教授贺尔曼说得更具体："经常慢跑，可以使心血管循环、呼吸和新陈代谢年轻 20 岁以上。"诸如上述，皆体现了"动"的巨大作用。根据有氧运动的规则，本人拟定了早锻炼的具体方法和程序。

附：简易晨练体操

1. 起床前，以脐为中心，揉腹左右各 50 ～ 100 转，接着仰卧挺腹提肛 100 次。然后坐起，撒爪挠头，自前发际至后发际 50 次，继而分眉、捻耳、搓肋各 30 次。

2. 洗漱后饮用新鲜的温开水 1 杯（200 ～ 300mL），慢跑 10 ～ 30 分钟，全身放松，强度以不喘大气、耳面不红、似汗非汗为宜。衡量心脏负荷的公式：运动时最大心率 ≤ 170- 年龄。年龄大者也可以快步走 30 分钟。

3. 做"练功十八法"之七：推掌转腰，腰腿旋转操，交叉甩手 40 ～ 50 次。

4. 吐故纳新（呼吸运动）：立正，足同肩宽，插手（掌向后）弯腰伴口呼气（深呼）指尖挨足尖，展臂（掌渐向上向外）伸腰伴鼻吸气（深吸）尽情伸臂扩胸，徐徐操作不得求急，反复 20 次。动作要缓慢，呼吸细、深、长，呼吸时要意守丹田（脐下），此为古代的导引术，今引用作呼吸体操。用以提高肺活量，保护肺功能（又称"洗肺"），达到肺保健的作用。

5. 量力做马步，蹲立运动 10 次，收功。

6. 此外，在一天中选个适当时间，正坐椅子上，双手扶桌，合目，用鼻尖子做划"8"字运动，先划横"8"字，后划竖"8"字，左右各10～20转，可以防治颈椎病。所谓"摇头晃脑，中风减少"，并能改善脑基底动脉供血。

三、劳逸须适度，过分则戕生

《抱朴子》告诫我们："体欲常劳……劳勿过极。"过劳过逸，皆非养生。孔子曰："张而不弛，文武弗能也；弛而不张，文武弗为也。一张一弛，文武之道也。"（《礼记·杂记下》）动静相济、松紧交替、缓急变更，是大自然事物变化规律的普遍现象，日常生活也是如此。人们生活节奏的基本内涵，即体现在"劳"与"逸"两个方面。无论是体力劳动，还是脑力劳动，必须有规律地做到"一张一弛"、有静有动、有劳有逸、劳逸交替，才能完美无缺地发挥最大的工作效率。劳逸适度，作息有章，又属于养生保健的范畴。《素问·宣明五气》云："久视伤血，久卧伤气，久坐伤肉，久立伤骨，久行伤筋。是谓五劳所伤。"提示我们，过劳、过逸均有损于健康。

1. 过劳所伤

（1）"久视伤血"，神聚凝视过久，不利养生。戏剧、电影、电视本来是给人以娱乐或休息的，然注视过久，随着剧情之悲欢离合而心潮幻荡起伏，则伤心血；肝开窍于目，"目得血而能视"，视之过久，则伤肝血。

（2）"久立伤骨"，肾主骨，肾主作强，骨为躯体支架，作强久立，形逸实劳，故久立而伤骨。

（3）"久行伤筋"，肝主筋，筋为束利关节之系带，肢体活动，赖之以筋，故久行则伤筋。

2. 过逸所伤

（1）"久卧伤气"，为什么伤气？中国2000多年前的科学论点，被现代实验所证实。瑞典生理学家塞尔亭让五名20～29岁男性青年静卧三星期之后，测定最大摄氧量减少37%，最大心排血量减少26%，故久卧不起，越睡越惫，乏力少气，逸久为劳，得了"废用综合征"。是符合事物转化的辩证法，故久卧伤气。

（2）"久坐伤肉"，坐本为逸，因"脾主肌肉"，呆坐不动，血循不畅，肌肉缺养，形成了"肌肉饥饿症"而萎缩消瘦。《素问·刺法论》言："欲令脾实，气无滞，饱无久坐。"故久坐伤肉。

以上说明，无论哪一种行为持续过久，都会伤人而不利健康，必须动静结合、劳逸适度，才是养生之道。

3. 起居无节

《素问·上古天真论》云："昔在黄帝……乃问于天师曰：余闻上古之人，春秋皆度百岁，而动作不衰；今时之人，年半百而动作皆衰者。时世异耶？人将失之耶？岐伯对曰：上古之人，其知道者，法于阴阳，和于术数，食饮有节，起居有常，不妄作劳，故能形与神俱，而尽终其天年，度百岁乃去。今时之人不然也，以酒为浆，以妄为常，醉以入房，以欲竭其精，以耗散其真，不知持满，不时御神，务快其心，逆于生乐，起居无节，故半百而衰也。"此段对话作为《素问》的开篇之文，以君臣问答的方式，颂扬了中国古代懂得养生之术的人们，他们能顺应自然，有规律地安排自己的生活作息，故能"度百岁乃去"。继而批评了"当今"（两千多年前）某些"天生我才必享受，吃喝玩乐不能丢"的人们，他们过着醉生梦死、风花雪月、不分昼夜、戕生取乐、骄奢淫逸、自我毁灭的生活方式，是"半百而衰"乃至夭折的主要根源。显然是揭露和批判当时统治阶级奢侈糜烂的生活，但在当代幸福优裕、安定祥和的生活环境下，这位"岐伯"先生婆心垂渡的激励修辞，仍对某些人敲了"警钟"，因此直至今天仍具有重要的现实意义。

四、古今长寿者，多为劳动人

通过调查，长寿老人 80% 以上都是坚持劳动者，其中以居住山乡、生活自理、清茶淡饭的农民为多。第五次全国人口普查表明，世界长寿之乡，广西巴马瑶族自治县百岁老人 74 人（男性 19 人，女性 55 人），他们之所以长寿，主要因素是环境清新、长期劳动、素食为主、性格开朗。人瑞的比例相当于每 10 万人口中就有 31 位，居世界之首。

中国：李庆远 256 岁（中医药学者、养生家、武者），生于清康熙十六年（公元 1677 年），卒于民国二十二年（1933 年）。

英国：弗姆·卡恩 207 岁（农民），经历了 12 个英国王朝。

日本：万布 194 岁（农民），因长寿应宰相之召到东京。

英国：托马斯·佩普 152 岁（农民），经历了 9 个英国王朝。

中国：吴云清 160 岁（另有一说 102 岁，先僧后农），爱园艺、粮菜自给。

好逸恶劳，贪图享受，莫过于历代帝王。我国自秦朝至清末，共有皇帝 259 个，但平均寿命不过 39.2 岁。整个清代帝王平均寿命 52.4 岁，有所上升，因满人善骑好武之故。在中国皇帝中的老寿星首推乾隆，他活了 89 岁，并总结历代皇帝短命的经验教训（清朝有 13 个皇帝，同治活 19 岁，顺治 23 岁，咸丰 31 岁，光绪 38 岁皆死去），知弊而避，修身养性。他的长寿之道中，主要的一点，是一生爱好运动、打围狩猎，其次爱好旅游（三下江南）、喜音乐、远宫闱、节饮食（喜欢吃粗细粮搭配的蒸发糕）、慎起居、遵医嘱（烟瘾惊人，达到"食寝不离"的程度，遵医嘱，60 岁戒烟），在当时所处的地位和条件下，做到这些，是帝王中之所不能，故而长寿，说明了"生命在于运动"。

烟酒茶

现在日子过好了，烟、酒、茶已成为有些人日常生活的必需品。有的中老年人对它具有特殊的"亲和力"（现在已经下移到年轻人群体），往往酷爱成癖而影响健康。因此，对其利害关系，是为必究。

一、烟

烟草为茄科植物，原名淡巴菰（西班牙语 tabaco 的音译），又名相思草（吸之令人难忘）、返魂草（嗅之能醒昏厥）。当初烟草仅用于治病，或者作为杀虫剂使用，以后人们经常吸之，积久成习，传布开来，渐渐成为有些人日常生活离不开的"添加剂"和社会应酬的"黏接剂"，被认为是休闲的"享受"。岂不知是"寓祸于乐"，殃及人类已 400 多年了。

1. 烟害的源流

（1）烟草的发现

据有关史籍记载，航海远洋探险家、意大利人哥伦布于 1492 年，发现美洲新大陆时，在古巴见到一些土著人有嚼烟和吸烟的习惯。

（2）烟草的传布

哥伦布船队返航时把苞米（玉蜀黍）种子从秘鲁带回欧洲，造福人类；把烟草种子从古巴带回西班牙，则贻祸人类。烟草种子渐渐在欧洲传布开来，而遍及全球。16 世纪中叶，法国驻葡萄牙大使詹·尼古特，大肆宣扬此物的神秘作用，又把这个奇异的种子寄奉给葡萄牙女王，这便是以后人们称烟毒为"尼古丁"的来历。当时有些医生竟认为烟草能治百病，广为栽培，慢慢渗透到民间。后来经过医药学家的长期观察，它的医药疗效（除杀虫以外）全部被否定，但人们吸烟的生活习惯已经养成，祸根难绝。

烟草传入我国仅 400 多年，姚旅在《露书》中说："吕宋国有草，名淡巴菰。"张介宾说："此物自古未闻也。近自我明万历时始出于闽广之间，自后，吴楚地皆种植。"大体为明·万历三年（1575），由菲律宾吕宋岛传入我国台湾、福建，并由意大利传教士利玛窦于 1579 年带到广东。"始自闽人吸以祛瘴，向后北人借以辟寒，今则遍行寰宇。"（《本经逢原》）开始仅用于医药的烟草，被一些烟商及"瘾君子"们炒作，宣称其为金丝熏、黑老虎、石码烟、济宁烟、美原烟等，顶上之嫩叶又称之为盖容烟，是为精品，名目繁多。一时在民间吞云吐雾，蔓延开来。到了 1902 年，英国人在上海开创了第一个卷烟厂，用卷烟代替了所有的吸烟方法，为吸烟者提供了方便、美观、实用而最为时髦的吸烟方式。并以精美的西洋乐队，悠扬的乐曲，走街串巷，见人就散，并恭敬地点火奉赠，来做广告，一时卷烟风行全国。这便是继鸦片战争之后，英国人变换手法进行文化侵略和残害中国公民的历史见证。截至今天，据统计我国吸烟人数占世界吸烟总人数的 1/4。近年，来自某单位招工的统计数字表明：518 名青年中有 412 名吸烟，他们有的还是中学生，可见这个国际公害，在我国泛滥的严重程度。

（3）吸烟方式

吸烟的方式，分为三个过程。开始咀嚼，如同我国南方人嚼槟榔似的，继而鼻嗅或鼻吸。烟民们将大拇指一翘，正当手阳明大肠经"阳溪"穴处凹陷中，刚好放入烟末，时时嗅之，颇为方便，至今解剖学还称之为"鼻烟窝"（清代发展为鼻吸取嚏的"鼻烟方式"）。再发展为吸入，由旱烟、水烟到卷烟。但时至今日，印度山区民间，仍有用咀嚼、鼻嗅来吸烟的方式。笔者曾目睹一张姓船民，烟瘾极大，每当吸烟至燃烧到一半时，旋即熄灭，擘去烟纸，取烟丝放口中品嚼之，再用开水送下，长叹一声："唉……痛快！"此人 44 岁时，来门诊治疗"慢性气管炎"，劝其戒烟，他回答说，"只好戒烟、戒饭一起干"，以示反对。47 岁患肺癌丧命。

（4）吸烟成瘾

有人调侃说："古代豪杰酒是胆，今时英雄烟当家。"吸烟并没有像吸鸦片和二醋吗啡那样，一旦接触，即可成瘾。嗜烟者"烟当家"的形成，仅是闲暇无事，或出于好奇，吸之品之，感到悠然自得，不断吸之，天长日久，则慢慢养成难以间断的生活习性，而不是真正的成瘾性。所以抽烟常见有家庭性，上行下效，"父子对抽"的社会现象。这种特殊而具有一定"魅力"的生活习惯，一经形成而产生精神依赖后，往往会手不离火，越抽越想抽，便成了"相思草"的"俘虏"，形成"成瘾"现象。清代医家黄宫绣在《本草求真》中形容吸烟的滋味，说："其气（烟）一入人口，不比常度。顷刻而周一身，令人通体俱快。醒能使人醉，醉能使人醒；饥能使人饱，饱能使人饥。以之代酒代茗，终身不厌。"可见这种"快乐的感受"类似鸦片。也许这位清代著名的医药学家，本身就是一个烟民，否则何以体会得如此深刻。难怪一些科学家和思想家，经常借助吸烟这种所谓"除乏提神"的短暂兴奋精神作用，以满足心理需要，来"涌文思，发灵感"，进行创作活动。爱因斯坦，总是经常叼着烟斗，马克思曾对他的学生和女婿说：《资本论》的稿酬甚至不够偿付写作时所吸的雪茄烟钱。"如此丢掉健康，铸造成就，诚可叹哉。

2. 烟草的毒性

（1）烟草所含的有毒物质

《滇南本草》言烟草"辛，温，有大毒"。《本草求真》更进一步地提示："其性力之猛，殆非他物所能比类者矣。"俄罗斯专家说，烟草所含有毒物质 20 多种，除尼古丁外，还有吡啶、氢氰酸、氨、糖醛、烟焦油、一氧化碳、苯并芘、芳香族化合物等，其中最凶悍的是尼古丁（烟碱），这些有毒物质统统称之为"烟毒"。最近科学家又发现香烟在燃烧过程中，还含有挥发性亚硝胺，这种特殊的亚硝胺含量，是一般食物的数百倍（《当心！香烟有大量亚硝胺》），它是烟毒引起各种癌症的帮凶。

尼古丁属神经毒，有先短暂兴奋，后抑制麻痹的双向作用。通常 1支香烟含尼古丁 3mg，可以毒死 1 只小白鼠；人类一次性吸食致死量在 50 ～ 70mg。理论上，假如一个人每天吸香烟 20 支 ×30 年 =219000 支，按 1 支香烟净含 0.75g 烟草计算，折烟草 164kg，含尼古丁 657g，至少能毒死 9386 人。不算不知道，一算吓一跳。不过尼古丁在吸烟时喷出

50%，燃烧破坏 25%，烟蒂含 5%，吸入仅 20%，其中还被人体自然解毒掉 80%～90%，从小便排出。因此，急性中毒比较少，但免不了慢性中毒，蓄积体内，如坐火山，隐患待发。

（2）影响烟毒的吸收和中毒的因素

1）与烟草含毒量不同有关：生烟含毒量较高，制烟较低。

2）与吸烟的方法有关：嚼烟（+++++）、烟斗（++++）、雪茄（+++）、卷烟（++）、水烟（+）。

3）与吸烟的时间有关：上午（9点之前）吸收的较多，下午相对较少。

4）与一次吸烟的速度、深度、数量有关：快、深、多是最危险的，反之则相对安全，尤其是深吸屏气，片刻后方喷出，其害更烈。大千世界，无奇不有，法国有个尼察俱乐部，举行一次抽烟竞赛，项目是"连吸60支雪茄，看谁最快"，几小时后公布名次领奖，一等奖获得者已死去，二等奖获得者正在抢救，三等奖获得者已住院。这是一个急性中毒的生动事例。

5）与对烟毒耐受力的个体差异有关：尝谓"生禀有别"，正如我在本书"诊余话医"篇中所述的某老医，嗜烟成癖，烟酒兼行，年逾90而终。此为个别现象，不具备普遍意义。

（3）烟酒兼嗜，互为增毒

清代名医张石顽告诫说："吸烟之后，慎不得饮火酒，能引火气熏灼脏腑也。"（《本经逢原·火部》）当今常见席上奉烟，烟酒并行，认为是无比的"恭维"，高尚的"享受"，实际上是"寓害于敬"。为什么？因为酒精对烟毒起到溶解作用，能使所有的有毒物质，迅速穿过细胞膜，而进入细胞，酒精又能破坏人体肝脏解毒功能（包括烟毒），使烟毒滞留人体，难以排出。嗜烟者一般维生素 C 吸收不佳，以致营养不良、抗病力下降，最易引起酒精中毒，所以说，边烟边酒，是非常危险的致病、致癌潜在因素。赵学敏在《本草纲目拾遗》中指出，烟草："耗肺损血，世人多阴受其祸而不觉"。"烟酒不分家"，确是杀人不见血的"软刀子"。

3. 吸烟的危害

由于"相思草"含尼古丁的作用，能致人成瘾，一旦成瘾，很难戒断，见人见烟，形影相随，给自己的健康、寿命、经济均带来了莫大的损失，并污染空气，形成公害；不吸烟者，也难逃劫难，损身折寿，害己害人。一代宗师，外科学家黄家驷说："医生吸烟是明知故犯、不可思议、不能容忍的事情。"所以医生不能抽烟，已吸烟者应立即戒之。

（1）破坏了呼吸系统的生理功能

常见旱烟杆及烟嘴中附着黄褐色的烟焦油，也同样地能沉积在支气管内壁和肺中，加之大量的有毒物质和烟雾所含的煤胶类物质，经常而反复地刺激呼吸道黏膜，破坏了呼吸道正常的防御系统，引起咽喉炎、气管炎、肺气肿、肺心病等。钱塘赵学敏先生说："凡患咳嗽、喉痛、一切诸毒肺病者，皆忌之。"指出凡已患上述疾病者，均须立即禁烟，否则医药难效。

（2）引起诸多消化系统疾病

"饭后一根烟，快活似神仙"，完全是久积形成的条件反射和心理作用，吸烟则损肺，咽下则损胃，由于烟毒对消化道黏膜长期而持久的刺激，能诱发咽炎、食管炎、胃炎和溃疡病。如果已患胃溃疡病，仍不戒烟者，服药无效，溃疡迟迟不得愈合。

（3）扰乱了神经系统的稳定性

吸烟后使中枢神经系统先处于暂时的兴奋状态，继而进入持久的抑制状态，所以有人在赶写材料、思考问题时，常连续抽烟，借助这种假兴奋，来发思启智，久而久之，影响大脑兴奋与抑制的动态平衡，导致神经衰弱、失眠健忘等症。

（4）损害了胰腺的正常功能

据研究表明，长期吸烟，会损伤胰腺的内、外分泌功能，诱发多种疾病，如胰腺纤维化、糖尿病等。同时，吸烟能使罹患胰腺癌的危险增加70%，而且吸烟的时间愈长危险性愈大。

（5）有碍于循环系统的生理功能

尼古丁能使全身毛细血管痉挛、收缩、变窄，又兼烟雾中含有一氧化碳，降低了血红蛋白的带氧作用，吸烟又破坏了人体对维生素C的吸收，影响血脂代谢。基于上述种种因素，足以导致动脉硬化、高血压、冠心病、心绞痛、心肌梗死等病变，而最明显的是诱发血栓闭塞性脉管炎，中医学谓之"脱疽"，十分痛苦，有致残之虞。

（6）降低了感觉器官的敏感性

由于烟毒的作用，人的感觉器官，未老先衰，听觉、视觉、嗅觉、味觉均有不同程度的下降，常见到的是"烟毒性视弱症"，还有舌上味蕾光脱，形成"镜面舌"。

（7）影响了生殖系统的生理功能

男子常见性早衰，阳痿；女子常引起月经不调，难受孕，或受孕后流产、早产，生出婴儿常见发育不良、智能低下等。

（8）使人苍老，有碍美容

肺主皮毛，开窍于鼻，"故食烟之人多面黄不尽，耗肺而焦皮毛"（《本草纲目拾遗》）。由于烟焦油的作用，又兼煤胶类烟雾长期熏灼，肺及皮毛一并受害而面黄干瘦，肌肤枯槁，故有人贬烟癖之人为"烟鬼子"。

（9）诱发或导致癌症的罪魁祸首

由于烟毒及烟雾（苯并芘）的长期刺激，尼古丁的经久积蓄，及氧化亚硝胺的"雷管"作用，极易引发口腔癌、喉癌、食管癌、贲门癌、胃癌、胰腺癌等，其中最常见的是肺癌。据统计每天吸烟40支以上的人，患肺癌的可能性比不吸烟的人大70倍。以宏观论之，中国医药学早在100多年前就已经发现这个严重问题，清代名医吴仪洛在《本草从新》中，将烟草归于毒草类，并言其"最烁肺阴，令人患喉风、咽痛、咳血、失声之症甚多"，形象地描述了呼吸系统癌肿的症状。近代统计数字只不过是具体化和量化而已。

（10）折寿十年

这并不是危言耸听，嗜烟的人，一般衰老进程比较快些。英国皇家医学会公布，每支烟折寿5分30秒，向烟民敲响了警钟。据尸体解剖发现，40岁长年吸烟人的肺，同75～80岁不吸烟老人的肺差不多。这个问题的认识，我国医药学又领先了，吴仪洛说："火气熏灼，耗血损年，卫生者宜远之。"说明了要想长寿，请抛掉你手中最后一支烟！

鲁迅先生，如果不是与烟相随，手不离火，或少吸一点，也许不至于56岁而逝。吸烟者，戒烟之后，仍能长寿。例如乾隆皇帝，自幼吸烟（旱烟），40岁后已发展到"食寝不离"的地步。60岁时患气管炎，咳痰不已，听太医劝阻，断然戒烟寿登89岁而终。不过，据近年来社会调查发现，不少60岁以下，烟瘾很大的人，戒烟后1～3年就发生肺癌。故有人提出"花甲"之后，不宜戒烟。我认为可以采取递减缓戒方式，持续3个月，之后以"1日5支，终身不戒"的方法维持，比较妥当。

4. 关于戒烟

（1）戒烟史趣

烟草传入我国不久，即有禁烟之举，"明·崇祯癸未，已见其害，严禁不止"。1595年，英国一位药学专家指出吸烟对人类的毒害，而引起各国的关注，掀起了禁烟运动。禁烟的刑罚最残酷的要算土耳其，1635年颁布《禁烟法》，禁止吸烟和经营烟草，违者处死，公布当月就杀掉100多人，临刑前还用绳子穿过鼻中隔，拴上烟斗，游街示众，4年之后一万余人丧生，吸烟者仍有增无减，只好撤销此令。波斯（伊朗）禁烟之刑，更为可怕，1615年，阿巴斯一世下令，凡吸烟者，灌骆驼粪，经营烟草者，没收烟草再加上干柴，将售烟者活活烧死；13年后，他的儿子萨西菲王子，规定酷刑，更为痛苦，凡吸烟、售烟者，用铅熔化的"铅水"灌之处死（《禁烟史趣》）。100多年来，无论禁烟法律和手段如何严厉，被称为"20世纪的鼠疫"的烟害，有禁无止，仍泛滥全球，猖獗之至。目前世界性的反烟运动，正在兴起，各国有各国的举措，世界有67个国家制定了控制吸烟的法规。世界卫生组织于1980年提出"要吸烟还是要健康，任君选择"的口号，并于1987年决定每年4月7日为世界无烟日，但从1989年开始，改为每年5月31日，因为第二天是国际儿童节，希望下一代免受烟草危害（补注：2021年世界无烟日的主题是"承诺戒烟，共享无烟环境"，同时世卫组织明确指出，吸电子烟、二手烟同样有害。最近连续接诊两例相关病例：一例丈夫是干部，吸烟，妻子45岁患肺癌；另一例丈夫是肛肠科医生，吸烟，妻子62岁肺癌）。

意大利人首先"引狼入室"，把烟草种子从美洲带回欧洲，传布全球；当今也受危害最深，意大利已成为世界肺癌发病率最高的国家，自食其果，咎由自取（补注：如今肺癌整体发病率最高的国家是匈牙利）。该政府为了维护国民健康，最近颁布了世界第一部比较详细的《严禁吸烟法》，条款细则非常周到明确，其中第四条，最有意义："凡向尚未满16周岁少年出售香烟或提供吸烟者，罚款100万里拉（约折人民币750元）。"提示了禁烟的举措，应当从青少年开始。此条正合我国国情，值得参考。

究竟如何戒烟？对嗜烟者来说，并非是一件容易的事。然而只要通过努力，拿出毅力，还是能够获得戒烟成功。吸烟（戒烟）与吸毒（戒毒）有相似也有不同：相同的是，二者都会成瘾，都需戒绝；不同的是，二者作用机制的区别。例如鸦片中的主要生物碱吗啡，进入人体后可以模拟内啡肽的作用，激动中枢神经阿片受体，产生强大的镇痛、镇静作用，并带来欣快感，同时抑制自身内啡肽的产生，随着时间的推演，自身内啡肽分泌完全停止，只能依靠吗啡的"拟内啡肽"作用来维持相关的生理活动，即成瘾（生理性依赖、真瘾），如若不"吸"，则"百病丛生"，呼号欲死。而烟草中的尼古丁，有直接刺激兴奋的作用，吸烟久了，即形成条件反射，亦会成瘾（精神心理性依赖、假瘾）。正因为如此，戒烟后并无什么受不了的症状出现，只不过有一个类似于毒瘾的现象——"急"。坚持之，渐渐会消失。不过戒烟方法虽多，最后还是得落实在"决心"二字上。

（2）戒烟方法

1）转移意念：用转移意念的方法，打乱大脑对吸烟的兴奋灶，如隔离香烟与烟具，不见不思，吃戒烟糖、喝戒烟茶、唱戒烟歌、跳戒烟舞，其他如借助中药、针灸、耳针、耳穴压豆等戒烟方法，均可一试。有"饭后思烟"的条件反射者，可以改为嗑瓜子，既能取而代之，又有"吞津自补"的助消化作用，不妨一试。

2）趁病戒烟：《本草纲目拾遗》说："人喜吃烟者，病重即不食（吸）烟，以脾胃不受火土之气，故烟亦不受也。"常见有些感冒发热或疟疾吐泻后的病人，见烟生厌，不欲再吸，趁"脾胃不受火土之气"这一殊为难得的戒烟机遇，如能取得家庭配合，收匿香烟及烟具，再加强监督，下定决心，可一举成功。

3）把握三关：戒烟头10天为一大关，20天为一小关，30天为动摇关。第一关要"狠"，第二关要"忍"，第三关要"定"。第三关，将近成功，而意念未牢，最易动摇。墨子言："志不强者智不达，言不信者行不果。"只要意志坚强，以烟为敌（因为它能夺去你的健康和生命），一刀两断，即可获得戒烟成功。

4）成在决心：上述戒烟方式方法很多，能否获得成功，关键还在于决心！列宁曾说："同志，你在战场上能和敌人勇敢的作战，你为什么不能跟吸烟作斗争？"说明了必须拿出与敌斗争的坚决精神，方能取得戒烟成功。

5）贵在坚持：美国著名作家马克·吐温风趣地说："戒烟比什么都容易，要知道，我已经戒过一千次了。"说明了戒烟成功之后，在很长的一段时间内，都要意志坚定，站稳立场，不能"见烟思迁"，耳软心摇，再过"回头瘾"！据观察，回头瘾比未戒烟之前，吸起来更香、更馋、更频，危害也更大。笔者目睹一位 60 岁以上患肺气肿的老人，戒烟 1 年半后，看上去年轻了 10 岁，判若两人。然而，该人"重操旧业"后，半年死于自发性气胸和心衰。

6）注意贻患：50 岁以上的嗜烟者，不宜一次陡戒！只能采取递减渐戒的方法，1～3 月戒完。否则有可能使人体免疫监视系统，在突然戒烟的情况下，失去警觉性而导致细胞"突变"，发生危险（陡戒之后，易患癌症）。

7）低毒吸烟：这并不是对戒烟举措有妥协之处，而是有些嗜烟者尚未引起疾病，对烟"情深意笃"，是欲戒不能的"瘾君子"，可以采取以下措施，即低毒吸烟，但最终还是完全戒烟，比较安全：

①吸低焦油过滤嘴高级香烟，但过滤嘴只能挡住 20% 的尼古丁。

②吸合成香烟，据英国《泰晤士报》刊载，即其他植物纤维占 70%、烟草占 30% 的卷烟，如我国前几年的罗布麻香烟。

③吸长杆旱烟，长烟管内径能滤过不同程度的烟焦油。

④吸传统水烟，尤其是川西山区人家常吸的三尺竹筒大型水烟，吸烟者嘴合在竹筒内，这种水烟能起到高效的滤毒作用，但是要经常换水。

⑤采取"1 日 5 支，终身不戒"方案，但不得超过 5 支，此为相对比较安全的吸烟量。

8）劝君戒烟：吸烟有百害而无一利，不论是"低毒吸"，还是"少吸"，都不如"不吸"，劝君戒之为好。

二、酒

据考证，酒的历史已有 5000 多年，甲骨文中就有不少"酉"的不同象形字样的记载。我国人民早在 3000 多年前就掌握了相当高的酿酒技术。长期以来，酒已成为迎宾待客、盛筵联欢、社会（国际）交往等不可或缺的用品。当前国内外关于酒的产销情况，与烟比较，有过之而无不及。酒与烟有所不同，它是一把利与害的"双刃剑"，科学地饮用是"福"，反之则是害。所以，在世界卫生组织的维多利亚宣言中，健康四大基石的第三大基石就是"戒烟限酒"。

1. 酒的营养成分

酒是粮食酿成，所谓"千米难熬一滴"，为谷物之精华。含多种营养成分，如酸酯类、蛋白质、糖类、二氧化碳、多种氨基酸及多种维生素、矿物质和微量元素等（啤酒、葡萄酒营养成分含量更丰富），所以有人说，"喝了酒就不想吃饭"。笔者亲眼所见一位患者，从 8 岁就开始喝酒（父子对饮），成人后 1 日 3 遍酒，并吃些菜肴。他的妻子说："已经 8 年未吃饭了。" 43 岁死于食管癌。

2. 酒的有毒物质

李时珍在《本草纲目》中，对"烧酒"的评价是："辛、甘，大热，有大毒。过饮败胃伤胆，丧心损寿，甚者黑肠腐胃而死。"据分析，酒除含乙醇（酒精）外，尚有甲醇、杂醇油等"杂质"，由于酒的品种不同，"杂质"含量也有所差别：白酒（+++++）、黄酒（++++）、果酒（+++）、葡萄酒（++）、啤酒（+）。甲醇是酿酒原料中的纤维素和果胶类物质发酵所形成，毒性最烈，中毒后能使双目失明，饮用酒含量，不允许超标。因此山芋干子酒，绝对不能喝！劣质酒喝了"上头"（头昏、头晕、脑涨），这就是"甲醇"的毒性反应。

3. 酒的医药作用

乙醇在国防工业、科学实验等领域应用非常广泛。我国早就用于医药，从武王伐纣后，"医巫分家"的"医"字改写过程，就可以看到酒在医药工业方面占有重要地位，"毉"→"醫"，"酉"即"酒"。东汉著名史学家、文学家班固，在《汉书·食货志》中说："酒，百药之长。"中药的炮制常用酒，临床医家取其"主行药势"的功效，常作药引，并取其能充分溶解药物有效成分及辛通活血的作用，而制成各种酒剂，广泛地应用于临床。仅《本草纲目》记载的药酒，如屠苏酒、五加皮酒、楠藤酒等就有65 张药方。20 世纪 40 年代的冯了性药酒，以后改名为丁公藤酒，即是楠藤酒改装而成，治疗风湿病曾蜚声中外。总之，酒对中医药的发展，起到了一定的作用。

4. 酒的保健功效

邵康节有诗云："美酒饮教微醉后，好花看到半开时。"微醉，即欣快舒适的超常感觉，并不是大醉。因此，有节制地偶尔饮酒是有益的，除醒脾开胃、促进食欲外，得其辛香馥郁、独有魅力的宜人之气，顿时能给人带来了意识轻松、心身舒快、昏昏然欣觉"全身皆春"的感觉，进入暂时的"酒中仙"的精神境界。人际间霎时涌现出一派不同寻常的融洽、和谐、欣慰的气氛，突破拘谨，乐以忘忧，打开话窦而开怀畅叙，即所谓"酒逢知己千杯少"，或"对酒当歌"，孤兴独享。其次，人们在远程归来之时，若途中冒寒淋雨，可略饮几杯，以温经散寒、通络除湿。酒，独显其功。

从长寿保健的观点出发，60岁以上的老人，每晚喝1小杯白酒，有保健延年作用，所以称之为"保健长寿酒"，能促进全身微循环，从而旺盛新陈代谢，起到"内按摩"的作用。加拿大蒙特利尔心脏病研究所研究显示，适量地饮酒可以保护心脏，能够避免40%的冠心病发作和降低冠心病的死亡率。美国医学家观察，也有同样的结论。因此，我建议有心血管疾病的人，每500mL白酒加上枸杞子40g、桂枝尖15g（均砸碎）浸之，名"枸杞养心酒"，每年"霜降"到次年"立夏"，晚间稍饮（约30mL），能改善心肌供血，预防心绞痛和心肌梗死。所以长寿学家胡夫兰德说："少量酒，是老人的牛奶。"

5. 酗酒的危害

少量饮酒，对健康并没有多大影响，且能调节精神，给人带来欢怡自得的舒适感，这是因为乙醇在短时间内就能分解排泄。如果放量狂饮或持续不停地贪杯成习，就会发生中毒现象。有人对酒的评价非常形象：把握得好，是个温柔的"情人"；把握不好，就是一个凶残的"杀手"。其中毒情况，可分为两大类。

（1）急性酒精中毒——醉酒

酒性剽悍，升扬辛窜，进入人体后，迅速影响中枢神经系统。司马迁说："酒极则乱，乐极则悲。"狂饮之后，则出现放荡不羁、多语调笑、失去理智的状态，再喝几杯即由麻醉前期渐渐转入全面抑制期，沉睡不醒，呼吸深沉，处于昏迷状态。笔者目睹醉汉有倒在路旁田野者，如此醒后数天都不能恢复，确实大伤元气，损身折寿。李时珍说："过饮不节，杀人顷刻。"近年来，醉酒丧命者，屡见报道。

附：解醒汤

葛花 30g、生麦芽 30g、炒苍术 12g、白豆蔻 5g（后下）、藿香叶 10g（后下）。用于醉酒之后，卧床不起，头痛，头昏，半昧半明者。

（2）慢性酒精中毒——成瘾

酒与烟有所不同，乙醇（酒精）有类似于阿片、吗啡类的麻醉作用，平时经常小酌，极易形成习惯性成瘾，其成瘾过程是从暂到久，从少到多，随着轻快程度，递增而成。有人设计一个公式，即持续小酌→愉快性→持久性→递加性→更愉快性→依赖性→成瘾，变成了酒癖、酒癫、酒痴、酒疯。于是一日三餐酒伴饮，而欲戒不能，久之对于脑、肝、心、胃、胰、肾、眼睛、免疫系统、生殖系统等影响很大。尤其是影响优生优育，关系到社会的安宁和国家的盛衰，不可不慎。

1）对脑的影响：大脑组织，对酒精特别敏感，因长期饮酒，引起短暂的兴奋，持久的抑制，有碍脑细胞的生理活力，久之则导致脑萎缩，出现反应迟钝，分析力、判断力、记忆力显著下降，肢体活动不利等症状，有可能形成脑痴呆。因此，神经症、精神病患者，绝对忌酒。

2）对肝的损害：肝脏是人体化工厂，具有解毒功能。肝细胞对酒精更为敏感，长期饮酒，则会损害肝功能，而患酒精性肝炎、酒精性肝硬化、脂肪肝（尤其是啤酒）。曾患肝炎及乙肝病毒携带者，必须终身禁酒。

3）对心的影响：心脏是人体血液循环的枢纽，体现为"泵"的作用。长期酗酒，能引起酒精性心肌病，心脏扩大，或叫作"啤酒心"。嗜酒后，常见血脂代谢失调，又会引起动脉硬化、高血压、冠心病等。已有该病者，应立即戒酒。

4）对胃的影响：由于酒精对消化道经常刺激，会引发咽炎、食管炎、贲门炎、慢性胃炎、溃疡病等。李时珍已明确地指出："过饮败胃伤胆……甚则黑肠腐胃而死。"已患斯症者，不戒酒则医药罔效。

5）对胰的影响：大吃大喝能加重胰腺生理功能的负担，足以导致胰腺炎的发生，再加狂饮，则是导火线，很可能引发急性胰腺炎，重则胰腺坏死，危及生命，并可能诱发糖尿病。

6）对肾的伤害：大醉之后，能出现蛋白尿。长期贪饮，能造成肾动脉硬化，形成肾性高血压。

7）影响视力：出现酒精性视弱症、眼底病变。尤其是甲醇，能致人双盲。诗人白居易也是个酒癖，更喜欢空腹饮酒，才能"过瘾"，渐渐视物不明，遂以《眼病》为题，作诗感叹，言："纵逢晴景如看雾，不是春天亦见花。"得了眼疾，到老来自悔深受其害。

8）影响了免疫系统的生理功能：长期饮酒的人，诸多内脏、器官受到破坏，缺乏各种维生素，以致自然免疫力、抗病力下降，成为多病之体。元·忽思慧说："饮酒过度，丧生之源。"（《饮膳正要》）

9）对生殖系统的影响：男子能发生性早衰，女子能引起流产、早产、畸胎、怪胎。

10）改变了性格："多饮伤神损寿，易人本性。"（《饮膳正要》）成了酒癖之后，人的性格、品德、心智等就有了改变，道德败坏、寻事斗殴、撒谎、欺骗、粗暴、行凶（杀人）、自杀、肇事作祟等等，什么事都能干得出来，昆曲《十五贯》中的娄阿鼠，可为典型代表。"但愿长醉不愿醒"的堂堂大诗人李白，为了喝酒，囊中羞涩，竟把珍贵的宝剑和华丽的衣裳都卖掉了，宁愿不穿衣服，也要喝酒。

11）诱发癌症：现代用75%酒精作消毒灭菌，主要是乙醇能使细菌的外壳蛋白凝固。而对人体细胞也是如此，久之能使细胞"突变"，而诱发癌症。最常见的是口腔癌、食管癌、贲门癌、胃癌等。

12）损身折寿：酒癖不仅影响健康，且能"丧心损寿"。曹雪芹终日沉醉在梦乡，年仅40而卒，尚未能完善他的《红楼梦》著述。其妻伤感而埋怨地挽诗曰："不怨糟糠怨杜康。"指责了酿酒者的罪过。上述诸多危害，是嗜酒者造孽自损，咎由自取。而最麻烦、最令人痛心的是，影响优生优育，贻祸子孙，甚至延续三代。

13）殃及子嗣：由于酒精能影响男女双方的生殖细胞，破坏和改变了先天的遗传基因，如果酒后受孕结胎，常出现死胎或像《本草纲目》中记载的"人傀"样的畸胎、怪胎，出生后也常见先天性生理、心理变异，瘫痪畸形、癫、愚、蠢、笨，或为"白痴"。外国人叫作"星期天的孩子"，现代则称之为"酒精孩子"。如果男女双方都饮酒者，可能性就更大，所以说"跨门喜"，刚入洞房不久，即受孕，很危险，因为喜酒未罢，新郎新娘常常对饮或陪酒。上述情况，古今中外不乏其例。我国古代文坛"唐宋八大家"，几乎都是酒癖。诗圣杜甫常与酒为伴，生两个儿子均智能低下，庸碌无为。"日买一醉平生愿"的李白，生一男二女，均愚钝呆痴，冥顽不化。儿子20岁离家出走，不知下落，两个女儿均嫁给佃农为妻。常大醉三日不醒的陶渊明更为可悲，到老来才发现儿子们个个不争气，也意识到可能与饮酒有关，忧恼之下，以《责子》为题，写了一首诗：

> 白发被两鬓，肌肤不复实；
>
> 虽有五男儿，总不好纸笔；
>
> 阿舒已二八，懒惰故无匹；
>
> 阿宣行学志，而不爱文术；
>
> 雍端年十三，不识六与七；
>
> 通子垂九龄，但觅梨与栗；
>
> 天运苟如此，且进杯中物。

《责子》应改为《责己》才对，要反省自己狂饮之过。据统计，嗜酒成癖的家庭中，健康儿童仅占17%，各种生理或心理失常的儿童占83%（心理缺陷占29%；脑积水、白痴占9%；癫痫与严重生理缺陷占8%；低智能、瘕症、癫愚、粗蛮，好事学不会，坏事无师自通占37%）。因此，热恋中的青年男女，为了你们未来的幸福生活，应予警惕。

6. 正常饮酒的注意事项

（1）忌空腹饮酒：空腹（饿肚）饮酒，酒精吸收既快又多，尚未觉到饮酒轻松舒快、逍遥自得的滋味，一下子就陷入欲醉期，这样对肝、胃、大脑的损害都是严重的。

（2）忌热酒陡饮：酒本身性热如火，加之温度较高，如果狂饮如牛，严重地灼伤消化道黏膜组织，最易诱发"炎"和"癌"！

（3）慢品缓呷：口酒口菜，缓缓品呷，侃侃而谈，有人"二两白酒喝半天"的饮酒方法，具有自我保护作用。

（4）忌烟酒并行：烟酒兼行，互为增毒，前文已有言及。

（5）感冒忌酒：感冒发热，不能饮酒。因所吃的感冒药中，常有对乙酰氨基酚等药，与酒精结合，产生有毒的代谢产物，对肝功能有严重的损害作用，最易发生急性黄色肝坏死，危及生命。

（6）学生决不能饮酒：美国国立酗酒与酒精中毒研究所研究表明，青少年饮酒，能严重地影响理解和记忆力，使学习成绩下降。

7. 安全的饮酒量

饮酒的健康标准量究竟是多少？一般认为：60 度以下的白酒每天不超过 25mL；黄酒、果酒不超 50mL；啤酒不超 300mL；每星期至少有两天滴酒不沾。

8. 提倡文明饮酒

"无酒不成席。"酒，既然为婚嫁庆喜、节日联欢、社会应酬中目前尚无取代的特殊饮料，对它的安排和饮用，要符合健康文明的需要，就得突破陋习，加以改革。虽然古人赞美酒有"散愁、遣闷、合欢"的作用，今人也称它为"英雄的伴侣"和"迎宾的佳珍"，但这种诱人的"兴奋水"、社会的"黏接剂"，对于个人绝不能习以为常，贪杯成性，对于他人更不能"以逼为恭敬，以虐为慷慨，以大醉为欢乐"（明末著名理学家陈龙正言）。当宴请待客之际，以最文明、最恭敬的方式，主人举杯祝词之后，并宣布"吃酒自便，酌情畅饮，恕不劝酒，请勿客气"，实行饮酒自助，如此既能充满侃谈欢乐的热烈气氛，又能避免狼藉狂扰、有伤大雅的不良场面，最为健康文明，值得提倡。

9. 关于禁酒

《战国策·魏策二》有云："昔者帝女令仪狄作酒而美，进之禹。禹饮而甘之，遂疏仪狄，绝旨酒，曰：'后世必有以酒亡其国者。'"足见我国早在 4000 多年前，就察觉到酒的危害性（亡其国者）。仪狄酿酒，禹王饮后虽觉味道醇美，但也发现了酒的毒害，因此就疏远了仪狄，戒绝了美酒，随之颁布了我国最早的禁酒令（"绝旨酒"）。直到 4000 多年后的今天，有禁无止，越饮愈猖，酒的品牌和广告，与日俱增，泛滥不已。

"人生得意须尽欢，莫使金樽空对月。"（李白《将进酒》）当前国人正在迈入小康生活，经济繁荣，物产丰富。生活优裕了，不少人把酒作为消遣休闲的调节剂，饮酒者也越来越多。"沽酒客来风亦醉，欢宴人去路还香"，可见嗜酒者对酒的迷恋程度，非同寻常，如果令其戒酒，谈何容易。酗酒造成的社会公害、刑事犯罪、醉驾车祸和家庭暴力等，屡见不鲜，引起的各种疾病，更是触目惊心。所以为了健康长寿、社会稳定、家庭安宁，奉劝已成瘾的人们，做到递减次量，降至健康安全饮酒量最为适合。作为我辈，也应当教育子女，不能学白居易那样"酒无多少醉为期"，每饮必醉的戕生方式。严格地做到自我控制，以免乐极生悲。至于绝对禁止，恐怕一万年也办不到。

三、茶

烟、酒、茶三位一体，为当前社会应酬、礼尚往来的载体，以及一部分人用以休闲取乐、精神寄托的消费品。有单行者，有双行者，亦有三者兼嗜者。按养生学家的要求，还是以培养饮茶的良好生活习惯为好，饮茶是最有利于健康长寿的。

1. 饮茶史趣

我国是世界上最早发现茶树并移植家种的国家，也是最早把茶叶应用于医疗保健的国家，为茶的发源地。其历史悠久、品种繁多、制作精细、质量优良为世界所公认。长期以来毫不保守地把茶的种子和种茶技术传授给世界各国，目前有40多个国家产茶，发展了世界经济，形成了"友谊的纽带"。

"茶道"起源于中国，以"四谛"为总纲，即"和、静、怡、真"，融合了儒、佛、道三家思想，突出了道家"自恣以适己"的随意性，是东方独具一格的茶文化，把饮茶的款式提高为文明享受，也是高层次的生活礼仪。800多年前传到日本，日本人珍视之至，于400多年前创"日本茶道"，以"和、敬、清、寂"四字为核心，体现了和睦友善、互敬互爱、纯洁幽静、守神凝思的氛围，来观境、听声、潜心、品茶，达到净化心灵、安抚精神的"调神"效果。茶道的养生作用，不亚盛筵。300多年前，茶叶传到英国，英国人饮之，感到无上舒畅，称之为"群芳最"（祁门红茶的别称）。当时的英国皇家贵族、上层人士、社会名流以及部分富豪均视中国红茶为珍宝，是最时尚的高级饮料。有些嗜茶者还把"底茶"夹面包吃，更有甚者，藏茶上锁，钥匙自带，由此可见一斑。至今，安徽"祁红"还远销伦敦。我国种茶技术200多年前由广州传到印度，现在印度已成为世界产茶大国。

李时珍说："昔贤所称，大约谓唐人尚茶，茶品益众。"我国人民饮茶习惯自唐兴起，上自帝王，下及庶民，皆喜饮之。皇室规定每年"惊蛰"即催茶农摘采，尤其是喜欢喝阳羡茶（常州、无锡一带山区主产）。卢仝在《走笔谢孟谏议寄新茶》（又名《玉川茶歌》）中写道："天子须尝阳羡茶，百草不敢先开花；仁风暗结珠琲瓃，先春抽出黄金芽。"由此可以看出，当时的皇帝是个品茶的"门外汉"，不懂饮茶之道。殊不知，"惊蛰"是农历正月底左右，阳历3月上旬，此时春萌欲发，尚未真正露出芽尖，其小者名"麦颗"，大者名"雀舌"（麻雀之舌），精华未备，此茶"言其至嫩也，又在下品"（寇宗奭）。喝这种茶，等于杀二两（100g）重小公鸡吃，没有品味。只不过偏听太医之言，"早得阳春之气"而已。同时代的茶博士陆羽把茶的栽培、产地、制作、品种、规格及饮用方法等，囊括以殆，加以全面总结，著述《茶经》，宣而道之，遂掀起了全民饮茶高峰。李时珍说："茶之税始于唐德宗，盛于宋、元，及于我朝，乃与西番互市易马（茶马交易）。"当时政府见此盛况，随即颁布征税，由于合法经营有利于茶叶的集市贸易，出口经销，兴盛之至，"下为民生日用之资，上为朝廷赋税之助，其利博哉"（《本草纲目》）。茶叶为盛唐经济发展的重要支柱产业之一。到了宋代，宋徽宗的《大观茶论》进一步改进了制茶的工艺，把茶砖又恢复到茶叶，保持茶叶的原来营养价值。明朝建国不久，国民经济尚处于薄弱阶段，一度立法把茶叶经营收归国有，实行统购统销，违者严惩不贷。洪武十三年六月十五日中午，太祖挥泪怒斩私售名茶、牟取暴利的四女婿驸马都尉欧阳伦（安庆公主的丈夫），以示《茶法》之威。清朝茶馆，更是遍及城乡，竟成为新闻传播、贸易洽谈、纠纷处理、合同签订的重要场所。近代全国城乡，茶社林立，尤其川广一带，茶社之多，不亚于酒楼，且生意兴隆。而今这种被世界称为"三大无酒精饮料"（茶、可可、咖啡）之首的茶，越来越被国内外人民所喜爱，渐渐形成日常生活的必需品，饮茶已成为文明、健康的享受。

2. 茶叶所含的营养成分

《本草纲目》谓茶："苦、甘，微寒，无毒。"茶叶所含的化学成分有300多种，其中有益于人体健康的营养成分，最主要的是茶色素、茶多酚（茶单宁）。其他还有茶碱、咖啡因、黄酮类、维生素A、维生素B1（硫胺素）、维生素B2（核黄素）、维生素C、维生素P（芦丁，又叫活性茶单宁）、维生素PP（烟酸和烟酰胺）、叶酸等。此外还含有丰富的、人体健康所必需的各种微量元素。以上成分易溶于水、易被人体吸收。茶多酚是茶叶中的黄烷酮类（儿茶素类）、花色素类、黄酮醇类、花白素类、酚酸类、缩酚酸类等六类化合物的总称，约占干茶总量的15%～30%，是生物活性最强的重要特征性成分，绿茶含量最高，是茶对人体起到营养、保健、防老作用的主体成分。

3. 茶的医疗保健作用

茶叶具有抗炎、解毒、提神、醒脑、降脂、降糖、减肥、抗癌、抗辐射、延缓衰老等诸多作用。据观察，不少长寿老人一般都有好茶习惯，如齐白石、董必武等，九十翁朱德元帅也是个茶客，并以诗《云雾茶》赞颂："庐山云雾茶，味浓性泼辣；若得长时饮，延年益寿法。"

（1）抗菌作用：据药理实验证实，茶对各型痢疾杆菌（尤其是志贺氏杆菌）皆有抗菌作用，其抑菌效价与黄连不相上下，对伤寒杆菌、霍乱弧菌均有抑灭作用。近代还发现对双歧杆菌及其他有益细菌还有保护增殖作用。喝绿茶治疗腹泻和痢疾，已是由来已久的民间偏方。

（2）解毒作用：《神农本草经》："神农尝百草，日遇七十二毒，得茶而解之。"人们一日三餐，难以纯净，所以喝点茶，是有好处的。尤其是解烟酒毒，茶多酚与酒精结合，互为抵消，咖啡因能把人体积蓄的尼古丁，从小便中排出体外。所以有人说，嗜烟酒者要多饮茶。茶，对机体具有一定的保护作用。

（3）抗动脉硬化作用：是维生素 C 的功效，据测定绿茶中维生素 C 的含量，比韭菜高 9 倍，比白菜高 2 倍，比菠菜高 5 倍，比香蕉高 10 倍，并含有丰富的维生素 P（芦丁），所以常饮绿茶，有降低血脂、增强毛细血管韧性、抗动脉硬化的作用。保持了循环系统的年轻状态，从而延缓循环系统的衰老进程，截断了衰老之源。

（4）抗糖尿病作用：根据日本《茶叶之研究》介绍，用绿茶末 3g，冲沸水 1 日 3 次，连渣服之；或用黄大茶末 10g，凉开水泡 1 夜，次日连渣分服；有防治糖尿病的作用。日本蓑和、益田两位博士研究认为，绿茶是糖尿病患者有益的饮料。

（5）抗辐射作用：喝茶对抗辐射伤害方面有独特的作用。茶多酚能吸收放射性物质，可以把锶 60 从动物骨髓中吸附后从小便排出。据流行病学调查表明，1945 年日本长崎、广岛原子弹爆炸后，放射性疾病幸存者，大部分人都有饮茶的生活习惯。时下国人生活在电子时代，终日与电脑、电视机、电冰箱、微波炉及室内装修材料等做伴，辐射累积效应会影响我们的健康，喝绿茶更具有现实性的保护意义。放射科医生，更应当天天喝茶。

（6）抗突变作用：茶叶能抗癌，受到世界医学科研人员的普遍关注。

最近美国研究人员发现，绿茶中的多酚化合物，可以对一种参与癌症形成的特定分子起到抑制作用。(《绿茶抗癌有新证》)

（7）抗蛀牙作用：《本草纲目》说："惟饮食后浓茶漱口，既去烦腻而脾胃不知，且苦能坚齿消蠹，深得饮茶之妙。"茶叶中含"氟"，氟能防治龋齿，又兼苦涩的茶单宁，能把口腔中的食物残渣吸附后漱吐出口外，漱口后颇感口腔清爽。曹雪芹笔下的贾氏家族，饭后习惯于用浓茶漱口，既可防治口臭，又是一个良好的口腔卫生习惯。

（8）提神醒脑作用：《神农本草经》言："茶味苦，饮之使人益思，少卧，轻身，明目。"茶叶含咖啡因，对高级中枢神经有兴奋作用，使人精神兴奋，思维活跃。如果感到疲惫的时候，还能驱散睡意，消除疲劳，以提高工作效率。与烟草中尼古丁的作用，是两回事。所以上午泡杯茶，对工作是有一定帮助的。

（9）清暑降温作用：英国一项科学测定表明，"中国热茶最解暑"。选气温高达40℃的一天，分别设饮凉茶、饮温茶、饮热茶三个组，喝茶9分钟后测定体表降温，饮凉茶者降温0.5～0.8℃、饮温茶者降温0.8～1.5℃，饮热茶者降温1.5～2℃，令人吃惊的是饮热茶，降温最快。其他如可乐、汽水等任何饮料均无此效。(《人民日报·海外版》)所以每逢酷热盛暑，感到头昏脑涨，烦闷不乐，此时能饮杯热茶（绿茶），顿觉心身爽快，舒坦清新。不过我国早在唐代，陈藏器就告诉我们："食之宜热，冷则聚痰，久食令人瘦，使不睡。"(《本草拾遗》)

（10）消食化滞作用：我国西北牧民，茹肉饮奶，以肉食为主，稍不慎，则膏滋油腻，颇为不适，更离不开茶。故有"宁可三日无粮，不可一日无茶"的说法。自唐代起，就以茶叶与"西番互市易马"，贸易往来，可见少数民族生活用茶，由来已久。日常生活中，一般人在肉食荤餐过甚时，饮些茶，会立即感到舒服。

（11）排毒养颜作用：本人已做调查，不少人有"不渴不喝水"的不良习惯，这些人体内残留了大量的"垃圾"而无法排出，致使皮肤枯黄不泽，健康状况不佳，非常有害。饮水过少，会血液黏稠度升高，增加了患心梗、脑梗的风险，还会形成泌尿系结石。借保健饮茶后，带入大量水分，有一举两得之效。

（12）抗衰老作用：关于这个问题，古代医家有所争议。陶弘景说：

"苦茶，轻身换骨，昔丹丘子、黄山君服之。"壶公也说："苦茶，久食羽化。"说明了长期饮茶，可以防病保健，使人充满生机活力，青春长驻，老而不衰，动作利落而轻健矫捷，走起路来，快步如飞（羽化），从而推迟衰老（换骨）。从今天对茶的科研结果来看，是有可能的。但李时珍对以上二位先生之语，持全盘否定态度，他直言指责："皆方士谬言误世者也。"可能是对其过于夸张有看法。不过饮茶对预防和延缓衰老方面的特殊功效，现代科研与实际情况业已肯定。"老"和"癌"是直接影响人类健康与寿命的两大"干扰素"，饮茶可以有效地干扰其"干扰"作用。因为茶多酚除能增强和激发人体自然免疫细胞（T 淋巴细胞等）的生理活性外，其另一特殊功效，则是天然的抗氧化剂和自由基消除剂。据日本·奥田拓男教授等实验证实，茶叶的抗氧化作用，要超过维生素 E18 倍之多。（《茶叶有强大的抗衰老作用》）尔今陶氏、壶公之断言得到了验证。

4. 饮茶的选择方法

（1）品种："饮茶要新，喝酒要陈。"但皖南人则以陈茶为贵，因为怕饮新茶有火气，甚至要把头火汤（头通茶）滤去倒掉，吃二火汤，去火气，防杂质。这种做法大可不必，因新茶"拉火"三天后，基本已退火气。我们认为，还是新茶比陈茶好，绿茶比红茶好，纯茶比花茶好，原茶比制茶好，寸茶比芽茶好，枝茶比片茶好，里山茶比外山茶好，春茶比子茶好，黄大茶和"秋露白"（立秋的枝茶）最为下品。

因为红茶和制茶（茶砖等）经过搓揉发酵加工后，破坏了茶的有效成分，尤其是茶多酚，失去了活力，故宜选用绿茶。任何花茶均失去了茶的原味，喧宾夺主了，其大部分出口，国人很少喝之。寸茶是"清明"之后采摘，芽发寸许，受阳春之气，精华已达，茶之色、香、味俱备。芽茶是怀萌欲发之际的茶尖（麦颗、雀舌），气淡味薄，"又在下品"。正如皖西最早登市的"大篷茶"，价格高昂，茶客厌之。枝茶是连毛峰、片茶、茶针（芽枝）在一起，如我省舒城县的"小兰花"，霍山的"黄芽"，得春发之气，感雾露之溉，清洌芳香，滋味醇甜，品之沁人心脑，口齿留香，是为上品。只有道地六安瓜片，现代称之为"金片"，可以与其媲美。里山茶因地理环境之不同，山高雾漫，得天地之灵气，感日月之精华，略苦而涩，色青而淡，清香幽逸，是为上品。外山丘陵之茶，多施化肥，犹如施化肥之西瓜，味淡而不香，且含咖啡因较高，列为次品。子茶是"立夏"

左右采摘的 2 ～ 3 遍茶，采茶太老，亦是下品。

（2）质地：综合国内外专家，对茶叶营养成分的评价及品种优劣的选择经验，我认为应当饮用绿茶中的寸茶者为好。以下就研究绿茶的业内人员关于《怎样鉴别茶叶的优劣》的方法，略述如下。

（3）外形：寸茶以绿润起霜（即白色茸毛，其特征显著者，如安徽舒城的"白霜雾毫"、六安的"金片"）为优，黄色枯暗者为差。

（4）香气：以持久的清香或浓烈的熟板栗香为好，而烟焦及其他气味者为劣。

（5）滋味：茶汤一般以浓醇清爽、回味带甜的为上品，淡薄粗涩的为中品，有其他异味者为下品。

（6）汤色：以黄绿清澈（俗称茶青色）明亮为好，深黄次之，橙红暗浊为差。

（7）叶底：即浸泡落茶的底叶，以嫩绿均亮为好，色暗花杂为差。

（8）用水：现代著名诗人田汉，有诗言："羊肥爱芝草，好茶伴名泉。"水是茶汤好坏的重要条件，所以说"水是酒的血，也是茶的血"。《茶经》作者陆羽认为："其水，用山水上，江水中，井水下。""其火，用炭，次用劲薪。"现代专家认为，水有五品：一品山泉水，二品天落水（即雨水，又名无根水，最脏，现在不提倡用），三品古井水，四品蒸馏水，五品自来水（因氯气味浓，影响茶质，故列五品）。

（9）灶具：讲究的品茶者，应以陶制的瓦壶煮水是为地道，日本茶道必用之。第一，没有异味；第二，体现了人与自然相和谐。一般家庭用不锈钢水壶、铝水壶均可，铝对人体有害，但不沾盐、碱、醋，煮开水问题不大。不过，铁锅或铁井罐煮水是最不适宜的，有损茶味。

（10）燃料：以木炭为佳，现代用电炉、煤炉等亦可，但不能用有烟煤。

（11）茶具：玻璃杯为上，陶瓷杯为中，其他杯为下，保温杯为劣，搪瓷杯为禁。尤其是脱瓷露铁的搪瓷杯，更不能用，因铁能破坏（沉淀）茶多酚。玻璃杯泡茶，能看到汤色和落茶，且使人全面的领略茶给人类带来的享受，保温杯实际上是吃"焖煮之茶"，有失自然之味，实为可惜。

（12）冲法：以 90 ～ 95℃沸水高冲，斜盖留缝，可以速溶落茶，芬芳四溢。

（13）茶叶的保管方法：茶叶的收藏方法相当讲究，否则将大大影响茶的质量。春茶"拉火"（竹篓曝晒），稍晾待尚未完全冷却时装入经过曝晒后的镀锌白铁筒中，斜盖，露缝1～2小时后完全冷却，以纸包栗炭（燃烧的栗树木炭，放在清洁无味的水泥地上速叩以盆，令其闷熄，冷透）镇头，盖密后用透明胶布封口，放在高燥之处（放置冷库，最为理想）。千万不能放置地上，或挨墙，或靠近他物，因茶叶吸附力强，易于变味。饮用时以小桶分装取用，切不可经常打开大桶，以免走色。

5. 饮茶的注意事项

（1）宜清淡，不宜过浓：清淡养人，过浓伤人。清代张路玉说："有嗜茶成癖者，久而伤精，血不华，色黄瘁瘦弱，呕逆洞泄，种种皆伤茶之害。"久喝浓茶，能造成维生素B1缺乏症，并影响铁质的吸收，形成缺铁性贫血等病，出现张氏所描述的诸多症状。贫血及服补血药患者，更当忌茶。

（2）忌空腹饮茶：皖西山区部分茶客有晨间空腹喝一壶浓茶的不健康饮茶习惯。苏轼《茶说》："空心饮茶入盐，直入肾经，且冷脾胃，乃引贼入室也。""且冷脾胃"是致病的要害。因为茶单宁收敛之性，凝固附着于胃壁，影响胃酸及胃液分泌，造成消化不良，久之诱发慢性胃炎，使人纳呆消瘦。早在唐代，中药学家陈藏器就指出"久食令人瘦"的饮茶之害。慢性胃炎及溃疡病患者，更不宜空腹饮茶。

（3）忌柿、茶同吃：空腹饮茶、柿茶同吃，均可导致胃石症。

（4）不宜饮用隔夜茶：由于浸泡时间过长，茶多酚经氧化后转化为与人体不利的化合物，失去了保健作用。隔二天的陈茶，亚硝酸盐成倍的增长，更不宜喝。

（5）睡前不能喝浓茶：茶叶含咖啡因，对中枢神经有兴奋作用，而大脑需要保护性抑制——睡眠。与脑的生理"唱反调"，故忌之。

小结

综上所述，吸烟有害无益，嗜酒害多利少，饮茶利多弊少。因此，中老年保健应做到：立即戒烟，适当饮酒，经常喝茶。

（本文曾发表于：《皖西科技报》，1984年1月；《中医临床与保健》，1990年，第2卷，第2期。）

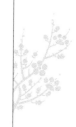

本篇小结

长寿必须健康，健康才能长寿。长寿的人不一定健康，既长寿又健康，才能称之为"美满人生"，长寿与健康是互相依存的，故"养生保健"又被称为"长寿保健"。只有寿健两全，才能充分地享受如今这千载难逢的好日子。如果仅是长寿而不健康，终年抱病卧床，医药相伴，生活不能自理，无法纳福享受而带病长寿，是为"活受罪"！所以，养生保健，必须从青少年开始，进入中年以后，更要持之以恒，坚持不辍，以免今后过着"平时不保健，老大徒伤悲"的悲惨生活而后悔莫及。

以上五讲，是根据本人在皖西电视台《百家讲坛》《六安论坛》的讲稿，六安市老年大学的教材，历年应邀外出学术讲座的资料，加之参考国内外有关新闻、良箴、格言、民俗、民歌等组合而成。其中有些骇人听闻的事例，是来自本人的亲眼看见（如"生嚼烟末"）和病人的传述。本书刊行17年来，从反馈的信息中得知，有的将其收入《地方保健手册》，有的印成单页传单式的小件交流，有的做演讲之稿。在预防疾病、全民保健、延缓人口老龄化进程、减少医保开支等方面，起到了一定的社会效益和经济效益。但是由于人生观、价值观的不同，难免有些人对养生保健知之难行或行而不久，抱着"今朝有酒今朝醉，不问明朝不明朝；天生我材必有用，吃喝玩乐不能丢"的，适意、舒畅、达欢、遂心的态度，"乐"以度日。尝谓："师傅领进门，修行在个人。"建民强国的养生保健工作，需要国家、社会的大力关注和推动，方能成功。

附：一生保健

合理膳食，适量运动，戒烟限酒，心理平衡。

——《维多利亚宣言》健康四大基石

附：一天保健

甜睡一次，虚恭一次（放屁），排便一次（大便规律），尿清一次（常喝水），微汗一次（适当运动），午睡一次，微饿一次（保护胰岛），真笑一次，鸡蛋一个，牛奶一杯（睡前喝），吃水果一次（多样化，生吃），绿茶一杯，大蒜一点，麻油自酌，玉米糊代粥，揉腹一次，挠头一次。

附：食物中胆固醇含量表

（每100g食物中胆固醇的含量，含90单位以上相对少吃）

食物名称	含 mg 数	食物名称	含 mg 数	食物名称	含 mg 数
蛋白	0	牛肉	106	鳗鱼	186
海参	0	羊羔	90～107	白带鱼	244
海蜇	24	猪油	110	奶油	300
牛奶	24	牛油	110	墨鱼	348
山羊肚	41	鸽	110	牛肝	376
瘦猪肉	60	鲳鱼	120	猪腰	380
山羊肉	60	羊油	89～122	牛腰	400
曹白鱼	63	肥牛肉	125	猪肝	420
兔肉	65	肥猪肉	126	全蛋	450
绵羊肉	70	小牛肉	140	青蛙	454
草鱼	85	芝士	140	鱼肝油	500
鲑鱼	86	牛心	145	羊肚	610
比目鱼	87	牛肚	150	鱿鱼	1170
鲫鱼	90	猪肚	150	蛋黄	2000
鲩鱼	90	猪肠	150	牛脑	2300
鸡	60～90	腊肠	150	鹌鹑蛋	3100
鸭	70～90	虾	154	猪心	3640

食物名称	含 mg 数	食物名称	含 mg 数	食物名称	含 mg 数
黄鱼	98	蟹	164	猪脚蹄	6200
火腿	100	花胶	180		
猪排骨	105	蛤	180		

（表中数据来源于中南大学湘雅医院）

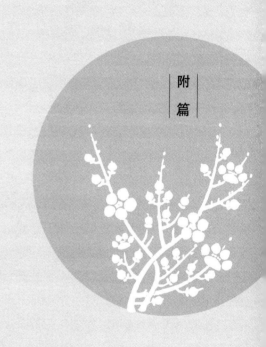

附 篇

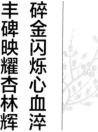

碎金闪烁心血淬
丰碑映耀杏林辉
——记安徽名老
中医张琼林先生
及其传世力作
《临证碎金录》

余本不才，学步医林 30 余载，常憾尚未真正登堂入室。幸于入道未久，即得仰识皖西杏林泰斗、安徽名老中医张琼林先生，蒙其不弃，时赐教诲，屡开茅塞，获益良多。近更得先睹先生集一生治学临证大成之力作《临证碎金录》，宏论清高，如坐春风，如汲甘泉，滋润无比，感触良深。中华民族在几千年的发展历程中，孕育了灿烂的中华文化，中医药学是中华文化的重要组成部分，既受中华文化滋养，又为中华文化增辉。古往今来，多少理论大家，临床巨匠，沉浸于此，终其一生，作出彪炳千秋的建树。张琼林先生便是新中国成立以来皖西地区首屈一指公认的学术大师，是安徽杏林理实并重难得的临床高手，其献身中医，乐道遗荣，高屋建瓴，推陈出新，为皖西皋陶医学营造了一道靓丽的风景线。其熔平生经验于一炉，厚积薄发，奉献出心血之作《临证碎金录》，浓缩了他一生耕耘杏苑的累累硕果，折射了他一贯求索真知的不凡历程，奉献了他全部救死扶伤的巧思妙法，使人感到：碎金耀眼美不胜，琼林宝库耐人思！

一、矢志学医　名师真传

1930 年 5 月，先生出生于皖西重镇苏家埠一个名门世家。入塾发蒙，接受传统文化洗礼后，于 1945 年秋受业于皖西名医刘惠卿先生。刘氏精方脉、长内妇、擅针灸，人称"神针刘"。治学谨严，收徒审慎，授徒倾心，遵师训针灸秘学每代只传一人。先生入其门而获其连自己儿子都未传授之针灸秘学尽传于斯，使先生成为该学派的第七代传人。五年满师后，开业于当地，未久即声名鹊起，新中国成立后相继入联合诊所，调区医院、县医院工作，更加名闻遐迩；1960 年奉调六安卫校，任中医学科主任，当选全省中专卫校中医学科校际教研组副组长；1978 年参与创办地区中医院后功成身退，仍执教鞭，且兼临床；1990 年正式调入地区中医院，发起筹建东市门诊部，2004 年改为金安区中医门诊部。以体制新、机制活、服务好、疗效确，成为皖西特色中医的一扇窗口。

二、精医研药　海纳百川

先生从医半个多世纪，医教两栖，德术并重，学验俱富。历任两届中华中医药学会理事，内科分会委员，省中医药学会副理事长及内科分会会长，省中医高级技术职务评委会委员，市中医药学会副理事长、理事长、名誉理事长。先后发表论文 40 余篇，主编教材 7 部。在学术上，他主张"医可有派，医不守派；治可有方，治不泥方"，力倡深研遍览，博采众长，反对各承家技，作茧自缚。在临床上，主张"精方简药"，崇尚辨证准、组方简、治法活、收效捷，经方、时方、验方、单方，如信手拈来，通变化裁，切中病机，治方灵验；兼用针灸、推拿、拔罐、敷贴、发泡、体疗、心理调适、精神开导；不拘一格，视病邪之轻重，或单行或并施，纯为求效而设，以蠲疾为期。

早在随刘师习医时，先生即与其师在课余诊暇，着手重修木制"针灸铜人"，先生发挥其绘画雕塑特长，除绘制十四经脉挂图外，将原制 12m 高的"铜人"粗型再行精雕细刻，加工处理，解剖骨度，形象逼真。参照《铜人图》《甲乙经》等有关典籍，校偏正误，划经点穴，成为安徽全省唯一的一尊木制"铜人"针灸经脉教学模型，陈列于皖西向建国十周年献礼卫生系列展厅之首。

"吾生也有涯，而知者无涯。"聪明颖悟、笃志善思的张老，不满足于脉承刘氏一家的全部医技绝招，以及名师高徒相映大行其道之现状，而是多次远妻别子，负笈外出进修，访师问友，开阔视野。1954 年，入安徽中医进修班（安徽中医药大学前身）学习；1958 年参加原卫生部中医教学研究班（南京中医学院）学习。他嗜学如饥，日夜钻研，带着问题，重温经典。有幸结识了国内名流、华东精英，不耻下问，虚心就教，在吴考磐、唐玉虬、张谷才等名师指点下，提高了理论水平，荣登高级医学教坛。代表南京中医学院首批派出教师，独立而出色地完成了南京第一人民医院、南京鼓楼医院、南京药学院等西医学习中医班的院外教学任务。成绩显著，曾获奖二次，得医书四部。宿意访求，博采众长，是先生治学之道，"凡一事长于己者，不远千里，伏膺取决"。他不失时机地向他人汲取经验，每到一处，总是进诊室、入药房、悟同道，交流心得休会，皖西各县区稍有名气的前辈医家门前，都留下过他的足迹，回荡过他的笑声。20世纪70年代更赴沪深造，师事黄文东、刘树龙、徐仲奇、丁济民、茹十眉等沪上名医，与远居北京和南通的董建华、方药中、路志正、赵绍琴、朱良春等国家级名医也时相过从，书信往返，互相钦佩。董、方、路、赵四老均有题词见赠，尤其南通朱老题词祝贺《临证碎金录》出版，谓其"精研经典，博采先贤；勤于临床，注重实践；奋笔著述，佳章叠显；锓版梓行，杏苑欢颜"。可谓道尽了诸老之心声。

先生主张精方简药，医必通药，并且身体力行，为人垂范，他不仅熟知本草要义，性味功能，诸家心得，尤与时俱进，尽采现代药理，明晰科属、形态、真伪鉴别、生长习性、采集加工、理化成分，开方既符合传统学理，又寓现代药理，熔古今于一炉，冶相须于无形，用药如用兵，单骑合纵，出神入化。故其工作多次变动，无论到哪，病人都如影随形，摩肩接踵。

最难忘1973年冬，本人在安庆市中医院实习时受一代名医殷子正老先生器重，临别赠以为医要有"儿女性情，英雄肝胆，丈夫气概，菩萨心肠"之至嘱，吾虽刻骨铭心，须臾不敢忘怀，却始终难达此境。对照先生，则句句恰合，不能不令人钦佩之至。

三、敬业笃志　壁立千仞

先生之道德文章，不仅为同行所敬重，亦被领导所垂青，然先生恋乡敬业，多次婉谢送上门的机遇。1959年在卫生部中医教学研究班毕业后，分配去安徽中医学院本草教研室任教，户口留在学院，先生两年未就才得放还。1982年因创办地区中医院工作就绪，行署卫生局领导三次谈话，请其出任业务副院长，先生屡辞方得应允。1984年省委宣传部龚副部长和卫生厅张副厅长受组织委托，两次来六安找先生谈话，力促其出任主管中医药工作副厅长，又再三谦让，并诚荐他人。

先生不就公职，并非不问世事，其忧国忧民、忧医忧药之心比之一些身居要职者甚至更见迫切。1982年他针对中药管理体制不顺，中药市场假冒伪劣充斥，中医深为其苦、患者深为其害之现状，深入调查，详细取证，奋笔疾书，不计得失，以个人名义向中央有关部门上呈了《关于要求解决中药问题的紧急呼吁书》，被新华社《内部参考》选用，受到中央领导重视，和全国其他名老中医一道，为催生国家和省级中医药管理机构的诞生，发挥了有力的推动作用。

先生不务虚名，不履实职，潜心教学、临床，如鱼得水，如虎啸谷，相得益彰。尝谓"临床是教学的源头活水"，学用结合、反复印证是教学效果的保证。他熟谙"启发式""因材施教"之道理，广征博览，精心备课。课堂教学，语言抑扬顿挫，板书严谨活泼，以趣激智，图文并茂，"理形于言，叙理成论"，体现了语言直观、形象直观、循循善诱的特点，寓教于乐，把古奥的医理、抽象的概念，讲述得既删繁就简，又血肉丰满。为师不辞辛苦，从学如坐春风，教坛生涯30余载，先后担任中医初、中、高十类班级，八个专业，十五门课程的教学任务，博得了广大学员的一致好评，有位学员听了他的讲课后写诗称赞道："认真备课语言精，讲授从容层次分；教案充裕资料广，板书整洁绘图清。才高八斗通经典，学富五车博古今；技术超群人钦佩，中西结合好医生。"对省、市非亲授弟子，视同亲授，关爱有加，有求必应，有问必答，既传真功，又赠"行头"，不断充气加压，持续"包装推销"，慷慨献出双肩，为无数后学充做人梯。以致人皆羡慕皖西医林学子，只要潜心向学，不愁无机崭露头面。先生爱子善堂道兄，幼承庭训，长随父侧，耳提面命，耳濡目染，学养精深，水到渠成，已成为先生之得力的助手和学术传人，深获病众信赖和同仁称道，青年即享盛名，为皖西新一代名中医中之佼佼者。先生仁心仁术，精益求精，教学相长，不断探索，总结创立红藤六妙饮、化坚逐痹酒（被《中国中医药报·名医名方专栏》1991年6月24日收载）、扶正固本丸、复方山鸡粉、复方藿胆丸、硫黄散、鼻渊散等方剂70余首，为攻克顽症，广泛荐用。省、市中医药学会每年度的学术年会，张老的学术报告都是与会者津津乐道的一桌"满汉全席"般的丰盛大餐。皖西中医学术活动向列皖省前茅，学会工作被评全国先进，莫不得力于先生敬业献身、求实创新之精神。

悬壶济世50载，年老心红志不衰。鉴于长期以来中药行业受不良风气影响，存在不少贵、伪、缺、乱、滥问题，严重影响了中医疗效，先生除向主管部门大声疾呼外，一再告诫同业中人："药为医之体，医为药之魂，疗效是医家的命脉，药物是疗效的保证，振兴中医，必先振兴中药。"不仅这么说，更带头这么做。退休之年，誓酬夙愿，以"弘扬岐黄，求实存真"为宗旨，在皖西第一个领衔创办原地区中医院东市门诊部，一手抓医，一手抓药，1周3天应诊，4天炮制。精选道地药材，指定药农按时采收、加工，严格进货渠道，以精湛的医术、上乘的药物、优质的服务、幽美的环境，全方位突出中医药特色，为人垂范。要求全体员工以病人为中心，全心全意为之服务，竭诚竭智地为皖西、为安徽保持一块中医药的"净土"。此举得到地方党政和省市卫生、中医主管部门领导的一致称颂和肯定。"济人济世""发展中医"是先生的两大信念，对贫困五保户药费实行减免制，举凡省、市中医药学会开展学术活动，则解囊赞助，一直被社会和同仁所感念。为开发大别山区中药资源，安徽省政府决定在霍山县创办大别山中药学校，该校于1988年元月挂牌，先生应邀来贺，慷慨陈词，寄予厚望。不久又破例欣然接受省中医管理局和县人民政府聘请，担任学校名誉校长，为学校发展呕心沥血。为毕业班师生免费授课，谈理想、讲医德、传真功、授方法，诲语谆谆，沁人肺腑。学校现已成为省内唯一中药中专及全省三大农村中医药人才培训基地之一。2005年6月，又在省厅分管领导和县委主要领导的倡议支持下，创办了全省第一家以在职中医个人命名的"杜兆雄中医肿瘤研究所"。1998年秋，台湾"中国医药学院"组团来访，并于次年3月出资邀请本人赴台讲学，无一不赖先生打下深厚的根基。

四、立德存言　灯火阑珊

一代国学大师王国维先生在他的《人间词话》中，深有感触、形象传神地形容："古今之成大事业、大学问者，必经过三种之境界：'昨夜西风凋碧树，独上高楼，望尽天涯路'，此第一境也；'衣带渐宽终不悔，为伊消得人憔悴'，此第二境也；'众里寻他千百度，蓦然回首，那人却在灯火阑珊处',此第三境也。此等语皆非大词人不能道。"

　　毋庸赘言,中医药学毫无疑问属于大事业、大学问范畴,投身其中者,多半要在第一境中徘徊彷徨相当长时间才能进入第二境中求索碰壁,只有像先生这样的大师才能臻入得心应手的第三境,找到"灯火阑珊处""非大词人不能道"亦即非大医家不能悟之学术真谛。今天又把"他"无私地奉献给我们这些盼入门径而久未得者。

　　《临证碎金录》不仅展示了"灯火阑珊处"的流光溢彩,更揭示了流光溢彩风景的成因,和"那人"丰富而又诚实的内涵。其"专病论治"部分,溯源导流,求本推因,遣方布阵,章法严谨,示后学以必修课之真功夫;"方药评述"部分见解独到,依据实践,发前人所未发,明前贤所未明,详列各方功效、主治、方组、剂量、煎法,示同仁细微处见精神之妙谛;"诊余话医",天马行空,直抒胸臆,针砭时弊,警省自身,抒苍生大医情怀,斥含灵巨贼丑态,淋漓尽致,入木三分,给人启示无穷;"论著选录"袒露了作者医海拾贝、沙里淘金的心路历程,将激励我们摒弃浮华、戒绝浮躁、专心治学,集腋成裘,日积月累,有所作为。该著的最大特点是有一说一,质朴少文,不事修饰,指点迷津。如"专病论治"篇,专选危、笃、难、急、怪、顽之症,大部分属已用现代医技处理而不能制服者,尽展中医之所长及个人所独识,凸现了"不依古法但横行,自有风雷绕膝生"的大医风采。且对痼疾沉疴,以用一方为主,结合佐治的"鸡尾酒疗法",看似平易,效却神奇。某些治法与方药,看似雕虫小技,却是别出心裁,大有四两拨千斤之妙。"论著选录"篇中的师德与医德(教与学、德与术、名与利、知与行)、中医课堂教学十要、治胃八法、哮喘咳"冬病夏治"截断疗法等,无一不是从医学、哲学、医学方法论的较高层面剖析现象,点评得失;"验方集萃"列验方70首(内服57首,外治13首,专用饮料20则)皆毕生经验之总结。许多内容是一般老专家即使拥有若干,也绝难轻易示人的不传之秘。

　　古人云,人生之最高境界是立德、立功、立言。窃以为:如同一座建筑,德是基石,功是柱梁,言是屋面。倘若基石不稳或柱梁不牢,纵琉璃耀眼,也是沙滩高楼,或海市蜃楼,难经风雨,难历沧桑。先生所立之言,言之有物,功在有术,德贵无私,赤心一颗,万古不变。

　　20世纪是中华民族从灾难深重,通过救亡图存,走向全面振兴的非常时期，中医药学在历史的漩涡中冲撞裹挟，一路前行。在"雪压冬云白絮飞""高天滚滚寒流急"的艰难岁月里，先生和同时代俊杰一道，以"梅花欢喜漫天雪"的不屈斗志，使得所在杏林"大地微微暖气吹"，终于送走了万物凋零的凛冽寒冬，迎来了百花争艳的明媚春天。先生生在皖西，终生服务皖西，百折不回，愈老弥坚，堪称皖西杏林之荣、安徽杏林之幸。他所馈赠给我们的无价之宝《临证碎金录》，是我们中医药学界21世纪强筋壮骨的、实现跨越式发展的精神食粮。我们不仅要不断咀嚼其中的丰富营养，品味其中的绝妙成分，最好还要体会其中的制作技巧，由果推因，继承其沙里淘金的毅力，发扬其火中淬金的勇气，将中医药学术发扬光大。尤其是在面临新世纪前所未有的新机遇和新挑战的时候，更要接好先生传下的接力棒，抖擞精神，奋力前行。等我们到先生这步年纪时，争取也能给后人留下点有价值的学识、经验，哪怕是经过反思归纳的失败教训，也不枉此生，不负先生之教诲。果能如此，则先生之大愿足矣，中医药之振兴亦有望也。

人们常叹"人生苦短"，我却倍觉"我生何幸"！又有哲人谓："人生道路很长，而紧要处仅仅几步。"面对先生书稿，检索先生生平，及与我之次次接触，页页幕幕，恍如昨日。初识之时即蒙厚爱，当面激励，书信指点，赠衣赠物，济我时艰，每遇关键时候总是费心提携。同蒙师杜本生，业师刘钟奇，大学基础临床老师王乐匋、邓大学、张笑平、殷子正、窦金发，市内前辈吴靖寰、郭幸福等，组成一长串的恩师链，硬是将一个鲁钝而又执着的中医后学，拉扯到今天，从未松手，而先生是着力最著者之一。设若此幸运，降临别人身上，早已造就一代名医，而我却力不从心，愧对厚赠。深夜读稿，终宵无眠，词难达意，反侧辗转，仅以小诗五首，表由衷景仰于万一，止无限感慨于笔端。

（一）

恨病入医林，名师传绝技；
弹指半世纪，皋陶仰良医。

（二）

人命贵千金，悬壶履薄冰；
英雄行险道，足迹留指针。

（三）

大千多诱惑，心坚不染尘；

矢志岐黄术，反掌转乾坤。

（四）

真经化碎金，大师运匠心；

因缘随取舍，造福众苍生。

（五）

莫道桑榆晚，尤志在顶巅；

倾囊启后学，高义薄云天。

私淑弟子杜兆雄谨识

于安徽省大别山中药学校一纸斋

2005 年 10 月 25 日

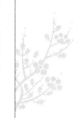

临证撷英

薪火传真

临证撷英

——喜读来自基层的中医临床专著《临证碎金录》

中国中医科学院广安门医院　国医大师路志正

安徽省名老中医张琼林父子总结三代人的临证治验，以求实开拓的精神写成《临证碎金录》一书，承蒙寄赠，先睹为快。深感该书蕴涵丰硕，辨治切要，立足临证，朴实少文。

一、敬业无私　不秘其真

张氏出生于名门世家，少年时代，族人频发疾苦，每遭厄运，求医艰难。为此弃学从医，矢志岐黄。于1945年师事皖西名中医刘惠卿先生，开始步入医林，因感到一家之术不能满足临证裁治，于是克服种种困难，经历许多曲折道路，刻勤自励，奋发进取。"既遍访四海名医，结交八方高明，又深入高等中医药学府求知深造；既登堂执鞭，教书育人，又日夜临证，未尝一日懈怠；既历览古人医学著作，汲取精华为临证所用，又借鉴今人医学成果，博采众长，为病人解倒悬之苦。"为了"弘扬岐黄，求实存真"，他在长期的医教生涯中"精心采珍，医海拾贝，凡一证、一法、一方、一药、一个论点、一组数据，每有所悟，辄以笔录……"将所有征集、整理、修订、研发的大量验方和治法，毫不自秘，倾囊而授，通过自己的著述，公诸于世。部分精炼效著之方（如红藤六妙饮、复方山鸡粉等）已获国家专利。正如邓大学先生评价说："《临证碎金录》不仅是张琼林先生数十年业医之心血与精华的结晶，也是张先生对中国医药学的忠诚与爱心的奉献。"

二、立论无哗　不掩其朴

作者紧紧把握临证治验为着笔处，立论无哗，不掩其朴。理论紧密结合临床，交融成趣，确属超凡脱俗、正本求源，给人耳目一新之感。"方药评述"篇，把"提倡精方简药"作为启篇开局的导论，冠为篇首。严肃而郑重地提出了当前无准则的大方泛滥、重剂成灾，带来了令人瞠目的严重不良后果。大力提倡"精方简药"的必要性和单捷制胜的重要意义。附验方 70 余首，佐治饮料 20 余则。为了方便临证诊疗，并积极倡导具有许多优越性而被人们所遗弃的散煎剂（煮散剂）的恢复启用。

"专病论治"篇，本着实事求是的精神，选择一些危、急、难、笃、怪、顽之疾而久治不愈者作为示范辨治，凡非单纯用中医中药治愈者一概不录。并做到重症专论、剧药详析、难病释疑、要言不烦。对一些医嘱作用大于方药疗效的顽绵之疾，还建立了"疗养须知"，且制成卡片分别附于病历，供做参考。这也是苦心追求实效的一大特色。

"诊余话医"篇，分为"临证漫笔"和"医林轶事"两个部分，有褒有贬，敢于总结"成""败"两个方面的经验教训，对于为人为医都有一定的指导意义，有别于一般"医话"。"论著选录"篇，富含医德修养、医教方法、医药科研、预防摄生等。旁征博采，内容丰富。其中"治胃八法"已被多家专著、专刊和网站收录转载。总之，作者一切为临证设想，一切凭实践立言，冶"理、法、方、药"于一体，文简意深，无夸夸其谈，不故弄玄虚。使人开卷有益，融会必效。若能前后互参，悟其真谛，更可触类旁通。其中提供了大量有益的信息，如"刺血圣手汪、邹、肖"，用点刺出血治白喉、霍乱等急性传染病，与清代王士雄所编《重订霍乱论》中"出血立已"的刺法不谋而合，值得发掘。

三、纳川无限　不拘其源

张氏自强不息，上下求索，厚积薄发。上自古典医籍，下汲历代各家学说和临证治验。尤其对现代医学的新思路、新方法，同样择善而从，为己所用。其辨治的 71 个病证，涵盖中医各科。证病互辨，衷中参西，以中为主，兼参现代相关理化检查，观察疗效。既有广义的证候评判，又有具体的量化指标。以客观事实说话，使患者、读者心悦诚服。所列方药有经方启秘、成方化裁、单方复制、验方撷萃等，皆注明出处，毫无抄袭剽窃之弊，均与理相合、与法相随、与证相应、与药相契。对确有疗效的单方、验方，不嫌其"土"；对向患者求教，不以为"耻"；对反复交代药物煎法和生活宜忌等疗养须知，不嫌其"烦"；对沉疴顽疾，须内外合治、数方齐上者，不嫌其"杂"；对特殊病例追访20年以上者，不嫌其"长"。强调"医不守派""医贵多技"。认为治疗顽症墨守成规的单一服药内治，往往难获全功。按照《素问·异法方宜论》"圣人杂合以治，各得其所宜"，结合针灸、推拿、拔罐、温熨、熏洗、敷贴、发泡、饮食调节、精神开导等中医综合治疗，克敌制胜，起疴扶颓。对于一些具有变态心理、强迫思维、多愁善感、积思苦虑的抑郁症，除用中医"以情胜情"的"顺之"心理开导外，还引用了森田正马氏疗法，以打乱"精神交互"的连锁反应。博采众长，集思广益，以平为期。

四、精研本草　不囿其章

过去中医学徒的学医程序是：先药，后医，再学针灸。作者出身于中国传统师承形式的中医临床家，深深地体会到中药是中医的灵魂和命脉。因此，精读深究古今《本草》不囿陈言，敢于创新。对于部分中药，如虎杖、党参、胎盘、淫羊藿等品种的考证研究、开拓启用，以及对其疗效的重新评价，都作出了一定的贡献，对现代药理亦广为涉猎。为了方便病人，解决当前看病贵的问题，除积极倡导精方简药外，还亲自培植了大量生药标本，供病人参考采用，发挥鲜品的特殊功效，做到药尽其用，以保持和发扬中医"简、便、验、廉"的特色。最后总结出几十种专用饮料，如小蓟茶、茅根茶等，广泛应用于临床，提高疗效，缩短病程。

五、砭弊无畏　不钝其锋

为了捍卫中国医药学的尊严，纯洁中医队伍，作者本着太史公写史"不虚美，不隐恶"的精神，认为"家丑必须外扬"，只有外扬"家丑"，才能杜绝"家丑"的蔓延，为正名中医势在必行，因此敢暴露一些"阴暗面"，以引起医界的足够重视。在令人叫绝的"医林轶事"篇中，分别从

"以巫扬名""以贵自矜""以囚名世""恃脉自炫""游医与医骗""绝技与绝种"等几个侧面，用真人真事为模特，写事不写人。以苍生大医的悲悯情怀，对于某些垄断保守和自私守旧行为深为痛惜。尤其是对若干混迹医界，徒于滥竽、谋财害命之含灵巨贼的丑恶行径，更为深恶痛绝。应该看到作者并非杞人忧天，也不是危言耸听，更不是与人过不去。可以说，日前少数人索垢觅腐，歪曲中医形象，煽动"网上签名"，不是空穴来风，中医之所以被人们误解，相当程度上与这类鱼目混珠之徒有密切关系。作者有勇气揭露医林丑恶，其勇可嘉，其心可佩。正因为有了千千万万像他这样的，承前启后、无限忠诚于中医事业的铁杆中医捍卫者，我们中医事业才能源远流长，兴旺发达。

该书篇幅不大，但涉及面广，在方药证治的论述和应用方面，均有不同程度的开拓创新。源于实践之作，必然实用于临床。希望有志于弘扬、光大中医工作的作者和出版社，能多多著述出版此类作品，以飨读者。"善教者使人继其志"，祝愿作者的弟子，能薪火相继，发扬光大。

（本文曾发表于《中国中医药报》，2007 年 5 月 30 日，第 5 版。）

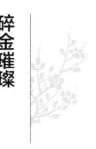

碎金璀璨 琼林耀辉
——《临证碎金录》平议

中华中医药学会　温长路

最近一位朋友对我说，安徽省六安市的一位老中医非常有名，并把他的《临证碎金录》一书推荐给我。拜读之后，兴奋不已，于是便有了这篇平议。

一部 36 万字的著作，说来部头不算太大，其给人的影响却远远超出了它文字的分量，受到医界和社会各界的关注。该书出版之际，著名中医学家朱良春教授亲笔致贺，曰："精研经典，博采先贤，勤于临床，注重实践。奋笔著述，佳章叠显，锲版梓行，杏苑欢颜。"路志正教授不仅题词致贺，还亲自撰写了书评，赞是书"蕴涵丰硕，辨治切要，立足临证，朴实少文"。其他题词、著文的学者也不少，多有褒奖之词。我看到的《临证碎金录》，已是今年 5 月第二版第 4 次印刷的新书了。这本"文成七年，稿凡三易"的医学文集，是皖西名医张琼林父子行医 60 年经验的总结，是张琼林先生履行其"生在皖西，终生服务皖西"诺言的真实记录。

《临证碎金录》全书分为"方药评述""专病论治""诊余话医""论著选录"四章，承载着一位济世于民、施德于人，把毕生贡献于基层的医界"孺子牛"的厚重心得。"方药评述"中的 70 首验方，既有作者对古方的锤炼，又有作者对民间土方的汲取，更有作者本人智慧与心血的结晶。其辨证立方、灵活多变、增味减两、忠实求验的严谨治学态度和横溢才华，流淌于每张处方、每味药物的交替之中。"专病论治"一章，是作者对典型医案的记述，78个医案从不同的病种、不同的层面展示了他对内、外、妇、儿诸科疾患的治疗特色，特别是对不少危、急、难、笃、怪、顽之疾的治疗经验。其成功之处，写得入情入理，令人暗自击掌，辗转玩味；其失败之处，写得至诚至恳，让人敬意频生，思路顿开。"诊余话医"是作者医学思想的伸展，有他立志中医的真情抒发，有他振兴中医的大声疾呼，有他对中医灿烂前途的热情讴歌，有他对庸医假药的厉声呵斥。情真意切，爱憎分明，爱国、敬业、恤民、克己之心，有声有张，如诉如泣，跃然纸上。"论著选录"一章，是作者代表性著述的集萃，或谈医与道，或说教与学，或论名与利，或话知与行，意发心底，感行笔端，不拔高、不妄说、不粉饰、不煽情，把实实在在的信息传达给读者。其中还有心理疗法、饮食疗法、体育疗法等普及性知识，给普通老百姓的养生保健开辟了一块乐园。

《临证碎金录》中反映出的和谐医道、医必通药、医贵多技、医忌守派等观点，对中医学的传承发展也不无启迪作用，值得重视和研究。作者提出的"和谐医道"力倡中医以中和为本，强调医医之和、医患之和，改"文人相轻"为"文人相亲"，以营造人际间同心同德、事业上和谐繁荣的舒心局面。作者提出的"医必通药"注重医药血肉关系的阐释，"药之是非真伪，全然不问，医与药不相谋，方之不误，药之误多矣！"（清·徐大椿《医学源流论》）重医轻药，害了药更害了医，最终的结果是害了人。中药质量上存在的道地药源质次量少、药品炮制粗制滥造、组方配伍味多量大等问题，直接影响到中医的疗效和声誉。作者提出的"医贵多技"，是中医学的一贯思想，《黄帝内经·异法方宜论》中提出的"圣人杂合以治，各得其所宜"的思想，是对医生的基本要求，药物之外，针灸、刺血、拔罐、纳阴、体疗等方法都是医生应当掌握的。医学分科愈来愈细的倾向所导致的，常常是医术的倒退和医疗投入的增加，时代更需要社会信誉度高、群众认可度高、中医诊疗水平高的全科医生。作者提出的"医忌守派"，不是要否定各领风骚的学术流派之长，而是强调"医可有派，医不守派；治可有方，治不泥方""师其派而不悖其旨，循其法而不囿其方"的循常达变思想，提倡医生博采众长，融汇百家，发展自我，服务健康。

"古今之成大事业、大学问者，必须经过三种之境界：'昨夜西风凋碧树，独上高楼，望尽天涯路'，此第一境也；'衣带渐宽终不悔，为伊消得人憔悴'，此第二境也；'众里寻他千百度，蓦然回首，那人却在灯火阑珊处'，此第三境也。"（王国维《人间词话》）凭着天赋、悟性、勤奋和执着追求，走过 78 年人生之路的张琼林先生，已经在千般磨难中跨越了由徘徊彷徨到风雨兼程的前两个境界，进入了得心应手的中医学自由王国。相信他的学术创建将随着《临证碎金录》一书的广泛传播，更多地释放出兰郁梅香，催化出桃红李艳，彰显出为霞满天。

（本文曾发表于《中国中医药报》，2008 年 11 月 28 日，第 4 版。）

欣得三金：真、新、灵
——读《临证碎金录》

安徽中医学院　汪涛

　　碎金名也实真金，炼得真金历五旬；

　　一卷奇书多效验，惠人济世耀医林。

　　《临证碎金录》是我省著名中医张琼林老先生毕 60 年心血，于千以万计临证实践中精炼细琢、寸累珠积而成的一部珍品集萃。近来，有幸拜读了这部宝册，受到教益、启迪，感悟良多。宝册风格朴实，字字珠玑，不是为文而文或为名而文，只为传道授业而实录了先生临证结晶及医余感悟。纵观全书，欣得三金：真、新、灵。

　　一曰"真"。张老先生怀着对中医事业极端热爱、对广大患者高度负责、对后学效法指点迷津的深厚感情，真心实意、毫无保留地奉献出自己半个多世纪临证中，探索、总结、再探索、再总结而获得的有效方法和方药。正是由于感情真、心意诚，《临证碎金录》所列一证一法、一方一药，都是在"进与病谋，退与心谋"中所得，而不是东抄西袭、七拼八凑而成。书中介绍验方 70 首，其中大部分是借鉴前贤或医籍所载，也有来自民间或从患者手中获得；一小部分是自己创制的。无论是前者，还是后者，无一不是经过无数次临床应用，不断增删加减，使之日臻完善，投之可收桴鼓之效。如从一位前列腺炎患者手中得到一个治疗前列腺炎的方子，患者自称服后有效。但张老还是从该方中找出其不足之处，经过反复修订，疗效明显提高，终得医患皆大欢喜。张老将这种从患者手中获得的有效方剂都能和盘托出，其情真、其心诚、其事实，令人折服，令人敬佩。

张老先生对当今医药市场的混乱状况的担忧也是情真意切的。张老倡导精方简药，可谓切中时下大方贵药的弊端。"看病难，看病贵"，除药价上升因素外，开贵药也是不容置疑的事实。张老对当今社会上的不学无术的"以巫扬名""以贵自矜""以囚名世"的所谓"中医"，打着中医旗号，干着骗人、骗钱的勾当，是十分痛心疾首的。从这里，我们不难看出张老爱护中医不受玷污、保护患者不受伤害的高尚品德和真情实感。

二曰"新"。新就是创造，新的形势载着新的内容，新的内容闪耀着新的观念、新的思路。尊古不泥古，继承有创新。既讲"四气五味"，也参药理药化；既论辨证施治，也崇专方专药；既守君臣佐使，又得药对妙相；既设主方主药，又立加减规程；既重药治食调，又辅针灸外治；中西病证同列，本草化药均用。读《临证碎金录》，就像游览一座古老而新兴的城市，既有供人品尝的曲径通幽的园林、雕梁画栋的楼阁、青石铺就的街道、古朴苍劲的书画、浑厚隽永的碑刻；又有供人食宿的宾馆、酒店，供人购物的宽广商场，还有方便出行的公交、地铁等鳞次栉比的现代化建筑和设施。它们错落有致，相得益彰，交相辉映，浑然一体，令人赏心悦目，使人流连忘返。

《临证碎金录》论治篇不仅在治疗方法、药物配伍等方面体现了创新意识，在药物加工、炮制、煎煮方法等方面也充分运用了创新手段。如：多种单味药胶囊和鲜药榨汁茶剂，既增加了活性物质的吸收量，提高了临床疗效，又节省了药材，减轻了病人经济负担，而且服用方便。

三曰"灵"。所谓"灵"主要表现在思路灵活、方法灵通、效果灵验三个方面。张老先生好读书，喜读书。既读古籍，又读今作。一方面从浩如烟海的古籍中找出辨证用药的真谛；一方面从近现代医学著作（含中西医）中获得大量崭新的信息。知识储备有了深厚的积淀，遇到类似或相关证候，这些储存的有用知识就要跑出来共同解决面临的问题。于是，思维的潮汐此起彼伏，接踵撞击着我们必须重新认识和妥善处理的证候。经过多次碰撞，势必产生闪亮的火花。这火花便是新思路、新方法、新技术。用这些新方法、新技术治疗那些认为没有好办法的病证，取得了令人意想不到的满意效果。这就是我说的"灵"。治胃八法和胃痛四证，都是针对胃病而设。这里有辨证论治，也有辨病施治；有气血阴阳的认识，也有病理生理、病原学、形态学的认识。治前可查，治后可验，经得起重复，具有普遍指导意义。

张老倡导"医必通药"，避免出现"病准方对药不灵"；推崇"医贵多技"，对于顽疾沉疴，必须兼用针灸、刺血、拔罐、刮痧、推拿、捏脊、敷贴、发泡、温熨；强调"医忌守派"，做到"治可有方，治不泥方"，特别注意守一方多用、药效多兼的处方形式。

读罢《临证碎金录》，学到的不仅是一证一法、一方一药，而是张老的治学态度、思维方法和创新意识。因此，我说张老是我们中医界"继承的典范，创新的先锋，仁术的楷模"。

（本文曾发表于《安徽省中医药现代化研究会文萃》，2007 年 7 月 6 日）

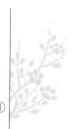

读张琼林先生《临证碎金录》①有感

安徽省明光市中医院陈文忠

一

每读碎金沁吾心，先生彪炳在医林；

良医仁术民瘼少，孤诣苦心垂法音。

二

坠绪茫茫忧我心，中流砥柱翁琼林。

心祈百姓多无恙，愿随先生布德音。

三

不慕高官见赤心②，嗜耽典籍杏成林。

江淮国手唯君属，片玉碎金传跫音。

注：①张琼林先生系安徽省著名名老中医。

②1983 年安徽省委曾请张先生任卫生厅副厅长，先生婉拒之。

（本文曾发表于《中国中医药报》，2009 年 3 月 5 日，第 8 版。）

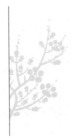

片玉碎金　掇之成盈
——张琼林《临证碎金录》读后感

陈文忠　李长安

明光市中医院　安徽明光　239400

张琼林先生，安徽省六安人，幼承庭训，资颖过人。少年感祖母之多疾，遂弃儒而习医。医成，遍访名家以广见闻，再登学府以求深造。先生名播皖西，求诊者络绎于道，门限为穿。入夜仍青灯黄券，手不停披于百家，口不绝吟于《灵》《素》。提要钩元，老而不辍，几十年如一日，尝以懈怠为耻。每有一病不愈，则其食不甘味，踌躇辗转，必探其原委而后已。视众生为己身，病人之苦，一心济之；长幼妍媸，宛若亲人，无怪众口一词称道先生。今江淮之地少逾先生术超德昭者！先生自言采珍拾贝，集腋成裘，文成七年，稿凡三易，《临证碎金录》于是问世。一读之，耳目为之一新；再读之，珠玑杂然纷陈；三读而心为之动，遂执笔而书之，绍介于世，庶几良方良法之不泯，先生仁术广其传。

一、切中时弊　方多切用

先生尝以近世有药无方，组方少法而不能切中病机为忧。针对时行处方药品多味，剂量逾常之风，认为是"医者辨证不明，胸无定见"，讥刺动辄以十几味、几十味组成之大方，是"医门八法，法法具备；四气五味，味味都有；乱箭齐发，以图幸中"，有药无方，谓之无谋。夫"一病必有一主方，一方必有一主药"，悖之则谓无方。"乱中取胜"之策，适足以乱了自家阵脚，伤了病人元气，徒然增加病情。立方遣法，必须掌握一定的精确性，在专不在多。知常达变，变化裕如，以求炉火纯青。

先生学养深厚，善于总结，每从直接、间接的经验中抽绎出某些规律性东西，必使之与临床相印证，绝无空泛之谈。引证前贤之见，必加以说明，毫无掠美之嫌。认为"药对"是临床辨证用药有效经验的高度概括，中间每多新义，颇富创见。评价《施今墨药对》是"垂惠后世，开导末学，扩大了'药对'的应用范围"。先生通过对"药对"的组合，归纳为"相须配对""相使配对""寒热配对"三种。举生薏米配白芥子入方对于疣状胃炎有殊效；淫羊藿与骨碎补共增补肝肾、壮筋骨之力，入方以治衰老性腰腿酸软、迈步无力，功效卓著；藿香是茵陈的增效剂，伍之治疗急性肝炎类不仅增效，且能阻截迁延之患。临证若能巧妙将药对自然融筹于组方之中，则对提高疗效无疑是有益的。

先生经反复实践，手定屡试屡验之方七十首。通观之，方方有法，切用之而效实；细析之，每方皆赋新义，常有出人意表之见。乳糜尿一病，病程久而取效难，极易反复，先生治斯疾，把握通、固、涩三步。主张"'通'而通得干净利索……待浊邪清除，尿液转清，乳糜测定为弱阳性或阴性时，再'固'，以健脾益气、兼摄肾纳之剂，最后拟用益气敛精、收摄下元之剂巩固之。"所拟膏淋分清饮，以射干为君，取其善降善散之性，降其浊并散其结；泽泻、萆薢、车前子、石韦，导其败精浊腐，浊去溺自清；并吸取民间验方，半边莲、半枝莲、石打穿，以活血行滞；冬葵子、乌药，行气开闭，滑利水道；牛膝导药下行而奏功。小儿泻痢既久者，大多为滥用、迭用抗生素导致肠中菌群失调，内环境受到破坏，肠功能紊乱所致，临床习见而难疗，终致脾虚气陷，滑脱不敛。鉴于小儿畏药，味苦则难咽，量多则不下，最为棘手，先生慈心悯幼，本着药无异味，量少易服的特点自制健脾敛肠粉，药仅四味（山药 50g、薏米 30g、石榴皮 15g、粟壳 10g），炒焦黄色，研极细粉，煮后，酷似焦米糊味，入糖调服，小儿乐食，功效卓异。案：陆某，男，10 个月。感冒之后，泄泻两个月，反复不止，先后住院两次治疗无效，外院拟诊为"慢性菌痢、慢性肠炎、肠功能紊乱"，时见大便溏薄不化，夹有乳块，馊腥不臭，次数无计，肛门灼红，厌奶烦扰等，先生诊其为久泻脾伤，气陷滑脱。先生予以健脾敛肠粉，日 3 次口服，外加丁桂儿脐贴等辅助治疗方法，用之效验，10 余天治愈。药无贵贱，治无内外，有效为良。曾采用老中医赵松年先生的特效外吹方以治疗鼻出血，用生炒蒲黄各50g、血竭20g，研极细粉备用，对于鼻中出血如注者往往一吹而效。医者苟以病人为念，留心之处即为学问。

二、临证不苟　唯效是求

先生临证六十载，进与病谋，退与心谋。"求实存真"，为先生治学之道，收录之医案，皆为危、急、难、怪、顽之例，他医往往束手，一经先生之手辄条分缕析，而化险为夷。读案心仪，耐人寻味：①文质俱佳，要言不烦，说理透析，所引西医医理、病理语，无穿凿之嫌；②胸无泾渭，经方、时方、验方，与病合皆谓良方；③因病而设，治疗手段多样，针灸、外治、食疗，随病而施以毕其功。

陈某，男，18岁，体检时发现乙肝病毒携带，误信传言，服药无计，转阴不效。反见胃脘胀痛，呕恶嗳哕，纳减便溏。就诊时，面色惨淡，形寒肢冷，神识呆滞，清瘦如叟。青春妙年之体，已成尪羸之躯，五极之征俱见！舌质淡暗，苔白滑润，根如粉，脉沉细数。脾胃虚寒至极，中阳困滞不展。非大温不能祛其寒，非峻补不能益其气。先生予以椒附建中汤：红参10g、炒白术15g、干姜10g、甘草10g、制附片15g、川椒10g、甘松10g、炒白芍25g。6剂，两天1剂。同时用太乙药袋温熨中脘，指针足三里。1周后痛止呕已，能进食，面色润色，陆续调理而康复如旧。乙肝病毒携带者，医者往往滥投清热解毒之品，无益于病，但伤在其中，药伤在前，病伤在后，胃气虚极，元气漓矣。方用四逆挽颓败之元阳，大建中大温以建立中气，芍草缓急柔中。语云"精通伤寒杂病易"，化经方以救生命于垂危，正见先生功底。

《证治汇补》谓："腹痛有寒，有热，有虚，有实，有食积，有痰湿，有死血，有虫。"所载腹痛三案，病因不同，病机各异，或因寒热错杂、虚实相兼，或因气滞脉阻、血瘀凝滞。其治也，着眼一个"通"字，达到一个"利"字，痛随利减，利则能通，通则不痛。案例：一多发性肠息肉患者（上至幽门，下至回肠，息肉累累），腹痛时轻时重。"终日捧腹蹲坐，不能伸腰，撮眉苦颜，呻吟凄切……面色灰滞，形瘦少气，舌质暗蓝，苔根白腻，脉细涩不扬。证为虚寒夹实，气滞络阻。治以温运辛通、软坚拈痛法。"附子粳米汤、桂枝茯苓丸、大奔豚汤、金铃子散融合化裁，加海藻、昆布以消结软坚，生薏米易粳米以化息肉，36剂告愈，2年后造影未见异常。阳振则运，痰瘀腐积自易消化于无形。

三、心存济世　箴言沁脾

先生每谓医贵多技，因病情复杂多变，治法应丰富多彩。若遇"痼疾沉疴，缠绵不已，恃单一的服药内治方法，往往难获全功"，临证常配合针灸、刺血、拔罐、刮痧、推拿、捏脊、敷贴等，方能振颓起废。先生十分重视医嘱在医疗中的作用，对于肝病、胃炎、痛风等病的生活宜忌，将多项重点内容编成《疗养须知》卡片附在病历之中，告诫病人谨行之，其细微之处足见仁心。中医之道，文字古奥，意蕴深宏，浅学难以为功，为医应当"广征博览，深读细悟，精勤临证"，做到"目如电，心如发，智足而周乎万物，然后可以道济天下"，若"惟以求名为急"，则"渐忘其实学矣"！

先生言，为医要多读名医医案，"读案可作临证的借鉴，临证则能使读案所汲取的经验得到升华"，他山之石，可以攻玉，善于借鉴前人经验者必能从中获益。"语言的力量是荣辱的枢机，和则致祥，乖之致异。"先生每于四诊之后，"总是结合良性诱导，心理暗示"，以期"减轻病人的心里负荷，抚平病人的心理创伤"，建立"期望效益"，因"患者对医生的语言极其关注和信任，医生的每一句话都能左右其病态的发展趋势"。医者苟能色霁而和，语润心田，循循善诱，凝重应对，诙谐济之则病者忻乐，亦可化解患者心头之乌云。因此重视语言的作用是业医的一项基本功。

对于老人养生保健，生活中不良习性之危害与纠正，皆言词谆谆，慨切陈言，读后自然有得。

纵览全书，语语皆从胸襟中流出，行与事合，文与理合，病与方合，毫无夸饰之词。行文流畅，辞章溢美，医理透彻，指顾之间如视其掌。其法其方，试之不爽，非文采不足以传其道，非明医不足以辨其理，诚哉是言。

（本文曾发表于《中医药临床杂志》，2016年4月，第28卷，第4期）